内科护理

周娟 刘芹 王岚 主编

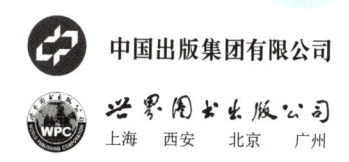

中国出版集团有限公司

世界图书出版公司
上海 西安 北京 广州

图书在版编目（CIP）数据

内科护理/周娟，刘芹，王岚主编. —上海：上海世界图书出版公司，2023.8
ISBN 978-7-5232-0484-9

Ⅰ．①内… Ⅱ．①周… ②刘… ③王… Ⅲ．①内科学－护理学 Ⅳ．①R473.5

中国国家版本馆CIP数据核字（2023）第127016号

书　　名	内科护理	
	Neike Huli	
主　　编	周　娟　刘　芹　王　岚	
责任编辑	芮晴舟　马　坤	
装帧设计	汤　梅　郁　悦	
出版发行	上海世界图书出版公司	
地　　址	上海市广中路88号9－10楼	
邮　　编	200083	
网　　址	http://www.wpcsh.com	
经　　销	新华书店	
印　　刷	江阴金马印刷有限公司	
开　　本	787 mm×1092 mm　1/16	
印　　张	25.75	
字　　数	500千字	
版　　次	2023年8月第1版　2023年8月第1次印刷	
书　　号	ISBN 978-7-5232-0484-9/R·680	
定　　价	78.00元	

版权所有　侵权必究
如发现印装质量问题，请与印刷厂联系
（质检科电话：021-52715559）

护理专业"互联网+"融合型教材系列丛书编委会

主任/总主编：沈小平

上海市海外名师、国家外国专家局科教文卫类专家、全国医学高职高专教育研究会护理教育分会副会长、上海市高职高专医药健康类专业教学指导委员会副主任/医药分专业委员会主任、上海思博职业技术学院董事副校长兼卫生技术与护理学院院长

主审：章雅青

教育部护理学专业认证工作委员会副主任委员、教育部高等学校护理学类专业教学指导委员会委员、上海市护理学会护理教育专委会主任、《上海交通大学学报（医学版）》编辑部主任/常务副主编

副主任：

叶 萌　上海思博职业技术学院

杨 蕾　上海城建职业学院

蒋 颖　上海健康医学院

秘书长：

叶 萌　上海思博职业技术学院

编委（以姓氏拼音为序）：

白姣姣	复旦大学附属华东医院
蔡　敏	上海中医药大学附属中西医结合医院
常嘉琪	吉林职工医科大学
程　云	复旦大学附属华东医院
董　萍	上海交通大学医学院附属精神卫生中心
顾妙娟	复旦大学附属华山医院
郭智慧	上海国际医学中心
侯黎莉	上海交通大学医学院附属第九人民医院
胡三莲	上海交通大学医学院附属第六人民医院
李　红	上海交通大学医学院附属国际和平妇幼保健院
李晓静	上海市浦南医院
李玉梅	同济大学附属肺科医院
林　斌	无锡卫生高等职业技术学院
刘晓芯	上海交通大学医学院附属胸科医院
卢敏芳	甘肃省武威职业学院
陆群峰	上海交通大学医学院附属儿童医院
栾　伟	上海中医药大学附属曙光医院
马志华	上海思博职业技术学院
毛燕君	同济大学附属肺科医院
彭　飞	海军军医大学附属长征医院
阮春凤	上海交通大学医学院附属仁济医院
孙　敏	上海市第四康复医院
王　蕾	同济大学附属皮肤病医院
王婷婷	上海立达学院
王　挺	上海城建职业学院
王　莹	上海市第一康复医院
吴景芳	上海震旦职业技术学院
许方蕾	同济大学附属同济医院
杨　雅	上海大华医院
姚　淳	上海济光职业技术学院
俞海萍	同济大学附属东方医院
张　捷	上海中侨职业技术大学
张　林	复旦大学附属上海公共卫生临床中心
张伟英	同济大学附属东方医院
张晓宇	上海东海职业技术学院
张雅丽	上海思博职业技术学院
张　颖	复旦大学附属华东医院
张玉侠	复旦大学附属中山医院
周花仙	复旦大学附属浦东医院
周文琴	上海中医药大学附属龙华医院
周　璇	昆明卫生职业学院
周一峰	上海南湖职业技术学院
朱凌燕	上海交通大学医学院附属第六人民医院
朱唯一	上海交通大学医学院附属瑞金医院
朱晓萍	同济大学附属第十人民医院

《内科护理》编写委员会

主　编： 周　娟　刘　芹　王　岚
副主编： 李启凤　刘丽霞　庄惠人
编　者：

周　娟　上海城建职业学院

刘　芹　上海思博职业技术学院

王　岚　上海交通大学医学院附属第六人民医院

李启凤　昆山市中医医院

刘丽霞　无锡卫生高等职业学校

庄惠人　同济大学附属东方医院

程　笑　长海医院

施玲丽　长海医院

刘　娜　同济大学附属东方医院

瞿春霞　上海市浦东医院

张晓莉　上海健康医学院

顾英杰　同济大学附属东方医院

梁少英　宁波卫生职业技术学院

李毓民　上海天佑医院

张秀娟　上海蓝十字脑科医院

上智云图
使用说明

一册教材 ＝ 海量教学资源 ＝ 开放式学堂

微课视频
知识要点
名师示范
扫码即看
备课无忧

教学课件
教学课件
精美呈现
下载编辑
预习复习

在线案例
具体案例
实践分析
加深理解
拓展应用

拓展学习
课外拓展
知识延伸
强化认知
激发创造

素材文件
多样化素材
深度学习
共建共享

"上智云图"为学生个性化定制课程，让教学更简单。

PC 端登录方式：www.szytu.com

详细使用说明请参见网站首页
《教师指南》《学生指南》

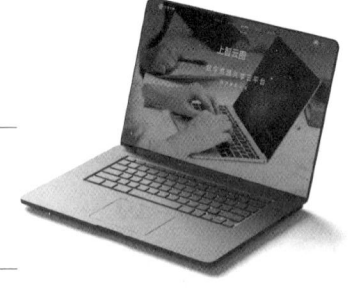

　　本教材是基于移动信息技术开发的智能化教材的一种探索。为了给师生提供更多增值服务，由"上智云图"提供本系列教材的所有配套资源及信息化教学相关的技术服务支持。如果您在使用过程中有任何建议或疑问，请与我们联系。

教材课件获取方式：
1. 课件下载　www.hedubook.com；
2. 上智云图　www.szytu.com；
3. 编辑邮箱　1626182826@qq.com；
4. 电话　（021）52718669。

课程兑换码

微信二维码

总序
Prologue

医学教育是卫生健康事业发展的重要基石，作为我国医学教育的重要组成部分，护理高职高专教育为我国医疗卫生行业输送了大批实用技能型人才。本人在国内外医学教育领域学习工作50年，从事护理高职高专教育20年，深感当前编写一套适应现代化、国际化人才培养需求的教材的重要性和迫切性。

2020年9月，国务院办公厅印发《关于加快医学教育创新发展的指导意见》，提出以新理念谋划医学发展、以新定位推进医学教育发展、以新内涵强化医学生培养、以新医科统领医学教育创新，同时强调要"大力发展高职护理专业教育，加大护理专业人才供给"。

为更好地适应新时期医学教育改革发展的要求，培养更多能够满足人民健康需求的高素质、实用型护理人才，上海市高职高专医药健康类专业教学指导委员会规划了护理专业"互联网+"融合型教材共26个品种，旨在更好地为护理教育事业服务，向各级医疗机构输送更多的护理专业人才。

护理专业"互联网+"融合型教材的开发背景及其特色主要表现在以下几个方面：

一、社会对护理人员素质的要求日益提高，护理专业课程备受关注。随着医疗行业的不断发展和升级，对护理人员素质的要求也越来越高，要求具备丰富的专业知识和实践技能，同时具备更高的职业素养。因此，护理专业"互联网+"融合型教材的开发是顺应时代要求的必然选择。

二、护理课程的理论与实际操作相结合，重视实践技能培养。传统的护理教育注重护理知识的掌握，但往往在实践技能培养手段方面有所不足。而护理专业"互联网+"融合型教材强调理论与实践同步，重视实践技能的培养，且教材融入了丰富的"互联网+"教学手段，使学生能够获得更加全面的护理知识和技能。

三、护理课程的国际化发展趋势，力求与国际接轨。随着国际化进程的不断推进，护理课程的国际化发展趋势也越来越明显。护理专业"互联网+"融合型教材融入了国际化教育理念，使学生的知识和技能具有更加广阔的国际视野和竞争力。

四、护理课程的多元化发展趋势，需要满足不同角色和层次的需求。新型护理类高校教材针对不同层次的学生需求，设置了不同难度和深度的知识点，更能满足学生的不同需求。

综上所述，新型护理类高校教材具备理论联系实践、国际化、多元化等特点，对于适应时代要求、提高护理人员素质、满足社会发展需求具有重要意义和价值。

总主编 沈小平

2023年6月于上海

前言
Foreword

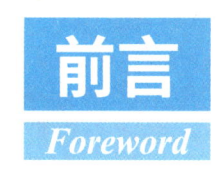

  内科护理是高职护理专业的核心课程，是其他临床护理学科的基础，在护理专业的人才培养中具有举足轻重的作用。教材是课程实施的载体，是教师教学和学生学习的重要资料。要提高内科护理的教学质量，就要有优质的教材，因此，我们遵循"以就业为导向、以能力为本位、以发展技能为核心"的职业教育培养理念，编写了以"互联网+"为特色的融合型教材——《内科护理》。

  本教材根据内科常见病、多发病及全国护士执业资格考试要求编写各章内容。内容涵盖呼吸内科、心血管内科、消化内科、肾内科、血液科、内分泌病和代谢病科、风湿病科、神经内科患者护理。

  为了响应国家提出的课程思政号召，我们在每章内容前设立了思政目标。在每章学习前以案例导入临床护理的真实情景，以临床护理案例的思考题引出知识点，使学习者置身于真实的临床场景，激发临床护理思维的形成。为使学生深刻理解和熟练掌握护理程序的工作方法，全书按照护理程序的结构编写疾病内容，以护理评估、常见护理诊断／问题、护理目标、护理措施和护理评价的顺序呈现。

  在遵循"三基""五性""三特定"教材编写原则的基础上，本教材进行了一些创新，设置了"知识点导图""在线案例""复习与自测"等小栏目，以"扫一扫"的形式在移动终端设备上展现，使学生在学习疾病知识的同时，了解内科护理的现状，提高对内科护理的认知，且实现传统纸媒学习内容与互联网学习平台的有机融合，满足学习者自主学习的需求。本书既可作为高职高专护理、助产等专业教学用书，也可供其他层次的护理专业学生及临床护理工作者使用及参考。

  本书由15位具有临床实践背景的护理院校教师及临床护理一线教师编写，教材具有鲜明的高等职业教育和护理专业特点。其中周娟编写了前言和绪论，刘芹、梁少英编写了呼吸系统疾病患者的护理，程笑、施玲丽、刘娜、周娟编写了循环系统疾病患者的护理，王岚、庄惠人编写了消化系统疾病患者的护理，周娟、刘丽霞编写了泌尿系统疾病患者的护理，李毓民、瞿春霞、周娟编写了血液系统疾病患者的护理，李启凤编写了内分泌与代谢性疾病患者的护理，张晓莉编写了风湿性疾病患者的护理，顾英杰、张秀娟、周娟编写了神经系统疾病患者的护理。刘芹、刘丽霞、庄惠人、李启凤参与了第二稿部分章节的审核工作。周娟担任了教材一稿、二稿和三稿的审核以及全书统稿工作。

  本教材的编写得到了多方的支持和帮助，在此，感谢沈小平教授、章雅青教授、叶萌教授、杨蕾教授在教材审核过程中的辛勤付出，感谢编辑们的精心指导。另外，在编写本教材的过程中，编者参考、引用和借鉴了国内外出版物中的相关资料及网络资源，在此对相关著作权人表示深深的谢意。敬请相关著作权人与我们联系，我们将及时支付稿酬并寄赠样书。联系方式：021-52718669。由于编者水平和编写时间所限，书中不当之处在所难免，恳请广大读者批评指正，以求再版时改进与完善。

周娟
2023年6月

目录 Contents

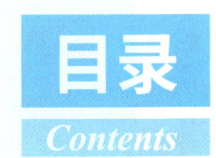

1 第一章 绪论

5 第二章 呼吸系统疾病患者的护理

第一节 呼吸系统疾病常见症状或体征的护理/9
第二节 急性呼吸道感染患者的护理/19
第三节 支气管哮喘患者的护理/22
第四节 慢性支气管炎和慢性阻塞性肺疾病患者的护理/28
第五节 慢性肺源性心脏病患者的护理/34
第六节 支气管扩张患者的护理/39
第七节 肺炎患者的护理/44
第八节 肺结核患者的护理/51
第九节 原发性支气管肺癌患者的护理/61
第十节 自发性气胸患者的护理/66
第十一节 呼吸衰竭患者的护理/71

80 第三章 循环系统疾病患者的护理

第一节 循环系统疾病常见症状或体征的护理/83
第二节 心力衰竭患者的护理/91
第三节 心律失常患者的护理/102
第四节 原发性高血压患者的护理/116
第五节 冠状动脉粥样硬化性心脏病患者的护理/124
第六节 心脏瓣膜病患者的护理/135
第七节 感染性心内膜炎患者的护理/139
第八节 心肌病患者的护理/144
第九节 心包疾病患者的护理/151

158
第四章 消化系统疾病患者的护理

第一节　消化系统疾病常见症状或体征的护理/161
第二节　胃炎患者的护理/169
第三节　消化性溃疡患者的护理/175
第四节　胃癌患者的护理/180
第五节　炎症性肠病患者的护理/184
第六节　肝硬化患者的护理/192
第七节　原发性肝癌患者的护理/202
第八节　肝性脑病患者的护理/208
第九节　急性胰腺炎患者的护理/215
第十节　上消化道大量出血患者的护理/221

227
第五章 泌尿系统疾病患者的护理

第一节　泌尿系统疾病常见症状或体征的护理/230
第二节　肾小球疾病患者的护理/238
第三节　尿路感染患者的护理/246
第四节　肾衰竭患者的护理/250

261
第六章 血液系统疾病患者的护理

第一节　血液系统疾病常见症状或体征的护理/263
第二节　贫血性疾病患者的护理/272
第三节　出血性疾病患者的护理/283
第四节　白血病患者的护理/294

306
第七章 内分泌与代谢性疾病患者的护理

第一节　内分泌与代谢性疾病常见症状的护理/308
第二节　腺垂体功能减退症患者的护理/311
第三节　甲状腺功能亢进症患者的护理/314
第四节　库欣综合征患者的护理/319
第五节　糖尿病患者的护理/322
第六节　痛风患者的护理/332

338
第八章 风湿性疾病患者的护理

第一节　风湿性疾病常见症状或体征的护理/340
第二节　系统性红斑狼疮患者的护理/346
第三节　类风湿关节炎患者的护理/350

355
第九章 神经系统疾病患者的护理

第一节　神经系统疾病常见症状或体征的护理/357
第二节　急性炎症性脱髓鞘性多发性神经病患者的护理/370
第三节　急性脑血管疾病患者的护理/373
第四节　帕金森病患者的护理/386
第五节　癫痫患者的护理/390

398
参考文献

第一章
绪　论

一、内科护理的定义和范围

内科护理是介绍内科疾病病因、发病机制、临床表现及治疗、护理、预防知识和技能，以减轻患者痛苦、促进康复、增进健康的一门临床护理学科，服务对象为青少年（14岁以上）、中年、老年直至高龄老人中，主要用非手术方法治疗的患者。内科护理内容涵盖了呼吸内科、心血管内科、消化内科、肾内科、血液科、内分泌病和代谢病科、风湿病科、神经内科患者护理。内科护理的发展与医学的发展密切相关，近年来，随着医学模式从"生物医学模式"向"生物-心理-社会医学模式"的转变，护理学逐渐形成了"以人的健康为中心"的整体护理观。同时，现代信息技术、分子生物技术等诊疗技术的发展为护理工作带来了新的挑战和发展空间，使护理工作发生着日新月异的变化。

二、内科护士的职责

1.提供舒适的医疗环境　安全舒适的医疗环境有助于患者疾病的恢复，可解除患者心理紧张，愉快接受治疗与护理。内科病室应整洁、整齐、安静、安全，空气新鲜，温度和湿度适宜，尽可能减少不良刺激，以保证患者身心休息。

2.提供心理支持　内科疾病中以慢性病居多，病情复杂多变，患者易产生悲观、焦虑、抑郁等消极心理反应，心理护理在内科护理工作中非常重要。护理人员要能够尊重、关心、爱护患者，为患者提供专业医学照顾，注重沟通，体现人文关怀。护理人员要针对不同的心理反应，对患者进行心理疏导和精神调适，帮助其树立战胜疾病的信心。

3.协助诊断和治疗　护士要密切观察病情动态变化，准确、及时留取及送检各项检验标本，为医生提供诊断依据。护士能准确掌握并使用或配合医生操作各项急救器材和急救治疗包。护士能熟练掌握内科常见药物的用法及注意事项。

4.实施整体护理　随着医学模式的发展和人类健康需求的提高，护理人员要为患者提供整体护理，不仅能够解决患者生理问题，还要解决心理和社会文化需要。内科护士必须根据个体特点做出全面、准确的评估，提出健康问题，制订护理计划，为患者提供优质的护理服务。

5.正确判断并处理病情　内科疾病病情复杂多变，需要内科护士具备扎实的理论知识和熟练的操作技术，在临床护理中能够对病情变化做出准确判断，并采取急救护理措施，抢救患者生命。

6.健康教育　针对患者疾病进行健康指导，包括疾病的知识、生活注意事项等，预防并发症的发生。提高人们自我保健意识和自我保健能力，变被动求医为主动防治疾病和保健强身。

7.科学研究　随着医学技术的不断进步，对内科护理有更高的要求。内科护士除了掌握现代护理技术，还要具有学习、尝试内科护理新理论、新方法和新技术的意识，适应护理学科不断发展的趋势。

三、内科护理学习要求

1. 知识目标要求　　掌握内科常见疾病的临床表现和护理措施，熟悉病因、心理-社会状况、实验室和其他检查及常用护理诊断／护理问题，了解发病机制、护理目标和护理评价。扎实的医学基础和护理知识不仅能够为护士正确评估患者、观察病情、判断疾病转归提供依据和指导，而且有助于护士向患者解释病情，提出正确的护理诊断，制订合理的护理措施；还有助于护士职业生涯的可持续发展，拓展护士职业发展领域。

2. 能力目标要求　　具备以护理程序为框架，以评估、诊断、计划、实施和评价为主线，为患者实施整体护理，能把握主要疾病的最主要护理措施；具有实施常用内科护理操作技术、常用检查配合、诊疗器械的应用能力；学会观察内科患者的症状、体征，识别病情变化，对危重患者做出应急处理；能运用人际沟通技巧，协助和指导患者进行自我保健和健康教育；

3. 素质目标要求　　热爱护理专业及护理工作；具有高尚的情操和奉献精神；具备良好的工作习惯、严谨求实的工作态度，对患者具有高度的爱心、细心、耐心与责任心；注重沟通，体现人文关怀的观念与行为。建立与其他人员配合工作的团队意识，具有协作精神。

四、内科护理展望

1. 积极开展健康教育　　内科疾病中不少慢性病病程长，易反复或恶化，需要患者积极配合医护人员，进行自我照护，这就要求患者能掌握疾病知识，掌握基本的疾病治疗和护理方法与措施。内科护士成为传授患者知识和技能的主力军，内科护士在开展护理工作的同时，要向患者积极开展健康教育，帮助患者建立正确的生活方式，进行自我病情监测，掌握疾病护理措施，减少并发症的发生。

2. 大力发展社区护理　　随着社会经济发展，老龄人口比例增加、慢性病患者生存周期延长，社会对护理服务的需求不断增加。为了保证患者离开医院仍能获得护理的连续性和协调性，需要大量的家庭护理、社区护理作为患者出院后的延续护理。人们对健康的需求日益增加，护理服务领域和护理工作内容不断扩大，内科护理工作将从医院扩大到家庭和社区。

3. 循证护理蓬勃发展　　近年来，循证医学的蓬勃发展促使临床实践经验与科学的证据有机结合，推动临床诊疗、护理决策的科学化。循证护理即护理人员在护理实践中运用现有最新最佳的科学证据对患者实施护理。循证护理的理念促进了临床护理科研的开展，将护理研究和内科护理实践有机地结合起来，以达到持续改进护理质量的目的，使内科护理真正成为一门以研究为基础的学科。

4. "互联网+护理"成为新的发展趋势　　"互联网+护理"是随着互联网技术的高速发展，依托互联网等信息技术，以"线上申请、线下服务"的模式为主，为出院患者或罹患疾病且行动不便的特殊人群提供的护理服务。这种护理工作模式的出现突破了空间距离对护理工作的障碍，使护理人员的分配和工作更有效率，将有效满足中国这部分民众健康方面的需求，尤其是在应对老龄化方面发挥重要作用。移动终端、医护患沟通App等互联网技术在临床中的应用，使护士、医生、患者能迅速了解治疗和护理相关的信息，实现医护患三方实时互通，缩短了时间、空间距离，提高了护理工作效率，"互联网＋护理"是未来护理工作发展的重要趋势。

第二章
呼吸系统疾病患者的护理

章前引言

呼吸系统主要包括呼吸道和肺。呼吸道以环状软骨为界分为上、下呼吸道。上呼吸道由鼻、咽、喉构成,下呼吸道由气管和支气管构成,是气体的传导通道。肺是气体交换的场所,呼吸系统通过肺通气和肺换气功能与外界环境进行气体交换,摄取新陈代谢所需要的氧气,排出代谢所产生的二氧化碳。

肺通气过程受呼吸肌的收缩活动、肺和胸廓的弹性特征以及气道阻力等多种因素的影响。机体通过呼吸中枢、神经反射和化学反射对呼吸进行调节。

学习目标

1. 识记各类呼吸系统疾病患者的症状或体征、护理评估和护理措施。
2. 理解各类呼吸系统疾病患者的病因与发病机制。
3. 理解各类呼吸系统疾病患者的护理诊断/问题。
4. 理解各类呼吸系统疾病患者的护理目标和护理评价。
5. 学会应用护理程序对呼吸系统疾病患者实施整体护理。
6. 根据护理诊断制订合理的护理措施,能够熟练地为呼吸系统疾病患者进行健康指导。

思政目标

1. 培养学生对待患者的爱心、细心、耐心与责任心。
2. 培养学生在慢性病急性发作时把救死扶伤、抢救生命放在第一位。
3. 学会在护理工作中具备人文关怀素养。
4. 理解爱岗敬业、医者仁心的价值观。

案例导入

患者男性,65岁。慢性咳嗽咳痰史近20年,近年来时感胸闷气促,2天前受凉后感冒,咳嗽、咳痰、呼吸困难症状加重,口唇发绀,说话含糊,神志不清。家人急忙送医院进行抢救。初步体检:体温38.2℃,呼吸30次/分,血气分析:PaO_2 52mmHg,$PaCO_2$ 71mmHg。

治疗要点:入院后予面罩吸氧(6L/min),吸痰,抗生素治疗,患者意识障碍程度加重,昏迷。

思考题

1. 患者可能患何种疾病?
2. 患者出现神志不清的原因是什么?
3. 如何改进护理措施?并简述原理。

呼吸系统主要包括呼吸道和肺。

呼吸道从解剖上看，以环状软骨为界分为上、下呼吸道。上呼吸道由鼻、咽、喉构成，鼻的主要作用是加温、湿化和净化气体；会厌可防止食物及口腔分泌物误入呼吸道；喉部的环甲膜是喉梗阻穿刺的部位。环状软骨以下的气管和支气管是下呼吸道（图2-0-1），是气体的传导通道。气管向下逐渐分为23级。右主支气管较左主支气管粗，短而陡直，异物及吸入性病变多发生在右侧，气管插管过深也易误入右主支气管。主支气管向下逐渐分支为肺叶支气管（2级）、肺段支气管（3级），直至终末细支气管（16级）和呼吸性细支气管（17级），直到肺泡囊（23级）（图2-0-2）。呼吸道从组织结构上看，由黏膜、黏膜下层和外膜层构成。黏膜表层几乎全部由纤毛柱状上皮细胞构成，纤毛运动能力减弱可导致呼吸道防御功能下降。黏膜下层为疏松结缔组织层，含有黏液腺和黏液浆液腺。慢性炎症时，黏液腺增生，黏液分泌增加。外膜由软骨、结缔组织和平滑肌构成。气道平滑肌舒缩是决定气道阻力的重要因素。

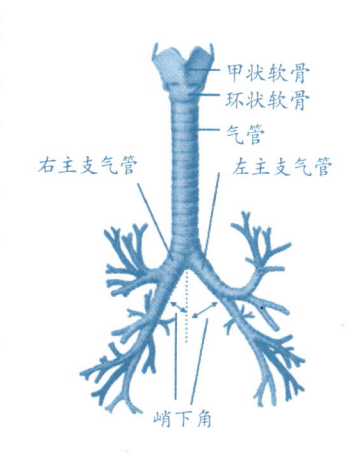

图2-0-1 下呼吸道

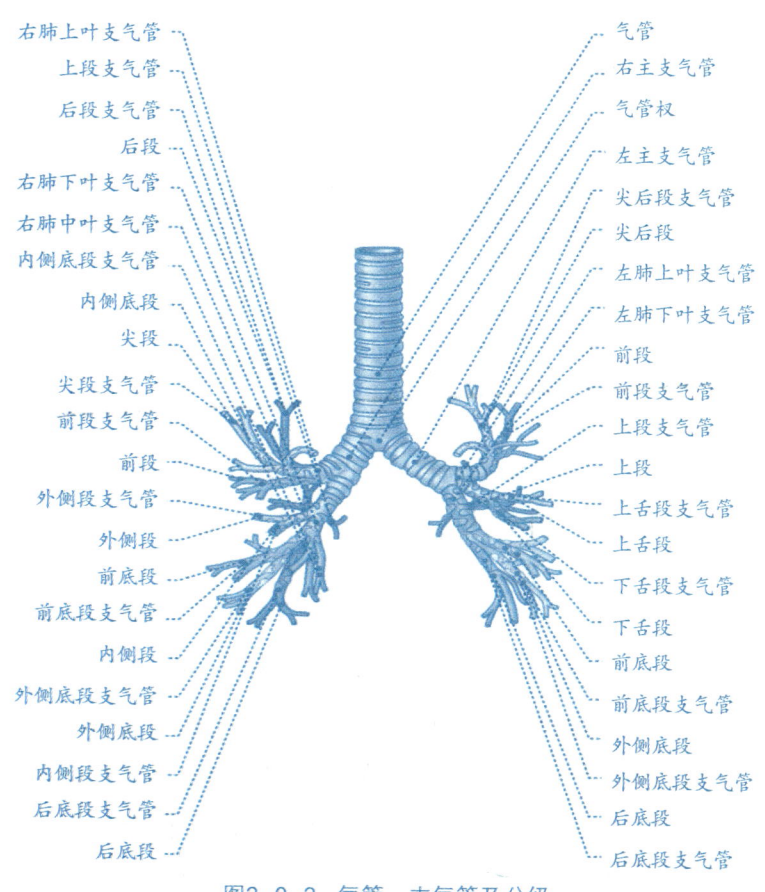

图2-0-2 气管、支气管及分级

肺是气体交换的场所（图2-0-3）。肺泡巨噬细胞能吞噬进入肺泡的微生物和尘粒，还可生成和释放多种细胞因子，在肺部疾病的发病过程中起着重要作用。肺泡上皮细胞可分泌表面活性物质，防止肺泡萎陷。肺间质在肺内起着十分重要的支撑作用，一些疾病能累及肺间质，导致永久性的肺纤维化。肺有双重血液供应，即肺循环和支气管循环。胸膜腔是由胸膜围成的密闭的潜在性腔隙，其内为负压。

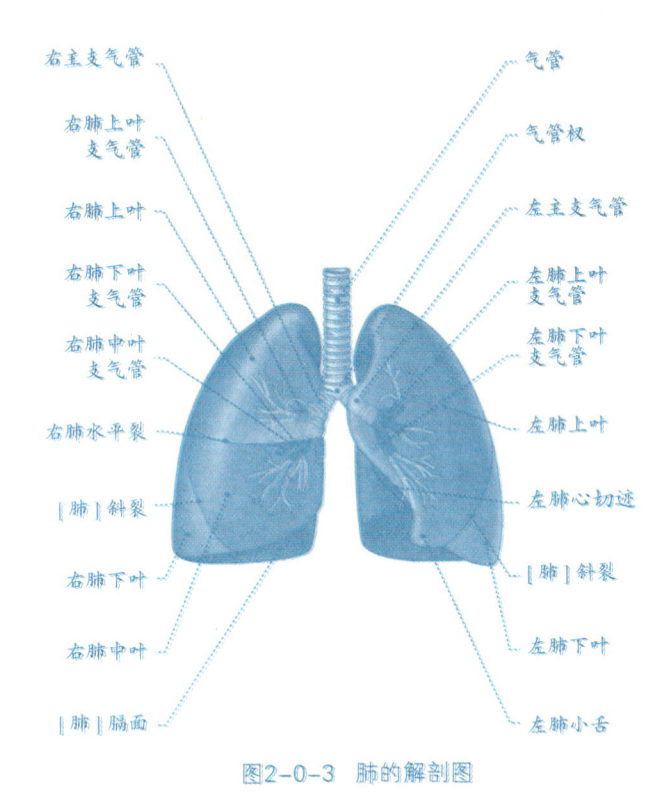

图2-0-3 肺的解剖图

呼吸系统通过肺通气和肺换气功能与外界环境之间进行气体交换，摄取新陈代谢所需要的氧气（O_2），排出代谢所产生的二氧化碳（CO_2）。肺通气过程受呼吸肌的收缩活动、肺和胸廓的弹性特征以及气道阻力等多种因素的影响。通常使用用力肺活量（FVC）、第1秒用力呼气容积（FEV_1）、最大呼气中段流量（MMF）、最大呼气流量（PEF）和肺泡通气量（VA）等指标来衡量肺的通气功能。临床上常见的阻塞性肺通气功能障碍性疾病有慢性阻塞性肺疾病、支气管哮喘等。通气/血流比值异常是造成肺换气功能异常最常见的原因。

机体通过呼吸中枢、神经反射和化学反射对呼吸进行调节。呼吸中枢病变会导致呼吸节律的改变，如出现间停呼吸、呼吸遏制、抽泣样呼吸等。呼吸的神经反射调节主要包括肺牵张反射、呼吸肌本体反射及J感受器引起的呼吸反射。呼吸的化学调节主要指动脉血或脑脊髓液中O_2、CO_2和H^+对呼吸的调节作用。动脉血PaO_2降低，$PaCO_2$或H^+浓度升高时，可引起呼吸加深、加快，肺通气量增加。其中CO_2是调节呼吸运动最重要的化学因素。动脉血$PaCO_2$在一定范围内升高，可加强对呼吸的刺激作用，但超过一定限度则对呼吸有抑制和麻醉效应。动脉血

PaO_2的改变对正常呼吸运动的调节作用不大，但在特殊情况下低氧刺激有重要意义，如肺部疾病导致长时间的CO_2潴留时，可使中枢化学感受器对CO_2的刺激发生适应。在这种情况下，低氧对外周化学感受器的刺激就成为驱动呼吸运动的主要刺激因素（图2-0-4）。

化学性呼吸调节

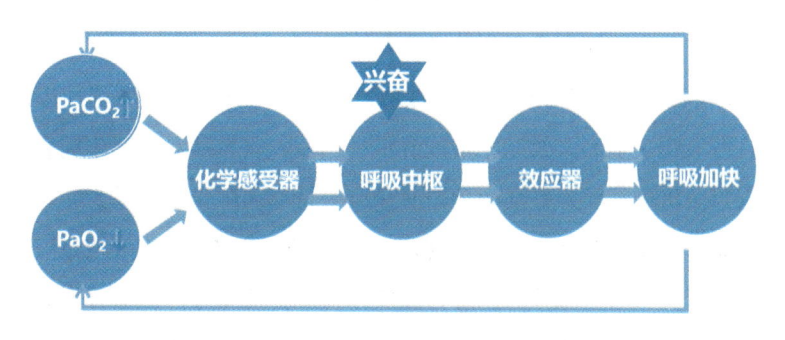

图2-0-4　一定范围内$PaCO_2$升高、PaO_2下降会兴奋呼吸中枢

第一节　呼吸系统疾病常见症状或体征的护理

一、咳嗽与咳痰

咳嗽是一种反射性防御动作，有利于清除呼吸道分泌物和气道内异物。咳嗽反射减弱或消失可引起肺不张和肺部感染，甚至窒息死亡。长期、频繁、剧烈的咳嗽可对患者的生活、工作和社会活动造成严重的影响。咳痰是借助支气管黏膜上皮的纤毛运动、支气管平滑肌的收缩和咳嗽反射，将呼吸道内的分泌物或肺泡内的渗出液排出。如果痰液黏稠、量多，而患者无力排痰或意识障碍时，容易导致窒息。咳嗽伴有痰液称为湿性咳嗽；咳嗽无痰或痰量很少，称为干性咳嗽。

【护理评估】

（一）健康史

询问患者有无呼吸道疾病、胸膜疾病、心血管疾病、理化因素和中枢神经因素等引起咳嗽与咳痰的基本病因；了解患者有无吸烟、吸入刺激性气体、受凉、劳累、过敏等诱因；询问起病以来的治疗和处理情况；了解患者及家属对疾病的认知情况等。

（二）身体状况

1.咳嗽咳痰的特点

（1）咳嗽的性质、时间、节律、音色及伴随症状：询问咳嗽发生的急缓；骤然出现的咳嗽，常见于突然吸入刺激性气体、急性咽喉炎或呼吸道异物；长期慢性咳嗽，提示有慢性呼系统疾病。注意咳嗽的性质、音色；咳嗽声音嘶哑，常见于声带或喉部病变；金属音调咳嗽，多见于纵隔肿瘤、主动脉瘤、支气管癌、淋巴瘤等压迫气管的疾病；咳嗽声调低微或无声，常由极度虚弱或声带麻痹等所致。明确咳嗽时间及伴随症状：咳嗽于清晨起床体位改变时加剧，伴脓痰，常见于支气管扩张、肺脓肿；夜间平卧时出现剧烈咳嗽及明显咳痰，常见于肺结核、左心衰竭。此外，需要注意一些特殊类型的咳嗽，如咳嗽变异型哮喘、消化系统疾病胃食管反流，主要以干咳为主，在临床上常被误诊。

(2) 痰量及性状：观察痰液的颜色、性质、数量、气味、黏稠度等。痰液颜色改变常有重要意义：急性呼吸道炎症者，常咳浆液或黏液性白痰；黄脓痰常为感染的表现；肺淤血、肺水肿时，常咳粉红色泡沫样痰，铁锈色痰可见于肺炎链球菌肺炎；痰量少时每天仅数毫升，痰量多时可达数百毫升。痰液静止后分为三层，上层为泡沫，中层为浆液或浆液脓性，底层为脓块及坏死组织，见于支气管扩张或肺脓肿；脓痰伴有恶臭气味者，提示有厌氧菌感染。

2. 评估要点　评估患者咳嗽的缓急、出现和持续时间、有无诱发因素、时间、音色、伴随症状，痰液的颜色、形状、量、气味、黏稠度等；评估呼吸音的改变，有无干、湿啰音；评估生命体征及意识状态，呼吸道感染时引起发热，肺性脑病时产生意识障碍；了解患者的营养状态及体位，慢性阻塞性肺疾病可引起消瘦，呼吸困难严重时取端坐位；评估皮肤、黏膜颜色和干湿度，缺氧和二氧化碳潴留时，可引起发绀、皮肤温度升高、出汗等。

(三) 心理-社会状况

长期、频繁、剧烈的咳嗽、咳痰可影响睡眠、正常的生活、工作和社交，从而导致患者出现焦虑、抑郁的不良情绪。肺结核患者可通过咳嗽、咳痰影响周围健康人群，引起患者的自卑心理。

(四) 辅助检查

了解痰液、血液、胸部影像、纤维支气管镜、肺功能、血气分析等各项检查结果有无异常。

【常见护理诊断/问题】

1. 清理呼吸道无效　与痰液过多、黏稠、疲乏、胸痛、意识障碍等导致咳嗽无效有关。
2. 睡眠型态紊乱　与夜间咳嗽、咳痰有关。
3. 潜在并发症　窒息、自发性气胸。

【护理目标】

1. 患者能够有效咳嗽、顺利排痰，保持呼吸道通畅。
2. 患者睡眠状况得到改善。
3. 患者未发生并发症，或并发症被及时发现并得到及时处理。

【护理措施】

(一) 一般护理

1. 环境　为患者提供安静、整洁、舒适的环境，保持室内空气新鲜，维持室温（18~20℃）和室内湿度（50%~60%），注意保暖。指导患者避免到空气污染的场所，避免吸入刺激性气体，如烟雾、污染的空气等，有气道高反应的患者避免过敏源的刺激，如花粉、动物毛屑等。

2.休息与体位　增加休息的时间，避免剧烈运动。保持舒适体位，半坐位或坐位，以利于改善呼吸和排出痰液。年老体弱者及意识障碍患者取侧卧位或去枕平卧头偏向一侧，防止痰液阻塞引起窒息。

3.饮食护理　给予高蛋白质、丰富维生素、足够热量、清淡饮食，以补充咳嗽导致的能量消耗，增强抗病能力。避免进食油腻、辛辣、刺激性的食物；如患者情况允许，每天饮水1.5~2L，充足水分能保证呼吸道黏膜的湿润和病变黏膜的修复，有利于痰液稀释和排出。

（二）促进有效排痰

1.深呼吸和有效咳嗽

（1）操作方法：深呼吸是指胸腹式呼吸联合进行，以排出肺内残气及其代谢产物、增加有效通气的一种呼吸方式。有效咳嗽是在咳嗽时通过加大呼气压力，增强呼气流速以提高咳嗽的效率。适用于神志清醒尚能咳嗽的患者。步骤：①指导患者取坐位或立位，上身略前倾。②进行深而慢的腹式呼吸5~6次，然后深吸一口气，屏气3~5秒，继而短促有力的咳嗽2~3次，咳嗽的同时收缩腹肌，或用自己的手按压上腹部，帮助咳嗽咳痰。③停止咳嗽，缩唇将余气尽量呼出。④再缓慢深吸气，重复以上动作，连做2~3遍。

（2）注意事项：①进行有效咳嗽是针对气道内痰液量较多的患者，无痰或少痰者不必用力咳嗽。②胸腹部外伤或手术后患者，为避免因咳嗽而加重伤口疼痛，咳嗽时用双手或枕头轻压伤口两侧，起固定或扶持作用，以抑制咳嗽所致的伤口局部牵拉。③胸痛明显者，遵医嘱服用止痛剂，30分钟后再进行深呼吸和有效咳嗽，以减轻疼痛。④经常变换体位有利于痰液咳出。

2.湿化气道

（1）操作方法：适用于痰液黏稠不易咳出者，常用超声雾化吸入法和蒸汽吸入法。常用的湿化液有蒸馏水、生理盐水、低渗盐水（0.45%）。临床上常在湿化的同时加入某些药物，如痰溶解剂、抗生素、平喘药等，起到祛痰、消炎、止咳、平喘的作用。有学者将超声雾化器进行改装，可对雾化液进行加温，避免吸入液体过冷导致气道痉挛收缩；同时增加氧气的接口，超声雾化的同时保证氧气的吸入，避免低氧血症的发生。

（2）注意事项：①避免窒息：干结的分泌物湿化后膨胀易阻塞支气管，应帮助患者翻身、拍背，及时排痰，尤其是年老、体弱无力咳嗽者。②保证湿化温度：一般应控制湿化温度在35~37℃。③控制湿化时间：一般以每次10~20分钟为宜。湿化时间过长可引起黏膜水肿、气道狭窄、气道阻力增加，甚至诱发支气管痉挛；也会导致体内水潴留，加重心脏负荷。④防止感染：定期消毒湿化装置及病房环境，严格无菌操作，并加强口腔护理。

3.胸部叩击　适用于久病体弱、长期卧床、排痰无力者。咯血、低血压、肺水肿、未经引流的气胸，肋骨骨折及有病理性骨折史者，禁做胸部叩击。

（1）操作方法：①评估：叩击前听诊肺部有无异常呼吸音及干、湿啰音，明确痰液潴留部位。②指导患者取侧卧位或坐位，用单层薄布保护胸廓部位，避免过厚覆盖物。③叩击者站在患者一侧，手指五指弯曲并拢，使掌侧呈杯状（图2-1-1）。④以手腕力量，从肺底自下而上、由外向内、迅速而有节律地叩击胸壁，每一肺叶叩击1~3分钟，每次叩击5~15分钟，每分钟120~180次。

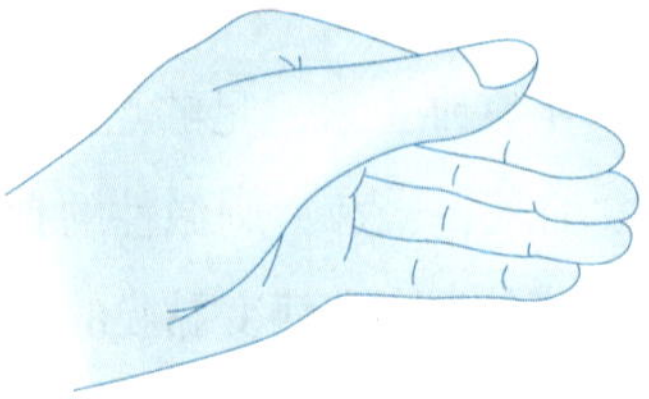

图2-1-1 杯状扣背手势

（2）注意事项：①叩击时避开乳房、心脏和骨骼突出部位。②叩击力量要适中，以不使患者感到疼痛为宜。叩击时发出一种空而深的拍击音则表明手法正确，若出现拍打实体的声音则说明手法错误。③宜在餐后2小时进行，叩击30分钟后方可进食。④操作前、中、后均要及时询问患者感受。

4.体位引流 是利用重力作用使肺、支气管内分泌物排出体外的胸部物理疗法之一，又称重力引流。适用于肺脓肿、支气管扩张等有大量痰液而排出不畅时。选择体位的原则是使病变部位处于高处，引流支气管开口向下，使病变部位处于有效的引流位置（具体方法详见本章第六节"支气管扩张患者的护理"）。

5.机械吸痰 适用于无力咳嗽而痰液量多黏稠、意识不清、排痰困难或建立人工气道者。可经口腔、鼻腔、气管插管或气管切开处进行负压吸痰。注意事项：①每次吸引时间不超过15秒，两次吸痰的间隔时间应大于3分钟。②在吸痰前、中、后适当提高吸入氧的浓度，避免吸痰引起低氧血症。③吸痰管大小合适，抽吸压力要适当。④严格执行无菌操作，一次性吸痰管避免重复使用，吸痰包每日更换。⑤定时吸痰，使用呼吸机者每隔1~2小时吸痰一次，以防止吸痰不彻底，引起炎症及形成痰痂。⑥吸痰动作要迅速、轻柔，密切观察痰液性质和患者反应。

（三）病情观察

密切观察咳嗽、咳痰情况，并详细记录。密切观察是否有并发症的发生，如痰液黏稠或意识障碍导致的窒息，有肺大泡者用力咳嗽时导致自发性气胸的发生。及时评估患者实验室检查和影像学检查的结果，以帮助判断病情，及时采取合适的措施。

（四）用药护理

指导患者遵医嘱正确使用镇咳、祛痰等药物，临床上常用非依赖性中枢性镇咳药右美沙芬和喷托维林，常用祛痰药物有氨溴索、溴己新、稀化黏素、乙酰半胱氨酸、羧甲司坦等，合并细菌感染者遵医嘱使用抗生素，注意观察药物疗效和不良反应。轻度咳嗽不需镇咳治疗；严重咳嗽，如剧烈干咳或频繁咳嗽影响休息和睡眠时，应遵医嘱使用镇咳治疗。但痰多者禁用强镇咳药治疗；老年体弱者慎用强镇咳药。

（五）心理护理

让患者认识到咳嗽与咳痰缓解后，有利于焦虑、抑郁等心理状况的改善。对于传染性疾病引起的咳嗽，应告知患者疾病传播的途径、预防传染的方法，以避免疾病传播，并使患者对疾病有正确的认识，改善其自卑心理。

（六）健康指导

指导患者避免诱因，养成合理的饮食、饮水习惯；教会患者掌握正确有效的咳嗽、咳痰方法；指导正确合理使用药物。

【护理评价】

1. 患者掌握有效排痰的方法、顺利排痰，保持呼吸道通畅。
2. 患者睡眠状况得到改善。
3. 患者未发生并发症，或并发症被及时发现并得到及时处理。

二、肺源性呼吸困难

肺源性呼吸困难是由于呼吸系统疾病引起的通气、换气功能障碍导致缺氧和（或）二氧化碳潴留，患者主观感觉空气不足，呼吸费力，客观上表现为呼吸运动用力，出现呼吸频率、节律和深度异常，严重者出现发绀、鼻翼扇动、端坐呼吸、辅助呼吸肌参与呼吸运动等。肺源性呼吸困难最终可能造成机体缺氧和（或）二氧化碳潴留。呼吸困难根据其临床特点分为吸气性呼吸困难、呼气性呼吸困难和混合性呼吸困难三种类型。

【护理评估】

（一）健康史

询问患者是否有引起肺源性呼吸困难的疾病的病史，如慢性阻塞性肺疾病，肺炎，胸壁、胸廓、胸膜疾病，神经肌肉疾病等；询问本次发病的诱因，如感染、过敏物质的接触史等。

（二）身体状况

1. 肺源性呼吸困难的特点　①吸气性呼吸困难：特点为吸气过程显著费力，重者出现"三凹征"，即"胸骨上窝、锁骨上窝、肋间隙明显凹陷"，伴有高调吸气性喉鸣音，常见于喉头水肿、气道内异物等。②呼气性呼吸困难：表现为呼气费力，呼气时间延长，常伴有哮鸣音。常见于支气管哮喘、慢性阻塞性肺气肿等疾病所致的小支气管痉挛、狭窄。③混合性呼吸困难：吸气、呼气均费力，常伴有呼吸音减弱或消失。常见于大面积肺不张、弥漫性肺间质纤维化、重症肺炎、大量胸腔积液和气胸等肺部广泛病变使呼吸面积减少、肺换气功能受损。

2. 评估要点　评估呼吸频率、节律、深度；评估呼吸困难类型、严重程度；有无异常呼吸音、哮鸣音、湿啰音等；有无表情痛苦、鼻翼扇动、张口呼吸或点头呼吸、缩唇吹气、口唇发绀等严重呼吸困难的表现；评估是否有伴随症状，如咳嗽、咳痰、胸痛、发热、神志改变等；评估患者有无焦虑、抑郁、失眠等心理反应。

（三）心理－社会状况

患者由于呼吸困难反复发作，易出现悲观、沮丧、失眠、焦虑、恐惧等心理反应，甚至对治疗失去信心。

（四）辅助检查

了解动脉血气分析结果，以判断缺氧和二氧化碳潴留的程度；肺功能测定可明确肺功能障碍的类型和程度；胸部影像学检查等能确定病变的部位和性质等。

【常见护理诊断/问题】

1. 气体交换受损　与呼吸道痉挛、呼吸面积减少、换气功能障碍有关。
2. 活动无耐力　与活动时供氧不足、疲乏有关。
3. 睡眠型态紊乱　与呼吸困难影响睡眠有关。

【护理目标】

1. 患者呼吸困难程度减轻或消失。
2. 患者活动耐力能够逐渐提高。
3. 患者睡眠状况得到改善。

【护理措施】

（一）一般护理

1. 环境　为患者提供安静、整洁、舒适的环境，保持室内空气新鲜，维持室温（18～20℃）和室内湿度（50%～60%），注意保暖。指导患者避免到空气污染的场所，避免吸入刺激性气体，如烟雾、污染的空气等，有气道高反应的患者避免过敏源的刺激，如花粉、动物毛屑等。

2. 休息与体位　严重呼吸困难者，尽量减少活动和不必要的谈话，以减少耗氧量和能量消耗；病情许可时，鼓励患者有计划地逐渐增加活动量，以不感到疲劳为度；根据病情取坐位或半卧位，以改善通气。也可抬高床头，使用枕头、靠背垫或跨床小桌等支撑物，以患者自觉舒适为原则，伴大量胸腔积液者，取患侧卧位。

3. 饮食护理　保证每日摄入足够的热量，进食富含维生素、易消化的食物。避免刺激性强、易于产气（如牛奶、红薯、土豆等）的食物，防止便秘、腹胀，以致影响呼吸。张口呼吸、痰液黏稠者，补充足够水分，做好口腔护理。进食时应缓慢，以防止食物误吸。

（二）合理氧疗

在保持呼吸道通畅的情况下，根据不同疾病以及呼吸困难的严重程度选择合理氧疗。①给氧方法：有鼻导管、鼻塞、面罩、气管内和呼吸机给氧。缺氧伴有二氧化碳潴留者，用鼻导管或鼻塞法给氧；严重缺氧而无二氧化碳潴留者，用面罩给氧。②给氧浓度和流量：根据病情和血气分析结果采取不同的给氧浓度和流量。Ⅰ型呼吸衰竭给予较高浓度（＞35%）吸氧；Ⅱ型呼吸衰竭给予低浓度（＜35%）、低流量（1～2L/min）持续吸氧。③观察疗效：根据动脉血气分析结果及时调整吸氧浓度和流量，防止发生氧中毒和二氧化碳麻醉。④注意事项：保持吸入氧气的湿化，以免干燥的氧气刺激呼吸道，输送氧气的面罩、导管、气管导管等应定时更换消毒，防止交叉感染。

（三）病情观察

观察呼吸道是否通畅；观察口唇、颜面和甲床的颜色，以判断缺氧程度；监测呼吸频率和深度、体温、脉搏、出入量及动脉血气分析结果，以判断病情，识别并发症并及时采取正确的措施。

（四）心理护理

向患者讲解疾病相关知识，以减轻焦虑等不良情绪，发现不良情绪及时干预与疏导，适时给予安慰，增强其安全感。

（五）健康指导

向患者讲解引起呼吸困难的原因和诱因，使之掌握自身疾病的预防与保健知识；指导患者进行正确、有效的呼吸功能训练；合理安排休息和活动，合理饮食，戒烟戒酒，保持情绪稳定；配合氧疗或机械通气。

【护理评价】

1. 患者呼吸困难程度减轻或消失。
2. 患者活动耐力能够逐渐提高。
3. 患者睡眠状况得到改善。

三、咯血

咯血是指喉及喉部以下的呼吸道任何部位的出血经口腔咯出。呼吸系统常见咯血的疾病有肺结核、支气管扩张和支气管肺癌。毛细血管破裂容易造成少量咯血，常表现为痰中带血；大血管破裂可能出现大咯血，血液自口鼻涌出，常阻塞呼吸道，造成窒息死亡。

【护理评估】

（一）健康史

评估引起咯血的原因，常见于下列疾病：如肺结核、支气管扩张、肺癌、肺炎等；心血管系统疾病，如二尖瓣狭窄、心功能衰竭、急性肺水肿等也会导致咯血；还需留意血液病、传染病、风湿性疾病等。了解患者就诊前的处理方式。

（二）身体状况

1. 咯血的特点　①咯血量：一般认为24小时咯血量在100mL以内为小量，100～500mL为中等量，500mL以上或一次咯血300mL以上为大量。②颜色和性状：肺结核、支气管扩张、肺脓肿等疾病所致的咯血，其颜色为鲜红色；肺炎球菌肺炎常见铁锈色痰；二尖瓣狭窄所致的咯血多为暗红色；急性左心衰竭所致的咯血为浆液性粉红色泡沫样痰。

2. 评估要点　评估咯血的量、颜色、性状；评估患者的意识状态、面色、表情、呼吸音等，及时发现窒息。

（三）心理-社会状况

咯血可引起患者及其家属紧张和恐慌，若发生大咯血或并发窒息，患者会产生恐惧心理，紧张及恐惧情绪均会加重咯血。

（四）辅助检查

了解患者胸部影像、血液、动脉血气分析、纤维支气管镜等检查结果。

【常见护理诊断/问题】

1. 有窒息的危险　与大咯血导致气道阻塞有关。

2. 恐惧　与突然大咯血或反复咯血不止有关。

3. 潜在并发症　失血性休克。

【护理目标】

1. 患者呼吸顺畅，无窒息征象。

2. 患者恐惧感减轻或消除，情绪稳定。

3. 患者未发生失血性休克，或发生时被及时发现并得到及时处理。

【护理措施】

（一）一般护理

1. 环境护理　保持病室安静，避免不必要的交谈，避免搬动患者。

2. 休息与体位　小量咯血者可静卧休息，大量咯血者需绝对卧床休息；出血部位不明者取仰卧位，头偏向一侧。

3. 饮食护理　小量咯血者宜进少量温凉流质饮食，以促进血管收缩达到止血作用；多饮水，增加富含纤维素的食物，以保持大便通畅，避免排便时腹压增大而引起再度咯血；大量咯血者暂禁食。

（二）对症护理

窒息是咯血直接致死的主要原因，应及时识别和抢救。当出现咯血不畅、情绪紧张、气促、胸闷、面色苍白、大汗、烦躁不安时，则为窒息先兆，应紧急处理，避免窒息的发生。

1. 窒息的预防　预防窒息是咯血护理的首要措施，首先应保证气道通畅。具体措施：嘱患者最好去枕平卧，头偏向一侧；安慰患者，消除紧张，以免不良情绪加重呼吸道平滑肌痉挛；及时清理患者口鼻的血液，协助漱口，擦净血迹，保持口腔清洁、舒适；鼓励患者轻轻咯出气管内的积血，嘱不能屏气，以免诱发喉头痉挛，血液引流不畅形成血块，导致窒息。

2. 窒息的抢救　一旦发现患者出现窒息，立即采取头低足高45°俯卧位，可刺激患者咳嗽反射，协助咯出血块，或轻拍背部促进气管内的血液排出，清除口、鼻腔内血凝块，或迅速用吸引器插入气管内抽吸，以清除呼吸道内积血。以上措施无效时，迅速气管插管，必要时行气管切开。

（三）病情观察

观察咯血的量、颜色、性状及出血速度；监测意识、生命体征、瞳孔等变化，并详细记录；密切观察有无窒息的发生。

（四）用药护理

小量咯血给予止血药止血；大咯血时，除给予止血药，还应及时建立静脉通道，遵医嘱及时补充血容量，床旁备好气管插管、吸痰器等抢救药物，注意观察药物疗效及不良反应。常用的止血药物有垂体后叶素、氨基己酸、氨甲苯酸、酚磺乙胺、凝血酶等。烦躁不安者，遵医嘱给予镇静剂，如地西泮肌内注射，禁用吗啡、哌替啶，以免抑制呼吸；咳嗽剧烈者，遵医嘱予以小剂量止咳剂，但年老体弱、肺功能不全者慎用强镇咳药，以免抑制咳嗽反射，使血块不能咯出而发生窒息。

（五）心理护理

及时安慰患者及家属，减轻其紧张恐惧心理；及时清洗患者口、面部血迹，消除一切不良刺激。

（六）健康指导

指导患者及家属咯血发生时的正确卧位及自我紧急护理措施，及时轻咳出血块，严禁屏气或剧烈咳嗽；指导患者合理饮食，小咯血可进食温凉流质饮食，大咯血时要禁食。

【护理评价】

1. 患者呼吸顺畅，无窒息征象。
2. 患者恐惧感减轻或消除，情绪稳定。
3. 患者未发生失血性休克，或发生时被及时发现并得到及时处理。

四、胸痛

胸痛是由于胸内脏器或胸壁组织病变引起的胸部疼痛，呼吸系统常见胸痛的原因是病变累及壁层胸膜的神经。胸痛的程度因个体痛阈的差异而不同，与疾病病情轻重不完全一致。

【护理评估】

（一）健康史

评估呼吸系统引起胸痛的原因，常见于下列疾病：胸膜炎、自发性气胸、肺炎、肺癌等，注意与其他系统疾病引起的胸痛进行区别，比如最常见的心血管疾病，如心绞痛、心肌梗死、急性心包炎等。

（二）身体状况

1. **胸痛的特点** ①胸痛的诱因：胸膜炎及肺炎所致的胸痛常因咳嗽或用力呼吸而加剧。②胸痛部位：胸膜炎引起的疼痛多在胸侧部；胸壁疾病所致的胸痛常在病变部位，局部有压痛，胸壁皮肤的炎症性病变局部可有红、肿、热、痛等表现；心绞痛及心肌梗死所致的疼痛多在胸骨后方和心前区或剑突下，向左肩和左臂内侧放射；食管及纵隔病变引起的胸痛多在胸骨后。③胸痛性质：胸膜炎常呈隐痛、钝痛和刺痛；带状疱疹呈刀割样或灼热样剧痛；食管炎多为烧灼样痛；肋间神经痛为阵发性灼痛或刺痛；心绞痛呈绞榨样痛，并有重压窒息感，心肌梗死所致的疼痛更为剧烈，并有濒死感；气胸在发病初期有撕裂样疼痛。④持续时间：平滑肌痉挛或血管狭窄缺血所致的疼痛多为阵发性；炎症、肿瘤、栓塞或梗死所致的胸痛呈持续性。心绞痛发作时间较短（持续1～5分钟），心肌梗死疼痛持续时间达数小时或更长。⑤缓解方式：心绞痛发作常在劳力或精神紧张时诱发，休息或含服硝酸甘油后缓解；食管疾病多在进食时胸痛发作或加剧，服用抗酸剂和促动力药物可使疼痛减轻或消失。

2.评估要点　评估胸痛的诱因、部位、性质、持续的时间、缓解的方式及伴随的症状等。

（三）心理-社会状况

剧烈胸痛影响患者正常的生活、工作、睡眠和休息，从而引起焦虑、恐惧等不良情绪。

（四）辅助检查

了解血液炎症指标、胸部影像学检查结果、心电图改变、心肌坏死标志物的出现等。

【常见护理诊断/问题】

1.疼痛（胸痛）　与胸壁或胸内脏器病变有关。

2.睡眠型态紊乱　与疼痛导致无法入睡或睡中痛醒等有关。

【护理目标】

1.患者胸痛减轻或消失。

2.患者睡眠状况得到改善。

【护理措施】

（一）一般护理

保持环境安静；患者以休息为主，根据病情采取舒适体位，防止疼痛加重，指导患者进食清淡易消化、富含纤维素的食物，保持大便通畅，以免用力排便或增加腹压而诱发疼痛。

（二）病情观察

观察胸痛的诱因、部位、性质、持续时间、影响胸痛的因素及患者对胸痛的反应。

（三）对症护理

采取合适的措施减轻疼痛，指导患者应用减轻和避免胸痛的方法，如采用听音乐、看电视、读报纸、聊天等方法转移注意力；采用局部冷敷或热敷、局部按摩、针灸、经皮肤电刺激止痛穴位等疗法，降低疼痛敏感性；胸膜炎、肺炎患者可取患侧卧位，避免用力咳嗽，咳嗽时可按压胸痛部位和胸壁，以减少局部胸壁与肺的活动，缓解疼痛，必要时可服用止咳药；必要时遵医嘱用止痛药。

（四）心理护理

指导患者调整情绪和转移注意力的技巧，以减轻疼痛。

【护理评价】

1.患者胸痛减轻或消失。

2.患者睡眠状况得到改善。

第二节　急性呼吸道感染患者的护理

一、急性上呼吸道感染

急性上呼吸道感染，简称上感，是鼻腔、咽或喉部急性炎症的总称。通常病情较轻、病程短，可自愈，预后良好。但其发病率高，不仅影响工作和生活，出现严重并发症甚至威胁生命，应积极防治。本病全年均可发生，冬春季多发，在气候突然变化时可引起局部小规模的流行，具有一定的传染性。

【病因及发病机制】

本病70%~80%由病毒引起，最常见的为鼻病毒，还有冠状病毒、腺病毒、流感和副流感病毒以及呼吸道合胞病毒等。20%~30%为细菌引起，溶血性链球菌为多见，其次为流感嗜血杆菌、肺炎链球菌和葡萄球菌。主要在人体免疫力低下时，口腔或呼吸道定植菌迅速繁殖而引发本病。

【护理评估】

（一）健康史

询问患者发病原因和诱因，有无急性上呼吸道感染患者接触史，诊治经过及效果，有无基础疾病及其他慢性病等。

（二）身体状况

根据病因和临床表现不同，分为不同表现类型，严重者可引起并发症。

1.普通感冒　俗称"伤风"，又称急性鼻炎或上呼吸道卡他，一般5~7天痊愈。起病较急，主要表现为鼻部症状，如打喷嚏、鼻塞、流清水样鼻涕，还会出现咳嗽、咽干、咽痒或烧灼感甚至鼻后滴漏感等症状。2~3天后鼻涕变稠，伴咽痛、头痛、流泪、味觉迟钝、呼吸不畅、声嘶等，咽鼓管炎时有听力减退。严重者有发热、轻度畏寒和头痛等。鼻腔黏膜充血、水肿，有分泌物，咽部为轻度充血。

2.急性疱疹性咽峡炎　多发于夏季，儿童多见。表现为明显咽痛、发热，病程约为1周。咽部充血，软腭、腭垂、咽及扁桃体表面有灰白色疱疹及浅表溃疡，周围伴红晕（图2-2-1）。

3.急性病毒性咽炎和喉炎　表现为咽痒和灼热感，咽痛不明显，咳嗽少见。急性喉炎者有明显声嘶、讲话困难、发热、咽痛或咳嗽，咳嗽时咽喉疼痛加重。

4.急性咽结膜炎　表现为发热、咽痛、畏光、流泪、咽及结膜明显充血。病程4~6天，多发于夏季，由游泳传播，儿童多见。

5.急性咽扁桃体炎　起病急，咽痛明显，伴发热、畏寒，体温达39℃以上。咽部明显充血，扁桃体肿大、充血，表面有黄色脓性分泌物（图2-2-2）。

6.并发症 可并发急性鼻窦炎、中耳炎、气管-支气管炎。以咽炎为表现的上呼吸道感染，部分患者可继发溶血性链球菌引起的风湿热、肾小球肾炎等，少数患者并发病毒性心肌炎。

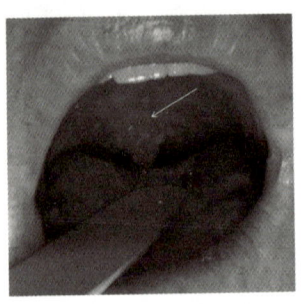

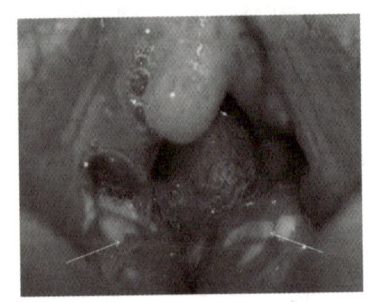

图2-2-1 疱疹性咽峡炎　　图2-2-2 化脓性扁桃体炎

（三）心理-社会状况

病情较轻，所以部分患者对疾病不够重视，不及时就诊而延误病情，使感染向下呼吸道蔓延，病情加重后又懊悔不已。病情严重时患者情绪低落、悲观。

（四）辅助检查

了解血液炎症指标，判断病毒或是细菌感染。病毒感染时，血白细胞总数正常或偏低、淋巴细胞比例增高；细菌感染时，白细胞总数偏高，中性粒细胞增多或核左移。

（五）治疗原则及主要措施

病毒感染目前尚无特效药物，以对症处理为主，同时多饮水、注意休息，增强机体免疫力，辅以中医治疗，防治继发细菌感染。

1.对症治疗 分泌物多及咳嗽严重者，给予抗组胺药、右美沙芬、止咳糖浆；鼻部充血可用伪麻黄碱；痰液较多可用氨溴索、溴己新、乙酰半胱氨酸、羧甲司坦等；发热、疼痛可应用布洛芬。

2.病因治疗 普通感冒和单纯的病毒感染对症处理、增强免疫力，广谱抗病毒药利巴韦林对流感病毒、呼吸道合胞病毒等有较强的抑制作用，吗啉胍对流感病毒、腺病毒有一定疗效。如合并细菌感染，加用抗生素，常用青霉素类、头孢菌素类、大环内酯类抗菌药物口服。

3.中医治疗 常选用具有清热解毒和抗病毒作用的中药，如正柴胡饮、小柴胡冲剂和板蓝根等。

二、急性气管-支气管炎

急性气管-支气管炎是由生物、物理、化学刺激或过敏等因素引起的急性气管-支气管黏膜炎症。

【病因及发病机制】

急性气管-支气管炎主要是过度劳累和受凉诱因下，由病毒或细菌感染而来，其次是理化因素或过敏反应等引起。由病毒或细菌直接感染，或急性上呼吸道病毒、细菌感染迁延而来，或在病毒感染后继发细菌感染。常见病毒有腺病毒、呼吸道合胞病毒、流感病毒等；细菌以肺炎球菌、流感嗜血杆菌、链球菌和葡萄球菌常见；理化因素包括冷空气、粉尘、刺激性气体或烟雾的吸入；常见过敏因素为吸入花粉、有机粉尘、真菌孢子、动物毛皮排泄物等。

【护理评估】

（一）健康史

评估患者发病诱因和病因，有无上呼吸道感染史、过敏史等，诊治经过及效果，既往病史等。

（二）身体状况

起病较急，全身症状较轻，故一般无明显阳性体征。初为发热、鼻塞、流涕、咽痛等，随后出现咳嗽咳痰，以干咳或少量黏液痰开始，2~3天后痰量增多，咳嗽加剧，偶伴血痰，可在两肺听到散在干、湿啰音，部位不固定，咳嗽后减少或消失，多于3~5天后恢复正常，若加重可出现胸痛、胸闷、气促等。咳嗽、咳痰可延续2~3周，如迁延不愈，可演变成慢性支气管炎。

（三）心理-社会状况

患者因咳嗽、咳痰、胸痛等影响社交、睡眠，有焦虑感；迁延不愈者可能会担心演变成慢性支气管炎。

（四）辅助检查

需评估患者血常规、血培养、痰培养、肺部影像学检查结果等。细菌感染时，白细胞总数和中性粒细胞增高。痰培养可发现致病菌。X线胸片检查，大多数表现正常或仅有肺纹理增粗。

（五）治疗措施

1. 对症治疗　干咳者可用右美沙芬、喷托维林止咳；痰液不易咳出者，可使用溴己新、复方氯化铵合剂或盐酸氨溴索，或给予雾化治疗帮助祛痰；喘息者加用氨茶碱或支气管舒张剂止喘。

2. 病因治疗　避免吸入粉尘和刺激性气体；细菌感染者给予敏感抗生素控制感染。

【常见护理诊断/问题】

1. 清理呼吸道无效　与呼吸道感染、痰液黏稠有关。

2. 舒适度减弱　与鼻、咽、喉部感染有关。

3. 体温过高　与病毒或细菌感染有关。

【护理目标】

1. 患者能够有效咳嗽，痰液排出顺利。

2. 患者不舒适感减轻或消失。

3. 患者体温逐渐降至正常范围。

【护理措施】

（一）一般护理

1. 休息与活动　适当限制活动量，避免劳累，症状明显时，嘱患者卧床休息。

2. 饮食护理　给予清淡、易消化、高热量、低脂肪的流质/半流质饮食以及富含维生素的食物，鼓励患者多饮水，避免刺激性食物，忌烟酒。

（二）对症护理

1. **预防感染** 隔离患者，做好消毒，避免交互感染；鼓励患者多漱口，保持口腔湿润和舒适，或协助口腔护理3次/日，防止因唾液分泌减少、机体抵抗力下降引起口腔黏膜损害或口腔感染。过39℃时进行物理降温，必要时遵医嘱给予药物降温，降温30分钟后观察降温效果，并记录；出汗后及时更衣和更换床单，防止受凉。

2. **清理呼吸道无效的护理措施** 参见本章第一节中"咳嗽与咳痰"的护理。

（三）病情观察

密切观察生命体征等变化、呼吸系统常见症状、伴随症状等。观察有无并发症，如有耳痛、耳鸣、听力减退、外耳道流脓等，提示有中耳炎；若发热、头痛加重，伴脓涕，鼻窦有压痛，提示鼻窦炎，应及时通知医生，配合处理。

（四）用药护理

细菌感染常用抗生素，如青霉素类和头孢菌素类药物，应详细询问过敏史，凡过敏者，不得使用此类药物。头孢菌素类药物有胃肠道反应、皮疹等不良反应。镇咳祛痰药喷托维林有口干、恶心、腹胀、头痛等不良反应；溴己新偶见恶心、氨基转移酶升高等不良反应，胃溃疡者慎用。

（五）心理护理

向患者解释上呼吸道感染是自限性疾病，能够自愈，不要有心理负担，但也不要过于轻视本病，以免引起并发症。

（六）健康指导

1. **疾病预防指导** 预防急性上呼吸道感染的诱因，积极参加体育锻炼和耐寒锻炼，增强机体抵抗能力；做好防寒保暖；避免交叉感染。

2. **疾病知识指导** 患病期间注意休息，避免劳累；饮食清淡，多饮水；遵医嘱用药，不要滥用抗菌药物；症状持续不缓解或出现并发症时，及时就医。

【护理评价】

1. 患者能够有效咳嗽，痰液排出顺利。
2. 患者不舒适感减轻或消失。
3. 患者体温逐渐降至正常范围。

第三节　支气管哮喘患者的护理

支气管哮喘简称哮喘，是由嗜酸性粒细胞、肥大细胞、T细胞等多种炎性细胞和细胞组分参与的气道慢性炎症性疾病。这种慢性炎症导致气道高反应性，引发广泛多变的可逆性气流受限，并引起反复发作的呼气性呼吸困难，常在夜间和（或）清晨发作和加重，多数患者可自行缓解或治疗后缓解。如诊治不及时，随病程的延长可产生气道不可逆性狭窄和气道重塑。

【病因及发病机制】

（一）病因

本病确切病因不明。目前认为，哮喘受遗传因素和环境因素双重影响。个体过敏体质及外界环境影响是发病的危险因素。

1. 遗传因素　哮喘发病具有明显的家族集聚现象，哮喘患者亲属的患病率高于群体患病率。

2. 环境因素　是哮喘发作的激发因素。①变应性因素：尘螨、花粉、真菌、动物毛屑、二氧化硫、氨气等。②感染：细菌、病毒、原虫、寄生虫等。③食物：如鱼、虾、蟹、蛋类、牛奶。④药物：如普萘洛尔（心得安）、阿司匹林。⑤其他：气候改变、运动、妊娠等。

（二）发病机制

哮喘的发病机制尚不完全清楚，主要为气道免疫-炎症机制、神经机制和气道高反应性。

1. 免疫-炎症机制　是由多种炎性细胞、炎症介质（前列腺素、白三烯等）和细胞因子参与相互作用的结果，气道慢性炎症是哮喘发病的本质。根据变应原吸入后哮喘发生的时间，分为早发型哮喘反应、迟发型哮喘反应和双相型哮喘反应。早发型在吸入变应原的同时立即发生反应，15~30分钟达高峰，2小时逐渐恢复正常；迟发型约在吸入变应原6小时左右发作，持续时间长，症状重。

2. 神经机制　支气管受胆碱能神经、肾上腺素能神经和非肾上腺素能非胆碱能（NANC）神经等自主神经支配。支气管哮喘与β受体功能低下和迷走神经张力增高有关，亦与NANC能释放舒张和收缩支气管平滑肌的神经介质失调有关，结果导致支气管平滑肌收缩。

3. 气道高反应性　表现为气道对各种刺激因子呈现出过强或过早的收缩反应的高度敏感状态，是哮喘的重要特征。

【护理评估】

（一）健康史

评估患者患病及治疗经过、有无哮喘发作史、家族史等，本次发作有无接触各种各类变应原、处理方式及效果如何。

（二）身体状况

1. 症状　哮喘发作前常有鼻痒、打喷嚏、干咳、流泪、流涕等先兆表现。典型表现为发作性伴有哮鸣音的呼气性呼吸困难，典型体征为双肺可闻及广泛的哮鸣音，呼吸音延长。症状可在数分钟内发作，持续数小时至数天，应用平喘药物后或自行缓解。夜间及凌晨发作和加重是哮喘的重要临床特征。

2. 重症哮喘　哮喘发作时经一般治疗不缓解，持续24小时以上称为哮喘持续状态，又称重症哮喘。重症哮喘表现为喘息频发、气促明显、心率增快、胸腹反常运动、活动和说话受限等。如诱因、感染未控制、支气管阻塞、严重脱水，患者可不出现哮鸣音，此时称之为寂静胸。

3.并发症　哮喘发作时可并发气胸、纵隔气肿、肺不张；哮喘长期反复发作和感染时，可并发慢性支气管炎、支气管扩张、肺气肿、肺纤维化和慢性肺源性心脏病。

（三）心理-社会状况

哮喘发作时出现呼吸困难伴濒死感，常导致患者焦虑甚至恐惧。哮喘缓解后，患者又担心哮喘的反复发作、不能痊愈，影响工作和生活，对治疗失去信心。评估患者的心理状态，如焦虑、悲观等不良情绪；评估患者和家属对疾病的态度和认识程度，以及家庭、社会的支持系统等。

（四）辅助检查

1.肺功能检查

（1）通气功能检测：哮喘发作时呈阻塞性通气功能障碍，呼气流速指标显著下降，第1秒用力呼气容积（FEV_1）、第1秒用力呼气容积占用力肺活量比值（$FEV_1/FVC\%$），最高呼气流量（PEF）均下降；肺容量指标可见用力肺活量减少，残气量、功能残气量和肺总量增加。其中以$FEV_1/FVC\%$的下降（低于70%或低于正常预计值的80%）为判断气道阻塞的最重要指标。成人肺功能诊断规范中国专家共识（2022版）以$FEV_1/FVC\%pred<92\%$作为阻塞性通气功能障碍的基本诊断标准。

（2）支气管激发试验：用以测定气道反应性。常用吸入激发剂为醋甲胆碱、组胺。激发试验只适用于FEV_1在正常预计值70%以上者。使用吸入激发剂后如FEV_1下降≥20%，则诊断为激发试验阳性。

（3）支气管舒张试验：常用吸入型支气管舒张药，如沙丁胺醇、特布他林来测定气道的可逆改变，如FEV_1较用药前增加≥12%且其绝对值增加≥200mL，则判断舒张试验阳性。

（4）PEF及其变异率测定：PEF反映气道通气功能的变化。若日内或昼夜PEF变异率≥20%，提示存在可逆性的气道阻塞。

2.胸部X线检查　哮喘发作时双肺透亮度增高，呈过度充气状态。合并感染时，可见肺纹理增加和炎性浸润阴影。

3.一氧化氮（FeNO）吹气测定　FeNO作为一种反映气道炎症的生物学指标，具有测定简便、重复性好、非侵入性等优点，在哮喘的临床诊断中应用越来越广泛，特别是未开展肺功能支气管舒张试验检查的偏远地区。

4.血气分析　严重哮喘发作时PaO_2降低。由于过度通气，$PaCO_2$下降，pH上升，表现为呼吸性碱中毒；如气道阻塞严重时，出现缺氧和CO_2潴留，表现为呼吸性酸中毒。

5.变应原检测　多数患者对众多的变应原和刺激物敏感。测定变应原指标时应结合病史，有助于病因诊断以及避免或减少对该致敏因素的接触。

6.痰液检查　痰液涂片可见嗜酸性粒细胞。

（五）治疗原则及主要措施

目前尚无特效治疗方法。治疗目的是通过长期规范治疗控制症状，防止病情恶化，保持肺功能正常，保证生活质量。

1. 脱离变应原　找到引起哮喘发作的变应原或其他非特异性刺激因素，迅速脱离变应原是防治哮喘最有效的方法。

2. 药物治疗

（1）糖皮质激素：是当前控制气道炎症最为有效的药物。①吸入给药：常用药物有倍氯米松、氟替卡松、莫米松等，起效慢，需规律用药1周以上方能起效。剂型有定量雾化气雾剂（MDI）和干粉吸入装置，干粉吸入装置比MDI方便，吸入下呼吸道的药量较多，如二丙酸倍氯米松气雾剂、布地奈德（普米克都保）、沙美特罗替卡松粉吸入剂（舒利迭）等。②口服给药：用于吸入给药无效或需要短期加强者。常用药物有泼尼松、泼尼龙等。③静脉给药：重度或严重哮喘发作时，及早静脉给药。常用药物有琥珀酸氢化可的松、甲泼尼龙等。

（2）β_2受体激动剂：是控制哮喘急性发作的首选药物。常用方法包括MDI吸入、干粉吸入、持续雾化吸入等，或口服、静脉注射，首选MDI吸入。常用药物有沙丁胺醇、福莫特罗、沙美特罗及丙卡特罗等。

（3）茶碱类：是目前治疗哮喘的有效药物，与糖皮质激素具有协同作用。①口服给药：口服缓释茶碱尤其适用于夜间哮喘。②静脉给药：适用于重症哮喘。

（4）抗胆碱药：胆碱能受体（M受体）拮抗剂，有舒张支气管及减少痰液的作用。常用溴化异丙托品和溴化泰乌托品。

（5）白三烯（LT）拮抗剂：具有抗炎和舒张支气管平滑肌的作用。常用药物有扎鲁斯特或孟鲁司特。

3. 免疫疗法　分为特异性和非特异性2种。前者又称为脱敏疗法，采用特异性变应原（如螨、花粉、猫毛等）做定期反复皮下注射，剂量由低到高，以产生免疫耐受性，使患者脱敏。非特异性免疫疗法，如注射卡介苗、转移因子等生物制品，抑制变应原反应过程。

【常见护理诊断/问题】

1. 低效性呼吸型态　与支气管痉挛、气道炎症、黏液分泌增加、阻力增加有关。
2. 清理呼吸道无效　与支气管痉挛、分泌物多、痰液黏稠有关。
3. 知识缺乏　缺乏正确使用定量雾化吸入器的相关知识。

【护理目标】

1. 患者呼吸困难缓解，能进行有效呼吸。
2. 患者能有效咳嗽、排出痰液，保持气道通畅。
3. 患者能正确使用定量雾化吸入器。

【护理措施】

（一）一般护理

1. 环境　提供安静、舒适、温湿度适宜的环境，保持室内清洁、空气流通。病室不宜布置花草，避免使用皮毛、羽绒或蚕丝织物。
2. 休息与体位　哮喘发作时，立即休息，协助患者采取舒适的半卧位或坐位，或用床上桌使患者伏桌休息，减轻体力消耗。

3.饮食护理　约20%成人和50%患儿因不适当饮食诱发或加重哮喘。应给予清淡、易消化、高蛋白质、足够热量的饮食，避免进食硬、冷、油煎食物及刺激性食物，如辣椒、生姜等；忌食与哮喘发作有关的异体蛋白，如鱼、虾、蟹、蛋类、牛奶等；戒酒戒烟。鼓励患者多饮水，补充丢失的水分。

4.口腔与皮肤护理　哮喘发作时，患者大量出汗，应每天温水擦浴，勤换衣服和床单，保持皮肤清洁、干燥。协助并鼓励患者咳嗽后漱口，保持口腔清洁。

（二）对症护理

1.脱离过敏源　及时发现过敏源，并协助患者迅速脱离。

2.保持呼吸道通畅　协助患者采取正确的体位，促进排痰，指导有效咳嗽，及时清除口咽部异物，确保呼吸道通畅。

3.氧疗　重症哮喘患者伴有不同程度的低氧血症，气道通畅情况下，遵医嘱吸氧，氧流量为1~3L/min，吸氧浓度不超过40%。为避免气道干燥和寒冷气流刺激导致气道痉挛，氧气吸入时应温暖、湿润。

（三）病情观察

观察哮喘发作的前驱症状，如鼻咽痒、打喷嚏、流涕、眼痒等黏膜过敏症状；哮喘发作时，观察意识状态、呼吸频率、节律、深度及辅助呼吸肌是否参与呼吸运动等，监测呼吸音、哮鸣音、动脉血气分析和肺功能情况，了解病情和治疗效果，并观察氧疗效果；哮喘发作严重时，做好机械通气准备。尤其严密观察夜间和凌晨有无哮喘发作及病情变化。

（四）用药护理

注意观察药物疗效和不良反应。

1.糖皮质激素　①吸入给药：全身性不良反应少，少数患者出现口腔假丝酵母菌（念珠菌）感染、声音嘶哑或呼吸道不适，嘱患者吸药后立即用清水含漱口咽部。干粉吸入剂或加用除雾器可减少上述不良反应。气雾吸入糖皮质激素，可减少其口服量，当吸入剂替代口服剂时，需同时使用2周后逐步减少口服量，患者不得自行减量或停药。②口服用药：不良反应为肥胖、糖尿病、高血压、骨质疏松、消化性溃疡等，宜饭后服用，以减少药物对胃肠道黏膜的刺激。

2.β_2受体激动剂　①不宜长期、规律、单一、大量使用，会引起气道β_2受体功能下降，出现耐药性。由于本类药物（特别是短效制剂）无明显抗炎作用，故宜与吸入激素等抗炎药配伍使用。②口服沙丁胺醇或特布他林时，应注意观察有无心悸、肌震颤等不良反应；静脉输入沙丁胺醇时，控制滴速在2~4μg/min，并注意观察心悸等不良反应。

3.茶碱类　①氨茶碱用量过大或静脉注射（输液）速度过快，可引起恶心、呕吐、头痛、失眠、心律失常，严重者发生室性心动过速、抽搐乃至死亡。因此，静脉注射浓度不宜过高，速度不宜过快，注射时间宜在10分钟以上，以防发生中毒症状；用药时监测血药浓度，其安全浓度为6~15μg/mL。②碱缓释片或茶碱控释片不能嚼服，必须整片吞服。③主要不良反应为恶心、呕吐、心律失常、血压下降和抽搐等毒性反应。④发热、妊娠、小儿或老年，有心、肝、肾功能障碍及甲状腺功能亢进者慎用。⑤合用西咪替丁、喹诺酮类、大环内酯类药物等，影响茶碱代谢，使其排泄减慢，应减少用量。

4.其他药物　①抗胆碱药吸入后，少数患者出现口苦或口干感。②白三烯调节剂主要不良反应是胃肠道症状，以及皮疹、血管性水肿、氨基转移酶升高，停药后恢复正常。③色苷酸钠及尼多酸钠，可有咽喉不适、胸闷等不良反应，孕妇慎用。④酮替芬有镇静、头晕、口干、嗜睡等不良反应。

（五）心理护理

紧张情绪在哮喘的发生发展过程中起重要作用。哮喘发作时患者通常会出现紧张，甚至恐惧的情绪，要加强巡视，耐心解释病情，给予心理安慰和疏导，及时消除不良情绪。哮喘缓解期指导患者其养成规律的生活方式，积极参加运动锻炼；鼓励家人或亲友为其身心健康提供支持，提高治疗的信心和依从性。

（六）健康指导

1.疾病知识指导　向患者和家属解释病情，让他们明白哮喘虽不能彻底治愈，但只要坚持正规治疗，完全可以有效地控制哮喘发作，保持正常的工作和学习。同时，指导患者了解病情的严重程度，学会判断哮喘的控制水平，并做出相应处理。

2.避免诱发因素指导　患者有效控制诱发哮喘发作的各种因素。①生活环境求简洁，房间经常打扫，清洗床上用品。避免使用地毯、种植花草，不养宠物。②避免摄入易引起过敏和哮喘的食物；慎用或忌用引起哮喘的药物，如阿司匹林或阿司匹林的复方制剂。③避免接触刺激性气体，预防呼吸道感染。④避免强烈的精神刺激、剧烈运动和过度换气动作。⑤在缓解期加强体育锻炼、耐寒锻炼及耐力训练，增强体质。

3.自我监测病情指导　患者学会使用峰流速仪监测最大呼气峰流速（PEFR），做好哮喘日记，为疾病预防和治疗提供参考资料。峰流速仪是一种可随身携带、能测量PEFR的小型仪器。

4.用药指导　患者遵医嘱正确用药，了解所用药物的名称、用法、注意事项、不良反应的表现及处理措施；使用吸入剂时，一般先用β_2受体激动剂，后用糖皮质激素，教会患者吸入剂的正确使用方法。

（1）定量雾化吸入剂（MDI）：使用MDI需要协调呼吸动作，正确使用是保证吸入治疗成功的关键，应指导患者反复练习，直至完全掌握。使用方法：①打开盖子，摇匀药液。②深呼气至不能再呼时，张口将MDI喷嘴置于口中，双唇包住咬口。③以慢而深的方式经口吸气，同时用手指按压喷药，至吸气末屏气10秒，使较小的雾粒沉降在气道远端，然后缓慢呼气。④休息3分钟后，再重复使用一次。对于儿童或重症患者，可在MDI上加储药罐，以简化操作，增加吸入到下呼吸道和肺部的药量，减少雾滴在口咽部沉积引起刺激，提高雾化吸入的疗效。

（2）干粉吸入剂：常用的是都保装置和准纳器。

1）都保装置：即储存剂量型涡流式干粉吸入剂，如普米克都保、奥克斯都保、信必可都保（布地奈德福莫特罗粉吸入剂）。使用方法：①旋转并拔出瓶盖，确保红色旋柄在下方。②直立都保，握住底部红色部分和都保中间部分，向一方旋转到底，再向反方向旋转到底，听到"咔嗒"声，完成一次装药。③吸入前先呼气（勿对吸口呼气），然后含住、双唇包住吸口用力深吸气，最后将吸嘴从口部移开，继续屏气5~10秒后，恢复正常呼吸。

2）准纳器：常用的有沙美特罗替卡松粉吸入剂（舒利迭）等。使用方法：①一手握住准纳器外壳，另一手拇指向外推动准纳器的滑动杆，直到发出"咔嗒"声，表明准纳器已做好吸药准备。②握住准纳器，在保证平稳呼吸的前提下，尽量呼气。③将吸嘴放入口中，深而平稳吸气，将药物吸入口中，屏气约10秒。④拿下准纳器，缓慢恢复呼气，关闭准纳器（听到"咔嗒"声表示关闭）。

【护理评价】

1. 患者呼吸频率、节律平稳，能进行有效呼吸。
2. 患者能有效咳嗽、排出痰液，保持气道通畅。
3. 患者能正确使用多种吸入器。

第四节　慢性支气管炎和慢性阻塞性肺疾病患者的护理

慢性支气管炎简称慢支，是指气管、支气管黏膜及其周围组织的慢性非特异性炎症。当病变累及终末细支气管和肺泡，导致弹性减退，过度充气膨胀，肺容量增加，并伴有气道壁和肺泡壁的破坏，称为阻塞性肺气肿，简称肺气肿。当慢性支气管炎和肺气肿患者肺功能检查出现不完全可逆气流受限，则诊断为慢性阻塞性肺疾病（COPD）。COPD与慢性支气管炎和肺气肿密切相关，且呈进行性发展，最终可能发展为慢性呼吸衰竭和慢性肺源性心脏病。

【病因及发病机制】

其病因及发病机制尚不清楚，可能是多种因素长期相互作用的结果。

（一）病因

1. 吸烟　是导致慢性支气管炎和COPD最危险的因素。吸烟者患病率是非吸烟者的2~8倍，吸烟时间越长、量越大，患病率越高，戒烟后病情减轻。烟草中的有害成分焦油、尼古丁等直接损伤气管和支气管黏膜，使纤毛脱落、杯状细胞增生、黏膜充血与水肿。长期慢性烟雾刺激，减弱或消除气道排出异物、湿化气道及其他防御功能，使细菌等病原容易向下蔓延，引起感染。

2. 理化因素及大气污染　长时间接触烟雾、粉尘、过敏源、工业废气及大气污染中的有害气体（二氧化硫、二氧化氮、氯气、氨气等），可导致纤毛清除功能下降、黏液分泌增多，使气道防御功能下降，为细菌入侵创造条件。

3．感染　病毒、细菌及支原体等感染是COPD发生发展的重要因素之一。病毒感染基础上继发细菌感染。常见病毒为鼻病毒、腺病毒、流感病毒、副流感病毒等；常见细菌有肺炎球菌、流感嗜血杆菌、葡萄球菌、肺炎克雷伯杆菌等。

4．过敏因素　往往与遗传有关，如免疫功能紊乱、气道高反应性等，有个人和家族过敏史。

（二）发病机制

以下机制共同作用下，会产生2种病变。①小气道病变：小气道炎症、纤维组织形成、管腔黏液栓等使小气道阻力明显升高。②肺气肿病变：使肺泡对小气道的正常牵拉力减小，小气道较易塌陷，并使肺泡弹性回缩力明显降低。这种小气道病变与肺气肿病变共同作用，造成慢阻肺特征性的持续气流受限。

1．炎症机制　气道、肺实质及肺血管的慢性炎症是COPD的特征性改变，中性粒细胞的活化和聚集是COPD炎症过程的重要环节。

2．蛋白酶－抗蛋白酶失衡机制　蛋白酶与抗蛋白酶维持平衡是保证肺组织正常结构免受损伤和破坏的主要因素。蛋白水解酶对组织有损伤、破坏作用，抗蛋白酶对弹性蛋白酶等多种蛋白酶有抑制功能。蛋白酶增多或抗蛋白酶不足均可导致组织结构破坏而产生肺气肿。氧化应激还可以破坏细胞外基质，引起蛋白酶－抗蛋白酶失衡，促进炎症反应的发生。

3．氧化应激机制　研究表明，COPD患者的氧化应激增加。氧化物可直接作用并破坏蛋白质、脂质和核酸等，导致细胞功能障碍或细胞死亡，还可以破坏细胞外基质，引起蛋白酶－抗蛋白酶失衡，促进炎症反应。

4．其他　机体内在的因素、自主神经功能失调、营养不良、气候变化等多种因素都与COPD的发生和发展有一定关系。

【护理评估】

（一）健康史

评估患者有无主动吸烟或被动吸烟史；生活和工作的环境是否吸入污染空气；有无上呼吸道感染病史；有无个人或家族过敏史及营养不良等病史；本次发病和治疗的经过及效果等。

（二）身体状况

1．慢性支气管炎　缓慢起病，病程长，常反复发作，逐渐加重。

（1）症状：慢性咳嗽、咳痰，部分有喘息。初期症状轻微，常在寒冷季节，吸烟、劳累、感冒后引起急性发作或症状加重，气候转暖时症状自然缓解。

1）咳嗽：睡前及晨起时咳嗽较重，白天较轻。咳嗽特点为长期、反复和逐渐加重。

2）咳痰：痰液为白色黏液和浆液泡沫样痰，合并感染时转为黏液脓性或黄色脓痰，偶尔痰中带血。清晨时痰量较多，起床或体位变动可刺激排痰。

3）喘息：喘息明显者称为喘息型气管炎，部分合并支气管哮喘。

（2）体征：早期多无异常体征，急性发作期伴明显感染时，在背部或双肺底部可闻及干、湿啰音或伴哮鸣音，咳嗽后减少或消失。如伴哮喘可闻及哮鸣音和呼气延长。

2.慢性阻塞性肺疾病

（1）症状

1）慢性咳嗽、咳痰：大多数患者有慢性咳嗽、咳痰等慢支症状。

2）气促或呼吸困难：早期常于劳力或剧烈活动时出现，呈进行性加重，以致日常活动甚至休息时也逐渐感到气短，是COPD的标志性症状。在COPD急性加重期，支气管分泌物增加，加剧通气功能障碍，呼吸困难加重。严重者出现呼吸衰竭的表现，如发绀、头痛、嗜睡、精神恍惚等。

3）全身性症状：晚期常见体重下降、食欲减退、营养不良、抑郁症状等。

（2）体征：早期体征不明显。随疾病进展出现典型肺气肿体征，表现如下。视诊：桶状胸、呼吸运动减弱、呼吸浅快；触诊：语颤减弱或消失；叩诊：呈过清音心浊音界缩小或不易叩出，肺下界和肝浊音界下降；听诊：两肺呼吸音减低、呼气延长、心音遥远等。严重低氧血症时，黏膜及皮肤发绀；并发肺部感染时，可闻及湿啰音。

3.病情分期　　慢性支气管炎及COPD按病程分为急性加重期和稳定期，前者指在短期内咳嗽、咳痰、气短和（或）喘息加重、痰量增多，呈脓性或黏液脓性痰，伴发热等症状；稳定期指患者咳嗽、咳痰、气短等症状稳定或减轻。

4.并发症　　慢性支气管炎逐渐发展，可出现气流受限，即诊断为COPD；COPD逐渐加重可并发慢性呼吸衰竭、自发性气胸、慢性肺源性心脏病等。

（三）心理-社会状况

因长期患病，社交减少、经济收入降低，特别是病情反复发作，患者易形成焦虑抑郁等心理状态；晚期患者自理能力下降，容易产生悲观、自卑、抑郁等不良情绪。

（四）辅助检查

1.肺功能检查　　对于诊断COPD，评价严重程度、疾病进展、预后及治疗效果等有重要意义。根据GOLD指南，吸入支气管舒张剂后FEV_1<80%预计值，且FEV_1/FVC<70%者，可确定为不能完全可逆的气流受限。肺总量（TLC）、功能残气量（FRC）和残气量（RV）增高，肺活量（VC）减低，表明肺过度充气。

2.肺部影像学检查　　COPD早期胸片可无异常变化，反复发作者可出现肺纹理增粗、紊乱等非特异性改变。胸部CT检查可见COPD小气道病变的表现、肺气肿的表现以及并发症的表现。

3.血气分析　　判断是否发生低氧血症及高碳酸血症。

4.其他　　血红蛋白及红细胞增高，血细胞比容>55%诊断为红细胞增多症。并发感染时，痰涂片可见大量中性粒细胞，痰培养可检出各种病原菌。

（五）诊断要点

1.慢性支气管炎　根据咳嗽、咳痰或伴喘息，每年发作持续3个月，连续2年或以上，并排除肺结核、支气管扩张、支气管肺癌、心脏病、支气管哮喘、间质性肺疾病等引起上述症状的其他疾病时，可做出诊断。

2.COPD　肺功能测定指标是诊断COPD的"金标准"，胸部X线检查有助于确定肺过度充气的程度及与其他肺部疾病鉴别。慢性咳嗽、咳痰和（或）呼吸困难，存在不完全可逆性气流受限，是诊断COPD的必备条件。

（六）治疗原则及主要措施

1.急性加重期治疗

（1）抗感染治疗：控制感染是治疗的关键。轻者可用青霉素类，病情较重选用β-内酰胺类抗生素，如对此类药物过敏，次选大环内酯类抗生素和喹诺酮类抗菌药物。如培养出致病菌，按药敏试验结果选用抗生素。

（2）祛痰、止咳、平喘：以祛痰为主，选用盐酸氨溴索、溴己新等。以干咳症状为主者，可使用镇咳药物，如右美沙芬。有喘息症状者，可加用解痉平喘药，如β_2受体激动剂、氨茶碱等。

（3）抗菌治疗：对需住院治疗的急性加重期患者可口服泼尼龙30~40mg/d，或静脉给予甲泼尼龙40~80mg/d，连续5~7天。

（4）给氧：应给予低流量吸氧。

2.稳定期治疗　主要目的是减轻症状，阻止病情发展，缓解肺功能下降，改善COPD患者的活动能力，提高其生活质量，降低死亡率。主要措施：戒烟、锻炼身体增强抵抗力、均衡营养，给予支气舒张剂、祛痰药、糖皮质激素及长期家庭氧疗（LTOT）。

【常见护理诊断/问题】

1.气体交换受损　与气道阻塞、通气不足、呼吸肌疲劳、分泌物过多和肺泡呼吸面积减少有关。

2.清理呼吸道无效　与分泌物增多、黏稠、咳嗽无力有关。

3.营养失调（低于机体需要量）　与食欲降低、摄入减少、腹胀、呼吸困难、痰液增多有关。

4.焦虑　与慢性病病程长、反复发作、社交减少、经济收入下降等有关。

5.潜在并发症　自发性气胸、慢性肺源性心脏病等。

【护理目标】

1.患者呼吸困难缓解、舒适度增加。

2.患者能有效咳嗽、咳痰，保持呼吸道通畅。

3.患者进食量逐渐增加，营养均衡。

4.患者焦虑情绪得到缓解。

5.患者未发生并发症,或并发症被及时发现并得到及时处理。

【护理措施】

(一) 一般护理

1.环境　室内空气清新,保持合适的温湿度,温度太高增加患者的热量消耗,温度太低容易导致上呼吸道感染,湿度太大氧气稀薄,加重患者呼吸困难。

2.休息与活动　疾病早期,视病情安排适当活动,以不感到疲劳、不加重症状为宜;中度以上COPD急性加重期患者,宜卧床休息,协助采取舒适半卧位;极重度者,宜采取坐位、身体前倾,使辅助呼吸肌参与呼吸。

3.饮食护理　给予高热量、高蛋白质、高维生素饮食。餐前和进餐时避免过多饮水,避免过度饱胀感,餐后避免平卧,有利于消化;避免进食产气食物,如汽水、啤酒、豆类、马铃薯和胡萝卜等;避免易引起便秘的食物,如油煎食物、干果、坚果等。必要时,遵医嘱给予管喂饮食或全胃肠外营养。

(二) 对症护理

1.氧疗　呼吸困难伴低氧血症者,采用鼻导管持续低流量、低浓度吸氧,氧流量1~2L/min(图2-4-1),避免吸入氧浓度过高而引起或加重二氧化碳潴留。提倡长期家庭氧疗,每天氧疗时间≥15小时。

2.呼吸功能锻炼　COPD患者需要增加呼吸频率来代偿呼吸困难,其代偿多依赖于辅助呼吸肌参与呼吸,即胸式呼吸。而胸式呼吸的有效性低于腹式呼吸,患者容易疲劳。因此,在疾病恢复期,应指导患者进行呼吸功能训练,如缩唇呼气,膈式或腹式呼吸,以及使用吸气阻力器等,以加强胸、膈呼吸肌的肌力和耐力,改善呼吸功能。缩唇呼吸和腹式呼吸每日训练3~4次,每次重复8~10次。

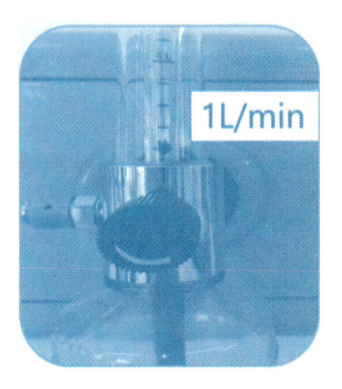

图2-4-1　低流量给氧示意图

(1) 缩唇呼吸:通过缩唇形成的微弱阻力来延长呼气时间,增加气道压力,延缓气道塌陷(图2-4-2)。嘱患者闭口经鼻吸气,然后缩唇(吹口哨样)缓慢呼气,同时收缩腹部。吸气与呼气时间之比为1:2或1:3;缩唇的程度与呼气流量以能使距口唇15~20cm处、与口唇等高水平的蜡烛火焰随气流倾斜,又不至于熄灭为宜。

(2) 腹式呼吸:患者取立位、平卧位或半卧位,两手分别放于前胸部和上腹部。用鼻缓慢吸气时,膈肌最大程度下降,腹肌松弛,腹部凸

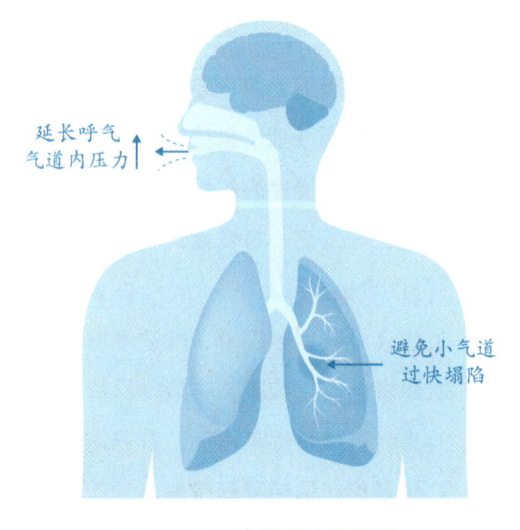

图2-4-2　缩唇呼吸的原理

出，用手能感到腹部向上抬起；呼气时经口呼出，腹肌收缩，膈肌随腹腔内压增加而上抬，推动肺部气体排出，用手能感到腹部下凹。在训练腹式呼吸时，取平卧位，在腹部放置小枕头、杂志或书，如果吸气时物体上升，证明是腹式呼吸。

（三）病情观察

观察痰液的颜色、量及性状，咳痰是否顺畅；观察呼吸困难及其严重程度；监测动脉血气分析和水、电解质、酸碱平衡情况；观察患者营养状况、肺部体征及有无并发症，如慢性呼吸衰竭、自发性气胸、慢性肺源性心脏病等。

（四）用药护理

遵医嘱应用抗生素、支气管舒张剂、祛痰药物，注意观察药物的疗效及不良反应（详见本章第三节"支气管哮喘患者的护理"）。

（五）心理护理

关心体贴患者，多与患者和家属交谈，详细评估患者及家属对疾病的态度，产生心理情绪的原因，并有针对性的与患者和家属制订和实施康复计划，帮助患者树立信心。另外，指导患者培养生活兴趣，如放慢思维、控制呼吸、眺望远处、外出散步、听音乐、养花种草等，分散注意力，缓解焦虑、紧张的精神状态。

（六）健康指导

1.疾病知识指导　教会患者和家属依据呼吸困难与活动的关系，判断呼吸困难的严重程度，合理安排工作和生活。指导患者避免病情加重的因素，如戒烟能有效延缓肺功能进行性下降；避免或减少有害粉尘、烟雾或气体的吸入；避免到人群密集的公共场所；根据气候变化及时增减衣物，注意防寒保暖，避免受凉感冒。制订个体化训练计划，有效地进行腹式呼吸或缩唇呼吸训练，以及步行、慢跑、气功等运动锻炼。严重程度中度以上的患者，指导遵医嘱长期使用吸入支气管舒张剂和糖皮质激素的重要性。

2.家庭氧疗指导

（1）长期家庭氧疗（LTOT）：是指一昼夜持续吸入低浓度氧15小时以上，使$PaO_2 \geqslant 60mmHg$或SaO_2升至90%的一种氧疗方法。LTOT指征：①$PaO_2 \leqslant 55mmHg$或$SaO_2 \leqslant 88\%$，伴或不伴高碳酸血症。②PaO_2为55～60mmHg或$SaO_2 < 89\%$，并有肺动脉高压、心力衰竭或红细胞增多症（血细胞比容>0.55）。

（2）LTOT有效指标：患者呼吸困难减轻、呼吸频率减慢、发绀减轻、心率减慢、活动耐力增加。

（3）LTOT指导：①了解氧疗目的、必要性及注意事项。②注意安全，供氧装置周围严禁烟火，防止氧气燃烧爆炸。③吸氧鼻导管每日更换，以防堵塞、感染。④氧疗装置定期更换、清洁、消毒。

【护理评价】

1.患者呼吸困难缓解、舒适度增加。

2.患者能有效咳嗽、咳痰，保持呼吸道通畅。

3.患者进食量逐渐增加，营养均衡。

4.患者焦虑情绪得到缓解。

5.患者未发生并发症，或并发症被及时发现并得到及时处理。

第五节　慢性肺源性心脏病患者的护理

慢性肺源性心脏病简称慢性肺心病，指由于支气管-肺组织、肺血管或胸廓病变引起肺组织的结构和（或）功能异常，导致肺血管阻力增加，肺动脉压力增高，继而使右心室扩张和（或）肥厚，伴或不伴右心衰竭的心脏病，并排除先天性心脏病和左心病变引起者。

慢性肺心病是我国常见的一种呼吸系统疾病。本病的发生与年龄、地域、吸烟等因素密切相关。发病年龄多在40岁以上，患病率随年龄增长而增高。男女无明显差异。北方患病率高于南方，高原地区高于平原地区，农村高于城市。吸烟者的患病率明显高于不吸烟者。在冬春季节和气候骤变时，本病易出现急性发作。

【病因及发病机制】

（一）病因

根据原发病的病变部位不同，将病因分为以下几类。

1.支气管-肺疾病　包括慢性阻塞性肺疾病、支气管哮喘、支气管扩张、重症肺结核、间质性肺炎等。其中以慢性阻塞性肺疾病最常见，约占80%～90%。

2.胸廓运动障碍性疾病　比较少见，包括严重脊椎侧后凸、脊柱结核、胸膜广泛粘连和胸廓成形术后造成的严重胸廓或脊椎畸形，以及神经肌肉疾患，如脊髓灰质炎等，均引起胸廓活动受限、肺受压、支气管扭曲或变形，进而导致肺功能受损。

3.肺血管疾病　包括慢性血栓栓塞性肺动脉高压、原发性肺动脉高压、肺小动脉炎等，这些疾病可导致肺血管阻力增加，肺动脉高压，右心室负荷加重，进而发展为慢性肺心病。

4.其他　睡眠呼吸暂停低通气综合征、原发性肺泡通气不足、先天性口咽畸形等可导致低氧血症，引起肺血管收缩，肺动脉高压，进而发展为慢性肺心病。

（二）发病机制

1.肺动脉高压形成

（1）肺血管阻力增加的功能性因素：缺氧、高碳酸血症和呼吸性酸中毒引起肺血管收缩、痉挛，其中缺氧是形成肺动脉高压的最重要因素。

（2）肺血管阻力增加的解剖学因素：肺气肿反复发作，肺泡壁破坏，引起肺泡毛细血管网毁损、肺血管解剖结构重塑。

（3）血液黏稠度增加和血容量增加：慢性缺氧引起继发性红细胞增多，血液黏稠度增加，血流阻力随之增高；缺氧使醛固酮增加，引起水钠潴留，加重肺动脉压升高。

2.心脏病变和心力衰竭　肺动脉高压早期，右心发挥代偿作用，导致右心肥厚、扩张；随病情进展，肺动脉压持续升高，超过右心代偿能力，右心失代偿而导致右心衰竭。此外，由于缺氧、高碳酸血症和呼吸性酸中毒、相对血流量增多等因素，加重左心负荷，严重时可导致左心衰竭。

3.其他重要器官的损害　缺氧和高碳酸血症可引起其他重要器官的病理改变，导致多器官的功能损害，如脑、肝、肾、胃肠及血液系统、内分泌系统等。

【护理评估】

（一）健康史

询问患者有无COPD、支气管哮喘、支气管扩张、重症肺结核等病史；有无慢性血栓栓塞性肺动脉高压、肺小动脉炎等病史；有无睡眠呼吸暂停低通气综合征、原发性肺泡通气不足及先天性口咽畸形等。有无胸廓运动障碍性疾病；注意收集诱发病情加重的因素以及季节变化对疾病的影响。

（二）身体状况

本病发展缓慢，临床上除原有支气管、肺组织、胸廓疾病的症状和体征外，可逐渐出现肺、心功能衰竭以及其他器官受损的表现。按其功能分为代偿期和失代偿期。

1.肺、心功能代偿期

（1）症状：咳嗽、咳痰、气促，活动后可有心悸、呼吸困难、乏力和活动耐力下降。急性感染时，可加重上述症状。少有胸痛和咯血。

（2）体征：可有不同程度的发绀和肺气肿体征，部分患者听诊可闻及干、湿啰音，心音遥远；肺动脉瓣第二心音亢进，提示有肺动脉高压；三尖瓣区出现收缩期杂音、剑突下心脏搏动，提示右心室肥大。

2.肺、心功能失代偿期　以呼吸衰竭为主要表现，因肺血管疾病引起的肺心病以心力衰竭为主，呼吸衰竭较轻。

（1）呼吸衰竭：急性呼吸道感染为主要诱因。

1）症状：临床表现为呼吸困难加重，夜间为甚，伴有头痛、失眠、食欲下降，甚至表情淡漠、神志恍惚、谵妄等肺性脑病表现。

2）体征：可见明显发绀、球结膜充血水肿、皮肤潮红、多汗。

（2）心力衰竭：以右心衰竭为主。

1）症状：临床表现为心悸、气短、食欲减退、腹胀、恶心等。

2）体征：可见更明显的发绀，心率增快，出现心律失常，剑突下可闻及收缩期杂音，甚至出现舒张期杂音；肝大伴有压痛，颈静脉怒张，肝颈静脉回流征阳性，下肢水肿，严重者可出现腹水。少数患者可出现肺水肿及全心衰竭体征。

3.并发症　常见的并发症有肺性脑病、酸碱失衡和电解质紊乱、休克、消化道出血、心律失常、弥散性血管内凝血等。其中肺性脑病是慢性肺源性心脏病死亡的首要原因。

(三) 心理-社会状况

因肺心病病程长，反复发作，迁延不愈，加上患者劳动能力下降、生活不能自理及多次住院等，患者的精神和经济负担较大，易产生焦虑、抑郁、绝望厌世等心理反应。家属由于常年照顾患者会产生疲惫、不耐烦心态，也会给家庭的生活和经济带来沉重的负担。

(四) 辅助检查

1.胸部X线检查　除原有肺、胸部原发疾病的X线征象外，尚有肺动脉高压征和右心室增大的征象。

2.血液检查　红细胞和血红蛋白可升高，全血黏度、血浆黏度、血小板黏附率可增高；合并感染时白细胞计数增高，可有核左移。部分患者有肝、肾功能改变，以及电解质紊乱，如钾、钠、氯、钙、镁等均有改变，除钾外，其他多低于正常。右心功能不全时，血清脑钠肽或N-末端脑钠肽升高，在严重COPD患者中更加明显。

3.心电图检查　主要为右心室肥大的改变，如电轴右偏、肺型P波，也可见右束支传导阻滞、低电压图形，可作为诊断慢性肺心病的参考条件。

4.血气分析　慢性肺心病失代偿期可出现低氧血症或合并高碳酸血症，如$PaO_2<60mmHg$和$PaCO_2>50mmHg$时，表示有呼吸衰竭。

5.超声心动图检查　是评估肺动脉压力和右心功能的重要无创性检查方法，表现为右心室流出道内径≥30mm，右心室内径≥20mm，右心室前壁厚度≥5mm，左右心室内径比值<2，右肺动脉内径≥18mm或肺动脉干≥20mm等。

6.其他　肺功能检查对早期或缓解期慢性肺心病患者有意义。痰细菌学检查可以指导急性加重期患者抗生素的选用。右心导管检查是评估肺动脉压力的金标准，但不作为慢性肺心病常规检查项目。

(五) 治疗原则及主要措施

肺心病的治疗原则以治肺为本、治心为辅。

1.急性加重期　治疗原则为积极控制感染，保持呼吸道通畅，改善呼吸功能，纠正缺氧和二氧化碳潴留，控制呼吸衰竭和心力衰竭，积极处理并发症。

(1) 控制感染：在痰培养及药敏试验后，根据检查结果有针对性地选择抗生素。未出检查结果前，进行经验用药。常用抗菌药物有青霉素类、喹诺酮类、氨基糖苷类及头孢菌素类等。注意继发真菌感染的可能。

(2) 控制呼吸衰竭：给予扩张支气管、祛痰等治疗，保持呼吸道通畅，纠正缺氧和二氧化碳潴留，合理氧疗，必要时给予正压通气治疗，改善呼吸功能。

(3) 控制心力衰竭：慢性肺心病患者一般经积极控制感染，改善呼吸功能后，心力衰竭逐渐得到缓解。如未得到缓解，应遵医嘱适当使用利尿剂、正性肌力药或血管扩张药。

1）利尿剂：药理作用为消除水肿、减少血容量以及减轻右心负荷。原则上选用作用温和的药物，以缓慢、小量、间歇为原则，快速大量利尿可引起血液浓缩、痰液黏稠，加重气道阻塞，并可发生低钾血症。如氢氯噻嗪25mg，1~3次/天，一般不超过4天，尿多时需加10%枸橼酸钾10mL，3次/天。重度或急需者可用呋塞米20mg。

2）正性肌力药：常用洋地黄类药物。因肺心病患者长期处于缺氧状态，对洋地黄类药物的耐受性低，容易中毒，因而易发生中毒反应。以快速、小剂量为原则，一般为常规剂量的1/2或2/3。

3）血管扩张剂：可扩张肺动脉，降低肺动脉高压，减轻右心负荷，但效果不理想。如钙通道阻滞药、一氧化氮、川芎嗪等。

（4）控制心律失常：一般经抗感染、纠正缺氧等治疗后心律失常可自行消失，如果仍持续存在心律失常，可根据心律失常的类型选用抗心律失常药物。注意避免β受体阻滞剂，以免引起支气管痉挛。

（5）抗凝治疗：应用普通肝素或低分子肝素防止肺微小动脉原位血栓形成。

2.缓解期　采用中西医结合的方法，积极防治原发病，避免诱因。提高机体免疫力，如接种流感疫苗和肺炎球菌疫苗。长期家庭氧疗，改善呼吸功能，延缓病情发展。

【常见护理诊断/问题】

1.气体交换受损　与缺氧及二氧化碳潴留、肺血管阻力增加有关。

2.清理呼吸道无效　与呼吸道感染、痰量增多及黏稠有关。

3.活动无耐力　与心、肺功能减退有关。

4.体液过多　与心脏负荷增加、心肌收缩力下降、心排血量减少有关。

5.睡眠型态紊乱　与呼吸困难、不能平卧、环境刺激有关。

6.焦虑　与病程长、病情反复发作、经济负担加重有关。

7.潜在并发症　肺性脑病、酸碱失衡、电解质紊乱等。

【护理目标】

1.患者呼吸困难减轻或消失，发绀减轻。

2.患者呼吸道通畅，能咳出痰液。

3.患者活动耐受性增加。

4.患者尿量增加，水肿逐渐减轻或消失。

5.患者睡眠状态良好。

6.患者心态平稳，配合治疗和护理。

7.患者未发生并发症，或并发症能被及时发现并得到及时处理。

【护理措施】

（一）一般护理

1.休息与活动　在代偿期，以量力而行、循序渐进为原则，鼓励患者进行适量活动，活动量以不引起疲劳、不加重症状为度。依据患者的耐受能力，指导患者进行缓慢的肢体肌肉舒缩活动，如上肢交替前伸、握拳，下肢交替抬离床面，使肌肉保持紧张5秒后，松弛平放床上。教会患者做腹式呼吸、缩唇呼吸等呼吸功能训练，用冷水洗脸、洗鼻等，提高患者的活动耐力，必要时缓慢增加活动量。在心肺功能失代偿期，应绝对卧床休息，协助患者定时翻身、更换舒适体位，如半卧位或坐位，以减少机体耗氧量，减慢心率和缓解呼吸困难，促进心肺功能的恢复；有肺性脑病者，应及时加床档或约束肢体，做好安全防护。

2.睡眠护理　应创造安静和舒适的休息环境，避免强烈光线的刺激，避免噪声，睡前减少活动，保持全身肌肉放松，缓慢深呼吸，可采用温水洗脚、温水沐浴或背部按摩等方法促进睡眠。限制夜间液体的摄入量，睡前排空膀胱，睡前避免饮用咖啡、浓茶等兴奋性饮品，严禁饮酒，保持良好的作息规律，减少白天睡眠的时间和次数。

3.饮食护理　给予高纤维、易消化的清淡饮食，防止便秘、腹胀而增加呼吸困难；限制钠、水的摄入，钠盐<3g/d，水分<1 500mL/d；蛋白质为1.0~1.5g/(kg·d)，因糖类（碳水化合物）可增加二氧化碳生成量，增加呼吸负担，故一般碳水化合物≤60%；避免含高糖的食物，避免痰液黏稠，少量多餐，以软食为主，避免增加用餐时的疲劳；进餐前、后漱口，保持口腔清洁，促进患者的食欲；必要时遵医嘱静脉补充维生素、脂肪乳剂、复方氨基酸、新鲜血或白蛋白等。

4.皮肤护理　长期卧床患者容易引起压疮，特别是腰骶部以下部位，指导患者穿宽松、柔软的衣服，定期更换体位，必要时使用气垫床。

（二）病情观察

观察生命体征、意识状况、咳嗽、咳痰情况；观察有无发绀和呼吸困难程度；观察有无心悸、胸闷，与活动的相关程度；观察有无尿少、水肿、腹胀等右心衰竭表现，以及水肿出现部位和严重程度；定期监测血气分析的变化，密切观察有无头痛、烦躁不安、神志改变等肺性脑病症状。

（三）合理用氧

经鼻导管持续低流量（1~2L/min）、低浓度给氧。必要时可通过面罩或呼吸机给氧，吸入的氧必须湿化。避免高浓度给氧，以免抑制呼吸，加重缺氧和二氧化碳潴留，导致肺性脑病。在给氧过程中，注意观察用氧效果，给氧后如患者呼吸困难缓解、呼吸频率减慢、心率减慢、发绀减轻、活动耐力增加等，表示氧疗有效；若患者呼吸过缓、意识障碍加深，考虑二氧化碳潴留加重的可能，必要时采取增加通气量的措施。

（四）用药护理

1.应用利尿剂时，密切观察有无低钾、低氯性碱中毒的表现，有低钾血症时，遵医嘱补钾，鼓励患者多吃含钾丰富的食物，如香蕉、柑橘等。避免过度脱水引起血液浓缩、痰液黏稠等不良反应。应尽可能白天给药，避免夜间频繁排尿影响患者睡眠。

2.应用洋地黄类药物时，注意遵医嘱用药，注意观察有无洋地黄中毒反应。

3.应用血管扩张剂时，注意观察患者的心率及血压。告诫患者改变姿势和体位时动作要缓慢，避免发生直立性低血压。

4.使用抗生素时，观察感染症状是否得到控制和改善，注意观察有无继发性真菌感染。

5.重症患者应慎用镇静剂、麻醉药、催眠药，以免诱发或加重肺性脑病。如必须使用，应观察是否有抑制呼吸功能和咳嗽反射的情况。

（五）心理护理

因肺心病反复发作，长期住院，加上疾病迁延不愈，逐渐丧失劳动力等原因，造成患者长期处于身心痛苦之中。护理人员应及时了解患者的心理状况，增加与患者沟通交流的次数，要有针对性地进行安慰、解释，增加患者安全感，疏导不良心理状态。鼓励家属给予患者适时的关心和支持，为患者树立战胜疾病的信心。

（六）健康指导

1.疾病知识指导　指导患者和家属了解慢性肺心病的基础知识，积极防治原发病如COPD，避免和治疗各种导致病情急性加重的诱因，以减少反复发作的次数。指导患者坚持长期家庭氧疗和呼吸功能训练。

2.生活指导　指导患者保持良好的生活方式，环境安静、舒适，避免到人群聚集的地方，避免呼吸道感染。指导患者坚持全身运动锻炼，如有计划地进行慢跑、踏车、太极拳，适当家务劳动等，但应避免活动过度，用力活动应在呼气阶段进行。心功能不全者，限制水、钠的摄入。鼓励患者戒烟，避免吸入尘埃，刺激性气体。饮食应清淡、易消化。

3.病情监测指导　指导患者及家属观察病情变化的征象，如出现体温升高、呼吸困难加重、咳痰咳痰加重、尿量减少、水肿明显或神志淡漠、嗜睡等，提示病情加重，需及时就医。

【护理评价】

1.患者呼吸困难是否减轻或消失。

2.患者能否保持呼吸道通畅。

3.患者活动耐力是否增加。

4.患者水肿是否逐渐减轻或消失。

5.患者睡眠情况是否得到改善。

6.患者心态是否平稳，能配合治疗和护理。

7.患者有无发生并发症，或发生并发症能否被及时发现并得到及时处理。

第六节　支气管扩张患者的护理

支气管扩张是指由于急、慢性呼吸道感染和支气管阻塞后，反复发生支气管炎症，引起支气管壁结构破坏，导致的支气管异常和持久性扩张。以慢性咳嗽、咳大量脓性痰、反复咯血和

（或）继发感染为主要临床表现。多见于儿童和青年。近些年来，由于麻疹和百日咳疫苗的预防接种及急慢性呼吸道感染得到恰当治疗，该病的发病率呈下降趋势。

【病因及发病机制】

1.支气管-肺组织感染和阻塞　婴幼儿期支气管-肺组织感染是支气管扩张最常见的原因，以婴幼儿麻疹、支气管肺炎、百日咳最为常见。反复感染会破坏支气管壁各层组织，尤其会破坏平滑肌和弹性纤维，削弱对管壁的支撑作用。支气管炎症使支气管黏膜充血、水肿，导致气道阻塞、引流不畅而加重感染。感染引起支气管阻塞，阻塞又加重感染，两者互为因果，促使支气管扩张的发生与发展。继发于支气管-肺组织感染的支气管扩张好发于左下肺，肺结核所致的支气管扩张多位于上肺。引起感染常见病原体为铜绿假单胞菌、流感嗜血杆菌、肺炎球菌和卡他莫拉菌。

2.支气管先天性发育障碍和遗传因素　支气管先天发育障碍，如巨大气管-支气管症因其管壁薄弱、先天性结缔组织异常导致气管和主支气管扩张。此外，先天性免疫缺乏症、肺囊性纤维化、遗传性α_1-抗胰蛋白酶缺乏症等与遗传因素有关的疾病也可伴有支气管扩张。

3.全身性疾病　如溃疡性结肠炎、克罗恩病、类风湿关节炎、系统性红斑狼疮、人类免疫缺陷病毒（HIV）感染等疾病可同时伴有支气管扩张。

【护理评估】

（一）健康史

评估患者是否曾患有百日咳、麻疹、支气管肺炎、支气管内膜结核、肿瘤、肺癌等疾病；是否患有类风湿关节炎、人类免疫缺陷病毒（HIV）感染、系统性红斑狼疮等全身性疾病。

（二）身体状况

1.症状

（1）慢性咳嗽、大量咳痰：咳嗽、咳痰与体位改变有关，起床、就寝时咳嗽明显、痰量增多，由于病变的支气管壁丧失了清除分泌物的功能，分泌物储存于支气管的扩张部位，体位改变时分泌物刺激支气管黏膜引起咳嗽和大量排痰。当感染急性发作时，痰液呈黄绿色脓性，痰液静置后分为3层：上层为泡沫、下悬脓性成分，中层为混浊黏液，下层为坏死组织沉淀物；合并厌氧菌感染时，痰液有恶臭味。支气管扩张严重程度可用痰量估计：轻度<10mL/d，中度为10～150mL/d，重度>150mL/d。

（2）反复咯血：50%～70%的患者有程度不等的咯血。咯血量不等，可为痰中带血或小量咯血，亦可为大咯血。咯血量与病情严重程度、病变范围有时不一致。部分患者咯血为唯一症状，平时无咳嗽、脓痰等症状，临床上称为"干性支气管扩张"，其病变多位于引流良好的上叶支气管，常见于结核性支气管扩张。

（3）反复肺部感染：其特点为同一肺段反复发生感染并迁延不愈，与扩张的支气管引流差、清除分泌物的功能丧失有关。还可出现全身中毒症状，如发热、乏力、食欲减退、消瘦、贫血等。

2.体征　早期或干性支气管扩张,多无明显肺部体征;病变严重或继发感染时,可在下胸部及背部闻及固定而持久的局限性粗湿啰音,结核引起的支气管扩张,啰音常位于肩胛间区;部分慢性患者,因长期处于缺氧状态,指(趾)端毛细血管扩张增生,局部软组织和骨组织增生肥大,可出现杵状指。

(三)心理-社会状况

由于疾病迁延不愈,反复发作,患者极易产生悲观、焦虑等不良心理反应;大咯血或反复咯血不止时,患者自觉症状严重威胁到生命,会出现极度恐惧、绝望等心理。

(四)辅助检查

1.血常规检查　白细胞计数一般正常,急性感染时白细胞总数和中性粒细胞可增多。

2.痰细菌学检查　痰液涂片或细菌培养可发现致病菌,根据药敏试验结果,有助于指导临床选用抗菌药物。

3.胸部X线检查　支气管柱状扩张的特征性表现呈轨道征,囊状扩张的特征性表现为卷发样阴影。

4.胸部CT检查　可显示管壁增厚的柱状扩张或成串、成簇的囊状改变。高分辨率CT已取代支气管碘油造影,成为支气管扩张的主要诊断方法。

5.支气管造影　可明确支气管扩张的部位、形态、范围和病变严重程度。主要用于准备进行外科手术的患者。

6.纤维支气管镜　有助于发现出血部位或阻塞原因,并可进行局部灌洗,取灌洗液进行细菌学和细胞学检查等。

(五)治疗原则及主要措施

治疗原则是控制感染,促进痰液引流,保持呼吸道引流通畅,处理咯血,必要时手术治疗。

1.控制感染　是急性感染期的主要治疗措施。有发热、咳脓痰等急性感染征象时,可参考细菌培养及药敏试验结果选用抗生素。病情较轻者可口服阿莫西林,或第一、第二代头孢菌素,喹诺酮类药物等;病情严重者,选用敏感抗菌药物联合静脉给药,如第三代头孢菌素加用氨基糖苷类;如有厌氧菌混合感染,加用甲硝唑、替硝唑或克林霉素。

2.保持呼吸道通畅　应用祛痰药及支气管舒张药,促进痰液排出和缓解支气管痉挛,或采用体位引流清除痰液,必要时可经纤维支气管镜吸痰,同时行局部灌洗并注入抗菌药物,减少继发感染及减轻全身中毒症状。

3.咯血治疗

(1)痰中带血或小量咯血:以对症治疗为主,包括休息、止咳、镇静等。

(2)中等量或大量咯血:应严格卧床休息,应用止血药物(如垂体后叶素),并配血备用;取侧卧位,轻轻将气管内的积血咳出;必要时可行纤维支气管镜止血。

4.手术治疗　病变较局限、经内科保守治疗无效,可手术切除病变肺段或肺叶。

【常见护理诊断/问题】

1.清理呼吸道无效　与痰多黏稠、咳嗽无力等痰液排出不畅有关。

2.营养失调（低于机体需要量）　与慢性感染导致机体消耗增加有关。

3.活动无耐力　与营养不良、贫血有关。

4.有窒息的危险　与痰多黏稠、大咯血而不能及时排出有关。

5.焦虑/恐惧　与反复咯血有关。恐惧与大咯血有关。

6.执行治疗方案无效　与不会做体位引流有关。

【护理目标】

1.患者能有效咳嗽、咳痰，保持气道通畅。

2.患者营养状态保持正常。

3.患者活动耐受性增加。

4.患者未发生窒息，或窒息被及时发现并得到及时处理。

5.患者焦虑、恐惧感减轻。

6.患者能正确执行治疗方案。

【护理措施】

（一）一般护理

1.休息与活动　提供安静、舒适的环境，保持适宜的温度、湿度及室内空气新鲜、洁净。休息能减少肺活动度，避免因活动诱发咯血。小量咯血应静卧休息，大量咯血或病情严重者，应绝对卧床休息，避免因活动诱发咯血。病情缓解时鼓励患者根据自己的耐受程度进行适当的体育锻炼，避免劳累，保证充足的睡眠。

2.饮食护理　给予高热量、高蛋白质、维生素丰富的饮食；咯血期间，因过冷或过热的食物均易诱发咯血，故食物以温凉为宜，少食多餐；忌食辛辣食物，忌饮浓茶、咖啡等刺激性饮料，以免引起刺激性咳嗽；咳痰后应漱口，以清除痰臭，增进食欲；鼓励患者多饮水，1 500mL/d，帮助痰液稀释，利于排痰。

（二）病情观察

观察生命体征是否平稳，观察痰液的量、颜色、性质、气味，与体位的关系，静置后是否有分层现象，记录24小时痰液排出量。观察咯血的颜色、性状及量；观察有无呼吸困难及缺氧情况，警惕窒息等并发症的表现，备好抢救药品和设备，做好抢救准备。

（三）体位引流护理

1.准备　引流前向患者说明体位引流的目的、操作过程、配合方法，以消除顾虑，取得患者的合作。引流前15分钟遵医嘱给予支气管舒张剂。痰液黏稠不易引流时，可先用生理盐水超声雾化吸入、应用祛痰药稀释痰液，提高引流效果。

2.体位　依病变部位不同而采取痰液易于流出的体位。原则应使患肺处于高位，引流支气管开口朝下，同时辅以拍背，借助重力的作用促进痰液流入大支气管和气管排出。如病变位于右肺上叶和左肺上叶尖端肺节采取坐位或立位，病变位于右肺中叶或下叶者采取左侧卧位头低足高，病变位于左肺上叶的前面肺节或左肺下叶者采取右侧卧位头低足高（图2-6-1）。

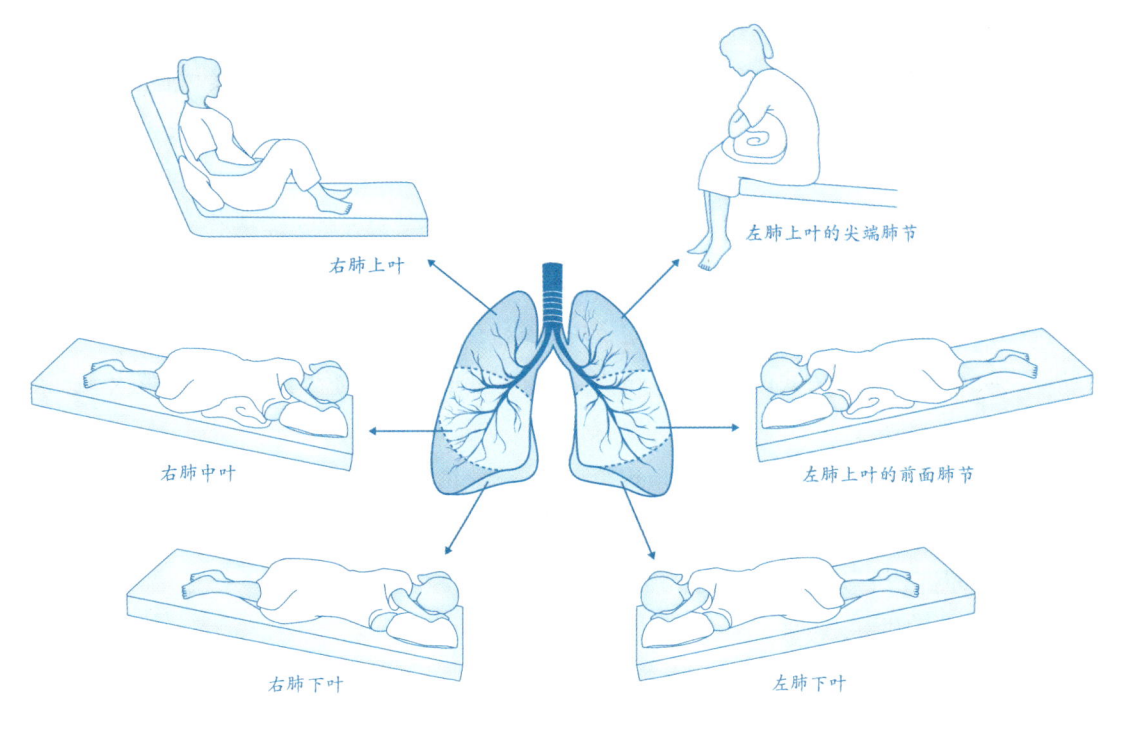

图2-6-1 体位引流护理体位安置示意图

3.时间　引流宜在饭前进行，早晨清醒后立即进行效果最好，如需在餐后进行，应在餐后1~2小时进行，引流时间从每次5~10分钟加到每次15~20分钟，每日2~4次。

4.排痰　引流过程中鼓励患者做深呼吸进行有效咳嗽和排痰，对体质虚弱无力咳嗽者，辅以胸部叩击，以利于痰液排出。

5.观察　引流过程中应有护士或家人协助，以便及时发现异常。注意观察患者的反应，如患者出现面色苍白、发绀、头晕、心悸、呼吸困难、咯血等情况，应及时终止引流。患有高血压、心力衰竭及高龄患者禁止体位引流。

6.护理　引流结束后，给予患者清水或漱口液漱口，以去除痰液气味，保持口腔清洁。记录排出的痰液颜色、性状、量和气味，必要时及时送检。复查生命体征和肺部呼吸音及啰音的情况，观察治疗效果。

（四）用药护理

遵医嘱按时按量使用抗生素、祛痰剂、支气管舒张剂、免疫调节剂等。告知患者用药不良反应，以便及时发现、及时处理。

（五）心理护理

本病常反复发作，病程较长，容易引起焦虑、悲观等不良心理反应，伴有咯血时容易产生恐惧心理。护理人员应充分理解患者，多与患者交谈，耐心讲解支气管扩张的基础知识，鼓励患者之间进行经验交流，相互支持，帮助患者树立战胜疾病的信心。伴有咯血时，陪伴并安慰患者，让患者保持稳定的情绪，以免出血加重。

（六）健康指导

1. 疾病知识指导　　指导患者正确认识和对待疾病，了解疾病发生、发展与治疗、护理过程，与患者及家属共同制订长期防治计划。指导患者有效咳嗽、体位引流的方法，教会雾化吸入的方法。

2. 生活指导　　积极预防呼吸道感染，及时治疗上呼吸道慢性感染病灶，如龋齿、扁桃体炎、鼻窦炎，避免受凉，气候变化及时添加衣服，防止感冒。鼓励患者戒烟，避免烟雾、灰尘及刺激性气体的吸入。避免到空气污浊的公共场所和有烟雾的场所，避免接触呼吸道感染的患者等。建立规律的生活方式，注意劳逸结合。指导患者进行适当的体育锻炼，以增强体质，促进呼吸功能的改善。

3. 疾病监测指导　　教会患者和家属自我监测病情变化，一旦发现症状加重，如痰量增多、咯血、呼吸困难加重、发热、寒战和胸痛等，及时就诊。

【护理评价】

1. 患者是否能有效咳嗽、咳痰，保持呼吸道通畅。
2. 患者营养状态是否正常。
3. 患者活动耐力是否增加。
4. 患者是否发生窒息，或窒息能否被及时发现并得到及时处理。
5. 患者心态是否平稳，能否积极配合治疗。
6. 患者能否正确执行治疗方案。

第七节　肺炎患者的护理

一、概述

肺炎是指发生在终末细支气管、肺泡和肺间质的炎症，可由病原微生物感染、各种理化因素（如有害气体、化学物质、放射线、水、食物或呕吐物的吸入等）、免疫损伤、过敏及药物作用所致。细菌性肺炎是最常见的肺炎。在抗菌药物应用以前，细菌性肺炎对儿童及老年人的健康威胁相对较大，抗菌药物的出现及发展曾一度促使肺炎病死率明显下降。但近年来，尽管应用强力的抗菌药物，注射有效的疫苗，但是肺炎总的病死率却处于上升趋势。我国每年约有250万例社区获得性肺炎患者，超过12万人因之死亡。

【分类】

（一）按解剖分类

1. **大叶性肺炎** 指炎症累及单个、多个肺叶或整个肺段，又称肺泡性肺炎。主要表现为肺实质的炎症，多数不累及支气管。典型的大叶性肺炎呈整叶肺实变。以肺炎球菌感染最为多见。

2. **小叶性肺炎** 指炎症累及细支气管、终末细支气管和肺泡，又称支气管肺炎。病原体有肺炎链球菌、葡萄球菌、革兰阴性杆菌、病毒、肺炎支原体以及军团菌等。常继发于有基础性疾病或长期卧床的危重患者。

3. **间质性肺炎** 以肺间质炎症为主，病变累及支气管周围间质组织及肺泡壁，有肺泡壁增生及间质水肿。可由细菌、支原体、衣原体、病毒或卡氏肺囊虫等引起。多见于麻疹和慢性支气管炎患者。

（二）按病因分类

1. **细菌性肺炎** 如肺炎球菌性肺炎、金黄色葡萄球菌肺炎、甲型溶血性链球菌肺炎、革兰阴性杆菌肺炎。

2. **病毒性肺炎** 如冠状病毒肺炎、呼吸道合胞病毒肺炎、腺病毒肺炎、流感病毒肺炎、单纯疱疹病毒肺炎等。

3. **非典型性肺炎** 如军团菌肺炎、支原体肺炎和衣原体肺炎等。

4. **真菌性肺炎** 如白假丝酵母菌（白念珠菌）肺炎、曲霉菌肺炎、放射菌肺炎等。

5. **其他病原体肺炎** 如立克次体肺炎、弓形虫肺炎等。

6. **理化因素所致肺炎** 如放射线损伤引起的放射性肺炎；吸入刺激性气体、液体等化学物质亦可引起化学性肺炎。

（三）按患病环境分类

1. **社区获得性肺炎** 也称医院外肺炎，是指患者在医院外罹患的感染性肺实质炎症，包括具有明确潜伏的病原体感染而在入院后平均潜伏期内发生的肺炎。常见病原体为肺炎链球菌。传播途径为飞沫、空气或血源传播。

2. **医院获得性肺炎** 也称医院内肺炎，是指患者入院时不存在，也不处于潜伏期，而在入院48小时后发生的肺炎。致病菌以革兰阴性杆菌最常见。感染的途径以口咽部吸入为主，其次为血源性播散。其中以呼吸机相关肺炎最为多见。

【发病机制】

肺炎的发生主要由病原体和宿主两个因素决定。如果病原体数量多，毒力强和（或）宿主呼吸道局部和全身免疫防御系统损害，即可发生肺炎。有基础性疾病的患者、老年人、婴幼儿，长期使用抗肿瘤药物、糖皮质激素、免疫抑制剂的患者为肺炎的易患因素。受凉、劳累、醉酒和吸烟为肺炎的常见诱因。病原体侵入的途径包括吸入口腔及咽喉部的分泌物、直接吸入周围空气中的细菌、邻近部位的感染直接蔓延到肺。

二、肺炎链球菌肺炎

肺炎链球菌肺炎或称肺炎球菌肺炎，是由肺炎链球菌引起的肺炎，典型病变是大叶性分布。通常起病急，以高热、寒战、咳嗽、咳痰和胸痛为主要特征。好发于冬季与初春季节，多见于既往健康的青壮年男性和有全身及呼吸道慢性疾病的抵抗力下降者。

【病因及发病机制】

肺炎链球菌是革兰阳性双球菌，常成对或呈链状排列，有荚膜，是上呼吸道寄居的正常菌群，随着年龄、季节和机体的免疫功能而改变。当机体免疫功能降低时，细菌进入下呼吸道，在肺泡内繁殖滋长，引起整个肺叶或肺段的炎症。病变累及胸膜导致渗出性胸膜炎。肺炎链球菌在干燥痰中可存活数月，但经阳光直射1小时，或加热至52℃维持10分钟，即可杀灭，对苯酚等消毒剂也较敏感。

【病理】

因肺炎球菌不产生毒素，故不引起原发性组织坏死和空洞形成，炎症消散后肺组织结构多无破坏，不留纤维瘢痕。极个别可因肺泡内纤维蛋白吸收不完全，形成机化性肺炎。病理改变有充血水肿期、红色肝变期、灰色肝变期及溶解消散期。

【护理评估】

（一）健康史

询问患者既往的健康状况，有无吸烟、醉酒、受凉、淋雨、疲劳等诱因。

（二）身体状况

1.症状　大多数患者在发病前常有上呼吸道感染、受凉、淋雨、疲劳、醉酒等情况。多突然起病，寒战，高热，全身肌肉酸痛。体温在数小时内可高达39～40℃，呈稽留热型，下午或傍晚为发热的高峰。患者全身肌肉酸痛，口角或鼻周可出现单纯疱疹。患侧胸痛明显，是炎症波及胸膜所致，咳嗽或深呼吸时加重，故患者常取患侧卧位。咳嗽，开始痰少，干咳，咳少量黏痰，典型者在发病24～48小时后咳铁锈色痰，与肺泡内浆液渗出以及红细胞、白细胞渗出有关。偶有恶心、呕吐、腹胀、腹泻等症状，可被误诊为急腹症。

2.体征　急性病容，鼻翼扇动，呼吸浅快，口唇青紫。肺实变时呈现肺实变体征，视诊患侧呼吸运动减弱，触诊语颤增强，叩诊浊音或实音，听诊呼吸音减低，有湿啰音或支气管呼吸音；病变累及胸膜时，可闻及胸膜摩擦音。

3.并发症　主要为感染性休克，常突然发生，表现为血压下降、面色苍白、四肢湿冷、大汗淋漓、冷汗多、脉搏细速、尿少或无尿、口唇及皮肤发绀、表情淡漠、意识模糊、烦躁不安、嗜睡或昏迷等。此外，还可并发胸膜炎、脓胸、肺脓肿、脑膜炎和关节炎等。

（三）心理-社会状况

肺炎起病多急骤，短期内病情严重，高热和全身中毒症状明显，患者及家属常深感不安。当患者出现较严重的并发症时，患者及家属会表现出焦虑甚至恐惧的心理。

（四）辅助检查

1. **血常规检查** 细菌感染时，白细胞计数升高至 $(10\sim30)\times10^9/L$，中性粒细胞比例增多，达80%以上，并有核左移，胞质内有中毒颗粒。

2. **痰液检查** 痰涂片发现带荚膜的双球菌或链球菌，可做初步诊断。痰培养24～48小时可确定病原体。痰标本要及时送检，在抗生素应用之前清水漱口后采集，取深部咳出的脓性痰或铁锈色痰。

3. **胸部X线检查** 是诊断肺炎的重要依据。早期肺纹理增多或受累肺段肺叶稍模糊。随着病情发展，可见肺叶或肺段密度均匀的阴影，在实变阴影中可见支气管充气征。消散期，炎性浸润逐渐吸收，可有片状区域吸收较快而呈"假空洞"征，一般情况下可在起病3～4周后完全消散。

4. **血气分析** 休克型肺炎出现呼吸性酸中毒合并代谢性酸中毒。

（五）治疗原则及主要措施

1. **抗菌治疗** 首选青霉素G治疗，用药途径及剂量视病情轻重及有无并发症而定。青霉素过敏者，可用红霉素、头孢菌素、林可霉素等。抗生素疗程一般为5～7天，或热退后3天停药，或由静脉用药改为口服，维持数日。

2. **对症和支持治疗** 卧床休息，多饮水，及时纠正脱水，维持水电解质平衡。剧烈胸痛者可给予少量镇痛药，如可待因。

3. **处理并发症** 如3天后体温下降或降而复升，应考虑肺炎链球菌的肺外感染或出现其他疾病的可能性。密切观察病情变化，出现感染性休克、呼吸衰竭等危及生命的并发症时，要及时发现并尽早治疗。

三、葡萄球菌肺炎

葡萄球菌肺炎是由葡萄球菌引起的急性肺部化脓性感染。病情较重，细菌耐药率高，病死率高。糖尿病、血液病、酒精中毒、肝病、营养不良、艾滋病等免疫功能低下者，及长期使用糖皮质激素、抗肿瘤药物者是易感染人群。

【病因及发病机制】

葡萄球菌是革兰染色阳性球菌，分为凝固酶阳性的葡萄球菌和凝固酶阴性的葡萄球菌，前者主要为金黄色葡萄球菌，后者主要为表皮葡萄球菌和腐生葡萄球菌等。感染多由致病力强的金黄色葡萄球菌所致，致病物质主要是毒素和酶，具有溶血、杀白细胞和导致血管痉挛等作用。

葡萄球菌的感染途径主要为继发于呼吸道感染和血源性感染。在医院获得性肺炎中葡萄球菌感染所占比例较高，为11%～25%，耐甲氧西林金黄色葡萄球菌（MRSA）感染所致的肺炎在治疗上更加困难，病死率高。

【护理评估】

（一）健康史

询问患者是否患有糖尿病、艾滋病、肝病等慢性疾病，是否长期使用糖皮质激素、抗肿瘤药物或免疫抑制剂。

（二）身体状况

起病急骤，寒战、高热，体温达39～40℃，咳嗽、咳痰，痰液由黄脓痰演变为脓血痰、粉红色乳状痰，无臭味，伴头痛、全身肌肉酸痛、乏力等。重症患者胸痛和呼吸困难进行性加重，并出现血压下降、少尿等周围循环衰竭表现。通常全身中毒症状突出，表现为衰弱、乏力、大汗。全身关节肌肉酸痛。

（三）辅助检查

1. 血常规检查　白细胞计数增高，中性粒细胞比例增加，有核左移现象。
2. 痰液检查　在应用抗生素之前进行痰培养可明确诊断。
3. 胸部X线检查　表现为多发性片状阴影伴空洞及液平面。

（四）治疗原则及主要措施

1. 抗菌治疗　选用敏感的抗生素是治疗的关键。首选耐青霉素酶的半合成青霉素或头孢菌素，如苯唑西林钠、头孢呋辛钠，联合氨基糖苷类抗生素如阿米卡星，可增强疗效。对青霉素过敏者，可选用红霉素、林可霉素等。常采用早期、联合、足量、静脉给药，避免频繁更换抗生素。
2. 对症支持治疗　卧床休息，补充营养，多饮水，氧疗。

四、病毒性肺炎

病毒性肺炎是由上呼吸道病毒感染向下蔓延，侵犯肺实质所致的肺部炎症。多发生于冬春季，散发或暴发流行。婴幼儿、老年人、孕妇或原有慢性心肺疾病者易患病，病情相对较重，甚至危及生命。

【病因及发病机制】

病毒性肺炎常见的病毒有甲型/乙型流感病毒、腺病毒、副流感病毒、呼吸道合胞病毒、冠状病毒等。主要通过飞沫吸入传播，也可通过受污染的餐具、玩具及与患者直接接触而传播，传播广泛而迅速。

【护理评估】

（一）健康史

询问患者是否接触过病毒性肺炎患者，近期有无机体抵抗力下降的原因等。

（二）身体状况

急性起病，但症状较轻，发热、鼻塞、咽痛、头痛、全身肌肉酸痛、倦怠等上呼吸道感染症状较突出，病变累及肺部后可有干咳、咳少量痰或白色黏液痰，肺部体征多不明显，部分患者或可闻及少量湿啰音。小儿或老年人易发生重症病毒性肺炎，甚至发生休克、呼吸衰竭等并发症。

（三）辅助检查

1.血常规检查　白细胞计数正常、稍高或偏低。

2.痰液检查　痰培养常无致病菌生长。

3.胸部X线检查　以间质性肺炎表现为主，可见肺纹理增多，或多叶散在斑片样密度增高模糊影，严重时见双肺弥漫结节性浸润。

4.其他　免疫学检查、病毒分离及抗原检测是确诊依据，但对早期诊断作用有限。

（四）治疗原则及主要措施

1.药物治疗　选用有效的抗病毒药物，如金刚烷胺、利巴韦林（病毒唑）、更昔洛韦、阿糖腺苷等。若继发细菌感染，可选用相应的抗生素。

2.对症支持治疗　卧床休息，注意保暖，维持室内空气流通，补充营养和水分，少量多餐。

【常见护理诊断/问题】

1.体温过高　与细菌或病毒感染有关。

2.清理呼吸道无效　与肺部炎症、大量脓痰、咳嗽无力有关。

3.气体交换受损　与气道内黏液堆积、肺部感染等因素致有效呼吸面积减少有关。

4.潜在并发症　感染性休克。

【护理目标】

1.患者体温逐渐下降至恢复正常。

2.患者能进行有效咳嗽，呼吸道保持通畅。

3.患者呼吸频率、节律恢复正常。

4.患者未出现休克，或休克能被及时发现并得到及时处理。

【护理措施】

（一）一般护理

1.休息与体位　休息的环境应安静和舒适，保持空气新鲜，并限制探视人数。室内温湿度适宜，防止因空气过于干燥降低气管纤毛运动功能，导致排痰不畅。急性期卧床休息，可减少机体组织的耗氧量，利于机体组织修复。协助患者取半卧位，增加肺通气量，缓解呼吸困难症状。胸痛时嘱患者采取患侧卧位，亦可在呼气状态下用宽胶布固定患侧胸部，通过减小患侧呼吸运动度来缓解胸痛。

2.饮食护理　给予高蛋白质、高热量、高维生素、易消化的流质或半流质饮食。鼓励多饮水，每日饮水量在1 500～2 000mL。高热、暂不能进食者，遵医嘱静脉补液。

3.口腔护理　高热时易引起口唇干裂、口唇疱疹、口腔溃疡等，应加强口腔护理。协助患者漱口，或用漱口液清洁口腔，口唇干裂者可涂润滑油。

（二）病情观察

注意观察痰液的颜色、性状和量，以及能否顺利排痰；密切观察生命体征和皮肤黏膜、神志、尿量等变化，当出现烦躁不安、面色苍白、脉搏细速、脉压变小、呼吸浅快、尿量减少等休克征象时，立即联系医生抢救。

（三）用药护理

护士在用药护理时须注意：①使用药物的浓度、配伍禁忌、滴速和用药间隔时间；用药前应详细询问过敏史，以免发生意外。使用氨基糖苷类抗生素时，观察药物对肝、肾功能及听神经的损害。口服红霉素时，应注意在进食后过一段时间再服药，以免食物影响吸收效果；服药前后，嘱患者不要饮用酸性饮料，以免降低疗效。②抗菌治疗48～72小时后应对病情进行评价，如体温下降、症状改善、白细胞逐渐降低或恢复正常等，为治疗有效的标志，如用药72小时后病情仍无改善，应及时报告医生处理。

（四）对症护理

1. 高热护理　高热以物理降温为主，如头部、腋下、腹股沟等处放置冰袋或温水擦浴，或按医嘱给予小剂量退热剂。大量出汗时应及时更换衣服和被褥，做好口腔和皮肤护理。退热时需补充液体，以防虚脱，注意保暖。

2. 呼吸困难护理　给予半卧位，或遵医嘱给予氧气吸入，氧流量为2～4L/min。对于在COPD基础上继发肺炎的患者，应给予持续低流量吸氧；病情危重的患者，应准备气管插管和呼吸机辅助通气。

3. 咳嗽、咳痰护理　指导患者进行有效咳嗽，协助排痰，痰黏不易咳出时，可鼓励患者多饮水，亦可给予雾化吸入，或遵医嘱给予祛痰剂，以稀释痰液，并配合翻身拍背促进痰液排出。

（五）感染性休克护理

1. 加强监护　将患者安置在监护室，设专人护理；取仰卧中凹位，头胸部抬高约20°，下肢抬高约30°，以利于呼吸，增加回心血量；注意保暖，忌用热水袋。

2. 给氧　给氧前应清除患者气道内分泌物，保证呼吸道通畅，促进有效给氧。氧流量为4～6L/min，病情严重时使用机械通气辅助呼吸，适当加大吸氧浓度。

3. 用药护理　迅速建立两条静脉通道，遵医嘱给药，恢复正常组织灌注，改善微循环功能。

（1）补充血容量：是抗休克的最基本措施。一般先输注低分子右旋糖酐，以迅速补充血容量，降低血黏稠度，防止弥散性血管内凝血的发生。继之输5%葡萄糖盐水、复方氯化钠溶液、葡萄糖溶液等。输液速度先快后慢，输液量宜先多后少，可在中心静脉压的监测下决定补液的量和速度。

（2）纠正酸中毒：常用5%碳酸氢钠溶液静脉输入，增强心肌收缩力，改善微循环。

（3）血管活性药物：如多巴胺、酚妥拉明、间羟胺等。根据血压调整输液速度，随时观察用药后反应。输入多巴胺时，注意观察是否发生局部组织缺血坏死。

（4）糖皮质激素：常用氢化可的松、地塞米松加入5%葡萄糖液中静脉滴注。用于病情严重、经以上药物治疗仍不能控制者，可解除血管痉挛，改善微循环，从而达到抗休克的作用。

（5）抗生素：联合使用广谱抗生药物控制感染。

4.疗效监测　密切观察患者生命体征、意识状态的变化，必要时留置导尿以监测每小时尿量。若患者出现口唇红润、肢端温暖、收缩压＞90mmHg、尿量＞30mL/h，表示血容量已补足。在血容量已基本补足的情况下，尿量仍＜20mL/h、尿比重＜1.018，应立即报告医生，警惕急性肾损伤的发生。

（六）心理护理

加强巡视，给予患者心理支持，消除患者紧张、焦虑等不良情绪，使之积极主动配合各项操作治疗。

（七）健康指导

1.疾病知识指导　向患者和家属介绍疾病的发生、发展和治疗、康复等有关知识。

2.生活指导　纠正吸烟等不良习惯，避免受寒、过度劳累、酗酒等诱发因素。避免粉尘和刺激性气体对呼吸道的刺激；改善环境卫生和劳动条件；居室温湿度适宜，定期通风，保持空气新鲜；避免到人群密集、通风不良的公共场所及接触上呼吸道感染者。

3.预防指导　注意锻炼身体，尤其要加强耐寒锻炼，并协助制订和实施锻炼计划。对糖尿病、慢性肺疾病、慢性肝病、胃切除等年老体弱、免疫功能减退的患者，应注意气温变化时随时增减衣服，注射疫苗，预防再次感染。

【护理评价】

1.患者体温是否逐渐下降至恢复正常。

2.患者能否进行有效咳嗽，呼吸道保持通畅。

3.患者呼吸频率、节律是否恢复正常。

4.患者有无出现休克，发生休克是否能被及时发现，并得到及时处理。

第八节　肺结核患者的护理

肺结核是结核分枝杆菌引起的肺部慢性传染性疾病。临床上有低热、盗汗、消瘦、乏力等全身症状及咳嗽、咯血等呼吸道症状。结核菌可侵入全身多个器官，但以肺部最为常见。

肺结核是全球关注的公共卫生和社会问题，WHO将每年3月24日定为"全球防治结核病日"，以提醒公众加深对结核病的认识，同时推行全程督导短程化学治疗策略（DOTS）作为国家结核病规划的核心内容。

【病因及发病机制】

（一）结核杆菌

结核菌属分枝杆菌耐酸染色呈红色，可抵抗盐酸酒精的脱色作用，故又称抗酸杆菌。结核分枝杆菌分为人型、牛型、非洲型和鼠型4类，人类肺结核的致病菌90%以上是人型结核分枝杆菌，少数为牛型和非洲型分枝杆菌。结核菌为需氧菌，其适宜温度为37℃左右，增殖一代需要14~20小时，一般需培养4周才能形成1mm左右的菌落。对外界理化因素的抵抗力较强。能耐寒、耐干燥，在干燥环境中可存活数月或数年。在阳光下暴晒2~7小时，10W紫外线照射30分钟左右即可被杀死。在常用杀菌剂中，以70%乙醇（酒精）为最佳。将痰吐在纸上直接焚烧是最简单的灭菌方法。结核菌菌壁含有类脂质、蛋白质和多糖类3种成分，在人体内，脂质能引起单核细胞、上皮样细胞和淋巴细胞浸润而形成结核结节；蛋白质可引起过敏反应以及中性粒细胞、单核细胞浸润；多糖则参与某些免疫反应。

（二）肺结核的传播

1. 传染源　传染源主要是痰中带菌的肺结核患者，尤其是未经治疗者。痰涂片阳性属于大量排菌，传染性强。

2. 传播途径　以经呼吸道传播为最常见。患者在咳嗽、打喷嚏或高声说笑时将附着结核杆菌的痰沫四溅，使接触者直接吸入带菌飞沫而受到感染。较少经消化道、胎盘或皮肤伤口等途径传播。

3. 易感人群　包括糖尿病患者、麻疹患者、HIV感染者、婴幼儿、老年人、来自偏远地区初次进城的人、长期使用糖皮质激素或免疫抑制剂等免疫力低下者等。

（三）结核分枝杆菌感染和肺结核的发生和发展

1. 人体感染后的免疫　人体感染结核分枝杆菌后，机体可发生2种主要反应。

（1）免疫反应：结核分枝杆菌为细胞内寄生菌，主要为细胞免疫，主要表现为淋巴细胞致敏和吞噬细胞的功能增强。人体对结核菌的免疫反应包括非特异性免疫反应和特异性免疫反应2种，其中，特异性免疫反应所形成的免疫力是通过接种卡介苗或感染结核分枝杆菌后获得的，通常强于机体非特异性免疫力。两者免疫力对机体的保护作用都是相对的，当机体免疫力较强时，可防止发病或使病变局限。

（2）变态反应：结核分枝杆菌侵入人体4~8周后，机体组织对结核菌及其代谢产物所产生的反应，属于Ⅳ型（迟发型）变态反应。此时如做结核菌素皮肤试验可呈阳性反应。结核病变态反应表现为病灶局部溃疡、坏死、经久不愈等一系列对机体损伤的表现。

2. 原发感染与继发感染

（1）原发感染：原发感染是指机体首次感染结核分枝杆菌。人体初次感染后，若结核杆菌未被吞噬细胞完全清除，并在肺泡巨噬细胞内外生长繁殖，引起炎性病变，称为原发病灶。结核菌沿淋巴管播散到肺门淋巴结，导致肺门淋巴结肿大。临床上的原发综合征即原发病灶和肿大的气管支气管淋巴结。机体免疫力下降时，原发灶还可直接或经血液播散至邻近组织器官，引起相应部位的结核感染。随着机体特异性免疫力日益增强，原发病灶炎症迅速吸收或留下少量钙化灶，而播散到全身的结核杆菌大部分可被消灭，这是原发感染最常见的良性过程。但仍有少量结核杆菌没有被消灭，长期处于休眠状态，成为继发感染的潜在病灶。

（2）继发感染：初次感染后再次感染结核分枝杆菌称为继发感染，大多由原发感染时潜伏下来的结核分枝杆菌重新生长繁殖所致，称为内源性复发，也可能因为受分枝杆菌的再感染而发病，称为外源性重染。多发生在曾受过结核菌感染的成年人。继发感染时，机体对结核菌已有一定的特异性免疫力，病变常较局限，发展亦较缓慢，较少引起全身播散，但局部病灶有渗出、干酪样坏死乃至空洞形成的倾向。继发性肺结核的发病方式有2种，一种发展慢，病情较轻，病变多位于肺尖或锁骨下，预后较好；另一种发病快，病情较重，有传染性。

3.基本病理改变　结核病的基本病理变化包括炎性渗出、增生和干酪样坏死。

（1）渗出性病变：表现为组织充血、水肿和白细胞浸润，病变处有结核菌。见于结核炎症初期阶段或病变恶化时。

（2）增生性病变：典型表现为由淋巴细胞、上皮样细胞、朗格汉斯巨细胞或成纤维细胞组成的结核结节，是结核病的特征性病理变化。见于机体抵抗力较强时或病变恢复阶段。

（3）干酪样坏死：结核结节中间发生干酪样坏死，病灶呈淡黄色，质松而脆，状似奶酪。见于结核分枝杆菌毒力强、感染菌量多、机体过敏反应增强、抵抗力低下时。

上述3种病变可同时存在于单个病灶中，但以1种为主，可相互转变。

【护理评估】

（一）健康史

询问患者是否存在肺结核患者接触史；是否接种过卡介苗及接种情况；有无导致机体免疫力降低的疾病；了解患者的生活环境、居住条件和家庭经济状况。

（二）身体状况

1.全身症状　主要表现为发热、盗汗、乏力、食欲减退、体重减轻等。发热多于午后或傍晚开始（潮热），次晨降至正常；病灶进展播散时，可有寒战和不规则高热。育龄妇女常有月经失调或闭经、面颊潮红等表现。

2.呼吸系统症状

（1）咳嗽、咳痰：是肺结核最常见症状。早期表现为干咳或仅有少量黏液痰；合并支气管结核时，可为刺激性咳嗽；有空洞形成时，痰量增多；合并细菌感染时，痰液呈脓性。

（2）咯血：1/3至1/2的患者有咯血，咯血量多少不定，大多为痰中带血或少量咯血，少数为大咯血。咯血量的多少与受损血管的性质和数量有关，而与病变的严重程度不一定成正比，咯血后持续高热常提示结核病灶播散。大咯血时血块阻塞气道可引起窒息，严重时可导致失血性休克。

（3）胸痛：炎症波及壁层胸膜可引起胸痛，为针刺样胸痛，随呼吸运动和咳嗽加重，患侧卧位时可减轻。

（4）呼吸困难：干酪样肺炎、大量胸腔积液、纤维空洞型肺结核患者可有呼吸困难症状。

3.体征　与病变的范围、性质程度、部位密切相关。病变范围小可无异常体征。当肺部渗出病变范围较大或有干酪样坏死或空洞形成或有结核性胸膜炎时，可出现相应的肺实变、肺空洞和胸腔积液体征。当肺部有广泛纤维条索形成或胸膜有粘连增厚时，患侧胸廓塌陷、气管向患侧移位，对侧有代偿性肺气肿。肺结核好发于上叶尖后段，故肩胛间区或锁骨上下部位听到细湿啰音，有一定的诊断价值。

4.并发症　自发性气胸、脓气胸、支气管扩张及慢性肺源性心脏病等。

（三）心理-社会状况

由于结核病为传染性疾病，多数患者对结核病缺乏正确的认识，担心周围人群远离自己，容易形成社会孤立感，影响学习工作和生活，肺结核患者需要长期规律服药，隔离治疗，疗程较长，容易产生焦虑，甚至产生悲观失望情绪。

（四）辅助检查

1.血液检查　血常规一般无异常。严重病例可有继发性贫血，血红蛋白可下降；活动性肺结核，可有血沉增快，急性粟粒型肺结核患者出现白细胞总数降低或类白血病反应。

2.影像学检查

（1）胸部X线检查：是早期诊断肺结核的主要方法，用于确定病变部位、范围、性质以及了解其演变，可指导医生选择治疗方案、评价预后等。

（2）胸部CT检查：可见微小或隐蔽的病灶，有助于进行肺部病变鉴别。

3.痰结核分枝杆菌检查　是确诊肺结核最特异的方法，也是制订化疗方案和考核疗效的主要依据。痰菌阳性说明病灶是开放的，具有传染性。

4.结核菌素试验　主要目的是测定人体是否受过结核菌感染。目前推荐使用纯蛋白衍化物（PPD）。通常取0.1mL(5IU)结核菌素，在左前臂屈侧做皮内注射，经48～72小时测量皮肤硬结的横径和纵径，得出平均直径=（横径+纵径）/2。如皮肤硬结直径<5mm为阴性（-），5～9mm为弱阳性（+），10～19mm为阳性反应（++），≥20mm或虽<20mm但局部出现水疱、坏死或淋巴管炎为强阳性（+++）。

成人结核菌素试验阳性仅表示曾受到结核杆菌感染或接种过卡介苗，并不一定患病。成人阴性反应可视为无结核分枝杆菌感染，但在结核感染后4～8周以内处于变态反应前期、重症结核病、应用糖皮质激素或免疫抑制剂、危重患者、免疫系统缺陷、严重营养不良等情况下，结核菌素反应可呈假阴性。结核菌素试验对婴幼儿的诊断价值大于成人，3岁以下婴幼儿呈强阳性反应时，即使无症状也应视为活动性结核病，应予以治疗。

5.纤维支气管镜检查　对本病的诊断和鉴别诊断有重要价值。

（五）临床类型

2004年我国实施新的结核病分类标准，将结核病分为5种类型。

1. 原发型肺结核（Ⅰ型） 为原发结核感染所致的临床病症，包括原发综合征及胸内淋巴结结核。多见于儿童及从边远山区、农村初次进城的成人。无症状或症状轻微而短暂。X线胸片显示肺部原发病灶、淋巴管炎及局部淋巴结炎，呈哑铃状阴影（图2-8-1），称原发综合征；原发病灶吸收后，胸片仅有肺门淋巴结肿大（图2-8-2），称胸内淋巴结结核。原发病灶吸收较快、不遗留任何痕迹。

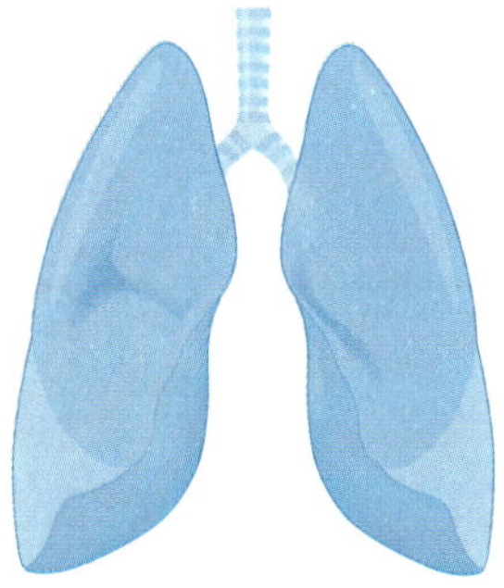

图2-8-1 肺结核临床类型（原发综合征） 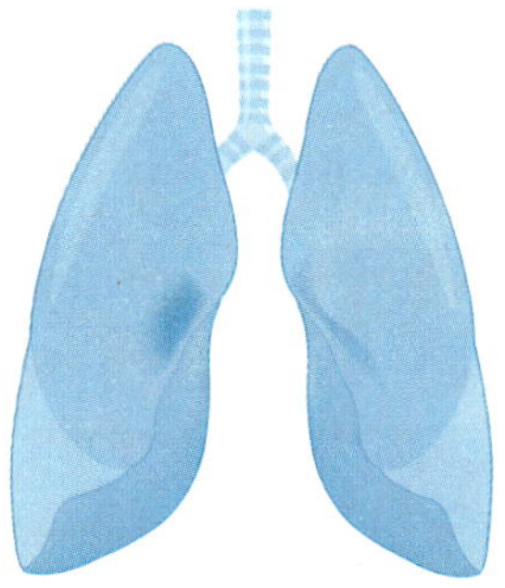　　图2-8-2 肺结核临床类型（胸内淋巴结结核）

2. 血行播散型肺结核（Ⅱ型） 包括急性血行播散型肺结核及亚急性、慢性血行播散型肺结核。急性血行播散型肺结核又称急性粟粒型肺结核，多见于婴幼儿和青少年，起病急，持续高热，中毒症状严重，X线胸片见双肺均匀分布的粟粒状阴影（图2-8-3）。亚急性或慢性血行播散型肺结核，起病较缓，病程较长，症状较轻，无明显全身毒性症状，X线胸片示双上、中肺野大小不等、密度不同和分布不均的粟粒状或结节状阴影（图2-8-4）。

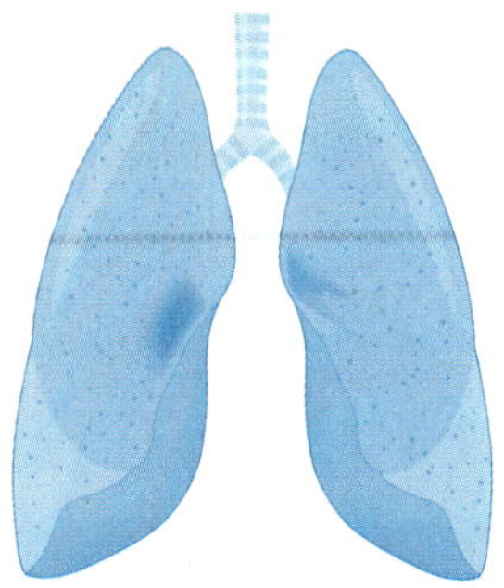

图2-8-3 肺结核临床类型（急性血行播散型肺结核） 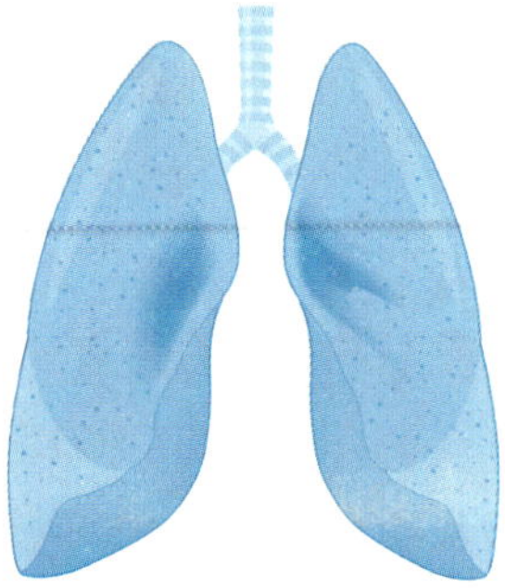　　图2-8-4 肺结核临床类型（亚急性或慢性血行播散型肺结核）

3. 继发型肺结核（Ⅲ型） 是成人最常见的结核病类型，病程长，易反复发生，出现多种病理改变。

（1）浸润性肺结核：最常见的继发型肺结核。病灶多位于肺尖和锁骨上下，X线胸片显示为小片状或絮状阴影，边缘模糊或纤维增殖病变或有空洞形成（图2-8-5）。

(2)空洞型肺结核：空洞形态不一，由于干酪渗出病变溶解形成，有多个空腔。临床表现为发热、咳嗽、咳痰和咯血，痰菌阳性。X线胸片可见由干酪渗出病变融合而形成的单个或多个薄壁空腔。

(3)结核球：干酪样病变被周围纤维组织包裹或空洞内干酪样物质排不出去，进而凝成球形（图2-8-6），直径在1~3cm。结核球是相对稳定的病灶，可长期保持静止状态。

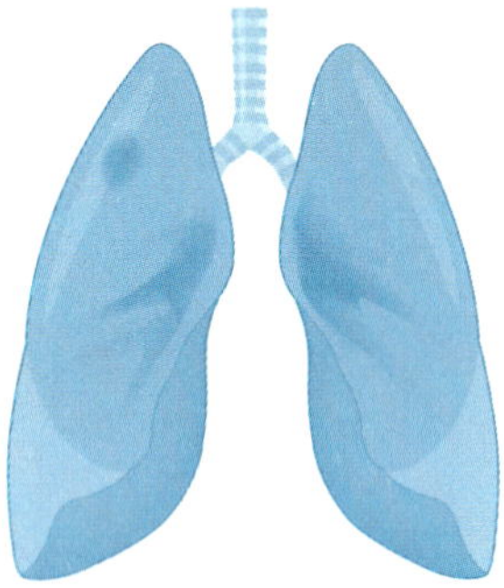

图2-8-5 肺结核临床类型（浸润型肺结核） 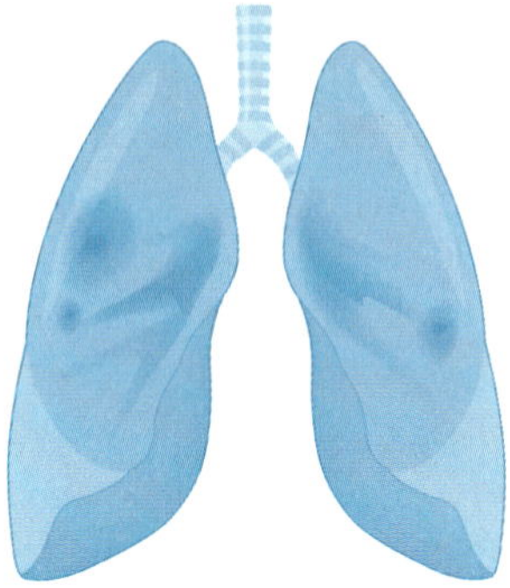 图2-8-6 肺结核临床类型（结核球）

(4)干酪样肺炎：发生于机体免疫力低下又遭受大量结核分枝杆菌感染时，多发生于肺中下部。结核病变呈大片干酪样坏死，X线表现为大叶性密度均匀的磨玻璃状、片状或絮状阴影，其间有虫蚀样空洞，周边有播散病灶（图2-8-7）；病情急性进展，出现高热、呼吸困难等严重毒性症状，痰菌阳性。

(5)纤维空洞型肺结核：由于肺结核未及时发现或治疗不当，影响空洞的愈合，以致病情反复进展恶化，引起单侧或双侧空洞壁增厚及纤维广泛增生。X线胸片显示纤维厚壁空洞和广泛纤维增生，肺门抬高，肺纹理呈垂柳状（图2-8-8），气管和纵隔移向患侧，健侧呈代偿性肺气肿。痰中结核菌始终阳性而成为肺结核的重要传染源。

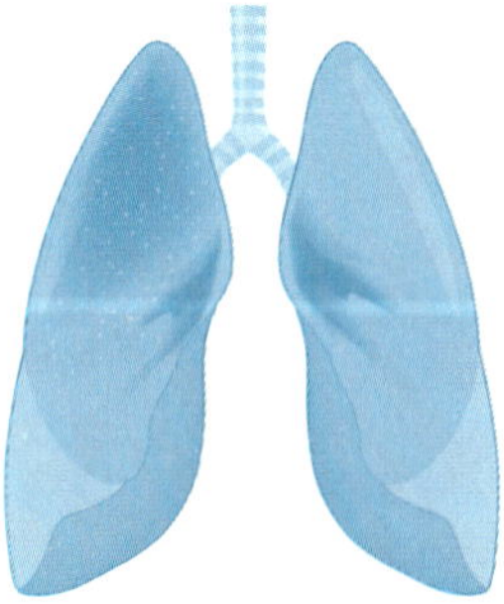

图2-8-7 肺结核临床类型（干酪样肺炎） 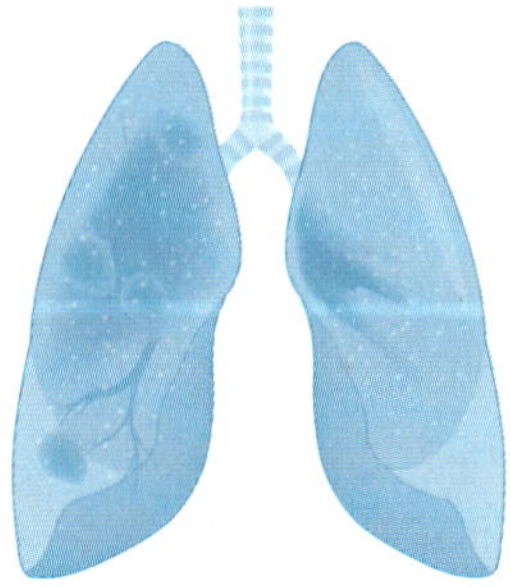 图2-8-8 肺结核临床类型（纤维空洞型肺结核）

4.结核性胸膜炎（Ⅳ型） 干性胸膜炎胸痛明显，可闻及胸膜摩擦音；渗出性胸膜炎（图2-8-9）最常见，有胸闷、气促，但胸痛减轻，大量胸腔积液可有呼吸困难，胸水为渗出液，呈草黄色或血性。

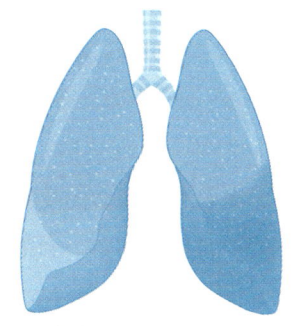

图2-8-9　肺结核临床类型（结核性胸膜炎）

5.其他肺外结核(V型)　根据发生部位和脏器命名，如骨关节结核、肾结核、脊柱结核、肠结核等。

（六）治疗原则及主要措施

1.抗结核化学治疗　抗结核化学治疗是治疗肺结核的关键。化疗的主要作用是迅速杀灭结核病灶中的大量结核分枝杆菌，使患者由传染性转为非传染性，最终达到治愈目的。

（1）化疗原则：肺结核化疗原则是早期、联合、适量、规律、全程用药。

1）早期：指发现和确诊结核后立即给予化学治疗，此时病灶局部血流丰富，药物易达到较高浓度，杀灭效果好，可促进病变吸收和减少传染性。

2）联合：根据病情及抗结核药物的作用特点，同时采用多种抗结核药物联合治疗，可杀灭病灶中不同生长速度的菌群，增强药物的协同作用，提高疗效，减少和防止耐药菌的产生。

3）适量：严格根据不同病情及不同个体给予适当的药物剂量，药物用量过低达不到有效血药浓度，易产生耐药性；剂量过大易增加药物的不良反应。

4）规律：严格按照化疗方案的规定用药，按时用药，不漏服、不随意停药、不随意更改方案用药，以免产生耐药。

5）全程：按治疗方案完成疗程，以提高治愈率、减少复发率。

（2）常用化疗药物（表2-8-1）

表2-8-1　常用抗结核药物及主要不良反应

药　名	作用性质	主要不良反应
异烟肼（H，INH）	全杀菌剂	肝损害、周围神经炎
利福平（R，RFP）	全杀菌剂	肝损害、过敏反应
链霉素（S，SM）	半杀菌剂	肾功能损害、听力障碍、过敏、眩晕
吡嗪酰胺（Z，PZA）	半杀菌剂	肝损害、高尿酸血症
乙胺丁醇（E，EMB）	抑菌剂	视神经炎
对氨基水杨酸钠（P，PAS）	抑菌剂	肝损害、胃肠道反应、过敏反应

（3）化学治疗方案：肺结核（包括肺外结核）必须采用标准化治疗方案。整个化疗分为强化和巩固两个阶段，强化期旨在有效杀灭繁殖菌，迅速控制病情发展，巩固期旨在消灭生长缓慢的结核菌，以提高治愈率，减少复发。总疗程6～8个月，即2个月的强化期和4～6个月的巩固期。

初治菌阳肺结核治疗方案：含初治涂阴有空洞形成或粟粒型肺结核。

1）每天用药方案：①强化期：前2个月用异烟肼、利福平、吡嗪酰胺和乙胺丁醇，顿服。②巩固期：后4个月用异烟肼、利福平，顿服。简写为2HRZE/4HR。以下类推。

2）间歇用药方案：①强化期：前2个月用异烟肼、利福平、吡嗪酰胺和乙胺丁醇，隔天1次或每周3次。②巩固期：后4个月用异烟肼、利福平，隔天1次或每周3次。简写为$2H_3R_3Z_3/4H_3R_3$。每个药名右侧的下标"3"表示每周3次。

如果第2个月末痰菌仍阳性，则延长1个月强化期，相应缩短1个月巩固期。

初治菌阴肺结核治疗方案：有空洞、粟粒型肺结核除外，可用：①2HRZ/4HR。②$2HRZ/4H_3R_3$。③$2H_3R_3Z_3/4H_3R_3$。

2.对症治疗

（1）发热：高热或大量胸腔积液者，可在使用有效抗结核药物同时，短期加用糖皮质激素如泼尼松，以减轻炎症和变态反应，促进渗出液吸收，减少纤维组织形成及胸膜粘连。症状消退后，泼尼松剂量递减直至停药。

（2）胸腔穿刺：结核性胸膜炎患者需及时抽液以缓解症状，一般每次抽液量不超过1L，以防抽液过多使纵隔复位太快，引起循环障碍；抽液过快，可发生肺水肿。抽液时密切观察患者反应，如出现头晕、出汗、面色苍白、心悸、脉细、四肢发凉等"胸膜反应"时应立即停止抽液，让患者平卧，必要时皮下注射0.1%肾上腺素0.5mL，并密切观察血压变化，预防休克发生。

3.手术治疗　适用于经合理化学治疗无效、多重耐药的厚壁空洞、结核性脓胸、大咯血保守治疗无效、支气管胸膜瘘等。

【常见护理诊断/问题】

1.活动无耐力　与结核杆菌引起的毒血症、机体消耗增加有关。

2.营养失调（低于机体需要量）　与机体消耗增加、食欲减退、抗结核药物不良反应有关。

3.知识缺乏　缺乏结核病治疗的相关知识。

4.体温过高　与结核菌感染有关。

5.有孤独的危险　与隔离性治疗有关。

6.有窒息的危险　与大咯血有关。

7.潜在并发症　窒息、呼吸衰竭、胸腔积液。

【护理目标】

1.日常活动耐力逐渐恢复正常。

2. 营养状态逐渐恢复和改善。

3. 能够复述结核病的相关知识。

4. 体温恢复正常。

5. 无孤独感。

6. 未发生窒息。

7. 未发生并发症，或并发症能被及时发现并得到及时处理。

【护理措施】

（一）一般护理

1. **休息与活动** 活动期患者应注意休息，避免疲劳，戒酒及维持良好营养。有高热等明显中毒症状及咯血者应卧床休息，患侧卧位，防止病灶向健侧扩散，有利于健侧肺通气；轻症及恢复期患者，在恢复期，适当增加户外活动，如散步、做操等，提高机体免疫力。不必限制活动。开放性肺结核患者经治疗痰菌转阴后，可参与正常的家庭与社会生活。

2. **饮食护理** 肺结核是一种慢性消耗性疾病，饮食宜高热量、富含维生素、高蛋白质，如鸡蛋、牛奶、豆制品、鱼、肉、水果及蔬菜等，大量盗汗者注意补充水分。每周测1次体重并记录，判断患者营养状态是否改善。

（二）病情观察

观察患者发热、盗汗、乏力等全身毒性症状；观察咳嗽、咳痰、咯血、呼吸困难等呼吸道症状。及时发现并处理并发症。

（三）用药护理

观察化学治疗药物的疗效和不良反应，指导患者做好自我监测。

1. **异烟肼** 注意观察有无远端肢体不适、消化道反应等。服用时避免与抗酸药同服。

2. **利福平** 定期监测肝功能，观察有无肝功能损害。服用利福平可致体液和分泌物，如尿液、粪便、汗、泪液呈现橘黄色，使隐形眼镜永久变色，但无毒性作用，应及时向患者解释。注意药物的相互作用，可加速口服避孕药、降糖药物、茶碱类药物的排泄，降低药效。肝功能严重损害和怀孕3个月以内的孕妇禁用此药。

3. **链霉素** 定期检查肾功能，用药前和用药后1~2个月进行听力检查，询问患者有无耳鸣、耳聋、眩晕等表现。

4. **吡嗪酰胺** 注意观察患者胃肠道反应，有无关节疼痛、皮疹的表现。监测血尿酸浓度，定期检查肝功能。

5. **乙胺丁醇** 注意检查患者视力、视觉、色觉辨别能力状况，特别是对绿色的分辨力。每隔1~2个月复查一次，若有异常，应及时减量并对症处理。

6. **对氨基水杨酸钠** 注意观察患者有无胃肠道反应、变态反应。饭后服药，必要时可与氢氧化铝同服，以减轻刺激，反应严重时需要停药。

（四）咯血护理

见本章第一节"呼吸系统疾病常见症状和体征的护理"。

（五）心理护理

了解患者和家属对所患疾病的认知程度及疾病所造成的心理反应，注意观察患者的情绪变化。了解患者学习状况、工作环境和家庭生活等情况。主动向患者及家属进行结核病防治知识教育，指导他们参与和监督治疗。教会患者自我心理调节的技巧，保持心态平和、乐观情绪，减轻孤独感，并树立战胜疾病的信心。

（六）健康指导

1.疾病知识指导　向患者和家属解释病情，介绍治疗方法、药物的剂量、用法、不良反应及注意事项，强调遵守化学药物治疗的重要性，定期做胸部X线和肝、肾功能检查，可及时了解病情变化和治疗情况。

2.预防指导

（1）控制传染源：建立结核病防治网，加强卫生宣教，早期发现患者并登记管理，必要时予以呼吸道隔离，监督患者服药，做好长期随访工作。

（2）切断传播途径：有条件的患者应单居一室，保持室内空气流通；外出应戴口罩，不可面对他人打喷嚏或咳嗽，以防飞沫传播。在咳嗽、打喷嚏时，用双层纸巾遮掩口鼻，纸巾焚烧处理。严禁随地吐痰，应将痰吐于纸盒或纸袋中焚烧处理或将痰液吐入有1%含氯消毒液的有盖容器中混合浸泡消毒1小时后弃去；餐具用后应先煮沸5分钟再清洗，剩余饭菜煮沸10分钟后弃去；便器、痰杯用1%含氯消毒剂浸泡消毒1小时后再清洗，同桌共餐时使用公筷，以预防传染。接触痰液的双手须用流动水清洗；被褥、书籍可在日光下曝晒6小时以上消毒灭菌。

（3）保护易感人群：给新生儿、儿童及青少年接种卡介苗，使人体产生对结核分枝杆菌的获得性免疫力。卡介苗不能预防感染，但可减轻感染后的发病与病情。对于结核菌素试验阳性且与患者密切接触的成员、结核菌素试验新近转为阳性的儿童可服用异烟肼进行药物预防。

【护理评价】

1.患者日常活动是否恢复正常。

2.患者营养状态有无明显改善。

3.患者能否熟悉结核病防治知识。

4.患者体温是否恢复正常。

5.患者有无产生孤独感。

6.患者是否发生窒息。

7.患者有无生并发症，或并发症是否能被及时发现并得到及时处理。

第九节　原发性支气管肺癌患者的护理

原发性支气管肺癌简称肺癌，是最常见的肺部原发性恶性肿瘤，癌症起源于支气管黏膜或腺体，常有区域性淋巴转移和血行转移。肺癌发病率居癌症首位，由于早期诊断率低导致预后较差。

【病因及发病机制】

1. **吸烟**　是肺癌的重要危险因素，国内外的调查均证实80%～90%的男性肺癌与吸烟有关，女性19.3%～40%与吸烟有关。纸烟中含有各种致癌物质，其中苯并芘为致癌的主要物质。吸烟可使支气管上皮细胞纤毛脱落、上皮细胞增生、鳞状上皮化生、核异形变。吸烟量越多，年限越长，开始吸烟年龄越早，肺癌死亡率越高。

2. **职业致癌因子**　已被确认的致人类肺癌的职业因素有石棉、砷、铬、镍、二氯甲醚、煤烟、焦油和石油中的多环芳烃、烟草的加热产物等。其中，石棉是导致肺癌最常见的职业因素，吸烟和石棉职业暴露有协同致癌作用。

3. **空气污染**　肺癌发病率和死亡率在许多国家城乡有明显差别，重工业城市高于轻工业城市，城市比农村高，表明空气污染与肺癌有关。空气污染包括室内小环境和室外大环境污染。室内被动吸烟、燃烧燃料和烹调过程均能产生致癌物质。室外环境污染主要原因是工业废气、汽车废气、公路沥青等污染大气后被人体吸入致病。

4. **电离辐射**　长期接触放射性物质，如铀、镭、中子和α射线、X线等，大剂量电离辐射可引起肺癌。

5. **饮食与营养**　食物中维生素A、维生素E、维生素B_2、β胡萝卜素和微量元素（锌、硒）的摄入量与癌症发生呈负相关。

6. **遗传和基因改变**　肺癌细胞有多种基因异常，肺癌患者常有第三条染色体短臂部分位点发生基因变异或缺失。

7. **其他**　肺部慢性炎症、结核病、病毒的感染、真菌毒素（黄曲霉菌）、机体免疫功能的低下、内分泌失调等因素对肺癌的发生可能也起一定的作用。

【分类】

（一）按解剖学部位分类

肺癌按解剖学部位分为中央型肺癌和周围型肺癌。其中，中央型肺癌指发生在段支气管以上至主支气管的癌肿。以鳞状细胞癌（鳞癌）和小细胞未分化癌较多见，约占3/4。周围型肺癌指发生在段支气管以下的癌肿，以腺癌较为多见，约占1/4。

（二）按组织病理学分类

肺癌按组织病理学分类分为非小细胞肺癌和小细胞肺癌，前者包括鳞状上皮细胞癌、腺癌、大细胞癌等，后者包括燕麦细胞型、中间细胞型、复合燕麦细胞型。具体特点如下：

1. **鳞状上皮细胞癌（简称鳞癌）**　多见于男性，与吸烟关系密切。以中央型肺癌多见。鳞癌生长缓慢，多见于淋巴转移，手术切除生存率较高。

2.小细胞未分化癌（简称小细胞癌） 是肺癌中恶性程度最高的一种，癌肿生长快，侵袭力强，远处转移早，对放疗和化疗比较敏感。

3.大细胞未分化癌（简称大细胞癌） 可发生在肺门附近或肺边缘的支气管，转移较小细胞癌晚。

4.腺癌 为最常见的类型，多见于女性，与吸烟关系不大，血行转移较多见，常转移到肝、脑和骨，更易累及胸膜而引起胸腔积液，对放疗、化疗敏感性均较差。

【护理评估】

（一）健康史

询问患者有无家族史、吸烟史、职业接触史、是否患有慢性支气管炎或其他呼吸系统慢性疾病等。评估患者的营养状态。

（二）身体状况

肺癌的症状和体征与癌肿的部位、大小、压迫、侵犯邻近器官、转移等情况关系密切。

1.由原发肿瘤引发的症状和体征

（1）咳嗽：是肺癌早期常见症状，为刺激性干咳或少量黏液痰；肿瘤增大引起远端支气管狭窄时可表现为持续咳嗽，呈高调金属音或刺激性呛咳。当继发感染时，痰量增多，呈黏液脓性。

（2）血痰或咯血：部分患者以咯血为首发症状，多见于中央型肺癌，肿瘤向管腔内生长时表现为间歇或持续痰中带血或间断咯血；若癌肿侵蚀大血管则有大咯血。

（3）喘鸣：部分患者在吸气时可闻及局限性喘鸣音，主要由于肿瘤向支气管内生长引起部分气道阻塞所致。

（4）胸闷、气短：肿瘤导致支气管狭窄；或转移至胸膜，产生大量胸腔积液；转移至心包发生大量心包积液；或有上腔静脉阻塞、膈肌麻痹、弥漫型的肺泡癌广泛播散等，均可影响肺功能而引起胸闷、气急。

（5）发热：多由继发性肺炎、肿瘤组织坏死所引起，抗生素治疗效果不佳。

（6）体重下降：由肿瘤毒素、长期消耗、感染及疼痛导致，晚期表现为恶病质。

2.肿瘤局部扩展引起的症状和体征

（1）胸痛：肿瘤细胞直接侵犯胸膜、肋骨和胸壁，可引起不同程度的胸痛。

（2）呼吸困难：肿瘤压迫大气道所致。

（3）吞咽困难：肿瘤侵犯或压迫食管所致。

（4）声音嘶哑：肿瘤直接压迫或转移至纵隔淋巴结时，压迫喉返神经所致。

（5）上腔静脉阻塞综合征：肿瘤侵犯纵隔压迫上腔静脉，使上腔静脉回流受阻所致，表现为头面部和颈部肿胀、颈静脉怒张、上肢水肿，以及前胸部淤血和前胸部静脉曲张，患者常诉领口进行性变紧。

(6) Horner综合征：位于肺尖部的肺癌称为肺上沟癌（Pancoast瘤），若压迫颈部交感神经可表现为患侧瞳孔缩小、眼睑下垂、眼球内陷，同侧额部与胸壁无汗或少汗；压迫臂丛神经可表现为以腋下为主、向上肢内侧放射的烧灼样疼痛，夜间加重。

3.肺外转移引起的症状和体征

（1）中枢神经系统转移：可引起颅内压增高，表现为头痛、呕吐、复视、眩晕、共济失调、半身不遂等。

（2）骨转移：可引起骨痛和病理性骨折。常转移至肋骨、脊椎、骨盆等处。

（3）肝转移：表现为厌食、肝区疼痛、肝大、黄疸和腹水等。

（4）淋巴结转移：锁骨上淋巴结是肺癌常见的转移部位，多表现为右锁骨上内侧可触及质硬而固定的淋巴结。

4.肺外表现　指肺癌非转移性胸外表现，又称副癌综合征。表现为骨关节肥大、重症肌无力、男性乳腺增大、库欣综合征、类癌综合征等；由于抗利尿激素增加可引起稀释性低钠血症，异生性甲状旁腺样激素增加可导致高钙血症。

（三）心理-社会状况

由于害怕疼痛、手术、死亡、担心疾病预后、对未来和家庭的影响等，患者常会出现否认、沮丧、愤怒甚至产生绝望心理，严重时会有自杀的心理倾向。

（四）辅助检查

1.影像学检查　胸部X线检查是发现和诊断肺癌的重要方法，用于肺癌普查。X线胸片提示肺癌的直接征象是肺内块状阴影，边缘不清或呈分叶状，周边有细毛刺样放射，支气管阻塞时可见肺不张，肿瘤坏死液化可有空洞。CT检查可发现普通X线检查所不能发现的改变，识别肿瘤有无侵犯邻近器官。磁共振显像、正电子发射计算机体层显像也可为进一步明确诊断提供信息。

2.痰脱落细胞检查　痰脱落细胞检查是最简单而有效的肺癌早期诊断方法之一。若痰中找到癌细胞即可明确诊断。

3.纤维支气管镜检查　对中央型肺癌诊断阳性率较高，可在支气管腔内直接看到肿瘤大小、部位及范围，可取组织做病理切片检查。

（五）治疗原则及主要措施

目前肺癌的治疗方案根据肿瘤的组织学决定。一般情况下，以手术治疗为主，辅以放射治疗、化学药物治疗、中医中药治疗及免疫治疗等。

1.手术治疗　其目的是彻底切除肺部原发癌肿病灶、局部及纵隔淋巴结，尽可能保留健康肺组织。一经确诊的肺癌，无手术禁忌证，以尽早手术切除病变部位较为理想。中心型肺癌施行肺叶或一侧全肺切除术，周围型肺癌施行肺叶切除术。一般无淋巴结肿大者手术后5年生存率可达50%，鳞癌、腺癌、小细胞癌手术后5年生存率依次降低。

2.放射治疗　放疗分为根治性和姑息性2种。小细胞未分化癌对放疗最敏感，鳞癌其次，腺癌放疗效果最差。

3.化学治疗　对分化程度低的肺癌，特别是小细胞癌，疗效较好。也可单独应用于晚期肺癌患者，或与手术治疗、放射治疗等综合应用，以防止癌肿转移复发，提高治愈率。常用药物有环磷酰胺、甲氨蝶呤、长春新碱等。

4.中医中药治疗　根据患者临床症状、脉象、舌苔等辨证论治，部分患者可缓解症状并延长寿命。

5.生物反应调节剂治疗　生物反应调节剂可作为辅助治疗，如小剂量干扰素、集落刺激因子，能增强机体对化疗、放疗的耐受性，提高疗效。

【常见护理诊断/问题】

1.疼痛　与肿瘤压迫、癌细胞浸润周围组织、手术创伤等有关。

2.焦虑/恐惧　与担心手术、疼痛、担心预后有关。

3.气体交换受损　与肺组织病变、手术切除肺组织、麻醉有关。

4.清理呼吸道无效　与肿瘤阻塞支气管、术后伤口疼痛、咳嗽无力有关。

5.营养失调（低于机体需要量）　与癌症致机体过度消耗、肿瘤压迫、化疗反应有关。

6.潜在并发症　出血、感染、肺不张、支气管胸膜瘘、心律失常、化学药物不良反应。

【护理目标】

1.患者疼痛减轻或消失。

2.患者焦虑、恐惧感减轻。

3.患者呼吸困难逐渐减轻，或呼吸恢复正常。

4.患者能有效咳嗽，保持气道通畅。

5.患者营养状况良好。

6.患者未发生并发症，或并发症被及时发现并得到及时处理。

【护理措施】

（一）一般护理

1.休息与环境　提供整洁、舒适、安静的休息环境，保持室内清洁无尘、空气流通、温湿度适宜等。严重呼吸困难者应卧床休息，并协助其采取舒适的体位，如抬高床头或半坐卧位。必要时遵医嘱应用镇静剂，使患者安静休息。

2.饮食护理　以高热量、高蛋白质、高维生素、易消化饮食为原则。提供愉快的进餐环境，提供色、香、味俱全的均衡饮食。多食新鲜蔬菜和水果，避免刺激性的、产气的食物。吞咽困难者，给予流质饮食，进食宜慢，取半卧位，避免发生吸入性肺炎或呛咳，必要时采取喂食、鼻饲或按医嘱静脉补充营养。

（二）病情观察

注意观察患者生命体征的变化。注意是否有肿瘤的压迫症状，如呼吸困难、吞咽困难、声音嘶哑等症状的变化程度，注意是否有肿瘤转移的症状，如骨骼疼痛、头痛、呕吐及意识障碍等中枢神经系统症状。严密观察是否有化疗、放疗的不良反应，如恶心、呕吐、脱发和口腔溃疡等。监测血白细胞和血小板的变化。

（三）放射治疗护理

1. 放疗前护理　耐心做好解释工作，消除患者紧张情绪。

2. 放疗中护理　注意患者是否出现疼痛、出血、感染等症状，做好对症护理。尽量保护不必照射的部位，同时给予镇静剂、B族维生素。

3. 放疗后护理

（1）皮肤护理：注意保护照射部位皮肤，选择宽松、柔软、吸湿性强的内衣；天气寒冷时外出注意保暖，夏天外出注意防晒，避免照射部位受冷、热刺激和日光直射。照射部位保持干燥，局部不可黏贴胶布或涂抹酒精及刺激性油膏；清洗时动作轻柔，勿用力擦洗和使用肥皂。

（2）全身反应护理：常见表现为虚弱、乏力、头晕、头痛、厌食、恶心、呕吐等。反应的轻重与照射部位、照射野的大小和照射剂量密切相关。因此，放射治疗期间应加强营养，补充大量维生素，每次照射前后静卧半小时，避免进食，以免引起厌食；鼓励患者多饮水，3 000mL/d，以利于毒素排出。

（四）疼痛护理

1. 评估疼痛　如疼痛的部位、性质、程度及持续时间、加重或减轻的因素，影响患者表达疼痛的因素。

2. 非药物止痛　以同情、安慰和鼓励的语言与举止支持患者，以减轻心理压力，提高痛阈值。指导患者采用放松技术，如阅读书报、看电视、听音乐、交谈等方式转移注意力，减轻疼痛的感受强度。尽量避免咳嗽，更换体位时动作轻柔，指导患者用手或枕头护住胸部以减轻疼痛。采用按摩、局部冷敷、针灸、经皮肤电刺激等物理的方法止痛，可降低疼痛的敏感性。

3. 药物止痛　用药期间取得患者和家属的配合，以确定有效止痛的药物和剂量。尽量口服给药，有需要时按时给药，而不是等疼痛发作时再给药。给药时遵医嘱按WHO推荐的三阶梯止痛方案用药。必要时指导患者使用自控镇痛泵。注意观察穿刺部位有无渗出液，保持局部清洁。告诉患者活动时不要牵拉自控镇痛泵的管道，防止将导管从体内拔出。用药后观察药物的疗效和不良反应。阿片类药物可引起恶心、呕吐、便秘等不良反应，嘱患者多进食富含纤维素的食物，以预防便秘。

（四）心理护理

评估患者心理状态，鼓励患者表达自己的心理感受，要耐心倾听患者诉说，表示同情和理解。鼓励患者及家属积极参与治疗和护理计划的决策过程，讲述成功病例，增强患者对治疗的信心。鼓励家庭成员和亲朋好友定期探视患者，激发其珍惜生命、热爱生活的热情，调动机体潜能，与疾病做斗争。

（五）健康指导

1. 肺癌知识的普及　建议肺癌高危人群每年做一次胸部低剂量螺旋CT检查，若发现较小肿块，建议每3~6个月进行动态复查，做到早期发现、早期诊断、早期治疗。戒烟是预防肺癌发病的最好方法，鼓励患者戒烟，并广泛宣传吸烟的危害，大力提倡戒烟、公共场所禁止吸烟。

2. 生活指导　保持良好的营养状况，多食用含维生素A及其衍生物β胡萝卜素的蔬菜和水果，减少肺癌发生的危险性。每天有充分的休息与活动，注意保持良好的口腔卫生，避免出入人群聚集的公共场所或与上呼吸道感染者接近。避免居住于布满灰尘、烟雾及化学刺激品的环境，减少或避免吸入含有致癌物质污染的空气和粉尘。指导患者遵医嘱在家庭中安全用药。

3. 定期复查　肺癌最常在术后2~3年复发，指导患者定期门诊随访，术后2年内应进行3~4次复查，之后的2~3年内复查2次。若出现发热、血痰、胸痛、咽下困难、喘鸣等表现，及时就诊。定期到医院复查血细胞和肝功能，当白细胞<3.5×10^9/L时应停用化疗药物。

【护理评价】

1. 患者疼痛是否减轻或消失。
2. 患者焦虑、恐惧感是否减轻。
3. 患者呼吸困难是否逐渐减轻，或呼吸恢复正常。
4. 患者是否能有效咳嗽，保持气道通畅。
5. 患者营养状况是否良好。
6. 患者有无并发症发生；发生并发症能否被及时发现，并得到及时处理。

第十节　自发性气胸患者的护理

胸膜腔为脏层胸膜与壁层胸膜之间不含空气的密闭腔隙。任何原因使空气进入胸膜腔造成胸腔积气和肺萎陷称为气胸。气胸可分为自发性气胸、外伤性气胸和医源性气胸3类。在没有创伤或人为的因素下，因肺部疾病使肺组织和脏层胸膜自发破裂，空气进入胸膜腔所致的气胸，为自发性气胸。

【病因及发病机制】

1. 继发性气胸　在慢性阻塞性肺疾病、肺结核、尘肺、弥漫性肺间质纤维化、肺癌等肺疾病基础上发生的气胸，以COPD最常见，主要因肺部基础疾病引起细支气管的不完全阻塞，引起肺大疱破裂所致。也见于肺组织坏死波及脏层胸膜等情况。

2. 原发性气胸　指常规胸部X线检查肺部无明显异常者所发生的气胸，好发于瘦高体型的男性青壮年。可能与肺组织的先天性弹力纤维发育不全、吸烟、非特异性炎症瘢痕等有关。

3. 特殊类型气胸

（1）月经性气胸：指与月经周期相关的反复发作的气胸。好发于月经来潮后24~72小时，可能与胸膜上存在异位子宫内膜，在行经期发生破裂有关。

(2)妊娠合并气胸：指因每次妊娠而发生的气胸。好发于生育期的年轻女性，可能与激素变化和胸廓顺应性的改变有关。

(3)其他：航空、潜水作业而无适当防护措施，从高压环境忽然进入低压环境，或正压机械通气加压过高等，均可发生气胸。气压骤变、剧烈咳嗽、喷嚏、屏气或高喊大笑、举手欢呼、抬举重物等用力过度常为气胸的诱因。机械通气时压力过高也可诱发气胸。

【临床类型】

根据脏层胸膜破口情况和气胸发生后对胸膜腔内压力的影响，气胸分为以下3类。

1.闭合性(单纯性)气胸　胸膜破裂口小，随着呼气时肺回缩及浆液渗出物的作用，脏层胸膜破口自行封闭，空气停止继续进入胸膜腔。胸膜腔测压显示压力增高，抽气后压力下降并不再回升，说明破口不再漏气。胸膜腔内残余气体将自行吸收，胸膜腔内压力维持负压，肺随之逐渐复张。

2.开放性（交通性）气胸　胸膜破裂口较大，或因胸膜粘连和牵拉，空气在吸气和呼气时自由进出胸膜腔。抽气后胸膜腔内压呈负压，但数分钟后很快复升到抽气前水平，压力变化不大。

3.张力性（高压性）气胸　胸膜破裂口呈单向活瓣或活塞作用，吸气时开启，空气进入胸膜腔，呼气时破裂口关闭，胸腔内气体不能再经破裂口返回呼吸道排出体外，使积气越来越多，胸膜腔内压持续升高，可达10~20cmH$_2$O。由于胸腔内高压可使肺脏受压，纵隔向健侧移位，影响心脏血液回流。抽气后胸膜腔内压下降，但很快又升高。病情严重时可引起呼吸衰竭和循环功能障碍，甚至危及生命。

【护理评估】

（一）健康史

询问患者有无明显的外伤史，有无提举重物、剧烈咳嗽、运动、用力排便、大笑等诱因；是否伴有胸痛、呼吸困难、胸闷、心悸、咳嗽；有无吸烟史、慢性支气管炎、肺结核、肺气肿、尘肺等慢性肺部疾病病史；是否首次发病。

（二）身体状况

1.症状

(1)胸痛：常有剧烈咳嗽、提举重物、用力排便、举手欢呼等诱因，起病急，突感患侧针刺样或刀割样胸痛，持续时间短，吸气时加剧。多发生在前胸、腋下等部位。

(2)呼吸困难：为气胸的典型症状，呼吸困难程度与气胸的类型、肺萎陷程度以及气胸发生前基础肺功能有密切关系。如基础肺功能良好，患者常无明显症状。原有阻塞性肺气肿患者肺萎陷不到10%，亦有出现明显的呼吸困难。张力性气胸可表现出烦躁不安、呼吸困难、发绀、四肢厥冷、大汗、脉搏细速、心律失常、意识不清等，与胸膜腔内压持续升高使患侧肺受压，纵隔向健侧移位，造成严重呼吸及循环功能障碍有关。

(3)咳嗽：有刺激性咳嗽，由气体刺激胸膜所致，多数不严重。

2.体征　少量气胸时体征不明显；大量气胸时，气管和纵隔向健侧移位，呼吸运动减弱，患侧胸廓和肋间隙饱满，触觉语颤减弱，叩诊呈鼓音。左侧气胸可有心浊音界消失；右侧气胸可有肝浊音界下移。听诊呼吸音明显减弱或消失，液气胸时可闻及胸内振水音。并发纵隔气肿可在左心缘闻及与心跳一致的气泡破裂音，称Hamman征。

3.并发症　常见并发症为脓气胸、血气胸、纵隔气肿、皮下气肿及呼吸衰竭等。

临床上，当自发性气胸患者的呼吸频率＜24次/分、心率60～120次/分、血压正常、呼吸室内空气时SaO_2＞90%、两次呼吸间说话可成句时，称为稳定型气胸，否则为不稳定型。

（三）心理－社会状况

大部分自发性气胸可治愈，但复发率较高，胸痛、呼吸困难、咳嗽等症状易导致患者产生紧张、焦虑、恐惧等不良心理反应；需评估患者对气胸的认知情况。

（四）辅助检查

1.血气分析　PaO_2降低，$PaCO_2$多为正常。

2.影像学检查

（1）胸部X线检查：X线检查是诊断气胸的重要方法。气胸的典型X线表现为肺向肺门萎陷呈圆球形阴影，气体带聚集于胸腔外侧或肺尖，局部透亮度增加。气胸合并胸腔积液时，可见液平面。根据X线检查还可判断肺压缩面积的大小。

（2）胸部CT检查：可见胸膜腔内出现极低密度的气体影，伴有不同程度的肺组织萎缩改变。

（五）治疗原则及主要措施

自发性气胸的治疗目的是排出气体，缓解症状，促进肺复张，消除病因及减少复发。

1.保守治疗　适用于肺萎缩＜20%，不伴呼吸困难的闭合性气胸。患者应严格卧床休息，有利于破裂口的愈合和气体吸收。气急、发绀者应给予高流量吸氧，加速胸腔内气体的吸收。积极治疗肺部基础疾病，胸痛明显者酌情给予镇痛、镇静药物。剧烈咳嗽者给予镇咳药。气体可在7～10天内吸收，需密切监测病情变化，尤其在气胸发生后24～48小时内。

2.排气治疗　适用于呼吸困难明显、肺萎缩＞20%，程度较重的患者。

（1）紧急排气法：张力性气胸在病情危急情况下，可用无菌粗针经患者肋间刺破胸膜腔，使胸腔内高压气体排出体外，以挽救生命。

（2）胸膜腔穿刺排气法：适用于少量气胸、呼吸困难较轻、心肺功能尚好的闭合性气胸患者。皮肤消毒后，用胸穿针刺入胸膜腔，穿刺部位为患侧锁骨中线外侧第2肋间，用胶管将针头与50mL或100mL的注射器连接在一起，胶管便于抽气时钳夹，防止空气进入胸膜腔。每次抽气不宜超过1000mL，每隔1～2天抽气一次。

（3）胸腔闭式引流：适用于呼吸困难明显、肺萎缩程度较重、张力性气胸、气胸反复发作的患者。通常采用胸腔闭式水封瓶引流。穿刺部位为锁骨中线外侧第2肋间或腋前线第4～5肋间，经套管针将引流管插入胸膜腔，或经手术切开后置入引流管。导管固定后，导管外端连接水封瓶，将导管置于水封瓶水面下1~2cm，使胸膜腔内压力保持在1~2cmH$_2$O以下，插管成功时，导管持续逸出气泡，呼吸困难症状得以迅速缓解。肺复张不满意时可用负压吸引。

3.化学性胸膜固定术　用于气胸反复发作，肺功能较差，不宜手术的患者。主要方法为在胸腔内注入硬化剂，如多西环素、无菌滑石粉等，产生无菌性胸膜炎症，使脏胸膜和壁胸膜粘连，以封闭胸膜腔，可避免气胸复发。

4.手术疗法　适用于反复发作的气胸、张力性气胸引流失败等。

5.并发症处理　根据并发症具体临床表现给予相应处理。

【常见护理诊断/问题】

1.疼痛（胸痛）　与脏层胸膜破裂、引流管置入有关。

2.低效性呼吸型态　与胸膜腔内积气，气体限制肺扩张有关。

3.焦虑　与呼吸困难、胸痛、气胸复发、胸腔穿刺或胸腔闭式引流有关。

4.潜在并发症　纵隔气肿、皮下气肿、血气胸、脓气胸。

【护理目标】

1.患者疼痛减轻或消失。

2.患者呼吸平稳，频率、节律正常。

3.患者情绪稳定，能积极配合治疗。

4.患者未发生并发症，或并发症被及时发现并得到及时处理。

【护理措施】

（一）一般护理

1.休息与活动　急性自发性气胸患者应绝对卧床休息，避免搬动、屏气等活动。有明显的呼吸困难者，协助采取有利于呼吸的体位，如抬高床头，半坐位或端坐位等。如有胸腔引流管，患者翻身时注意防止引流管扭曲和脱落。胸痛时，取舒适卧位，减轻压迫、牵拉所致的疼痛。咳嗽咳痰、深呼吸时，用手按住胸壁及伤口两侧，避免空气进入胸膜腔。卧床期间，每2小时翻身1次，预防压力性损伤。

2.饮食护理　养成良好的饮食、排便习惯，多食新鲜蔬菜和水果及含粗纤维的食物，保持大便通畅，避免用力排便以致气胸再次发作。

（二）病情观察

观察有无呼吸困难、胸痛及疼痛的耐受程度，如果出现明显的呼吸困难、烦躁不安、血压下降、发绀、心率加快甚至出现休克等表现提示病情危重，应立即通知医生及时抢救。对胸腔闭式引流的患者应观察伤口有无出血、皮下气肿、漏气、肺不张及胸痛等情况。

（三）胸腔闭式引流护理

1.术前准备

（1）患者准备：向患者说明排气疗法的目的、基本过程及注意事项，取得患者的理解和配合。

(2) 用物准备：无菌手套、无菌手术衣、皮肤消毒液、局部麻醉药如1%或2%利多卡因、无菌胸腔闭式引流包、无菌胸腔闭式引流装置及无菌蒸馏水或生理盐水。准备用物时需严格检查引流管是否通畅，胸腔闭式引流装置是否密闭，各接口是否牢固。水封瓶内注入适量无菌蒸馏水或生理盐水，标记液面水平。将连接胸腔引流管的玻璃管一端置于水面下1~2cm，以确保患者的胸腔和引流装置之间为一密封系统，插入过深不利于气体的引流，引流瓶塞上的另一短玻璃管为排气管，其下端应距离液平面5cm以上。

2.术中配合　协助医生摆好体位，一般采取坐位或侧卧位。插管过程中注意观察患者的生命体征，注意安慰患者，做好心理护理。

3.术后观察和护理

(1) 确保引流装置安全：引流瓶应放在低于患者胸部且不易绊倒的地方，其液平面应低于引流管胸腔出口平面60cm，防止瓶内液体反流入胸腔。引流管妥善固定于床旁，便于患者翻身活动，但应避免扭曲受压。

(2) 观察引流装置的通畅情况：若有气体自水封瓶液面逸出或引流管内的水柱随呼吸上下移动，表明引流通畅。若水柱停止移动，可能与患者肺组织复张、胸腔引流管的一端顶住胸膜、管道堵塞或扭曲等有关。若患者呼吸困难加重，出现发绀、大汗、四肢湿冷、血压下降并且水封瓶内无气体逸出和无水柱波动等情况提示气胸再发或高压性气胸引起休克的可能，应立即通知医生并协助处理。

(3) 防止胸腔积液或渗出物堵塞引流管：根据病情定期挤压引流管，以防止胸腔积液或渗出物堵塞引流管。

(4) 防止意外：搬动患者时需用两把止血钳将引流管交叉双重夹紧，防止在搬动过程中发生管道脱节、漏气或倒吸等意外情况。更换引流瓶时应先将近心端的引流管夹住，待处理安置稳妥后方可松开止血钳，以防止气体进入胸腔。一旦引流瓶被打破时，应迅速用止血钳夹住引流管并及时更换引流瓶。若胸腔引流管不慎滑出胸腔时，应嘱患者呼气，迅速用凡士林纱布将伤口覆盖，并立即通知医生进行处理。

(5) 引流装置护理：严格执行无菌操作，一次性引流装置每周更换1次，非一次性闭式引流系统需要每天更换引流瓶。

(6) 伤口护理：伤口敷料每1~2天更换1次，有分泌物渗湿或污染时及时更换。

(7) 肺功能锻炼：鼓励患者适当翻身，并进行深呼吸和咳嗽，或吹气球，以促进受压萎陷的肺组织扩张，并加速胸腔内气体排出，使肺尽早复张。

(8) 拔管护理：如果引流管管口无气体逸出、无呼吸困难等症状1~2天后，夹闭引流管1天无气急、呼吸困难，X线胸片显示肺已全部复张，提示可拔除引流管。拔管后，用凡士林纱布覆盖伤口，观察患者有无胸闷、呼吸困难等症状，如有异常立即处理。

(四) 心理护理

加强与患者心理沟通，了解患者的心理状态，解释检查和操作的目的及效果，消除其思想顾虑，使之配合治疗及护理。鼓励患者间相互交流治病经验、相互关心、相互支持，减轻心理压力。

（五）健康指导

1. 疾病知识指导　　向患者讲解气胸的基本知识，积极治疗原发病，避免诱发因素，如屏气、大笑、提举重物、剧烈咳嗽等。同时根据患者的理解能力，采用不同的健康指导方法，让其能够说出发生气胸时的急救方法。

2. 生活指导　　保证充足的睡眠，取舒适体位，适当咳嗽，保持良好的心情。气胸患者禁止乘坐飞机，如肺完全复张后1周可乘坐飞机。气胸痊愈1个月内不宜参加剧烈的体育活动。

3. 疾病监测指导　　指导患者观察病情变化，若突然感到胸闷、胸痛、气急或原有呼吸困难突然加重，则提示气胸复发的可能，应及时就医。

【护理评价】

1. 患者疼痛是否减轻或消失。
2. 患者呼吸是否平稳，频率、节律是否正常。
3. 患者情绪是否稳定，是否能够积极配合治疗。
4. 患者有无并发症发生；发生并发症能否被及时发现，并得到及时处理。

第十一节　呼吸衰竭患者的护理

呼吸衰竭指各种原因引起的肺通气和（或）换气功能障碍，不能进行有效的气体交换，造成机体缺氧伴（或不伴）二氧化碳潴留，因而产生一系列病理生理改变的临床综合征，明确诊断需依靠动脉血气分析。在正常大气压下，于静息时呼吸室内空气，动脉血氧分压（PaO_2）低于60mmHg伴（或不伴）二氧化碳分压（$PaCO_2$）高于50mmHg，即为呼吸衰竭。

呼吸衰竭有多种分类方式。

（一）按动脉血气分析分类

1. Ⅰ型呼吸衰竭　　又称缺氧性呼吸衰竭，即仅有缺氧，不伴有二氧化碳潴留或伴二氧化碳降低。常见于肺换气功能障碍性疾病如严重肺部感染性疾病、间质性肺疾病、急性肺栓塞等。

2. Ⅱ型呼吸衰竭　　又称高碳酸性呼吸衰竭，既有缺氧，又有二氧化碳潴留。常见于肺通气功能障碍性疾病，如COPD、肺源性心脏病、肺性脑病等。

（二）按起病急缓分类

1. 急性呼吸衰竭　　指既往呼吸功能正常，由于突发因素，如溺水、电击、药物中毒、神经肌肉疾患等，导致肺功能突然衰竭。

2. 慢性呼吸衰竭　　是在原有慢性呼吸道疾病的基础上，呼吸功能损害逐渐加重，若机体通过代偿适应，仍能从事个人日常生活活动，称为代偿性慢性呼吸衰竭；若并发呼吸道感染等原因进一步加重呼吸功能负担，出现严重缺氧、二氧化碳潴留和酸中毒等临床表现时，则称为失代偿性慢性呼吸衰竭。

（三）按发病机制分类

1.泵衰竭　指神经肌肉病变以及胸廓疾病引起通气功能障碍的呼吸衰竭，主要表现为Ⅱ型呼吸衰竭。

2.肺衰竭　指肺组织、气道阻塞和肺血管病变引起的呼吸衰竭，可表现为Ⅰ型呼吸衰竭。

一、慢性呼吸衰竭

【病因及发病机制】

（一）病因

慢性呼吸衰竭常由支气管-肺疾病所引起，如慢性阻塞性肺疾病、支气管哮喘、肺结核、各种慢性肺部感染、矽肺、弥漫性肺纤维化、胸廓畸形、大量胸腔积液等，其中以慢性阻塞性肺疾病最常见。

（二）发病机制

1.肺泡通气不足　气道阻力增加、生理无效腔增加，可导致通气不足，引起肺泡氧分压和二氧化碳分压升高，发生缺氧和二氧化碳潴留。

2.通气/血流比例失调　是低氧血症最常见的原因。正常成人静息条件下，通气/血流之比保持在0.8，才能保证有效的气体交换。若通气/血流<0.8，则静脉血不能充分氧合，引起肺动静脉分流；若通气/血流>0.8，吸入气体则不能有效地与血液进行气体交换，引起生理无效腔增多。通气/血流比例失调最终引起缺氧和二氧化碳潴留。

3.弥散障碍　肺泡弥散面积减少、呼吸膜的增厚等因素可影响气体的弥散量。因二氧化碳弥散能力为氧气的20倍，故弥散障碍主要影响氧气的交换，导致低氧血症。

4.肺内动-静脉解剖分流增加　由于肺动脉内的静脉血未经氧合直接流入肺静脉，导致低氧血症。

5.氧耗量增加　可引起肺泡氧分压下降，若同时伴有通气功能障碍，可引起严重的低氧血症。

（三）缺氧和二氧化碳潴留对机体的影响

1.对中枢神经系统的影响　脑组织对缺氧十分敏感，完全停止供氧4~5分钟，即可导致不可逆的脑损害。PaO_2低于60mmHg时可引起注意力不集中、智力减退、定向障碍。随着缺氧加重，当PaO_2低于30mmHg时可导致烦躁不安、神志恍惚、谵妄甚至昏迷。二氧化碳轻度增加时，可对皮质下层刺激加强，间接兴奋大脑皮质，随着病情加重，可降低脑细胞代谢，降低脑细胞兴奋性，抑制皮质活动，使中枢神经处于麻醉状态，表现为嗜睡、昏迷、抽搐和呼吸抑制，这种由缺氧和二氧化碳潴留导致的精神神经系统障碍的症候群称为肺性脑病。缺氧、二氧化碳潴留、酸中毒等均会使脑血管扩张，血流量增加，重者会引起脑间质水肿、颅内高压，继而加重组织缺氧而造成恶性循环。

2. 对循环系统的影响　缺氧和二氧化碳潴留均可刺激心脏，使心率加快，心搏量增加，血压上升；缺氧时肺小动脉收缩，肺循环阻力增加，导致肺动脉高压，使右心负荷加重；长期慢性缺氧可使心肌发生纤维化和心肌收缩力降低，导致心力衰竭。缺氧、二氧化碳潴留还可引起严重心律失常。二氧化碳潴留时，四肢浅表静脉和毛细血管扩张，表现为患者皮肤潮红、温暖、多汗。

3. 对呼吸系统的影响　缺氧主要通过颈动脉体和主动脉体化学感受器的反射作用刺激通气，若缺氧加重缓慢，则这种反射反应迟钝。二氧化碳是强有力的呼吸中枢兴奋剂，随着二氧化碳浓度增加，通气量明显增加，但$PaCO_2$升高时，呼吸中枢反而受抑制，通气量下降。因此，对伴有二氧化碳潴留的患者进行氧疗时，不应给予高浓度的氧，以免抑制呼吸。

4. 对肝、肾功能的影响　缺氧可损害肝细胞，使丙氨酸氨基转移酶升高，但随着缺氧纠正，肝功能逐渐恢复正常。轻度缺氧和二氧化碳潴留可引起肾血管扩张，肾血流量和肾小球滤过率增加，导致尿量增多。但当$PaO_2<40mmHg$，$PaCO_2>65mmHg$时，肾血管收缩，肾血流量减少，肾功能受到抑制，尿量减少。若及时治疗，随着呼吸功能的好转，肾功能是可以恢复的。

5. 对酸碱平衡和电解质的影响　严重缺氧可抑制细胞能量代谢，产生大量乳酸和无机磷，导致代谢性酸中毒。严重或持续缺氧可引起高钾血症和细胞内酸中毒。慢性二氧化碳潴留可引起低氯血症。$PaCO_2>45mmHg$时可引起呼吸性酸中毒。

【护理评估】

（一）健康史

询问患者是否存在慢性支气管肺疾病，如COPD、严重肺结核等慢性病；是否存在手术、创伤、感染、高浓度吸氧、使用麻醉药等诱因，尤其是呼吸道感染。

（二）身体状况

1. 症状

（1）呼吸困难：是呼吸衰竭的重要症状，也是呼吸衰竭最早、最突出的表现。患者的呼吸频率、节律和幅度均可发生变化。上呼吸道梗阻呈现吸气性呼吸困难，伴"三凹征"。中枢性呼吸衰竭呈现潮式、间歇或抽泣样呼吸。慢性阻塞性肺疾病为呼气性呼吸困难，出现浅快或不规则呼吸，伴有辅助呼吸肌参与活动的点头或提肩呼吸，严重者二氧化碳麻醉可引起呼吸停止。

（2）发绀：是低氧血症的主要表现。因通气不足或通气与血流比例失调可引起发绀，以口唇、指甲、舌等部位明显，吸氧数分钟后口唇可转红。发绀与还原血红蛋白的含量有关，慢性代偿性呼吸衰竭的患者，因红细胞增多发绀明显，严重贫血或出血者发绀不明显或不出现。

（3）精神神经症状：慢性缺氧可引起认知或定向障碍。随着二氧化碳浓度增高，出现先兴奋后抑制的症状。轻度二氧化碳潴留可引起兴奋症状，表现为烦躁不安、昼睡夜醒、谵妄等；随着二氧化碳潴留的加重出现肺性脑病，产生抑制症状，表现为神志淡漠、肌肉震颤、间歇抽搐、昏睡、昏迷等。

（4）心血管系统症状：早期心率增快、血压升高；晚期严重缺氧，酸中毒引起循环衰竭、血压下降、心律失常、心脏停搏。二氧化碳潴留出现皮肤潮红、湿暖多汗。

（5）消化和泌尿系统症状：表现为黄疸、谷丙转氨酶升高、蛋白尿、血尿等。上述症状随着缺氧和二氧化碳潴留的纠正可消失。

2.体征 缺氧和二氧化碳潴留可表现为皮肤温暖、红润多汗、面色潮红，球结膜充血、水肿等。

（三）心理-社会状况

了解患者的心理反应和日常生活处理能力；评估患者对疾病的认知情况以及家属对其支持的程度；患者常对病情和预后产生焦虑、恐惧等心理反应。

（四）辅助检查

1.血气分析 动脉血气分析可作为诊断的依据。呼吸衰竭时，$PaO_2<60mmHg$ 和（或）$PaCO_2>50mmHg$，$SaO_2<75\%$。pH低于7.35为失代偿性酸中毒，pH高于7.45为失代偿性碱中毒，但pH异常不能说明是何种性质的酸碱失衡。二氧化碳结合力（CO_2CP）在一定程度上反映呼吸性酸中毒的严重程度，其正常值范围在22~32mmol/L。代谢性酸中毒或呼吸性碱中毒时CO_2CP降低，呼吸性酸中毒或代谢性碱中毒时CO_2CP升高。剩余碱（BE）为机体代谢性酸碱失衡的定量指标，其正常值范围在（0±2.3）mmol/L，代谢性酸中毒时，BE负值增大；代谢性碱中毒时，BE正值增大。

2.电解质检查 呼吸性酸中毒合并代谢性酸中毒时，常伴有高钾血症；呼吸性酸中毒合并代谢性碱中毒时，常有低钾血症和低氯血症。

3.影像学检查 X线胸片、胸部CT等可协助分析呼吸衰竭的原因。

4.肺功能检查 肺功能检查能判断通气功能障碍的性质以及是否伴有通气功能障碍，根据结果可判断通气和换气功能障碍的严重程度。

5.痰液检查 痰液涂片与细菌培养的检查结果有利于确定病原体，指导抗生素的使用。

6.其他 尿常规可见红细胞、蛋白尿、管型尿。血清中BUN、SCr、ALT、AST可有不同程度的升高。

（五）治疗原则及主要措施

1.保持呼吸道通畅 是纠正缺氧和二氧化碳潴留最重要的措施。

（1）清除呼吸道分泌物：患者呼吸道分泌物多黏稠，可通过口服或雾化吸入溴己新等祛痰剂稀释痰液。适当补充液体，使痰液稀释，保持气道的湿化。清除口腔、鼻、咽喉部及支气管的分泌物。对于咳痰无力、神志不清者应进行机械吸痰。

（2）缓解支气管痉挛：用支气管舒张剂松弛支气管平滑肌，减少气道阻力，改善通气功能。必要时给予肾上腺糖皮质激素。

（3）必要时建立简易的人工气道、气管插管或气管切开等。

2. 氧疗　氧疗是纠正低氧血症的主要手段。不同的疾病、不同呼吸衰竭类型，其氧疗指征、给氧方法以及氧疗效果各不相同。一般将$PaO_2<60mmHg$定为氧疗的绝对适应证。Ⅰ型呼吸衰竭可给予高浓度（>35%）氧；Ⅱ型呼吸衰竭持续给予低浓度、低流量（1~2L/min）氧。

3. 控制感染　慢性呼吸衰竭急性加重的常见诱因是感染，一些非感染因素诱发的呼吸衰竭也容易继发感染，因此需要积极抗感染治疗。根据痰细菌培养和药敏试验的结果，明确致病菌和选用敏感有效的抗生素，常用第三代头孢菌素、氟喹诺酮类等。

4. 增加通气量，减少二氧化碳潴留

（1）呼吸中枢兴奋剂：通过刺激颈动脉体和主动脉体的化学感受器兴奋呼吸中枢，增加通气量，适用于以中枢抑制为主所致的呼衰，不适合用于以换气功能障碍为主所致的呼衰。脑缺氧、脑水肿未纠正而出现频繁抽搐者慎用。使用时须在保持气道通畅的前提下，否则会加重呼吸肌疲劳，加重二氧化碳潴留。常用尼可刹米（可拉明）、洛贝林、多沙普仑等。

（2）机械通气：根据病情选用无创机械通气或有创机械通气，改善肺的气体交换效能，使呼吸肌休息，有利于恢复呼吸肌功能。

5. 并发症的防治　如休克、上消化道出血、DIC等并发症需进行相应处理。

二、急性呼吸窘迫综合征

急性呼吸窘迫综合征是指由各种肺内、肺外致病因素导致的急性弥漫性肺损伤，进而发展的急性呼吸衰竭，属于急性肺损伤的严重阶段。临床主要表现为呼吸窘迫、顽固性低氧血症和呼吸衰竭。起病急，进展快，预后差，病死率可达50%左右。存活者大部分能完全恢复，部分患者可遗留肺纤维化。

【病因及发病机制】

（一）病因

1. 直接因素（肺内损伤）　指对肺的直接损伤，包括重症肺炎、胃内容物吸入、吸入性肺损伤、氧中毒、肺挫伤、淹溺等。我国最主要的危险因素是重症肺炎。

2. 间接因素（肺外因素）　即对肺的间接损伤，包括严重休克、大面积烧伤、严重非胸部创伤、脓毒症、重症胰腺炎、弥散性血管内凝血、大量输血、药物或麻醉品中毒等。

（二）发病机制

虽然多种致病因素对肺部产生直接损伤，但是急性呼吸窘迫综合征的本质是多种炎症细胞及其释放的炎症介质和细胞因子间接介导的肺炎症反应。主要表现为肺毛细血管内皮细胞与肺泡上皮细胞损伤，肺微血管通透性增加，微血栓的形成，大量富含蛋白质和纤维蛋白的液体渗出至肺间质和肺泡，透明膜形成，进一步促使肺间质纤维化。

(三）病理

急性呼吸窘迫综合征主要的病理改变是弥漫性肺泡损伤，主要表现为肺含水量增多，肺广泛充血、水肿和肺泡内透明膜形成。主要有渗出期、增生期和纤维化期3个病理阶段，常重叠存在。可引起小气道陷闭、肺泡萎陷、肺不张、肺通气/血流比例失调，从而引起肺的氧合功能障碍，导致顽固性低氧血症和呼吸窘迫。

【护理评估】

（一）健康史

询问患者是否存在引起本病的诱因，如感染、中毒等；是否存在慢性心肺疾病病史。

（二）身体状况

1. 症状　多数患者于原发病后72小时内发生，最早出现的是呼吸加快、气促，然后出现进行性加重的呼吸困难、发绀，常伴有神志恍惚或淡漠、烦躁、焦虑、出汗等。其呼吸困难的特点是呼吸深快、费力，患者常感到胸廓紧束，严重憋气，即呼吸窘迫，不能用通常的吸氧疗法改善，亦不能用其他原发心肺疾病解释。

2. 体征　肺部听诊早期可无异常，或仅在双肺闻及少量细湿啰音；后期多可闻及水泡音，可有管状呼吸音，还可出现浊音或实变体征。

（三）心理－社会状况

患者因病情严重，面临生死考验，特别是使用机械通气辅助呼吸，难于或不能用语言表达其感受和需求，容易出现烦躁不安、焦虑等不良心理反应。

（四）辅助检查

1. 动脉血气分析　典型表现为PaO_2下降、$PaCO_2$下降和pH升高。氧合指数(PaO_2/FiO_2)是诊断急性呼吸窘迫综合征最常用的指标，正常值为400～500mmHg。氧合指数降低是急性呼吸窘迫综合征诊断的必备条件，急性呼吸窘迫综合征时，$PaO_2/FiO_2 \leq 300mmHg$。

2. 胸部X线检查　早期可无明显异常，或呈轻度间质改变，表现为边缘模糊的肺纹理增多。继之出现斑片状以至融合成大片状的浸润阴影，阴影中可见支气管充气征，后期可出现肺间质纤维化的改变。

3. 床边呼吸功能监测　表现为肺顺应性降低，无效腔通气量明显增加。

（五）治疗原则

积极治疗原发病，改善肺的氧合功能，调节机体液体平衡，加强营养支持。

1. 积极治疗原发病　治疗原发病是治疗急性呼吸窘迫综合征的首要原则和基础。

2. 迅速纠正缺氧　是抢救急性呼吸窘迫综合征最重要的措施。一般给予高流量（4～6L/min）高浓度（>50%）氧气吸入，使$PaO_2 \geq 60mmHg$或$SaO_2 \geq 90\%$。轻者使用面罩吸氧，大多数患者使用机械通气。

3. 机械通气　目前尚无行机械通气治疗指征的统一标准，但多数学者认为急性呼吸窘迫综合征应尽早进行机械通气。机械通气的目的是维持充分的通气和氧合以支持脏器功能。机械通气的关键是复张萎陷的肺泡并使其维持开放状态，同时避免肺泡过度扩张和反复开闭造成损伤。推荐使用肺保护性通气策略，主要措施为呼气末正压通气。

4．液体管理　为消除肺水肿，需控制液体入量。原则是在保证血容量足够、血压稳定的前提下控制液体入量，一般以每日不超过1 500～2 000mL为宜。亦可使用利尿剂，促进水肿消退。治疗过程中应随时纠正电解质紊乱。一般认为早期不宜补胶体，以免胶体液渗入间质加重肺水肿。在后期可输入白蛋白、血浆等胶体液，提高胶体渗透压。大量出血患者必须输血，最好输新鲜血，用库存1周以上的血需加用微过滤器，避免库存血含微型颗粒引起微血栓。一般不必使用强心剂，如存在心力衰竭可给予快速洋地黄制剂，但剂量应小，为一般洋地黄剂量的1/2至2/3。

5．营养支持　患者患病时机体处于高代谢状态，应给予鼻饲或全胃肠外营养，使机体有足够的能量供应，避免代谢功能和电解质紊乱。

6．肾上腺糖皮质激素　一般主张早期、大剂量、短程应用肾上腺糖皮质激素治疗。

7．监护　将患者安置在重症监护室，严密监测呼吸、循环、水／电解质、酸碱平衡等，有利于及时调整治疗方案。

【常见护理诊断/问题】

1．气体交换受损　与肺顺应性降低、气道分泌物过多等有关。

2．清理呼吸道无效　与并发肺内感染、分泌物多而黏稠及无效咳嗽等有关。

3．急性意识障碍　与缺氧和二氧化碳潴留引起的中枢神经系统抑制有关。

4．营养失调（低于机体需要量）　与食欲缺乏、呼吸困难、人工气道及机体的消耗增加有关。

5．语言沟通障碍　与气管插管或切开、脑组织缺氧、语言表达障碍有关。

6．潜在并发症　电解质紊乱、消化道出血、心力衰竭、休克等。

【护理目标】

1．患者呼吸困难得到改善。

2．患者保持呼吸道通畅。

3．患者神志逐渐清楚。

4．患者营养状况良好。

5．患者能进行有效的语言沟通。

6．患者未发生并发症，或并发症能被及时发现并得到及时处理。

【护理措施】

（一）一般护理

1．休息与体位　室内空气清新、温暖，定时消毒，防止交叉感染。协助患者取半卧位或坐位，趴伏在床桌上，以利于减少氧耗量，增加通气量，改善氧合功能。对于烦躁、抽搐、神志恍惚的患者，加强安全措施，防止发生意外伤害。呼吸困难明显患者，应叮嘱其绝对卧床休息，减少不必要的操作和自理活动。急性呼吸窘迫综合征在必要时可采取俯卧位辅助通气。

2.饮食护理　给予高热量、高蛋白质、富含维生素、易消化、少产气的食物。能经口进食者，应少量多餐，以提供足够的能量，降低因进食增加的耗氧量。昏迷患者应给予鼻饲，鼻饲期间观察有无不适表现，如腹胀、腹泻或便秘等。必要时遵医嘱静脉补充营养。

（二）观察病情

观察生命体征、神志、尿量，特别注意呼吸困难程度、发绀情况，使用辅助呼吸机的情况。观察有无肺性脑病症状，如神志淡漠、肌肉震颤、抽搐、嗜睡、昏迷等症状，一旦发现异常应及时通知医生并配合处理。观察并准确记录24小时出入液量。及时送检血气分析和各种检测标本。

（三）用药护理

1.呼吸中枢兴奋剂　要保持呼吸道通畅，适当增加吸入氧浓度。静滴速度不宜过快，用药后注意呼吸频率、幅度及神志的变化，如出现恶心、呕吐、烦躁、颜面潮红、肌肉颤动等现象，提示药物过量，及时通知医生酌情减量或停药。

2.禁用镇静催眠药物，以防抑制呼吸。

（四）对症护理

1.咳嗽咳痰护理　鼓励患者多饮水，做好雾化吸入护理。指导患者进行有效咳嗽、排痰，遵医嘱给予口服祛痰剂，必要时定时改变体位，叩击背部，以利痰液排出。

2.呼吸困难护理　采用吸氧的方法缓解呼吸困难。

（1）给氧方法：常用鼻导管、鼻塞和面罩吸氧。鼻导管和鼻塞法吸氧用于轻度呼吸衰竭和Ⅱ型呼吸衰竭的患者，但流量不超过7L/min，以防对局部黏膜有刺激。面罩分为普通面罩、无重吸面罩和文丘里面罩。普通面罩吸氧用于低氧血症比较严重的Ⅰ型呼吸衰竭和急性呼吸窘迫综合征患者。无重吸面罩吸氧用于严重低氧血症、呼吸状态不稳定的Ⅰ型呼吸衰竭和急性呼吸窘迫综合征患者。文丘里面罩吸氧用于慢性阻塞性肺疾病引起呼吸衰竭的患者。

（2）氧流量：Ⅰ型呼吸衰竭采用高浓度吸氧（＞35%），使PaO_2提高到60mmHg或SaO_2在90%以上。Ⅱ型呼吸衰竭采用低流量（1～2L/min）、低浓度（28%～30%）持续给氧。

（3）氧疗注意事项：吸氧期间注意氧疗有效的指标，当患者发绀消失、神志清楚、精神好转、PaO_2＞60mmHg、$PaCO_2$＜50mmHg时，可考虑终止氧疗。氧疗时注意保持吸入氧气的湿化。妥善固定吸氧的装置，如输入氧气的导管、面罩等。向患者及家属说明氧疗的重要性，不可擅自停止吸氧或更改氧流量。

（五）心理护理

患者如需要机械通气，容易存在紧张、恐惧、抑郁、绝望和依赖等心理问题，护理人员应主动接触患者，与其沟通交流，并教会患者使用非语言的交流方式表达其需求，安排家人或关系密切者探视患者，给予心理支持，增强疾病康复的信心。

（六）健康指导

1.疾病知识指导　向患者及家属讲解疾病的基础知识，必要时应反复讲解，说明积极治疗的重要性。教会患者缩唇、腹式呼吸等呼吸功能训练的方法，促进康复，延缓肺功能的恶化。

2.生活指导　　指导患者避免各种引起呼吸衰竭的诱因。如洗冷水脸等耐寒锻炼，增强体质，预防上呼吸道感染，避免吸入刺激性气体，戒烟，避免劳累、情绪激动等不良因素刺激。尽量少去公共场所，减少与呼吸道感染者的接触。指导患者有效地咳嗽、咳痰，保持呼吸道通畅。鼓励患者改善膳食结构，保证患者的营养摄入。

3.疾病监测指导　　指导患者若咳嗽、咳痰加重，痰量增多且颜色变黄，出现脓性痰、气急加重或伴发热，应及时就医。

【护理评价】

1.患者呼吸困难是否得到改善。

2.患者呼吸道通畅是否得到保障。

3.患者神志是否清楚。

4.患者营养状况是否良好。

5.患者能否进行有效的语言沟通。

6.患者有无并发症发生；发生并发症能否被及时发现，并得到及时处理。

案例回顾

1.该患者出现了肺性脑病。

2.由于高浓度氧气吸入导致患者血氧浓度升高过快，解除了低氧对呼吸中枢的兴奋作用，导致通气不足，二氧化碳潴留加重，引起神经系统症状。

3.应改为鼻导管低流量、低浓度持续给氧。原理：因为慢性呼吸衰竭患者二氧化碳长期潴留，过高的二氧化碳浓度不对COPD患者产生刺激呼吸的作用，依靠缺氧来刺激呼吸，低流量吸氧可以改善缺氧症状，同时保持低氧对呼吸的刺激，以维持正常的通气。

第三章
循环系统疾病患者的护理

章前引言

　　循环系统由心脏、血管和调节血液循环的神经体液机制组成，其主要生理功能是为全身各组织器官运输血液，通过血液将营养物质、氧和激素等供给组织，并将组织代谢废物运走，保证人体新陈代谢的正常运行。

　　循环系统疾病包括心脏和血管疾病，合称心血管病。在我国城乡居民中，循环系统疾病的发病率和死亡率不断上升。由于循环系统疾病的发生与患者的心理状态和生活方式密切相关，因此在临床护理工作中，减少疾病带来的伤害，促进患者康复，帮助患者建立良好的生活习惯，提高其生活质量具有十分重要的意义。

学习目标

1. 识记各类循环系统疾病的概念、病因、护理评估和护理措施。
2. 理解各类循环系统疾病患者的护理诊断/问题。
3. 理解各类循环系统疾病患者的护理目标和护理评价。
4. 学会应用护理程序对循环系统疾病患者实施整体护理。
5. 学会判断循环系统急危重症并具备配合医生进行抢救的能力。
6. 根据护理诊断制订合理的护理措施,能够熟练地为循环系统疾病患者进行健康指导。

思政目标

1. 培养学生的职业态度,规范学生的职业道德。
2. 培养学生在护理工作中具备细心、耐心、爱心、责任心和人文关怀素养。
3. 理解并践行"整体护理"的理念,彰显护理人文精神。

案例导入

患者男性,35岁。6年前,过度劳累时感觉到气短、心悸,休息后缓解,未经任何治疗,能胜任一般日常工作。间断咯血史5年。近1年来,反复出现双下肢水肿,在当地医院使用利尿药治疗后,水肿消退。最近2天由于着凉出现气短、心悸症状,双下肢水肿加重,遂来院就诊。

思考题

1. 患者目前可能的医疗诊断是什么?
2. 患者目前存在哪些护理问题?应采取哪些护理措施?
3. 出院时应指导患者避免哪些诱发因素?

循环系统由心脏、血管和调节血液循环的神经体液机制组成,其主要生理功能是保证人体新陈代谢的正常运行。循环系统疾病常见的症状有心源性呼吸困难、心源性水肿、心前区疼痛、心悸和心源性晕厥等。

心脏位于胸腔中纵隔内,是一个中空的器官,其内部分为左、右心房和左、右心室。左、右心房之间为房间隔,左、右心室之间为室间隔。左心房、左心室之间的瓣膜称二尖瓣,右心房、右心室之间的瓣膜称三尖瓣,两侧瓣膜均有腱索与心室乳头肌相连(图3-0-1)。左、右心室与大血管之间亦有瓣膜相隔,左心室与主动脉之间的瓣膜称主动脉瓣,右心室与肺动脉之间的瓣膜称肺动脉瓣。

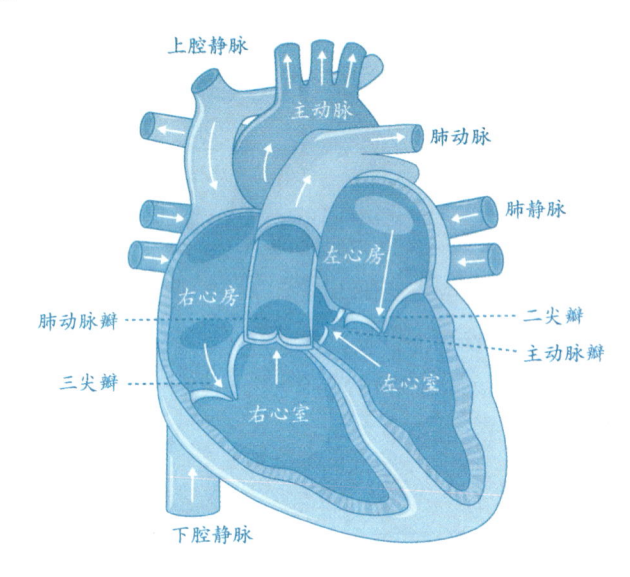

图3-0-1 心脏结构示意图

心壁可分为3层:内层为心内膜,由薄结缔组织和内皮细胞构成;中层为心肌层,心室肌远较心房肌厚,以左心室最为明显;外层为心外膜,即心包的脏层,紧贴于心脏表面,与心包壁层之间形成一个间隙,称为心包腔,腔内含少量浆液,在心脏收缩和舒张时起润滑作用。感染累及心脏可发生心内膜炎、心肌炎、心包炎,当心包腔内积液量增多达一定程度时可产生心脏压塞的症状和体征。

心脏传导系统:心脏有节律地跳动,是由于心脏本身有一种特殊的心肌纤维,具有自动节律性兴奋的能力。心脏传导系统包括窦房结、结间束、房室结、房室束、左右束支及其分支和浦肯野纤维等特殊心肌细胞构成(图3-0-2)。这些细胞均能发出冲动,其中窦房结的自律性最高,为心脏起搏点。当心脏传导系统的传导性和自律性发生异常,可发生各种心律失常。

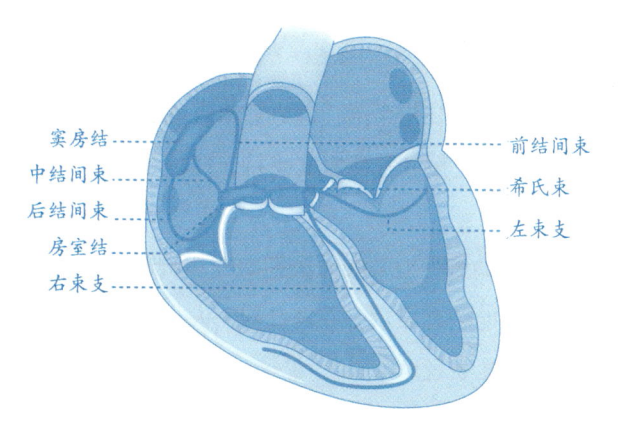

图3-0-2 心脏传导系统示意图

第一节　循环系统疾病常见症状或体征的护理

一、心源性呼吸困难

心源性呼吸困难是指患者自觉空气不足、憋气、呼吸费力，并伴有呼吸频率、节律和深度的异常。

【护理评估】

（一）健康史

询问患者有无高血压、冠心病、心肌病等病史，了解呼吸困难发生与发展的特点，引起呼吸困难的诱因，如体力活动类型、睡眠情况、活动与体位的关系。询问是否有咳嗽咳痰，并问其痰液的颜色、性状和量。

（二）身体状况

呼吸困难是左心功能不全患者最早和最突出的症状，其产生的主要原因是肺循环淤血。根据发展情况及严重程度分为以下几种。

1. 劳力性困难　最早出现，也是病情最轻的一种状态。其特点是呼吸困难，在体力活动时发生或加重，休息后缓解或消失。

2. 夜间阵发性呼吸困难　是左心衰的典型表现。患者于夜间睡眠过程中突感胸闷、气急而憋醒，被迫坐起，醒后惊恐不安。轻者于数分钟或数十分钟内症状缓解，重者常有发绀、咳嗽、咳粉红色泡沫痰，发展为急性肺水肿。

3. 端坐呼吸　是左心衰竭晚期的重要症状。端坐位可减少回心血量，减轻肺循环淤血，且膈肌下降使肺活量增加，有利于缓解呼吸困难。

4. 急性肺水肿　是左心衰竭呼吸困难最严重的表现形式（见于急性左心衰竭）。

（三）心理-社会状况

由于病情反复发作，从而影响日常生活、睡眠质量，患者容易产生焦虑、不安、悲观等情绪，因此要做好患者心理评估，了解其社会家庭支持、经济状况、文化程度等。

（四）辅助检查

评估动脉血气分析，判断缺氧程度及酸碱失衡状况。胸部X线可帮助了解心脏病变及肺淤血、肺水肿的情况。心脏超声能动态显示心腔内结构、大小、各通道血流情况，射血分数等。心电图检查，判断有无心肌缺血表现。

【常见护理诊断/问题】

1. 气体交换受损　与肺淤血、肺水肿或并发感染有关。

2. 活动无耐力　与呼吸困难所致体力消耗、组织供氧不足有关。

【护理目标】

1. 患者维持良好的气体交换状态，呼吸困难明显缓解或消失。

2. 患者活动耐力逐渐增加，活动时血压、心率正常，无明显不适。

【护理措施】

（一）一般护理

1. 休息与活动　明显呼吸困难者应卧床休息，以减轻心脏负担，利于心功能恢复；劳力性呼吸困难者，活动以不引起症状为宜；夜间阵发性呼吸困难者，协助患者坐起；对端坐呼吸者应加强生活护理，衣服宽松，协助大小便，盖被轻软，减轻憋闷感。

2. 体位　根据呼吸困难的类型和程度采取适当体位，如端坐位或高枕卧位等，使横膈下移，增加肺活量；双腿下垂可减少回心血量，有利于改善呼吸困难。注意患者体位的舒适与安全，必要时加用床栏，防止坠床。

3. 氧疗　保持呼吸道通畅，根据病情的轻重选择不同的氧流量和吸氧方法。一般氧流量为2～4L/min；急性左心衰竭患者应高流量（6～8L/min）鼻导管给氧或面罩加压给氧，咳粉红色泡沫样痰时，给予20%～30%乙醇湿化；肺心病患者宜低流量（1～2L/min）持续给氧。

（二）病情观察

密切观察病情变化，详细记录生命体征、意识状态、皮肤黏膜的颜色等情况。

（三）增强活动耐力

1. 制订活动计划　按照渐进的原则确定活动量，例如卧床休息→床边活动→病室内活动→病室外活动→上下楼梯；根据身体状况和活动时反应，确定活动的持续时间和频率。

2. 监测活动过程中的反应　若活动出现心前区不适、呼吸困难、心悸、头晕、眼花、面色苍白等，应停止活动，就地休息。

3. 协助生活自理　卧床期间，加强床上主动或被动的肢体活动；为患者自理活动提供方便，如抬高床头使患者坐起，让患者扶着桌子休息或床上用餐；协助患者使用辅助设备，如床栏、椅背、扶手等，将经常使用的物品放在患者容易取放的位置；指导患者保存体力、减少耗氧量，如在活动中穿插休息等。

（四）心理护理

向患者解释心源性呼吸困难出现的原因和诱因，指出情绪的稳定可减慢心率，有利于缓解呼吸困难；及时安慰患者及家属，采取积极的态度面对疾病；鼓励患者与自信的病友交流、沟通，提高患者战胜疾病的信心。

（五）健康指导

1. 疾病知识指导　指导患者及其家属根据病情、活动后的反应来制订活动强度、活动频率及持续时间。鼓励患者在保证安全、不出现任何症状的情况下，自主进餐、如厕等。活动过程中如有不适，停止活动，原地休息。

2. 角色转换指导　给予患者及其家属心理支持，树立积极、乐观的生活态度，根据自身活动耐力情况，从事力所能及的家务活动。

3. 及时就诊随访　指导患者按时复诊，如症状加重且不能缓解者及时就诊。

【护理评价】

1. 患者是否能够维持良好的气体交换状态，呼吸困难是否明显缓解或消失。
2. 患者活动耐力是否逐渐增加。

二、心源性水肿

心源性水肿是指由于心力衰竭引起的体循环静脉淤血，使组织间隙有过多的液体积聚，主要是由右心衰竭引起。由于右心衰竭引起体循环淤血，有效循环血容量减少，肾血流量减少，产生继发性醛固酮分泌增多而引起钠、水潴留。另外，由于静脉淤血，静脉压升高导致毛细血管静脉端静水压增高，组织液回吸收减少引起水肿。其特点为水肿呈对称性、凹陷性，首先出现在身体下垂的部位，如非卧床患者见于足踝部、胫前区，长期卧床的患者见于背部、骶尾部或阴囊部，严重者可发生全身性水肿。

【护理评估】

（一）健康史

询问患者有无引起心源性水肿的常见疾病存在，如风湿性心瓣膜病、心包炎等；评估患者每日进食量、饮水量、蛋白质和钠盐的摄入量；询问患者水肿与体位有无关系。

（二）身体状况

早期出现于身体下垂部位，如小腿、足踝，长期卧床患者则出现于骶尾部和背部，水肿可上升累及大腿、生殖器和腹壁，严重者可发展为全身性水肿，表现为胸腔积液、腹腔积液。水肿多为对称性、凹陷性，活动后出现并加重，休息时缓解或消失。

评估患者水肿的特点即水肿起始部位、开始的时间、程度、范围、进展的速度、压之是否凹陷及水肿的伴随症状；评估患者的生命体征、出入液量、体重、胸围、腹围等；评估患者颈静脉充盈程度，有无胸腔积液和腹水；评估患者皮肤的弹性和完整度，注意有无皮肤发绀、破溃、压疮、感染等情况。

（三）心理-社会状况

患者有无因水肿引起躯体不适和形象改变而产生紧张；有无因水肿影响到生活、工作及睡眠而出现焦虑；或因疾病长期反复发作而丧失治疗信心，甚至出现悲观、绝望等心理。

（四）辅助检查

血尿常规检查、血液生化学检查等，了解有无低蛋白血症及电解质紊乱等。

【常见护理诊断/问题】

1.体液过多　与体循环静脉淤血、低蛋白血症有关。

2.有皮肤完整性受损的危险　与水肿部位血液循环障碍、营养不良、感觉迟钝或躯体活动受限有关。

【护理目标】

1.患者水肿缓解或消退。

2.患者皮肤完整。

【护理措施】

（一）一般护理

1.生活护理　轻度水肿者应限制活动，重度水肿者应卧床休息，合并腹腔积液或胸腔积液者宜采取半卧位，并抬高下肢，以利水肿消退。

2.饮食护理　向患者说明限制水和钠盐摄入的重要性，给予低盐低脂、高蛋白质、易消化的饮食，每日食盐摄入量在5g以下为宜。限制含钠量高的食物，如腌制品、罐头、味精、生抽、海产品等。严重水肿且利尿药效果不佳时，应遵循"量出为入"的原则，即当日摄入液量为前一日尿量加500mL左右。

（二）皮肤护理

保持床褥柔软、干燥，内衣宽松、舒适，定时更换体位，避免长期受压，翻身时动作轻柔，避免擦伤皮肤；保持局部皮肤清洁、干燥，发生会阴部水肿时，男患者可用托带支撑阴囊部；一旦皮肤完整性受损时，给予相应的护理措施。

（三）病情观察

准确记录24小时出入液体量，每日测量体重，注意观察水肿的消长情况，有腹腔积液者应每天测量腹围1次。

（四）用药护理

遵医嘱正确使用利尿药、血清蛋白，注意观察和预防药物的不良反应。使用排钾利尿药时应注意补充钾盐，口服补钾应在餐后或与果汁同饮，以减轻对胃肠道刺激。静脉补钾时，每500mL液体中氯化钾含量不宜超过1.5g，以免诱发静脉炎。同时多补充含钾丰富的食物，如新鲜蔬菜、水果等。

（五）心理护理

向患者解释心源性水肿出现的原因和特点，告知患者病情控制后水肿随之减轻或消失，从而减轻患者的紧张和焦虑。

【护理评价】

1. 患者水肿减轻或已消退。
2. 患者皮肤是否完整。

三、心前区疼痛

心前区疼痛是指因各种物理因素或化学因素刺激支配心脏、主动脉或肋间神经的感觉纤维所导致的心前区或胸骨后疼痛。

【护理评估】

（一）健康史

可引起胸痛的心血管病很多，最常见的原因是冠心病心绞痛或急性心肌梗死，也可由急性心包炎、肥厚性梗阻型心肌病、急性主动脉夹层动脉瘤、心瓣膜病重度主动脉瓣狭窄、心脏神经症等引起。

（二）身体状况

1. 心前区疼痛的特点　不同疾病所致的心前区疼痛诱因、部位、性质、持续时间、缓解方式等不同。①典型心绞痛位于胸骨后，呈阵发性压榨样痛，体力活动或情绪激动时诱发，休息后缓解。②急性心肌梗死呈剧烈而持久的胸骨后或心前区压榨性疼痛，伴心率、心律、血压等改变。③急性主动脉夹层动脉瘤出现胸骨后或心前区撕裂性剧痛或烧灼痛，向背部放射。④急性心包炎引起的疼痛，因呼吸或咳嗽而加剧。⑤心血管神经症者也出现心前区疼痛，但与劳累、休息无关，且活动后减轻，常伴神经衰弱症状。

2. 评估要点　评估心前区疼痛的部位、性质、程度，发生及持续的时间、缓解的方式、原因、伴随症状及用药情况，有无心律失常、休克、心力衰竭症状等。

（三）心理-社会状况

疼痛反复发作或疼痛程度剧烈时会加重患者心理负担，使患者产生焦虑、恐惧感。

（四）辅助检查

了解心电图、心肌酶谱、CT或磁共振等检查结果，必要时连续监测心电图的动态变化，以了解疾病的性质和变化。

【常见护理诊断/问题】

疼痛即心前区疼痛与心肌缺血缺氧、心包炎症、心肌坏死等有关。

【护理目标】

患者疼痛症状减轻或消失，能避免相关诱发因素。

【护理措施】

（一）一般护理

指导患者在疼痛发生时立即停止活动，帮助患者采取平卧或舒适体位，同时提供日常生活照顾，创建良好的休息环境。

（二）对症护理

给予氧气吸入，告知患者应当避免的不利因素，采取听轻音乐、按摩、做缓慢均匀深呼吸等方法，转移注意力，减轻躯体不适感。

（三）病情观察

密切观察心前区疼痛的部位、性质、程度、持续时间、诱因、伴随症状及缓解方式，注意观察呼吸、血压、心率、心律及心电图变化。

（四）用药护理

按医嘱给予镇静药、镇痛药、硝酸酯类、吗啡、β受体阻滞剂、钙离子拮抗剂等药物治疗，并密切观察用药疗效及不良反应。

（五）心理护理

向患者说明心前区疼痛发生的原因，陪伴安慰患者，减轻患者的焦虑、恐惧情绪。

（六）健康指导

告诉患者尽量避免诱因以减少发作，嘱咐患有冠心病者随身携带急救药品，按医嘱用药，定期复查。

【护理评价】

患者心前区疼痛是否缓解。

四、心悸

心悸是指患者自觉心跳或心慌、胸闷，伴心前区不适感。常见病因包括：①心律失常，如心动过速、心动过缓、房颤、期前收缩等。②各种器质性心血管疾病的心功能代偿期。③全身性疾病，如贫血、甲亢、低血糖、发热等。

【护理评估】

（一）健康史

询问患者有无心脏病、内分泌系统（甲亢）、呼吸系统（肺气肿）、血液系统（贫血）、神经系统等疾病，了解是否使用激素、咖啡因、阿托品等药物，询问近期是否饮浓茶、咖啡、酗酒等，了解日常生活、工作状态，是否熬夜等。

（二）身体状况

1.致病因素　心悸最常见的病因是各种心律失常，如心动过速、心动过缓、期前收缩、房颤等；其次是各种原因引起的心脏搏动增强，如各种器质性心脏病、发热、贫血、甲状腺功能亢进症、某些药物的作用（肾上腺素、阿托品、氨茶碱）；健康人在剧烈运动、精神紧张、情绪激动、过量抽烟、饮酒、喝咖啡或浓茶等亦可出现；心脏神经症也常出现心悸。

2.心悸的特点及临床意义　心悸常伴紧张不安或恐惧感，心悸在敏感者、初发或紧张焦虑、注意力集中时感觉比较明显，持续较久者，则症状较轻或不明显。心悸严重程度与病情轻重并不相一致，心悸一般无危险，但少数严重心律失常时可发生晕厥甚至猝死。应了解患者心悸发作诱因、持续时间、伴随症状、用药情况、患病情况等。

3.身体评估　生命体征、意识状况、心率、心律变化，有无突眼、甲状腺肿大等。

（三）心理-社会状况

患者可有紧张、焦虑、恐惧等心理反应。

（四）辅助检查

动态心电图、血糖、血清心肌酶、血电解质、心电图、甲状腺功能等检查结果。

【常见护理诊断/问题】

1.舒适的改变　心悸与心律失常、心搏增强有关。

2.焦虑　与心悸反复发作、疗效欠佳有关。

【护理目标】

1.患者心悸减轻或消失，心率、心律正常。

2.患者焦虑减轻，能够配合治疗和护理。

【护理措施】

（一）一般护理

1.休息与卧位　卧床休息，避免左侧卧位，症状严重者提供生活照顾，保持安静、舒适的环境。

2.饮食护理　清淡饮食，限制烟、酒、浓茶、咖啡等刺激性食物的摄入，减少不良刺激。

3.活动　对于无器质性心脏病患者，鼓励正常工作和生活，避免劳累、感冒。密切监测脉搏、心率、心律、意识，每次测数脉搏至少1分钟，注意脉搏的频率、节律，必要时进行心电监护或佩戴心电遥测，发现病情变化及时向医生汇报，防止少数严重心律失常突然发生晕厥甚至猝死。

（二）用药护理

对严重心律失常者必要时按医嘱用药，观察疗效及不良反应。

（三）心理护理

向患者解释心悸发生的原因，安慰、关心患者，多巡视病房，安排患者亲友陪伴、安慰患者。

（四）健康指导

指导患者合理安排工作和生活，注意休息，保持情绪稳定，教会患者自测脉搏、心率、心律的方法，发现病情变化及时就医，避免过劳、熬夜、情绪激动、紧张、剧烈运动，限制刺激性食物的摄入，告诉患者严格按医嘱用药的重要性，嘱患者定期复查，及时调整治疗方案。

【护理评价】

1. 患者心悸是否减轻或消失，心率、心律是否正常。
2. 患者焦虑是否减轻，能否配合治疗和护理。

五、心源性晕厥

晕厥是指一过性的广泛脑缺血、缺氧而引起的突发性、短暂性意识丧失。由于心排血量骤减、中断导致脑组织暂时性缺血缺氧而引起的晕厥，称心源性晕厥。一般认为心脏暂停供血2～4秒会产生黑蒙，5～10秒出现晕厥，10秒以上意识丧失伴抽搐，又称为阿-斯综合征。非心源性因素如疼痛、恐惧、低血糖反应等亦可导致晕厥的发生。

【护理评估】

（一）健康史

常见病因：各种严重心律失常（如频发期间收缩、病态窦房结综合征、阵发性心动过速、房室传导阻滞、心室颤动等）、严重的主动脉瓣狭窄、肥厚型心肌病、急性心肌梗死等。了解患者晕厥发生的时间、次数、持续的诱因、缓解方式、伴随症状、治疗用药情况、患病情况，与体位及饥饿有无相关，评估生命体征（血压、脉搏、心率、心律）、意识状况、肢体活动度等。

（二）身体状况

1. 心源性晕厥的特点及临床意义　突出表现为劳累性晕厥，晕厥发生时先兆症状不明显，持续时间短。大部分晕厥愈合良好，晕厥次数增加或伴有抽搐，是病情危重的征兆。
2. 评估要点　了解晕厥发生前的情况，如有无先兆症状、情绪激动、活动情况等；了解持续时间是否伴有意识丧失、大小便失禁等；结束后评估有无并发症发生。

（三）心理-社会状况

由于晕厥的发生，担心疾病的发展，同时对下一次的晕厥发生感到恐慌，从而出现一系列的如紧张、焦虑、恐惧等心理反应。

（四）辅助检查

头颅影像、脑电图、动态心电图、平板运动试验、血红蛋白、血糖等。

【常见护理诊断/问题】

1. 有受伤的危险　与意识丧失不能维持姿势有关。
2. 恐惧　与晕厥反复发作、疗效欠佳有关。

【护理目标】

1. 患者晕厥发作减少或发作时无受伤。
2. 患者的恐惧感减轻或消失，患者对治疗有信心。

【护理措施】

（一）一般护理

发作频繁者应卧床休息，加强生活护理，尽量避免让患者单独外出，住院期间床栏加护，家属24小时陪护。

（二）对症护理

晕厥发作时立即让患者平卧或者蹲下，将头部放低，松开衣领，保持呼吸道通畅，可同时给予吸氧。

（三）病情观察

密切监测生命体征及心电图等变化，检查身体各部位，尤其是头部有无摔伤，注意观察瞳孔、意识的变化。

（四）用药护理

遵医嘱用药，注意观察疗效及不良反应，必要时施行心肺复苏，配合医生进行电复律或人工心脏起搏治疗。

（五）心理护理

向患者解释晕厥发生的原因，安慰、关心患者，嘱其注意休息，避免劳累、情绪激动，多巡视病房，安排患者亲友陪伴、安慰患者。

（六）健康指导

告诉患者合理安排休息与活动，避免剧烈运动、保持情绪稳定，改变体位时动作宜缓慢。频繁发作的患者应避免单独外出，避免从事驾驶、高空作业等有危险的工作，一旦有头晕、黑蒙等晕厥先兆应尽快平卧，以免摔伤。教会患者自测心率、心律与脉搏，发现病情变化应及时就医。随身携带病情联系卡片，教会患者亲属心肺复苏术以备不时之需。

【护理评价】

1. 患者晕厥发作是否减少或发作时有无受伤。
2. 患者的恐惧感是否减轻或消失，患者对治疗是否有信心。

第二节　心力衰竭患者的护理

心力衰竭简称心衰，是由各种心脏疾病或功能异常导致心室充盈和（或）射血功能下降（泵血功能障碍）以致心功能不全的一种综合征，指心脏舒缩功能障碍或负荷过重使心排血量不能满足机体代谢的需要，器官、组织血液灌注不足，同时伴有肺循环和（或）体循环淤血的表现。心力衰竭时通常伴有肺循环和（或）体循环的被动充血，故又称之为充血性心力衰竭。

心力衰竭根据其发生过程，分为急性心力衰竭和慢性心力衰竭两类，以慢性居多；根据发生部位，又分为左心衰竭、右心衰竭和全心衰竭；按生理功能分为射血分数降低性心力衰竭和射血分数保留性心力衰竭。

一、慢性心力衰竭

慢性心力衰竭是常见的临床综合征，发病率高，且随年龄而增长，是所有类型心脏病、大血管疾病的最终归宿，也是最主要的死亡原因。在西方国家，引起慢性心力衰竭的基础病因以高血压和冠心病为主。在我国，近年来冠心病和高血压的比例明显上升，已成为心力衰竭最常见的病因，心脏瓣膜病和心肌病比例明显下降。同时北方患病率明显高于南方，女性患病率高于男性；且随着年龄的增长，其患病率迅速增长。

【病因及发病机制】

（一）病因

1.原发性心肌损害，心肌收缩力减弱　①缺血性心肌损害：见于冠心病、冠状动脉栓塞和冠状动脉炎等，是心力衰竭最常见的原因之一，而其中又以冠心病心肌梗死最常见。②心肌疾病：见于各种类型的心肌病、心肌炎，其中病毒性心肌炎和扩张型心肌病较常见。③心肌代谢障碍：最常见于糖尿病、心肌病，而B族维生素缺乏症和心肌淀粉样变性等，国内较少见。

2.心脏负荷过重　①压力负荷（后负荷）过重：引起左心室压力负荷过重的原因有主动脉瓣狭窄、高血压等；引起右心室压力负荷过重的常见原因有肺动脉瓣狭窄、肺动脉高压（肺气肿、二尖瓣狭窄）、肺栓塞等。②容量负荷（前负荷）过重：左心室容量负荷过重常见于主动脉瓣或二尖瓣关闭不全；右心室容量负荷过重主要见于肺动脉瓣或三尖瓣关闭不全及房间隔缺损、室间隔缺损、动脉导管未闭等；全心容量负荷过重见于甲状腺功能亢进症、严重贫血、妊娠等。

（二）诱因

1.感染　是心力衰竭最常见、最重要的诱因，尤其是呼吸道感染，其次是感染性心内膜炎、全身性感染等。

2.心律失常　各种快速性心律失常或严重的缓慢性心律失常均可诱发心力衰竭，如室性心动过速、房室传导阻滞、心房颤动等，尤其是快速性心律失常，其中心房颤动是诱发心力衰竭的重要因素。

3.过度劳累和情绪激动　如竞技运动、暴怒、精神紧张等。

4.循环血容量增加　如静脉输液或输血过多过快、钠盐摄入过多等。

5.妊娠和分娩　妊娠晚期机体代谢率和血容量的显著增加、分娩时用力及分娩后子宫收缩使回心血量增加，均可加重心脏负荷诱发心衰。

6.治疗不当　如药物使用不当，如不恰当使用或停用洋地黄类药物、利尿药物、降压药物。

7.其他　原有心脏病变加重或并发其他疾病：如冠心病发生心肌梗死、风湿性心瓣膜病出现风湿活动、合并甲状腺功能亢进或贫血等。

（三）发病机制

其发病机制十分复杂，当基础病变影响心功能时，机体会启用多种代偿机制，使心功能在一定时间内维持在相对正常的水平，但也有负性效应，久之发生失代偿。

1.Frank-Starling机制　当各种原因引起心脏功能减退，心排血量减少，心室舒张压增高时，根据Frank-Starling定律，早期随心室舒张末压力增高，心腔扩大，心肌纤维长度增加，心肌收缩力和心脏做功相应增加，使心排血量增加。但当左心室舒张末压力达到15～18mmHg或以上时，Frank-Starling机制达最大效应，心室代偿功能消失，心排血量不增反而下降。

2.神经体液代偿机制的参与　①交感神经兴奋性增强，心肌收缩力增加、心率增快，使心排血量增加，但同时也增加了心脏压力负荷和心肌耗氧量，最终导致心肌损害。②肾素-血管紧张素-醛固酮系统激活，就能维持血压，保证重要脏器供血，又使水钠潴留，增加心排血量。后使心血管平滑肌、血管内皮细胞重构，心肌间质纤维化，影响血管舒缩功能，最终导致心力衰竭恶化。③心肌损害与心室重构，心肌细胞的减少使心肌整体收缩力下降；纤维化的增加又使心室的顺应性下降，重塑更趋明显，心肌收缩力不能发挥其应有的射血效应，如此形成恶性循环，最终导致不可逆转的心肌损害。④体液因子的改变：在心力衰竭时，心钠肽和脑钠肽、内皮素等体液因子的分泌也发生变化，参与心力衰竭的代偿发展。心钠肽使血管扩张，增加排钠，对抗肾上腺素、肾素-血管紧张素等的水、钠潴留效应；内皮素具有很强的收缩血管的作用。

【护理评估】

（一）健康史

详细询问患者有无心力衰竭的诱因和病因，如冠心病、高血压、风湿性心瓣膜病、心肌炎、心肌病等病史；有无呼吸道感染、心律失常、劳累过度、妊娠或分娩等诱发因素。

（二）身体状况

临床上左心衰竭最常见，单纯的右心衰竭较少见。

1.左心衰竭　以肺淤血及心排血量降低为主要表现。

（1）症状

1）呼吸困难：①劳力性呼吸困难：在左心衰竭早期，呼吸困难主要发生在体力劳动时，休息后缓解，随着病情进展，呼吸困难出现在较轻微的活动时。②夜间阵发性呼吸困难：是左心衰竭的最典型表现，发作多在夜间熟睡1～2小时后，患者因胸闷、气急突然被憋醒，被迫坐起，伴阵咳、咳泡沫痰或呈哮喘状态，故又称心源性哮喘，重者发展为急性肺水肿。③端坐呼吸：患者平卧时感到呼吸困难，被迫采取半卧位或坐位以减轻呼吸困难，即称为端坐呼吸。

2）咳嗽、咳痰、咯血：咳嗽较早出现，夜间多见，初期常于卧位时发生，坐位或立位时可减轻，患者常咳白色泡沫痰。偶因肺泡和支气管黏膜淤血，血浆外渗至肺泡而致粉红色或血丝痰，另外，由于长期淤血，肺循环和支气管循环间可形成侧支循环，随着肺静脉压力升高，支气管黏膜下的血管逐渐扩张，一旦扩张的血管破裂则可引起大咯血。

3）乏力疲倦、头晕、心悸：是心排血量降低的表现，为器官、组织血液灌注不足及代偿性心率加快所致。

4）少尿及肾功能损害症状：严重左心衰竭血液进行再分配时，肾血流量明显减少，患者出现少尿。长期慢性的肾血流量减少出现血尿素氮、肌酐升高，并有肾功能不全的相应症状。

(2) 体征

1）心脏体征：除原有心脏病的体征外，出现心脏增大、心尖区闻及舒张期奔马律及肺动脉瓣区第二心音亢进。部分病例出现交替脉。

2）肺部湿啰音：由于肺毛细血管压增高，液体渗出到肺泡，出现湿啰音。随着病情由轻到重。局限于肺底部的湿啰音扩展至全肺。患者如取侧卧位，则下垂一侧湿啰音较多。

3）其他：发绀、交替脉、哮鸣音、脉压减小等。

2.右心衰竭　主要为体循环（包括门静脉系统）静脉压增高及淤血而产生的临床表现。

(1) 症状

1）消化道症状：是右心衰竭患者最常见的症状，可因胃肠道、肝脏等淤血出现食欲缺乏、恶心、呕吐、腹胀、上腹部疼痛、便秘等症状。肾淤血可引起夜尿增多、少尿等。

2）呼吸困难：除原发病原因外，由于右心衰时体循环淤血，酸性代谢产物排出减少，淤血性肝硬化、腹水等导致腹压增加，均可导致或加重患者呼吸困难。

(2) 体征

1）水肿：是右心衰竭患者的典型体征，其特点为首先出现在身体最下垂部位，为对称性、凹陷性水肿，严重者可出现全身性水肿或伴有胸腔积液、腹水。

2）肝颈静脉反流征阳性：右心衰竭早期即出现淤血性肝大，表面光滑，质地较软，有充实饱满感，压痛明显；用手掌压迫右上腹，可见颈静脉充盈更加显著，即为肝颈静脉反流征阳性。

3）肝大和压痛：肝淤血严重时可有黄疸、氨基转移酶增高等肝功能损害的表现，晚期可发展为心源性肝硬化。

4）发绀：口唇、甲床、耳郭等末梢组织较明显。与体循环中还原血红蛋白增多有关。

5）心脏体征：除基础心脏病的相应体征外，可因右心室显著扩大而出现三尖瓣关闭不全的反流性杂音。

3.全心衰竭　一般先有左心衰竭，当合并右心衰竭后形成全心衰竭，患者同时有左心衰竭和右心衰的临床表现。因发生右心衰竭时右心排血量减少，使左心衰竭所致肺淤血的临床表现减轻或不明显。扩张型心肌病等表现为左、右心室同时衰竭者，肺淤血症状往往不严重，左心衰竭的表现主要为心排血量减少的相关症状和体征。

4.心功能评估

(1) 心功能分级：1982年，美国纽约心脏病协会（NYHA）按诱发心力衰竭症状的活动程度将心功能的受损状况分为4级，该分级方法在临床上沿用至今（表3-2-1）。其优点是简单、易行，缺点是根据患者自觉活动能力分级，仅凭患者的主观陈述，其结果与客观检查并非完全一致，患者个体差异也较大。

表3-2-1　心功能分级（NYHA，1982）

心功能分级	分级依据及特点
Ⅰ级	患有心脏病，但日常活动量不受限制，一般活动不引起疲乏、心悸、呼吸困难或心绞痛，为心功能代偿期
Ⅱ级	体力活动受到轻度的限制，休息时无自觉症状，但平时一般活动如快步行走、上楼梯等可出现疲乏、心悸、呼吸困难或心绞痛，休息后很快缓解，为轻度心力衰竭
Ⅲ级	体力活动明显受限，休息时无症状，小于日常活动量的活动如穿衣、洗漱等即可出现上述症状，休息较长时间后症状方可缓解，为中度心力衰竭
Ⅳ级	不能从事任何体力活动，休息状态下也出现心衰的症状，体力活动后加重，为重度心力衰竭

（2）心力衰竭分期：2001年，美国心脏病学会及美国心脏学会（ACC/AHA）提出，以心力衰竭相关的危险因素、心脏器质性和功能性改变、心力衰竭症状等为依据，将心力衰竭分为2个阶段和4个等级表示心力衰竭分期（表3-2-2）。

表3-2-2　心力衰竭分期（ACC/AHA，2001）

心力衰竭分期		分期依据及特点
心力衰竭高危阶段	A期	无器质性心脏病或心力衰竭症状，但有发生心力衰竭的高危因素，如高血压、心绞痛、代谢综合征等
	B期	已有器质性心脏病变，如左室肥厚、左室射血分数降低，但无心力衰竭症状
心力衰竭阶段	C期	有器质性心脏病，既往或目前有心力衰竭症状
	D期	需要特殊干预治疗的难治性心力衰竭。尽管采用强化药物治疗，但静息状态时患者仍有明显的心力衰竭症状

（3）6分钟步行实验：评定慢性心衰患者的运动耐力。方法：让患者在平直的走廊里尽可能快地行走，测定6分钟的步行距离，若6分钟步行距离小于150m，表明为重度心功能不全，150~425m为中度心功能不全，426~550m为轻度心功能不全。

（三）心理-社会状况

心力衰竭往往是心血管疾病发展至晚期的临床表现。长期的疾病折磨和心力衰竭反复发生、生活不能自理，使患者失去治疗信心，对死亡充满恐惧。家属和亲友往往会因长期照顾患者而忽视患者的心理感受，评估家庭和社会的支持状况。

（四）辅助检查

1.血液检查　　血浆B型利钠肽（BNP）和氨基末端B型利钠肽前体（NT-proBNP）测定

是心力衰竭患者的重要检查之一。有助于心力衰竭的诊断、鉴别诊断,以及判断心力衰竭严重程度、疗效和预后等。

2. X线检查 左心衰竭可见左心室增大;肺门阴影增深,肺纹理增强;肺水肿时,肺部有云雾状阴影,近肺门处更显著。右心衰竭可见右房及右室增大,上腔静脉增宽而肺野清晰。

3. 超声心动图 能准确地提供心脏各腔室的大小变化、心脏瓣膜结构等改变情况,并且能反映心正常室收缩与舒张的功能。

4. 磁共振显像 能更精确地计算收缩末期、舒张末期心室容积、心搏出量和射血分数。

5. 有创性血流动力学检查 急性重症心力衰竭患者在床边采用漂浮导管检查,经静脉插管直至肺小动脉,测定各部位的压力及血液含氧量,计算心脏指数(CI)及肺小动脉楔压(PCWP,反映肺淤血程度),直接反映左心功能。正常时$CI>2.5L/(min \cdot m^2)$,$PCWP<12mmHg$。心力衰竭时,CI值降低,PCWP值升高。

(五)治疗原则及主要措施

慢性心力衰竭应采取综合的治疗措施,提高运动耐量,改善生活质量;阻止或延缓心室重塑,防止心肌损害加重;改善其远期预后和降低死亡率。其治疗原则为防治基本病因及诱因、减轻心脏负荷、增强心肌收缩力。

1. 基本病因治疗 做到早发现、早治疗。在尚未造成心脏器质性改变前,早期进行有效的治疗,如控制血压,应用药物治疗、介入治疗或手术治疗改善冠心病心肌缺血,进行慢性心瓣膜病的换瓣手术,以及先天畸形的纠治术等。

2. 药物治疗

(1)利尿药:主要是通过抑制肾小管不同部位对钠的重吸收,减轻肺循环和体循环淤血所致的临床症状。利尿药是慢性心力衰竭治疗中最常用的药物,原则上应长期维持,水肿消失后,以最小剂量无限期使用,但不能将利尿药作为单一治疗(表3-2-3)。

表3-2-3 常用利尿药物的种类、作用及不良反应

种 类	药 名	作 用	不良反应
排钾利尿药	呋塞米(速尿)	作用于Henle袢的升支,在排钠的同时也排钾,为强效利尿药	低钾血症
	氢氯噻嗪(双氢克尿塞)	作用于肾远曲小管,抑制钠吸收,由于钠-钾交换机制,也使钾的吸收降低	低钾血症、高尿酸血症、胃部不适、呕吐、腹泻、高血糖、干扰糖及胆固醇代谢
保钾利尿药	螺内酯(安体舒通)	作用于肾远曲小管,干扰醛固酮作用,钾离子吸收增加,排钠利尿、作用于肾远曲小管,排钠保钾	嗜睡、运动失调、男性乳房发育、面部多毛
	氨苯蝶啶	利尿强而保钾弱	胃肠道反应、嗜睡、乏力、皮疹、高钾血症
	阿米洛利	利尿强而保钾弱	高钾血症

(2) 肾素-血管紧张素-醛固酮系统抑制剂

1) 血管紧张素转换酶抑制剂（ACEI）：有扩张血管，抑制醛固酮产生，抑制交感神经兴奋性，改善心室重塑的作用，ACEI是目前治疗慢性心力衰竭的首选药，常用药物有卡托普利、贝那普利等。

2) 血管紧张素受体拮抗剂（ARB）：当心力衰竭患者因ACEI的不良反应不能耐受时，可改用ARB，如替米沙坦、厄贝沙坦、缬沙坦、坎地沙坦等。

3) 醛固酮拮抗剂：小剂量螺内酯可阻断醛固酮效应，可抑制心血管重塑，改善慢性心力衰竭的远期预后。

(3) 正性肌力药物：主要为洋地黄类药物。①主要作用：加强心肌收缩力；抑制心脏传导系统，减慢心律。②适应证：心力衰竭；室上性快速心律失常，如室上性心动过速、心房颤动、心房扑动等。③禁忌证：洋地黄过量或中毒；二度或高度房室传导阻滞；肥厚性梗阻性心肌病。④护理警示：洋地黄类药物是治疗慢性心力衰竭的临床常用药物，但是其治疗量与中毒量接近，轻度中毒剂量约为有效治疗量的2倍，用药安全窗很小，易发生中毒，故使用时应重点观察有无中毒反应。

二、急性心力衰竭

急性心力衰竭是指由于各种不同病因，心脏在短期内发生心肌收缩力明显减低或心室负荷明显加重，导致心排血量急骤下降、组织器官灌注不足和急性淤血的综合征。其中以急性左心衰竭最常见，主要表现为肺水肿或心源性休克，是临床上常见的急危重症之一，及时合理抢救与预后密切相关。

【病因及发病机制】

（一）病因

1.急性弥漫性心肌损害　由于弥漫性心肌损害，导致心肌收缩无力，左心排血量急剧下降，肺静脉压力陡升而发生急性肺循环淤血，引起急性左心衰竭，常见病因为广泛的急性心肌梗死、急性重症心肌炎等。

2.严重的心脏负荷增加　①急性心脏后负荷增加：如严重二尖瓣狭窄、主动脉瓣狭窄、高血压危象等。②急性容量负荷过重：如过快、过多的静脉输液，瓣膜急性反流等，使心脏负荷急剧增加。

3.严重心律失常　如持续发作的快速性心律失常（心率＞180次/分）或重度的心动过缓（心率＜35次/分）。尤以快速性心律失常常见，由于心率过快，左心室充盈障碍，左心室排血量显著减少，肺循环压力升高，引起肺水肿。

4.急性心室舒张受限　如急性大量心包积液或积血引起心脏压塞。

5.急性瓣膜反流　如感染性心内膜炎或心肌梗死引起的瓣膜穿孔或乳头肌功能不全等。

6.急性心脏容量负荷过重　如静脉输液、输血过多过快。

（二）发病机制
由于心肌收缩力急剧下降、心脏负荷突然增加、左心室急性充盈障碍等使心排血量急剧下降，左室舒张末压力迅速升高，肺毛细血管压力突然增高，大量浆液由毛细血管渗出至肺间质和肺泡内，形成急性肺水肿。

【护理评估】
（一）健康史
询问患者有无急性心肌收缩力减退，如急性弥漫性心肌炎、大面积心肌梗死等病史；有无急性容量负荷过重，如静脉输血或输液过多、过快等诱发因素。

（二）身体状况
1.症状　急性肺水肿为急性左心衰竭的典型表现。患者突然发病，极度呼吸困难，呼吸为30～40次/分，端坐呼吸；频繁剧烈咳嗽、咳大量粉红色泡沫痰，痰量多时可从口腔和鼻腔涌出；重者大汗淋漓、面色青灰、口唇发绀、皮肤湿冷，因脑缺氧而神志模糊。严重者由于心排血量降低，导致心源性休克，甚至出现晕厥和心搏骤停。患者因有窒息感而烦躁不安、恐惧。

2.体征　两肺布满湿音、哮鸣音；心率增快，心尖区第一心音减弱，可闻及舒张期奔马律，肺动脉瓣区第二心音亢进；皮肤湿冷，早期患者血压可一过性升高，后期常持续下降甚至休克；脉搏增快，可呈交替脉；严重者可因严重缺氧而发生意识障碍，心排血量剧降而休克甚至死亡。

（三）心理-社会状况
因发病突然且病情危重，以及严重缺氧致呼吸困难，患者常产生濒死感和恐惧心理，家人亦紧张、担忧。

（四）辅助检查
1.胸部X线检查　左心衰竭可见左心室增大，肺门血管影增强，早期间质水肿时肺门血管影模糊，急性肺水肿时双肺门呈大片蝶状云雾阴影。严重肺水肿时，为弥漫性大片阴影。

2.血流动力学监测　肺毛细血管楔压随病情加重而增高，心脏指数明显降低。

3.心衰标志物　B型利钠肽及其N末端B型利钠肽原的浓度增高已成为诊断心衰的客观指标。

4.超声心动图　可测定左室射血分数，监测急性心衰时的心脏收缩/舒张功能相关的数据。

5.动脉血气分析　能监测动脉血氧分压二氧化碳分压、氧饱和度和酸碱平衡状况。

（五）治疗原则及主要措施
急性左心衰竭是内科急症，患者起病急，病情重，故必须迅速采取措施以挽救患者生命。急性左心衰竭治疗关键是缓解缺氧、减轻呼吸困难、纠正心力衰竭。

1.减少静脉回流　立即协助患者取端坐位，两腿下垂（休克患者除外），以减少回心血量，减轻心脏负荷。在情况紧迫时用止血带轮流结扎四肢可减少回心血量，缓解病情。

2.氧疗　在保证呼吸道通畅的状态下，给予高流量（6～8L/min）鼻导管吸氧，湿化瓶中加入20%～30%乙醇湿化，使肺泡内泡沫的表面张力降低而破裂，可改善肺泡通气。病情特别严重者应采用面罩呼吸机持续加压（CPAP）或双水平气道正压（BiPAP）给氧。通过氧疗，将血氧饱和度维持在95%～98%水平，以防出现脏器功能障碍或多器官功能衰竭。

3.病情观察　严密观察病情变化，监测生命体征、血氧饱和度、咳痰的性质和量，及时检查血电解质、血气分析等；安置漂浮导管者，监测其血流动力学指标的变化，准确记录24小时出入液量；观察患者意识和精神状态、肺部湿啰音、皮肤颜色及温度等变化。

4.迅速建立静脉通道，遵医嘱正确用药

（1）镇静：首选吗啡，可使患者镇静，并有扩张外周血管，减轻心脏负荷和缓解呼吸困难的作用。常用吗啡5～10mg皮下注射，也可用吗啡3～5mg缓慢静脉注射，时间不少于3分钟。对老年人及颅内出血、神志不清、休克和已有呼吸抑制或合并肺感染者慎用，可选用哌替啶50～100mg肌内注射。

（2）快速利尿剂：呋塞米20～40mg静脉注射，于2分钟内推完，4小时后重复1次。可迅速利尿，并有扩张静脉作用，能显著降低心脏前负荷，缓解肺水肿。

（3）血管扩张剂

1）硝普钠：为动、静脉血管扩张剂。静脉注射后2～5分钟起效，起始剂量0.3μg/（kg·min）。硝普钠含有氰化物，大剂量长期使用会发生硫氰酸中毒，连续用药不宜超过24小时；硝普钠见光易变质分解，应避光滴注；稀释后的硝普钠溶液不稳定，应现用现配。

2）硝酸甘油：可扩张小静脉，减少回心血量。患者对本药的耐受量个体差异很大，静脉滴注以10μg/min开始，每10分钟调整一次，每次增加5～10μg，收缩压维持在90～100mmHg。

3）酚妥拉明：为α受体拮抗剂，以扩张小动脉为主，降低心脏后负荷。以0.1mg/min开始，每5～10分钟调整一次，最大增至1.5～2.0mg/min。

4）洋地黄制剂：毛花苷C稀释后静脉给药，首次剂量0.4～0.8mg，2小时后酌情再给予0.2～0.4mg。

5）氨茶碱：将氨茶碱0.25～0.5g用25%～50%葡萄糖注射液稀释后缓慢静脉推注。可解除支气管平滑肌痉挛，改善通气，并有一定的正性肌力及扩血管、利尿作用。

6）糖皮质激素：地塞米松10～20mg或琥珀酸氢化可的松100mg静脉注射，可降低肺毛细血管通透性，减轻肺水肿。

【常见护理诊断/问题】

1.气体交换受损　与急性肺水肿影响气体交换有关。

2.体液过多　与右心衰竭致体循环淤血、水钠潴留有关。

3.活动无耐力　与心排血量下降有关。

4.潜在并发症　洋地黄中毒。

【护理目标】

1. 呼吸困难减轻或消失，血气分析维持在正常范围。

2. 水肿或腹水减轻或消失。

3. 能适应心功能状态下的生活。

4. 未发生洋地黄中毒，或中毒被及时发现并得到及时处理。

【护理措施】

(一) 一般护理

1. 休息与活动　保证身心充分休息，以降低基础代谢率，减少骨骼肌耗氧，增加肾血流量，利于排钠排水，减轻心脏容量负荷。长期卧床者易致静脉血栓形成和肺栓塞、直立性低血压等，因此应根据心功能分级情况确定活动量，并制订活动计划。①Ⅰ级：不限制日常活动，但应避免过重的体力劳动。②Ⅱ级：适当限制体力活动，增加休息时间，但不影响体力工作和家务劳动。③Ⅲ级：应限制日常活动，以卧床休息为主。④Ⅳ级：绝对卧床休息，日常由他人照顾，可在床上做肢体被动运动，待病情缓解后，尽早做适量的活动。

2. 饮食护理　饮食原则为少食多餐，限制总热量，进食易消化、低钠、高维生素、高纤维素、高蛋白质、不胀气的食物。热量以5 021~6 270kJ/d为宜。根据水肿程度、心力衰竭程度及利尿药治疗情况控制钠盐摄入，轻度心力衰竭患者摄入食盐量限制在5g/d以内，中度者限制在2.5g/d以内，重度者限制在1g/d以内；水肿不严重或利尿效果良好时，无须特别严格限盐。钠盐含量较高的食物有腌制品、罐头、味精、海产品、啤酒、碳酸饮料等，限制钠盐时可用糖、醋、蒜等调味品增进食欲。保持大便通畅，必要时使用缓泻剂。

(二) 病情观察

密切观察病情变化，监测血氧饱和度、血气分析；观察水肿的消长情况，每日测量体重，准确记录出入量，适当控制液体摄入量；观察心率、心律、血压、尿量等变化。

(三) 用药护理

1. 利尿药用药护理　长期使用利尿药容易出现电解质紊乱等不良反应。非紧急情况下，利尿药不应在夜间使用，以免影响睡眠。

(1) 排钾利尿药（袢利尿药和噻嗪类）：主要不良反应是低钾血症，从而诱发心律失常或洋地黄中毒。低血钾临床表现为乏力、腹胀、肠鸣音减弱等，应多补充富含钾盐的食物，如鲜橙汁、香蕉、枣、无花果、番茄汁、菠菜等，必要时遵医嘱补钾盐，口服补钾宜在饭后或将水剂与果汁同饮，以减轻胃肠道反应；静脉补钾时应注意钾盐浓度及输液速度。

(2) 保钾利尿药（氨苯蝶啶和螺内酯）：主要不良反应是高钾血症，故应监测血钾及有无高钾血症的表现。出现高血钾时，遵医嘱停用保钾利尿药，嘱患者禁食富含钾的食物，严密观察心电图变化。螺内酯的不良反应有嗜睡、面部多毛、男性乳房发育等，肾功能不全及高钾血症者禁用。

2.洋地黄药物护理

（1）洋地黄中毒的表现：①消化道症状：是洋地黄中毒最早的表现，如食欲减退、恶心、呕吐等，需与心力衰竭本身或其他药物引起的胃肠道反应鉴别。②心律失常：是洋地黄中毒最严重、最主要的反应，最常见的心律失常是室性期前收缩，多呈二联律或三联律，其他如房室传导阻滞、心房颤动、房性期前收缩伴高度房室传导阻滞等，快速房性心律失常伴有传导阻滞是洋地黄中毒的特征性表现。③神经系统症状：如头昏、嗜睡、精神改变、视物模糊、黄视绿视等。

（2）预防洋地黄中毒：①洋地黄用量个体差异很大，老年人、心肌缺血缺氧、重度心力衰竭、低钾低镁血症、肾功能减退等情况对洋地黄较敏感，使用时须严密观察患者用药后反应。②与奎尼丁、胺碘酮、维拉帕米、阿司匹林等药物合用可增加中毒机会，在给药前应询问患者有无服用上述药物及洋地黄用药史。③必要时监测血清地高辛浓度。④严格遵医嘱给药，给药前测量脉搏，脉搏<60次/分或节律不规则者，暂停服药，并告诉医生；如果漏服药物，不能补服。⑤用毛花苷C或毒毛花苷K时，务必稀释，并在10～15分钟内静脉缓慢输液结束，同时监测心率、心律及心电图变化。

（3）洋地黄中毒的护理：遵医嘱立即停用洋地黄类药物；低血钾者补充钾盐，停用排钾利尿药；快速性心律失常者用利多卡因或苯妥英钠，传导阻滞及缓慢性心律失常者用阿托品。

（四）对症护理

心源性呼吸困难和水肿的护理详见本章第一节"循环系统疾病常见症状或体征的护理"。

（五）心理护理

给予患者及家属足够的关心，向患者及家属讲解焦虑和恐惧可导致交感神经系统兴奋性增高，加重呼吸困难；鼓励家属安慰并陪伴患者，避免一切不良精神刺激，避免在患者面前讨论病情，保持情绪稳定；医护人员在抢救急性心力衰竭患者的过程中，必须保持镇静，动作稳、准、快，忙而不乱，给患者以信任与安全感，必要时留家属陪护，以提供情感支持。

（六）健康指导

1.疾病知识指导　指导患者避免诱发因素，积极治疗原发病。避免诱因，如感染（尤其是呼吸道感染）、过劳、情绪激动、输液过多过快等；预防感冒，尽量不去公共场所，避免交叉感染；育龄妇女应在医生指导下决定是否妊娠和自然分娩；鼓励家属给予患者积极支持，保持情绪稳定；嘱患者定期门诊随访，防止病情发展。

2.饮食指导　饮食宜低盐、清淡、易消化、富含营养，多食新鲜蔬菜、水果，防止便秘，戒烟酒。

3.运动指导　合理安排活动与休息，告知患者即使心功能恢复也应避免重体力劳动，可以做日常家务及轻体力劳动。建议患者进行散步、打太极拳、练气功等运动，活动要以不出现心悸、气急为原则，适当活动有利于提高心脏储备力，提高活动耐力，改善心理状态和生活质量。

4. 用药指导　告知患者及家属药物的名称、剂量、用法和不良反应；严格遵医嘱服药；教会患者在服用地高辛前自测脉搏，当脉搏＜60次/分时暂停服药，及时到医院就诊，如出现中毒反应，立即就诊；发现体重增加或症状恶化时，及时就诊。

【护理评价】

1. 呼吸困难是否减轻或消失，血气分析是否在正常范围。
2. 水肿或腹水是否减轻或消失。
3. 能否适应心功能状态下的生活。
4. 有无发生洋地黄中毒；发生中毒后能否被及时发现并得到及时处理。

第三节　心律失常患者的护理

一、概述

心律失常是指心脏起搏和传导功能紊乱而发生的心脏节律、频率或激动顺序异常，主要表现为心动过速、心动过缓、心律不齐、停搏。心室停搏或颤动是心脏骤停的主要表现形式，是心脏性猝死的重要原因。

心脏传导系统是由一种特殊的心肌纤维组成的，其心肌细胞具有自动节律兴奋的能力。心脏传导系统主要包括窦房结、结间束、房室结、房室束、希氏束、左右束支及浦肯野纤维等。

窦房结是心脏的正常起搏点，冲动在窦房结形成后，随即由结间通道和普通心房肌传递，抵达房室结及左心房。冲动在房室结内传导的速度极为缓慢，抵达房室束后传导加速，束支及浦肯野纤维的传导速度均极为快捷，使全部心室肌几乎同时被激活，完成一次心动周期。当心脏传导系统的自律性和传导性发生异常改变或存在异常传导组织时，可发生各种心律失常。

【病因及发病机制】

（一）病因

1. 非心源性病因　包括酸中毒解质（如低钾血症、高钾血症）、内分泌代谢失常（甲状腺功能亢进或减退）、药物中毒（强心苷、抗心律失常药过量）、颅内病变及急性感染等。正常人因情绪激动、紧张不安、疲劳、吸烟、饮酒及饮咖啡等，也可发生心律失常。
2. 心脏疾病　包括心肌炎、冠状动脉粥样硬化性心脏病、风湿性心脏病、高血压心脏病、先天性心脏病、肺源性心脏病等。

（二）发病机制

1. 冲动形成异常

（1）异常自律性：窦房结、房室结、希氏束-浦肯野纤维等处的心肌细胞均有自律性，自主神经系统兴奋性改变或心脏传导系统的内在病变，均可导致原有正常自律性的心肌细胞不适当的发放冲动。此外，原来无自律性的心肌细胞（如心房肌、心室肌）亦可在病理状态下出现异常自律性，如心肌缺血、药物的影响、电解质紊乱、儿茶酚胺增多等均可导致异常自律性。

（2）触发活动：是指心房、心室与希氏束-浦肯野纤维组织在动作电位后产生除极活动，被称为后除极。正常情况下，后除极震荡电位振幅较低，达不到阈电位，因而不引起触发活动。若后除极的振幅增高并抵达阈值，便可引起反复激动，持续的反复激动导致快速性心律失常。多见于心肌缺血-再灌注、低血钾、高血钙及洋地黄中毒时。

2.冲动传导异常　折返是快速性心律失常最常见的发病机制。产生折返需要具备以下基本条件：①心脏2个或多个部位的传导性与不应期各不相同，相互联结形成一个闭合环。②其中一条通道发生单向传导阻滞。③另一通道传导缓慢，使原先发生阻滞的通道有足够时间恢复兴奋性。④原先阻滞的通道恢复激动，从而完成1次折返激动。冲动在环内反复循环，产生持续而快速的心律失常。

【分类】

按照心律失常的发病机制，可分为冲动形成异常和冲动传导异常。按照心律失常发生时心率的快慢，将其分为快速性心律失常和缓慢性心律失常。前者包括期前收缩、心动过速、扑动和颤动等，后者包括窦性心动过缓、房室传导阻滞等。

（一）冲动形成异常

1.窦性心律失常　①窦性心动过缓。②窦性心动过速。③窦性心律不齐。④窦性停搏。

2.异位心律失常

（1）主动性异位心律：①期前收缩（房性、房室交界性、室性）。②阵发性心动过速（房性、房室交界区性、房室折返性、室性）。③心房扑动、心房颤动。④心室扑动、心室颤动。

（2）被动性异位心律：①逸搏（房性、房室交界性、室性）。②逸搏心律（房性、房室交界性、室性）。

（二）冲动传导异常

1.生理性　干扰及干扰性房室分离。

2.病理性　①窦房传导阻滞。②房内传导阻滞。③房室传导阻滞。④束支或分支阻滞（左、右束支及左束支分支传导阻滞）或室内阻滞。

3.房室间传导途径异常　预激综合征。

二、窦性心律失常

正常窦性心律的冲动起源于窦房结，频率为60~100次/分。心电图显示窦性心律的P波在Ⅰ、Ⅱ、aVF导联呈直立状态，aVR导联倒置，P-R间期0.12~0.20秒。窦性心律的频率因年龄、性别、体力活动等不同有显著的差异。根据心电图及临床表现分为窦性心动过速、窦性心动过缓、窦性停搏和病态窦房结综合征。

(一) 窦性心动过速

窦性心律的频率超过100次/分为窦性心动过速。窦性心动过速通常逐渐开始和终止，频率大多在100~150次/分，偶有高达200次/分。刺激迷走神经可使其频率逐渐减慢，停止刺激后又加速至原先水平。

1.病因　心动过速可见于健康人体力活动、情绪激动、吸烟、咖啡、饮酒。某些病理状态，如发热、甲状腺功能亢进、贫血、休克、心肌缺血、充血性心力衰竭以及应用肾上腺素、阿托品等药物亦可引起窦性心动过速。

2.身体状况　心率增快时，患者感到心悸、不安。听诊心率多在100~150次/分，节律齐。

3.心电图特点　窦性P波规律出现，成人P波频率>100次/分，每个P波后有一个QRS波（图3-3-1）。

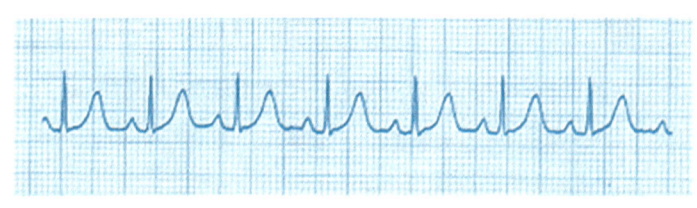

图3-3-1　窦性心动过速

4.治疗要点　窦性心动过速的治疗应针对病因和去除诱发因素，如治疗心力衰竭、纠正贫血、控制甲状腺功能亢进等。用β受体拮抗剂、钙通道阻滞剂减慢心率，如美托洛尔、普萘洛尔、地尔硫䓬等。

(二) 窦性心动过缓

成人窦性心律频率<60次/分，称为窦性心动过缓。

1.病因　①生理性原因：生理性窦性心动过缓多见于运动员、重体力劳动者、睡眠状态等。②病理性原因：颅脑疾病、严重缺氧、器质性心脏病、阻塞性黄疸、甲状腺功能减退等，以及洋地黄、β受体拮抗剂、胺碘酮、钙通道阻滞剂、拟胆碱药等药物作用。

2.身体状况　通常无明显症状。当心率过慢导致心排血量不足时，有头晕、乏力、胸闷等；严重时诱发心力衰竭、心绞痛低血压等。

3.心电图特点　窦性P波，P波频率<60次/分，常伴有窦性心律不齐（即不同P-P间期之间的差异>0.12秒，图3-3-2）。

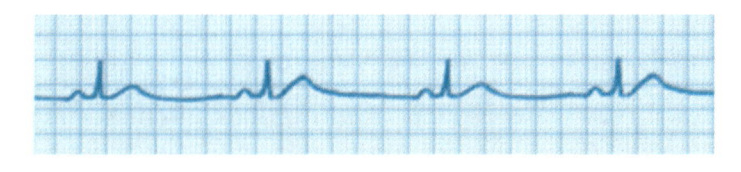

图3-3-2　窦性心动过缓

4.治疗要点　无症状的窦性心动过缓者，无须治疗；如因心率过慢而出现心排血量不足的症状，用阿托品或异丙肾上腺素等药物，长期使用且效果不佳可考虑心脏起搏器。

（三）窦性停搏

窦性停搏或窦性静止是指窦房结不能产生冲动，出现心脏搏动的暂时停顿。频发窦性停搏是种严重的心律失常，是窦房结衰竭的表现。

1.病因　①生理性原因，如迷走神经张力增高或颈动脉窦过敏。②病理性原因，如急性心肌梗死、窦房结变性与纤维化、脑血管病变等疾病，以及洋地黄、乙酰胆碱等药物作用。

2.身体状况　过长时间的窦性停搏（＞3秒）且无逸搏发生时，患者可出现黑蒙、短暂意识障碍或晕厥，严重者可发生阿-斯综合征，甚至死亡。

3.心电图特点　正常P-P间期显著延长的间期内无P波发生，或P波与QRS波均不出现，长P-P间期与基本的窦性P-P间期无倍数关系。长间歇后出现交界性或室性逸搏（图3-3-3）。

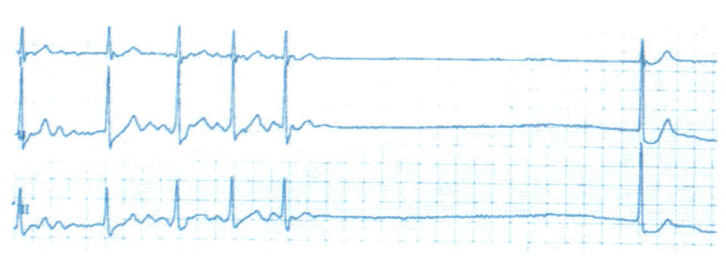

图3-3-3　窦性停搏

4.治疗要点　功能性窦性停搏不需要特殊处理，去除有关因素后可自行恢复；对病理性的窦性停搏需对因治疗；有晕厥病史者，应及时安装人工心脏起搏器。

（四）病态窦房结综合征

病态窦房结综合征简称病窦综合征，是窦房结及其周围组织病变，导致其起搏和（或）冲动传出障碍，从而引起以心动过缓为主要特征的多种心律失常的综合表现。

1.病因　涉及多种病变过程，如纤维化与脂肪浸润、淀粉样变性、甲状腺功能减退、硬化与退行性变等均可损害窦房结；窦房结周围神经和心房肌的病变、窦房结动脉供血减少都是SSS的病因，迷走神经张力增高、某些抗心律失常药物抑制窦房结功能也可导致窦房结功能障碍，应注意鉴别。

2.身体状况　患者可出现脑、心、肾等器官供血不足的表现，尤以脑供血不足为主，如发作性头晕、乏力、眼花、失眠、记忆力减退、反应迟钝，以及心悸、胸闷、心绞痛、充血性心力衰竭等症状，严重者出现阿-斯综合征。

3.心电图特点　①持续而显著的窦性心动过缓（50次/分以下）。②窦性停搏与窦房传导阻滞。③窦房传导阻滞与房室传导阻滞并存。④心动过缓-心动过速综合征（慢-快综合征），是指心动过缓与房性快速性心律失常（如房性心动过速、心房扑动、心房颤动）交替发作。⑤房室交界区性逸搏心律等（图3-3-4）。

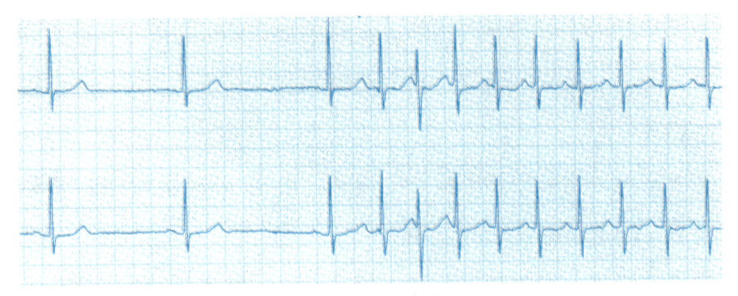

图3-3-4 病态窦房结综合征

4.治疗要点 无症状者密切观察，不必治疗；有症状者选择起搏器治疗。用起搏器治疗后，如果患者仍有心动过速发作，可使用抗心律失常药物。

三、房性心律失常

（一）房性期前收缩

房性期前收缩是指激动起源于窦房结以外、心房任何部位的一种主动性异位心律。

1.病因 各种器质性心脏病患者均可发生房性期前收缩，可能是快速性房性心律失常的先兆。

2.身体状况 患者一般无明显症状，一些患者有胸闷、乏力症状，自觉有停跳感。心脏听诊中，有提早出现的心跳，随后有一个长间歇；期前收缩第一心音增强，第一心音相对减弱。

3.心电图特点 P波提前发生，与窦性P波形态不同，其P-R间期＞0.12秒；期前收缩后不完全代偿间歇；提前出现的P波后下传的QRS波群形态正常，少数阻滞或未下传的房性期前收缩后则无QRS波群发生（图3-3-5）。

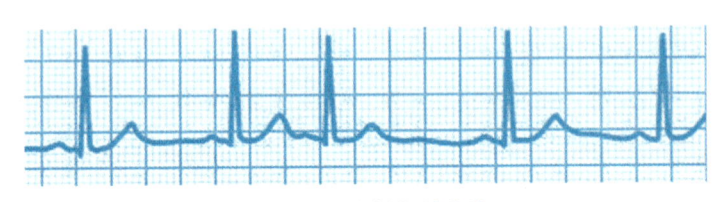

图3-3-5 房性期前收缩

4.治疗护理 房性期前收缩通常无须治疗，避免紧张、过分疲劳、戒烟、限酒。有明显症状或因房性期前收缩触发室上性心动过速时，给予药物治疗，如β受体拮抗剂、普罗帕酮，药物治疗无效可采取射频消融等治疗。

（二）房性心动过速

房性心动过速简称房速，是心房某一异位节律突然快速地发出一连串冲动，无须房室结参与维持的心动过速。根据发病机制及心电图的表现不同，分为自律性、折返性和紊乱性房性心动过速3种。

1.病因 常见于心肌梗死、慢性肺部疾病、大量饮酒、代谢障碍均可致病原因；心外科手术或射频消融术后所导致的手术瘢痕也可发生房性心动过速。

2.身体状况　患者有短暂性、持续性或间歇性发作的胸闷、心悸。当房室传导比率改变时，听诊心律不恒定。

3.心电图特点　①心房率通常为150～200次/分。②P波形态与窦性者不同。③常出现二度Ⅰ型或Ⅱ型房室传导阻滞，2∶1房室传导者常见，但心动过速不受影响。④P波之间等电位线仍存在。⑤刺激迷走神经不能终止心动过速，仅加重房室传导阻滞。⑥发作开始时心率逐渐加速。

4.治疗要点　主要取决于心室率及患者的血流动力学情况，若心室率不快，无须紧急处理；若心室率＞140次/分、由洋地黄所致，或伴严重心力衰竭、休克征象时，应紧急治疗。洋地黄中毒引起者的紧急治疗方法如下：①积极寻找病因，针对病因治疗。②控制心室率。③转复窦性心律，用ⅠA、ⅠC或Ⅲ类抗心律失常药，药物不佳考虑射频消融手术治疗。

（三）心房扑动

心房扑动时，心房内产生300次/分左右、快而规则的冲动，心房收缩快而协调。

1.病因　绝大多数见于各种器质性心脏病，最常见于风湿性心瓣膜病、冠心病、高血压病、心肌病、甲状腺功能亢进症等。部分患者也无明显病因。

2.身体状况　心房扑动往往有不稳定的倾向，可恢复窦性心律或进展为心房颤动，但亦可持续数月或数年。房扑的临床表现取决于心室率的快慢以及原发疾病的严重程度。房扑心室率不快时，患者可无症状；心室率过快可引起心悸、胸闷、呼吸困难、头晕等症状。体检可出现颈动脉扑动。

3.心电图特点　①心房活动呈现规律的锯齿状扑动波称为F波，扑动波之间的等电线消失，在Ⅱ、Ⅲ、aVF或V_1导联最为明显。房扑的频率常为250～300次/分。②心室率规则或不规则，取决于房室传导比例是否恒定。当心房率为300次/分，未经药物治疗时，心室率通常为150次/分（2∶1房室传导）。③QRS波形态正常，当出现室内差异传导、原先有束支传导阻滞或经房室旁路下传时，QRS波增宽、形态异常（图3-3-6）。

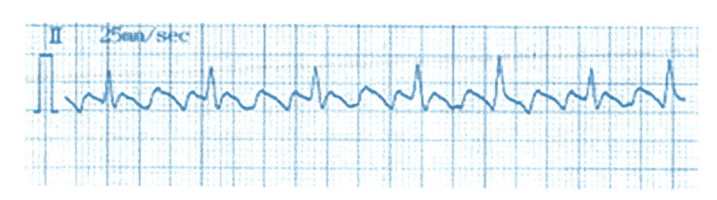

图3-3-6　心房扑动

4.治疗要点　①药物治疗：减慢心室率的药物包括β受体拮抗剂、钙通道阻滞剂（维拉帕米、地尔硫䓬）或洋地黄制剂（地高辛、毛花苷C）。转复房扑的药物包括ⅠA（如奎尼丁）或ⅠC（如普罗帕酮）类抗心律失常药，如心房扑动患者合并冠心病、充血性心力衰竭等时，应用ⅠA、ⅠC类药物容易导致严重室性心律失常。此时，应选用胺碘酮。②非药物治疗：直流电复律是终止心房扑动最有效的方法，此外还有食道调搏、射频消融等。③抗凝治疗：持续性心房扑动患者发生血栓栓塞的风险增高，应给予抗凝治疗。

（四）心房颤动

心房颤动，心房内产生350~600次/分的不规则冲动，心房内部分肌纤维极不协调地乱颤，心房失去了有效的收缩功能。房颤较房扑多见，是仅次于期前收缩的常见的心律失常。可分为以下几类：①首诊房颤、首次确诊（首次发作首次发现）。②阵发性房颤，持续时间≤7天（常≤48小时），能自行终止。③持续性房颤持续时间＞7天，非自限性。④长期持续性房颤持续时间≥1年，患者有转复愿望。⑤永久性房颤持续时间＞1年，不能终止或终止后又复发，无转复愿望。

1.病因　　正常人在情绪激动、运动或饮酒后可发生房颤。常发生于原有心血管疾病者、风湿性心脏病、冠心病、高血压性心脏病、甲亢性心脏病、缩窄性心包炎、心肌病、感染性心内膜炎、慢性肺源性心脏病等。

2.身体状况　　其症状轻重受心室率快慢的影响。心室率不快者，症状不明显；心室率较快者，有心悸、胸闷、乏力、头晕等症状；心室率＞150次/分可诱发心力衰竭或心绞痛。心脏瓣膜病合并房颤时，血栓脱落引起动脉栓塞，以脑栓塞最为常见。心脏听诊第一心音强弱不等，心律极不规则，心室率快时有脉搏短绌。

3.心电图特点　　P波消失，代之以大小、形态、间距均不等的心房颤动波（f波），频率为350~600次/分；心室律绝对不规则；QRS波群形态和时限正常（图3-3-7）。

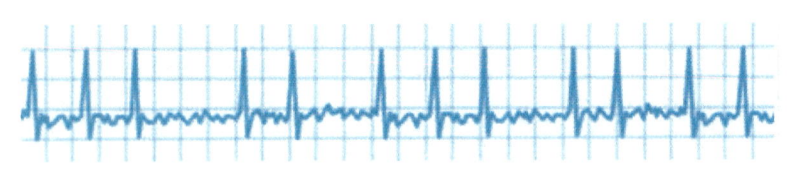

图3-3-7　心房颤动

4.治疗要点

（1）积极寻找和治疗基础心脏病，控制诱发因素。

（2）抗凝治疗：房颤患者栓塞风险较高。对于合并有瓣膜病的患者，需要应用华法林抗凝。对于非瓣膜病者，需使用评分系统进行栓塞风险的评估。2012年，ESC心房颤动诊疗指南提出了血栓形成风险评估系统（CHA_2DS_2-VASc评分系统）和出血风险评分系统（HAS-BLED评分系统）。口服华法林或新型抗凝血药以抗凝治疗，服用华法林使凝血酶原时间国际标准化比值（INR）维持在2.0~3.0。

（3）转复和维持窦性心律治疗：对于发作频繁或症状明显的阵发性房颤患者，或持续性房颤不能自动转复为窦性心律者，可选用ⅠA（奎尼丁、普鲁卡因胺）、ⅠC（普罗帕酮）或Ⅰ类（胺碘酮）进行复律。房颤持续发作伴血流动力学障碍者首选电复律。对于经过合理药物治疗仍有明显症状的房颤患者，可行射频消融术。

（4）控制心室率治疗：近些年的研究表明，持续性房颤选择减慢心室率同时注意血栓栓塞的预防，预后与复律后维持窦性心律无明显差别，因为简便易行更适用于老年患者。可选用

β受体阻断药或钙通道阻滞药、洋地黄控制心室率。

（5）非药物治疗：对一部分反复发作、症状较重而药物治疗效果不理想的患者，可选择进行非药物治疗，包括心房起搏、射频消融、左心耳封堵等。

（五）房室交界区心律失常

房室交界区心律失常包括房室交界区性逸搏与心律失常、与房室交界区相关的折返性心动过速（阵发性室上性心动过速）、预激综合征、非阵发性房室性交界性心动过速等。临床上以阵发性室上性心动过速、预激综合征最为常见。

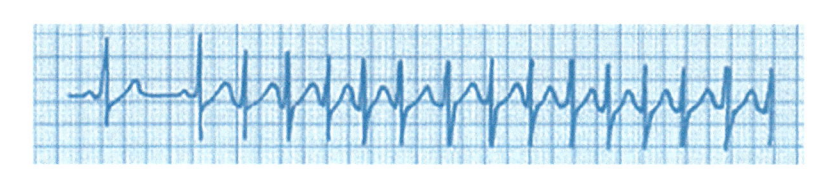

（六）阵发性室上性心动过速

阵发性室上性心动过速简称室上速，又称与房室交界区相关的折返性心动过速。房室结内折返性心动过速是最常见的室上速类型。

1.病因　可发生于心脏病患者，也可见于无器质性心脏病者。

2.身体状况　以无器质性心脏病的青年人多见，持续时间长短不一。轻者感心慌、胸闷；重者因血流动力学障碍而出现眩晕、恶心呕吐、心绞痛、晕厥、心力衰竭，甚至可发生猝死。症状的轻重取决于发作时心室率的快慢及持续时间，也与基础疾病的严重程度有关。发作时心率多在160～250次/分，快而整齐，心音有力，多无心脏杂音，血压正常或降低。

3.心电图特点　①心率150～250次/分，节律规则。②QRS波群形态及时限正常，伴室内差异性传导或原有束支传导阻滞者会出现异常。③P波为逆行性（Ⅱ、Ⅲ、aVF导联倒置），常埋藏于QRS波群内或位于其终末部分，与QRS波群保持恒定关系。④起始突然，通常由一个房性期前收缩触发（图3-3-8）。

图3-3-8　阵发性室上性心动过速

4.治疗要点　阵发性室上性心动过速患者急性发作期，若心功能、血压正常可通过单侧按摩颈动脉窦（切忌双侧同时按摩）、深吸气后屏气再深呼气（Valsalva动作）、刺激咽部诱导恶心、将面部浸入冰水中等方法终止发作。若失败则使用抗心律失常药物，首选维拉帕米。伴心功能不全者可选用洋地黄。以上治疗无效或出现严重血流动力学障碍症状选用直流电复律术。预防复发可行射频消融术。

（七）预激综合征

预激综合征又称Wolf-Parkinson-White综合征（WPW综合征），是指心电图呈预激表现（即心房冲动提前激动心室的一部分或全部），临床出现心动过速发作。

1.病因　可发生于任何年龄，男性居多，大多数患者无心脏异常征象，常发现于心电图检查或室上速发作时。少数先天性心血管病，如三尖瓣下移畸形、二尖瓣脱垂及心肌病等可并发预激综合征。

2.身体状况　预激综合征本身不引起症状，心动过速发生率为1.8%，并随年龄增长而增加。频率过快的心动过速可导致心颤动或心力衰竭、低血压等。

3.心电图特点　①窦性搏动的P-R间期<0.12秒。②某些导联的QRS波群>0.12秒。③QRS波群起始部分粗钝，称预激波，终末部分正常。④ST-T波呈继发性改变，与QRS波群主波方向相反（图3-3-9）。

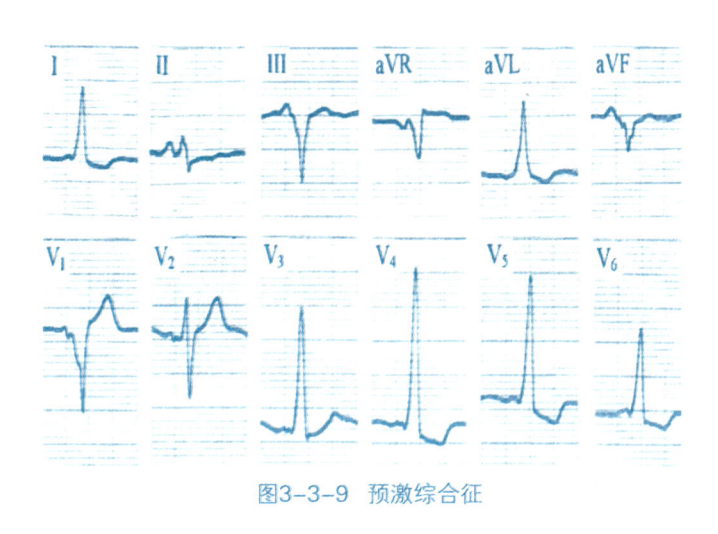

图3-3-9　预激综合征

4.治疗要点　若患者无心动过速发作或偶尔发作且症状轻微者，无须治疗；发作频繁且症状明显者，应积极治疗，包括药物治疗、射频消融术及外科手术。

五、室性心律失常

（一）室性期前收缩

室性期前收缩又称室性早搏，是基于基础心律（多为窦性心律）提前出现的室性冲动。

1.病因

（1）功能性：正常人过度劳累、情绪激动、神经紧张、过度吸烟、饮酒等均可发作。

（2）器质性心脏病：心肌炎症、缺血、缺氧等可使心肌受刺激而发生室性期前收缩，如各种心肌炎、心肌病、冠心病、肺心病、风湿性心瓣膜病、心力衰竭等。

（3）药物及其他：洋地黄、奎尼丁、肾上腺素、多巴胺、普鲁卡因胺等药物及电解质紊乱、酸碱平衡失调也可引起室性期前收缩。

2.身体状况　无直接相关症状，或患者感到心悸、失重感或代偿间歇后有力的心脏搏动。听诊时，听到第一心音，其后出现较长的停歇，第二心音强度减弱，桡动脉搏动减弱或消失。

3.心电图特点　提前出现QRS波群及T波，其前无P波。提前出现的QRS波宽大畸形、时间>0.12秒，并有继发性T波改变（T波方向与QRS波的主波方向相反）。室性期前收缩后有一完全性的代偿间歇（即期前的QRS波群前后2个R-R间隔之和等于2个正常的R-R间隔，图3-3-10）。

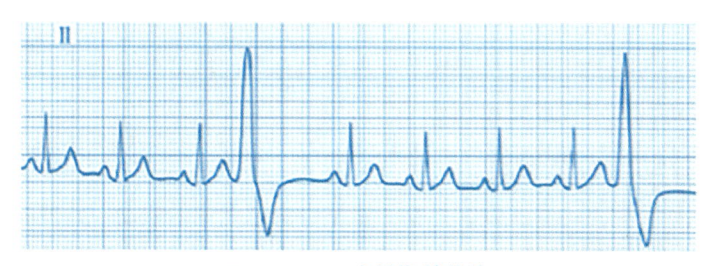

图3-3-10 室性期前收缩

4.治疗要点 无器质性心脏病基础的室性期前收缩，无明显症状者，大多不需要特殊治疗。有明显症状者，要去除病因，避免诱因；紧张过度、情绪激动者做好心理护理，减轻其焦虑，必要时给予小剂量镇静剂；选用β受体阻滞剂、美西律、普罗帕酮等药物。急性心肌梗死发生室性期前收缩，早期应用β受体阻滞剂可减少心室颤动的危险，如出现频发的室性期前收缩用胺碘酮有效。频发室性期前收缩、多源性室性期前收缩、R-on-T型室性期前收缩、成对或连续出现的室性期前收缩，首选利多卡因静脉注射。洋地黄中毒引起的室性期前收缩应立即停用洋地黄，给予钾盐、苯妥英钠治疗。部分无器质性心脏病的频发性室性期前收缩可选择射频消融治疗。

（二）室性心动过速

室性心动过速简称室速，是指连续出现3个或3个以上室性期前收缩。

1.病因 常发生于各种器质性心脏病患者，最常见的为冠心病，尤其是曾有心肌梗死的患者。其次是心肌病、心力衰竭、心脏瓣膜疾病。偶尔可发生在无器质性心脏病者。

2.身体状况 室速患者的临床症状轻重与发作时的心室率、心功能状况、持续时间密切相关，非持续性室速（发作时间＜30秒，能自行停止）常无症状。持续性室速常有明显的血流动力学障碍症状，如低血压、晕厥、休克、气促、心绞痛等。听诊第一、第二心音分裂，心律轻度不规则。

3.心电图特点 ①3个或3个以上的室性期前收缩突然连续出现。②QRS波群畸形，时限＞0.12秒，ST-T波方向与QRS波群主波方向相反。③心室率为100～250次/分，心律规则或略不规则。④P波与QRS波群无固定关系，形成房室分离。⑤心室夺获或室性融合波是确立室速诊断的重要依据。心室夺获是指室速发作时少数室上性冲动下传心室，表现为正常QRS波群，其前有P波，P-R间期＞0.12秒；室性融合波的QRS波群形态介于窦性与异位心室搏动之间，其意义为部分夺获（图3-3-11）。

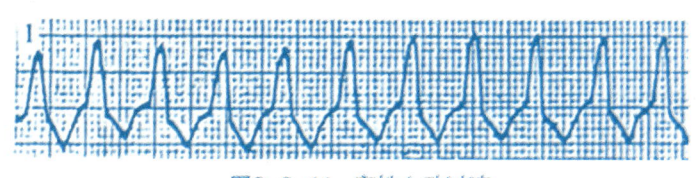

图3-3-11 室性心动过速

4.治疗要点　急性发作的处理：无器质性心脏病的非持续性室速治疗同室早。对无器质性的特发性单源性室速，经导管射频消融术可根除发作。持续性室速或有器质性心脏病的续性室速均应治疗，首选利多卡因进行治疗，也可选用胺碘酮、普鲁卡因胺、普罗帕酮后缓慢静脉注射并静脉滴注维持。持续室速者可应用超速起搏终止发作。药物治疗同步直流电复律。洋地黄中毒者，首选苯妥英钠，不宜电复律。

（三）心室扑动与心室颤动

心室扑动和颤动简称室扑和室颤，是指心室发生快速无序的激动，致使心室规律有序的激动和舒缩功能消失，均为功能性的心脏停搏，是致死性心律失常。

1.病因

（1）心脏病：不稳定型心绞痛、急性心肌梗死、室壁瘤、心肌病、病窦综合征、完全房室传导阻滞、主动脉瓣狭窄或关闭不全等。

（2）药物：最常见的是严重的洋地黄中毒，此外奎尼丁、普鲁卡因胺等中毒也可引起室扑或室颤。

（3）其他：各种疾病的终末期、电解质紊乱（严重低血钾或高血钾）、触电、溺水、窒息或雷击等。

2.身体状况　发生室扑或室颤相当于心脏停搏，身体组织器官供血停止，患者可于8～10秒出现意识丧失、呼吸停止、心音及大动脉搏动消失、血压测不出。

3.心电图特点　心室扑动呈正弦波图形，波幅大而规则，频率为150～300次/分，有时难以与室速鉴别；心室颤动的波形、振幅及频率均极不规则，无法辨认QRS波群、ST段与T波。

4.治疗要点　立即非同步直流电复律并配合心脏按压、人工呼吸等心肺复苏术。

六、房室传导阻滞

房室传导阻滞是指窦房结发出冲动，从心房传到心室的过程中，心房冲动传导延迟或（部分或完全）不能传导至心室。根据阻滞程度不同可分为：一度为房室间传导时间延长，但心房冲动全部能传到心室；二度为一部分心房激动被阻，不能传至心室，又进一步分为二度Ⅰ型）和二度Ⅱ型；三度则全部冲动均不能传至心室，故又称为完全性房室传导阻滞。

（一）病因

1.生理性原因　正常人或运动员可出现文氏型房室阻滞，与迷走神经张力增高有关，常发生在夜间。

2.病理性原因　如急性心肌梗死、冠状动脉痉挛、病毒性心肌炎、心肌病、急性风湿热、先天心血管病、原发性高血压、心脏手术、电解质紊乱、药物中毒等。

（二）身体状况

1.一度房室传导阻滞　无症状，听诊第一心音强度减弱。

2.二度房室传导阻滞　出现心悸与心搏脱漏，Ⅰ型患者第一心音强度逐渐减弱，并有心搏脱漏；Ⅱ型亦有间歇性心搏脱漏，但第一心音强度恒定。

3.三度房室传导阻滞　是一种严重的心律失常，出现疲乏、头晕、晕厥、心绞痛、心力衰竭等症状若心室率过慢导致脑缺血，出现暂时性意识丧失，甚至抽搐，即阿-斯综合征，严重者猝死。听诊第一音强度经常变化或听到响亮清晰的第一心音（大炮音）。

（三）心电图特点

1.一度房室传导阻滞　房室传导时间延长，超过正常范围，但每个心房冲动仍能传至。表现为P-R间期超过正常最高值（>0.20秒，图3-3-12）。

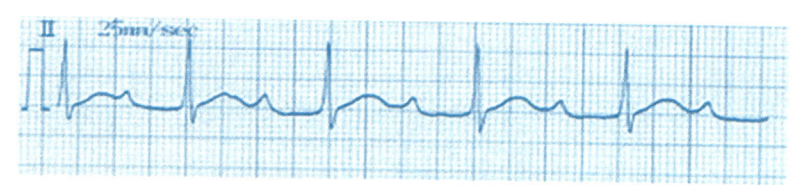

图3-3-12　一度房室传导阻滞

2.二度房室传导阻滞

（1）二度Ⅰ型房室传导阻滞：P波规律出现，P-R间期逐渐延长，直至一个P波后QRS波群脱落，包含受阻P波在内的R-R间期小于正常窦性P-P间期的2倍，房室传导比例为3∶2或5∶4（图3-3-13）。

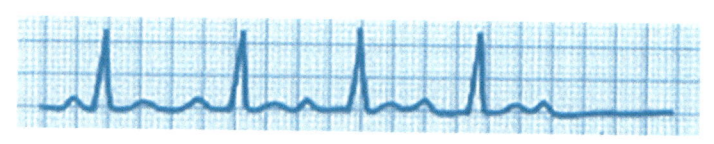

图3-3-13　二度Ⅰ型房室传导阻滞

（2）二度Ⅱ型房室传导阻滞：①P-R间期恒定不变（可正常或延长）。②突然P波后QRS群脱落。③房室传导比例一般为5∶4、4∶3、3∶2、3∶1、2∶1等。若半数以上的P波未下传，称为高度房室传导阻滞（图3-3-14）。

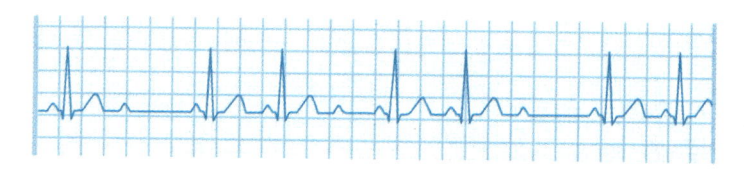

图3-3-14　二度Ⅱ型房室传导阻滞

3.三度房室传导阻滞　①心房与心室各自独立，即P波与QRS波群无固定的时间关系，P-P间隔与R-R间隔各有其固定规律。②P波频率快于QRS波频率，即心房率快于心室率。③QRS波群时限、形态与频率，取决于阻滞部位，如阻滞部位高，QRS波群接近正常，心室率40~60次/分；阻滞部位低，QRS波群宽大畸形，心室率在40次/分以下，也常不稳定（图3-3-15）。

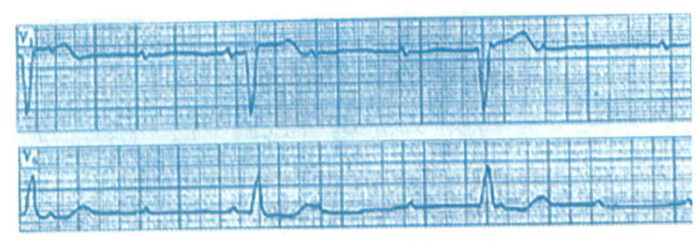

图3-3-15 三度房室传导阻滞

（三）治疗要点

主要进行病因治疗一度或二度Ⅰ型房室传导阻滞，心室率不慢者，无须特殊治疗；二度Ⅱ型或三度房室阻滞，心室率慢者，用阿托品、异丙肾上腺素等药物进行治疗；伴明显症状或血流动力学障碍、阿-斯综合征发作者，首选临时性或永久性心脏起搏治疗。

【护理评估】

（一）健康史

询问患者有无器质性心脏病、肺栓塞、心力衰竭、慢性阻塞性肺疾病、甲状腺功能减退等病史；了解患者有无情绪激动、烟酒嗜好；是否应用β受体拮抗剂、洋地黄等药物；是否存在代谢障碍、电解质紊乱等。

（二）身体状况

评估患者心律失常的类型及临床表现，询问患者心律失常发作时，有无心悸、胸闷、乏力、头晕等症状；评估有无意识障碍及血流动力学改变等；心脏听诊有无异常等。

（三）心理-社会状况

由于心律失常反复发作，出现心悸、乏力、头晕、心跳停顿感等不适，导致患者出现紧张、情绪低落等心理变化。医护人员需要评估患者及家属对疾病及其后果的认识，对心律失常预防知识的掌握以及家庭和社会对患者的支持等。

（四）辅助检查

心电图检查是诊断心律失常最重要的无创性检查，记录12导联心电图。其他检查包括动态心电图、运动试验、食管心电图等。

（五）治疗措施

1. 药物治疗 常用抗心律失常药物有尼丁、普鲁卡因胺、利多卡因、美西律、腺苷等。
2. 介入治疗 行心脏起搏、电复律；快速性心律失常用导管射频消融或外科手术等。

【常见护理诊断/问题】

1. 活动无耐力 与心律失常导致心排血量减少有关。

2. 有受伤的危险　与心律失常引起的头晕、晕厥有关。

3. 潜在并发症　猝死。

4. 恐惧　与心律失常反复发作、疗效欠佳有关。

【护理目标】

1. 活动耐力增加。

2. 未因头晕、晕厥而导致受伤。

3. 生命体征平稳，未发生猝死。

4. 患者的恐惧程度减轻或消失。

【护理措施】

（一）一般护理

1. 休息与活动　对于无器质性心脏病的心律失常患者，鼓励其正常工作和生活，并注意劳逸结合；对于持续性室性心动过速、窦性停搏、二度Ⅱ型或三度房室传导阻滞等严重心律失常患者，应绝对卧床休息。当患者心律失常发作导致胸闷、心悸、头晕等，嘱患者采取高枕卧位、半卧位或其他舒适体位，尽量避免左侧卧位。必要时遵医嘱给予镇静剂，保证患者充分的休息与睡眠。

2. 饮食护理　给予低热量、低脂肪、高蛋白质、高维生素，易消化的饮食，少量多餐，避免过饱；戒烟酒，禁食刺激性食物、浓茶、咖啡。心动过缓者保持大便通畅，避免屏气，以免刺激迷走神经而加重心动过缓。

（二）病情观察

密切观察生命体征，同时测量脉率和心率，时间不少于1分钟。注意观察患者有无胸闷、心悸、呼吸困难、晕厥等症状；监测电解质变化，特别是血钾；严重心律失常者，持续心电监护，严密监测生命体征及心电图的变化。发现频发（每分钟＞5次）、多源性、成对的呈R-on-T现象的室性期前收缩、室性心动过速、窦性停搏、二度Ⅱ型或三度房室传导阻滞、室扑等，立即报告医生，做好抢救准备。

（三）用药护理

遵医嘱给予抗心律失常药物，注意给药途径、剂量、速度、时间。静脉滴注药物尽量使用脉泵调节滴速；静脉推注药物时速度宜慢（腺苷除外），一般在5～15分钟内推注完。观察药物疗效和不良反应，必要时监测心电图。

（四）对症护理

伴有呼吸困难、发绀等缺氧指征时，给予2～4L/min氧气持续吸入。一旦患者出现头晕、黑蒙等表现，立即平卧，以免发生意外。

（五）心理护理

心律失常频繁发作，患者容易产生恐惧、焦虑等心理反应。因此应向患者介绍病情发展，说明心律失常的可治性，以消除其焦虑和恐惧心理，并鼓励患者参与制订护理计划。

（六）健康指导

1. **疾病知识指导**　向患者及家属介绍心律失常的常见病因、诱因及防治知识。指导患者保持稳定的情绪。无器质性心脏病者，积极参与运动，调整自主神经功能；有器质性心脏病者，根据心功能情况适当活动；有晕厥史者，避免从事危险性工作，头晕时平卧，以免摔伤。

2. **生活指导**　指导患者规律生活，保证充足的休息与睡眠；保持大便通畅，心动过缓患者避免排便时过度屏气、用力动作；快速性心律失常者戒烟酒，避免劳累、感染，防止诱发心力衰竭；避免精神紧张和情绪激动；改变不良饮食习惯，避免摄入咖啡、可乐、浓茶、烈酒等刺激性食物。

3. **安置起搏器或转复除颤器（ICD）指导**　指导患者远离电磁辐射物体，如磁铁、微波炉、电视、手机等，与其距离至少10米；注意电池使用情况并及时更换，定期评估仪器效能；随身携带急救卡片标明患者姓名、家庭联系电话、安装起搏器或ICD型号、主管医生电话等。

4. **监测病情指导**　教会患者自我监测病情。对反复发生严重心律失常、危及患者生命者，教会家属心肺复苏术。强调患者需要定期随访。

【护理评价】

1. 活动耐力是否增强。
2. 是否因头晕、晕厥而受伤。
3. 生命体征是否稳定。
4. 恐惧程度是否减轻或消失。

第四节　原发性高血压患者的护理

原发性高血压简称高血压，是以体循环动脉血压升高为主要临床表现的综合征，是最常见的慢性心血管疾病，也是重要的心血管疾病的危险因素，可致心、脑、肾和视网膜等靶器官的结构和功能受损，最终导致这些器官的功能衰竭。高血压分为原发性和继发性两大类。原发性高血压是指原因不明、以体循环动脉压升高为特征，伴或不伴重要脏器如心、脑、肾等损伤的一种综合征，约占高血压患者总数的95%以上；继发性高血压是指血压升高为某些疾病的一种临床表现，有明确而独立的病因。本节主要阐述原发性高血压。

【分类和定义】

2022年11月，《中国高血压临床实践指南》正式发布，本次发布的新版指南就高血压领域有关诊断、评估和治疗等多个临床常见问题给出了详细的循证医学推荐，以期全面提升我国高血压诊治水平。高血压的诊断标准与分级如下。

1. 诊断标准界值　　推荐将我国成人高血压的诊断界值由收缩压≥140mmHg和（或）舒张压≥90mmHg下调至收缩压≥130mmHg和（或）舒张压≥80mmHg（1B）。

2. 高血压水平分级　　推荐我国成人高血压患者按血压水平分为1级和2级：①1级：收缩压130~139mmHg和（或）舒张压80~89mmHg。②2级：收缩压≥140mmHg和（或）舒张压≥90mmHg（1B）。新版指南认为，将患者按130~139/80~89mmHg和≥140/90mmHg进行分级有助于简化患者心血管病危险分层且满足制订启动降压治疗决策的需要。

【病因及发病机制】

（一）病因

原发性高血压的病因为多因素，尤其是遗传因素和环境因素相互作用的结果。一般认为遗传因素约占40%，环境因素约占60%。

1. 遗传因素　　原发性高血压具有明显的家族聚集性，约60%的患者有高血压家族史。父母均为高血压者，其子女患病概率明显高于父母均为正常血压者。其遗传存在主要基因显性遗传和多基因关联遗传2种方式。

2. 环境因素

（1）饮食：大量研究显示，不同地区人群的血压水平及高血压患病率与钠盐平均摄入量呈正相关，摄盐量高的地区患病率明显高于摄盐量低的地区；低钙、低钾、高蛋白摄入、饮食中饱和脂肪酸或饱和脂肪酸/多不饱和脂肪酸的比值较高也属于升压因素。此外，饮酒量与血压水平呈线性相关。

（2）精神应激：脑力劳动者高血压患病率高于体力劳动者，从事精神紧张度高的职业和长期生活在噪声环境中的人患高血压也较多。

3. 其他因素　　体重增加是血压升高的重要危险因素，腹型肥胖者容易发生高血压。50%的睡眠呼吸暂停低通气综合征患者易发生高血压，且血压升高程度与疾病病程和严重程度有关。此外，吸烟，服用避孕药、麻黄碱、肾上腺皮质激素等药物也可使血压升高。

（二）发病机制

原发性高血压是在一定的遗传背景下由于多种环境因素的交互作用，使正常血压调节机制失代偿所致。

1. 神经机制　　各种原因使大脑皮质下神经中枢功能发生变化，神经递质浓度与活性异常，致使交感神经系统活动亢进，血浆儿茶酚胺浓度升高，外周血管阻力增加而导致血压升高。

2. 肾脏机制　　各种原因导致肾性水钠潴留，机体为避免心排血量增高使组织过度灌注，全身阻力小动脉收缩增强，导致外周阻力增高。也可能通过排钠激素分泌释放增加使外周血管阻力增高。

3. 激素机制　　肾素-血管紧张素-醛固酮系统（RAAS）激活在高血压的发生和发展中占有重要地位。肾小球入球动脉的球旁细胞分泌肾素，激活在肝脏产生的血管紧张素原，生成血管紧张素Ⅰ，经血管紧张素转换酶（ACE）的作用生成血管紧张素Ⅱ。血管紧张素Ⅱ是RAAS

的主要效应物质，使小动脉平滑肌收缩，外周血管阻力增加；同时刺激肾上腺皮质球状带分泌醛固酮，使水钠潴留，血容量增加；还可使去甲肾上腺素分泌增加。上述作用均使血压升高。

4.血管机制　大动脉、小动脉结构和功能的变化在高血压发病中发挥着重要作用。年龄增长及各种心血管危险因素导致血管内皮细胞功能异常，影响动脉弹性；阻力小动脉结构和功能改变，影响外周压力反射点的位置或反射波强度，对脉压增大起重要作用。

5.胰岛素抵抗　胰岛素抵抗是指必须高于正常的血胰岛素释放水平来维持正常的糖耐量，表示机体组织对胰岛素处理葡萄糖的能力减退。约50%原发性高血压患者存在胰岛素抵抗。胰岛素抵抗所致的高胰岛素血症使肾脏水钠重吸收增强，交感神经系统活性增强，动脉弹性减退，从而使血压升高。

【护理评估】

（一）健康史

询问患者家人有无高血压家族病史，患者的年龄、职业、人际关系、个性特征、生活及饮食习惯、环境中有无引发本病的应激因素。有无肥胖、心脏病、肾脏病、糖尿病等病史，有无口服避孕药及降压药等情况。

（二）身体状况

1.症状　本病大多起病缓慢或隐匿，缺乏特殊症状，导致诊断延迟，偶于体检时发现血压升高或发生心、脑、肾等并发症时才被发现。常见症状有头晕、头痛、颈项板紧、心悸、注意力不集中、失眠、乏力等，也可出现视物模糊、鼻出血等较重症状，典型的高血压头痛在血压下降后即可消失。症状轻重不一定与血压水平有关。可因劳累、激动、失眠等加重，休息后多可缓解。

2.体征　一般较少，除血压升高以外，体检时心脏听诊可听到主动脉瓣区第二心音亢进、收缩期杂音或收缩早期喀喇音。

3.并发症　随病程进展可导致重要靶器官的损害，出现心、脑、肾等器官的器质性损害和功能障碍，是高血压患者致残或致死的主要原因。

（1）心脏：①高血压性心脏病：血压长期升高，外周阻力增加，左心室负荷过重，致左心室肥厚扩张而形成。患者可有活动后心悸气促，心尖抬举样搏动，最终导致左心衰竭。②急性左心衰：随病情加重而诱发，典型表现为急性肺水肿。③冠心病：高血压可促使冠状动脉粥样硬化、心肌耗氧量增加而致心律失常、心绞痛、心肌梗死和猝死等。

（2）脑：最常见表现为头痛、头晕等神经系统症状。血压急剧升高可发生一过性脑血管痉挛致短暂性脑缺血发作及高血压脑病。高血压促使脑动脉硬化而致脑血栓形成。长期高血压易形成颅内微小动脉瘤，一旦血压突然增高可引起破裂而致脑出血。

（3）肾脏：长期持续的高血压使肾动脉硬化和肾小球纤维化及萎缩，最终可发展为慢性肾衰竭。

（4）视网膜：视网膜改变可反映高血压的严重程度，分为4级，视网膜动脉痉挛、变细、反光增强为Ⅰ级；视网膜动脉狭窄，动静脉交叉压迫为Ⅱ级；在上述血管病变基础上有眼底出血或棉絮状渗出为Ⅲ级；出血或渗出伴视神经盘水肿为Ⅳ级。

（5）血管病变：除心、脑、肾血管病变外，严重高血压还可促使主动脉夹层形成，若破裂可致命。

4.高血压急症和亚急症

（1）高血压急症：是指在一定的诱因作用下，原发性或继发性高血压突然显著升高（一般超过180/120mmHg），同时伴有进行性心、脑、肾等重要靶器官功能不全的表现。包括高血压脑病、恶性高血压、脑卒中、急性冠脉综合征、急性左心衰竭及主动脉夹层等。

（2）高血压亚急症：即高血压危象，指血压明显升高但不伴有严重临床症状及进行性靶器官损害，患者可有血压明显升高的症状，如头痛、胸闷、烦躁不安和鼻出血等。高血压急症与亚急症的区别是有无新近发生的急性进行性靶器官损害，而不是以血压升高的程度为标准。

5.心血管风险分层　根据血压程度分级，结合患者的心血管危险因素和靶器官损害情况进行心血管风险水平分层，标准见表3-4-1。

表3-4-1　影响高血压患者心血管风险分层的重要因素（中国高血压防治指南，2022）

高血压患者心血管风险分层	收缩压（SBP）和（或）舒张压（DBP）
高危患者	①2级高血压 SBP=140mmHg 和（或）DBP=90mmHg 者 ②1级高血压 SBP 为 130～139mmHg 和（或）DBP 为 80～89mmHg 伴临床并发症、靶器官损害或≥3个心血管危险因素者
非高危患者	1级高血压 SBP 为 130～139mmHg 和（或）DBP 为 80～89mmHg 且未达到上述高危标准者

（1）心血管危险因素：①年龄≥45岁（男），≥55（女）。②吸烟或被动吸烟。③高密度脂蛋白胆固醇＜1.04mmol/L（40mg/dL）。④低密度脂蛋白胆固醇≥3.4mmol/L（130mg/dL）。⑤空腹血糖异常（6.1～6.9mmol/L）。⑥肥胖（体重指数≥28.0kg/m²）。

（2）靶器官损害：①左心室肥厚（心电图或超声心动图）。②左心房扩大（超声心动图）。③颈动脉粥样硬化斑块。④臂踝脉搏波传导速度≥18m/s或颈股脉搏波传导速度≥10m/s。⑤踝臂指数≤0.9。

（3）临床合并症：①脑出血、缺血性卒中、短暂性脑缺血发作。②冠心病、慢性心力衰竭、心房颤动。③低密度脂蛋白胆固醇≥4.9mmol/L（190mg/dL）或总胆固醇≥7.2mmol/L（278mg/dL）。④慢性肾脏病，估算的肾小球滤过率＜60mL/（min·1.73m²）或微量蛋白尿≥30mg/24h，或白蛋白/肌酐比≥30mg/g。⑤确诊糖尿病。⑥主动脉疾病或外周血管疾病。⑦视网膜病变（眼底出血或渗出、视乳头水肿）。

（三）心理-社会状况

早期及轻症患者因无症状和体征，患者能正常工作，常被忽视。部分患者初诊时紧张，常盲目用药，希望药到病除。中后期高血压患者因重要脏器受累，加之各方面压力大，患者情绪波动较大，易产生焦虑或恐惧情绪，特别是治疗效果不佳时，出现烦躁、抑郁、失眠等不良心理，不利于病情控制，甚至加重病情。

（四）辅助检查

1. 血压测量　定期正确测量血压是诊断高血压的关键，诊断主要依据诊室测量安静休息坐位时，上臂肱动脉部位的血压。首诊时需测量双上臂血压，较高读数一侧的上臂血压在非同日3次收缩压均≥140mmHg和（或）舒张压均≥90mmHg，可诊断为高血压。

2. 动态血压监测　用小型携带式血压记录仪监测24小时血压动态变化，对高血压的诊断有较高价值。动态血压的正常参考范围：24小时平均血压<130/80mmHg，白天血压均值<135/85mmHg，夜间血压平均值<120/70mmHg。动态血压监测可诊断白大褂高血压，发现隐匿性高血压，评估血压升高程度和昼夜节律及治疗效果等。

3. 心电图检查　可有左心室肥厚、劳损。

4. X线检查　胸片可见主动脉迂曲、左心影扩大。

5. 超声心动图检查　可示左心室和室间隔肥厚，左心腔增大。

6. 眼底检查　眼底是全身唯一可直接观察小动脉的部位，检查眼底小动脉变化情况。对高血压的诊断及严重程度的判断有重要价值。

7. 其他　尿常规、血糖、血胆固醇、血三酰甘油、电解质、肾功能、血尿酸、颈部超声波和血同型半胱氨酸等检测。

【常见护理诊断/问题】

1. 急性疼痛（头痛）　与血压、颅内压升高有关。
2. 有受伤的危险　与头晕、直立性低血压反应、视物模糊有关。
3. 知识缺乏　缺乏高血压防治与自我管理知识。
4. 潜在并发症　高血压危象、高血压脑病、脑卒中、心力衰竭等。

【护理目标】

1. 头痛减轻或消失。
2. 不发生受伤情况。
3. 正确应用降压药，配合高血压急症的治疗。
4. 未发生高血压危象，或高血压急症能被及时发现并得到及时处理。

【护理措施】

（一）一般护理

1. 休息与活动　保持病室环境清洁、安静、舒适。患者注意劳逸结合，保证足够的睡眠，血压较高、症状明显者应卧床休息。血压稳定、无明显脏器功能损害者，除保证充足的睡眠外，可适当参加力所能及的工作，并根据年龄及血压水平选择适当的运动方式。合理安排运动量。运动方式可以选择步行、慢跑、太极拳、气功等，运动强度因人而异，常用的运动强度指标为运动时靶心率达到（170-年龄），避免竞技型和力量型运动，注意劳逸结合，运动时间、频度和强度以患者不出现不适为宜。

2.饮食护理　给予患者低盐、低脂、低热量、高维生素饮食为宜。减少钠摄入，每日食盐摄入量不超过6g，少吃咸菜、火腿、罐头、酱油和味精等含钠量高的食物；不吃或少吃肥肉和动物内脏；减少高脂肪、高胆固醇饮食的摄入。多食含钾、钙、镁及维生素丰富的食物，如新鲜蔬菜、水果、牛奶、豆类、蘑菇、木耳等。适量补充蛋白质、戒烟限酒。

（二）病情观察

观察患者血压改变，定时测量血压，必要时进行动态血压监测；观察患者有无头痛、头晕、眼花、耳鸣、恶心、呕吐等症状；观察头痛性质、精神状态、视力、语言能力、肢体活动障碍等急性脑血管疾病的表现；观察有无呼吸困难、咳嗽、咳泡沫痰、突然胸骨后疼痛等心脏受损的表现；注意有无尿量变化，有无水肿及肾功能检查结果异常。如发现血压急剧升高，患者出现高血压急症与亚急症等表现，立即通知医生，积极配合抢救。

（三）高血压急症的护理

1.一旦发现高血压急症，立即安置患者绝对卧床休息，抬高床头，减少一切不良刺激和不必要的活动，协助生活护理。消除患者紧张心理，稳定情绪，必要时遵医嘱使用镇静剂。意识不清时应加床栏以防坠床。发生抽搐时解开患者衣领，用牙垫置于上、下磨牙间防止唇舌咬伤。

2.保持呼吸道通畅，给予氧气吸入，氧流量4～5L/min。

3.迅速建立静脉通道，维持输液通畅，遵医嘱给予降压、脱水、镇静等药物治疗。

（1）降压：首选硝普钠静脉滴注，亦可选择硝酸甘油、尼卡地平等。硝普钠现配现用，避光输注，用药过程中严密监测血压，降压不宜过快或降至过低，如患者出现出汗、烦躁不安、头痛、心悸、胸骨后疼痛等血管过度扩张现象，应立即停止用药。

（2）脱水：有颅内压增高者立即进行脱水治疗，常用20%甘露醇快速静脉滴注，呋塞米静脉注射。用药过程中注意观察尿量，监测电解质。

（3）镇静：有烦躁、抽搐者可遵医嘱静脉注射地西泮或10%水合氯醛保留灌肠，注意观察呼吸情况，防止发生呼吸抑制。

4.严密观察神志、瞳孔、生命体征变化，观察有无肢体麻木、活动不灵活、语言不清、嗜睡等情况，必要时进行呼吸、血压、心电监护。

（四）用药护理

1.遵医嘱给药，密切观察药物不良反应（表3-4-2）。

（1）利尿剂：主要不良反应为电解质紊乱，在用药过程中注意观察记录24小时出入量，监测电解质变化，使用排钾利尿剂注意补钾，以防低血钾；使用保钾利尿剂可引起高血钾，不宜与ACEI和ARB合用，肾功能不全者禁用。

（2）β受体阻滞剂：不良反应有心动过缓、乏力和四肢发冷等，在用药的过程中注意监测心率、脉搏变化，注意有无心动过缓。急性心力衰竭、支气管哮喘及房室传导阻滞患者禁用。

（3）钙通道阻滞剂（CCB）：不良反应有头痛、颜面潮红、心悸和下肢水肿功能低下或心脏传导阻滞患者不宜使用。

（4）血管紧张素转换酶抑制剂：不良反应有刺激性干咳、高血钾和血管性水肿等。用药过程中注意监测血钾和血压。

（5）血管紧张素Ⅱ受体阻滞剂：不良反应很少，不引起刺激性干咳，持续治疗的依从性高，主要不良反应为血钾升高。

表3-4-2 常用降压药物的主要作用与适应证

药物分类	常用药物名称	主要作用	适应证
利尿药	噻嗪类：氢氯噻嗪、氯噻酮袢利尿药：呋塞米保钾利尿药：氨苯蝶啶醛固酮拮抗剂：螺内酯	使细胞外液容量减低、心排血量减低，并通过利钠作用使血压下降。降压作用缓和，服药2~3周后作用达高峰	适用于轻、中度高血压患者，尤其适用于老年人收缩期高血压及心力衰竭伴高血压的治疗
β受体阻滞剂	美托洛尔（倍他乐克）、阿替洛尔（氨酰心安）、普萘洛尔、比索洛尔	阻滞β受体，使心排血量减低，抑制肾素释放，并通过交感神经突触前膜阻滞使神经递质释放减少，从而使血压降低。降压起效迅速、强力	适用于不同程度的高血压患者，尤其是心率较快的中青年患者或合并心绞痛、慢性心力衰竭的高血压患者
CCB二氢吡啶类	硝苯地平、硝苯地平缓释片、硝苯地平控释片、氨氯地平	阻滞钙离子L型通道，抑制血管平滑肌及心肌钙离子内流，从而使血管平滑肌松弛、心肌收缩力降低，使血压降低。降压起效迅速，降压疗效和降压幅度相对较强，剂量和疗效呈正相关	对老年高血压患者有较好的降压疗效，可用于合并糖尿病、冠心病或外周血管病的患者
CCB非二氢吡啶类	维拉帕米、地尔硫䓬缓释片		
血管紧张素转换酶抑制剂（ACEI）	卡托普利、依那普利、贝那普利	通过抑制血管紧张素转换酶，使血管紧张素生成减少，同时抑制激肽酶，使缓激肽降解减少，两者均有利于血管扩张，使血压降低。降压起效缓慢，逐渐增强	此药对各种程度的高血压均有一定降压作用，对伴有心力衰竭、左室肥大、心肌梗死、糖耐量减低或糖尿病肾病、蛋白尿等合并症的患者尤为适宜
血管紧张素Ⅱ受体阻滞剂（ARB）	氯沙坦、厄贝沙坦、替米沙坦	通过阻滞组织的血管紧张素Ⅱ受体亚型AT1，更充分有效地阻断血管紧张素Ⅱ的水钠潴留、血管收缩和组织重构。降压起效缓慢，持久而平稳，6~8周达到最大作用	此药对各种程度的高血压均有一定的降压作用

2.预防直立性低血压　某些药物可引起直立性低血压，特别是联合用药、首次用药易出现头晕、乏力、出汗、恶心、呕吐、心悸等现象。指导患者服药后卧床休息，避免长时间站立，改变姿势和体位时动作缓慢，避免用过热的水洗澡，一旦发生直立性低血压应立即平卧并抬高下肢，以促进下肢静脉血液回流，增加心脑血流量。

（五）心理护理

护士应与患者建立良好关系，了解患者性格特征及心理特征，对患者进行个体化心理疏导，训练患者自我控制的能力，并指导患者自我放松，如心理训练、音乐治疗和缓慢呼吸等。对于情绪激动易怒的患者，还应做好其亲属的工作，尽量保持心态平和，避免对患者造成不良刺激。

（六）健康指导

1.疾病知识指导　介绍高血压有关知识，让患者了解自己的病情，以及控制血压的重要性和终身治疗的必要性，指导患者遵医嘱长期坚持非药物及药物治疗，将血压控制在合适的范围，防止对脏器的进一步损害。嘱咐患者不可自行更改服药时间，更不能擅自增减药物或停服药物，并注意观察药物的不良反应。

2.教会患者和家属测量血压的方法　①戒烟，不能在测血压前30分钟吸烟。避免饮用浓茶、咖啡、可乐等刺激性饮料。②患者应在安静状态下休息5分钟再测血压，连续测量2次取平均值。③做到四定，即测量定时间（用药前测血压、用药后30分钟复测1次）、定体位、定部位、定血压计。④测量血压时，可采取坐位或者卧位，伸直肘部，手掌朝上。放平血压计，打开开关，将袖带气袋中部对准肘窝，袖带下线距肘窝2~3cm，平整无折地缠在上臂中部，松紧以能放入一指为宜。⑤听诊器紧贴肱动脉，关气门，充气到肱动脉搏动音消失后，再使汞柱升高20~30mmHg。⑥缓慢放气（每秒下降4mmHg），听诊器出现的第一搏动音所指读数为收缩压，搏动音变弱或消失所指读数为舒张压。⑦血压不稳定者早晨和晚上均需测量血压，血压控制稳定后可每周测量1次血压。

3.生活指导　指导患者合理饮食，适当运动、注意劳逸结合，避免情绪激动，维持心理平衡。避免突然改变体位，不用过热的水洗澡，禁止长时间站立。

4.就诊指导　患者若出现胸痛、血压突然升高、剧烈头痛、视物模糊、心悸、肢体麻木、偏瘫、呕吐等症状，应及时就诊。

【护理评价】

1.头痛症状是否减轻。

2.是否发生跌倒等受伤情况。

3.是否正确服用降压药，能否识别高血压急症并做好自救。

4.是否发生高血压并发症。

第五节 冠状动脉粥样硬化性心脏病患者的护理

冠状动脉粥样硬化性心脏病指冠状动脉粥样硬化使血管腔狭窄或阻塞，导致心肌缺血缺氧或坏死而引起的心脏病，与冠状动脉功能性改变（痉挛）所致者统称冠状动脉性心脏病，简称冠心病，亦称缺血性心脏病。冠状动脉粥样硬化性心脏病是动脉粥样硬化导致器官病变的最常见类型，也是严重危害人类健康的常见病。WHO将冠心病分为五大类：隐匿性冠心病、心绞痛、心肌梗死、缺血性心脏病和猝死。本节重点讨论心绞痛和心肌梗死。

【病因及发病机制】

（一）病因

迄今尚未完全明确，目前认为是多种因素（亦称危险因素）作用于不同环节所致。

1. 年龄和性别　本病多见于40岁以上人群，49岁以后进展较快，近年来，临床发病年龄有年轻化趋势。女性发病率低于男性，但更年期后发病率明显增加。

2. 血脂异常　脂质代谢异常是动脉粥样硬化最重要的危险因素。目前认为，总胆固醇（TC）、三酰甘油（TG）、低密度脂蛋白（LDL）、极低密度脂蛋白（VLDL）及载脂蛋白B（ApoB）增高，高密度脂蛋白和载脂蛋白A（ApoA）降低，均为本病的危险因素。

3. 高血压　血压升高与本病关系密切。60%~70%的冠状动脉粥样硬化患者有高血压，高血压者患病率较血压正常者高3~4倍。收缩压和舒张压增高都与本病密切相关。

4. 吸烟　本病的发病率和死亡率吸烟者比不吸烟者高2~6倍，且与每日吸烟的数量成正比。被动吸烟也是本病的危险因素。

5. 糖尿病和糖耐量异常　糖尿病患者中不仅本病的发病率较非糖尿病者高出数倍，且病变进展迅速，更易发生心肌梗死。糖耐量减低也常见于本病患者。

6. 其他因素　如肥胖、缺少体力活动、西方饮食方式（常摄入高热量、高动物脂肪、高胆固醇及高糖、高钠食物）、遗传因素、A型性格等。危险因素还包括血中同型半胱氨酸增高、胰岛素抵抗、血中纤维蛋白原及某些凝血因子增高等。

（二）发病机制

近年来，多数学者支持内皮损伤反应学说，认为本病各种主要危险因素最终都损伤动脉内膜，而粥样硬化病变的形成是动脉对内膜损伤做出的炎症-纤维增生性反应的结果。正常动脉壁由内膜、中膜和外膜构成（图3-5-1）。动脉粥样硬化时，相继出现脂质点和条纹、粥样和纤维粥样斑块、复合病变（斑块钙化、斑块破裂出血、血栓形成）3类变化（图3-5-2）。

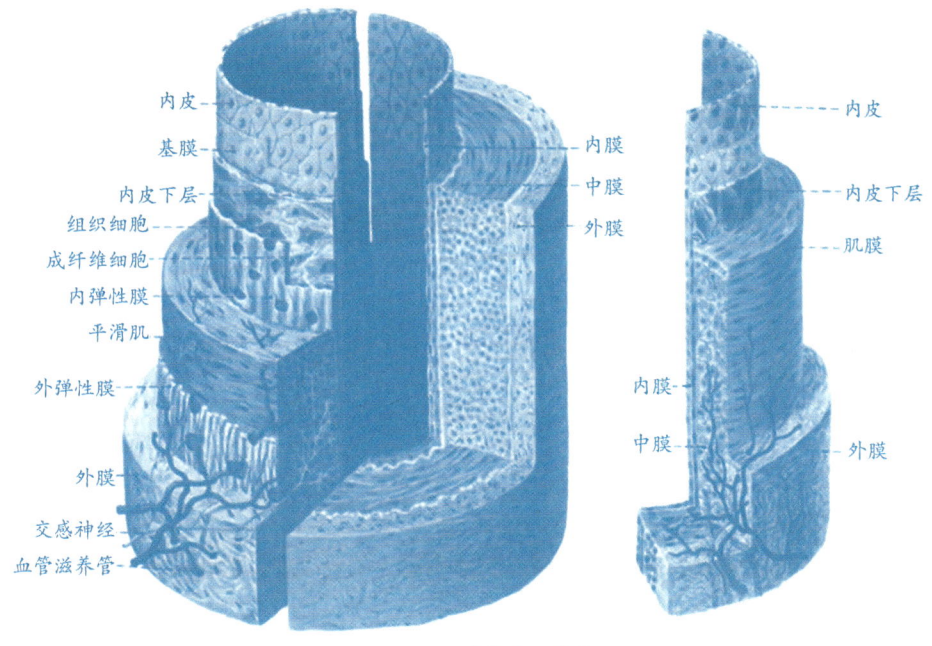

图3-5-1 动脉壁示意图

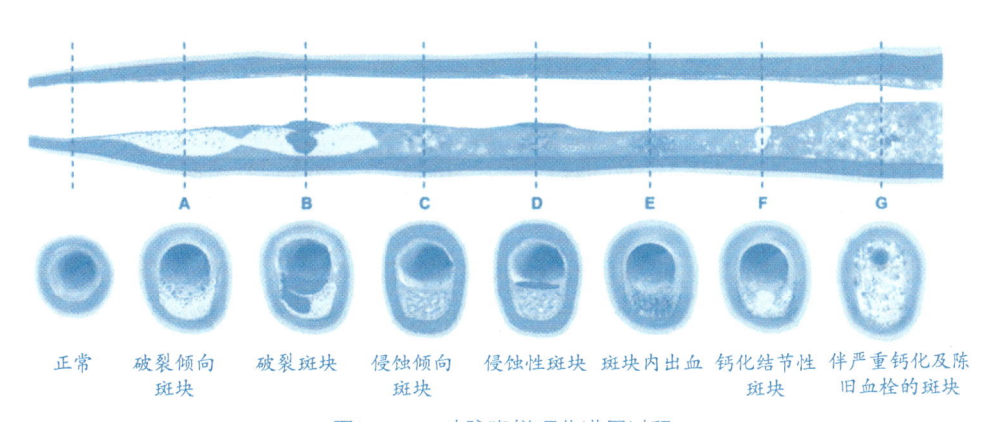

图3-5-2 动脉粥样硬化进展过程

一、心绞痛

稳定型心绞痛亦称劳力性心绞痛，是在冠状动脉固定性严重狭窄基础上，由于某些诱因使心脏负荷突然增加，导致心肌急剧的、暂时的缺血缺氧，引起以发作性胸痛或胸部不适为主要表现的临床综合征。临床上，将除上述典型的劳力性心绞痛以外的缺血性胸痛统称为不稳定型心绞痛。不稳定型心绞痛主要是由于冠脉内不稳定的粥样斑块继发斑块内出血、斑块纤维帽出现裂隙、斑块表面有血小板聚集和（或）刺激冠状动脉痉挛等，使局部的心肌供血明显下降，导致缺血性心绞痛，虽然也因劳力负荷诱发，但劳力负荷终止后胸痛并不缓解。

【病因及发病机制】

稳定型心绞痛的发病机制主要是由于冠状动脉存在固定狭窄或部分闭塞，而狭窄或闭塞的冠脉扩张性减弱，血流量减少，心肌的血供相对比较固定，如心肌的血供降低到尚能应付平时的需要时，则休息时可无症状，但在劳累、情绪激动、饱食或受寒等情况下，心脏负荷突然增加，而冠脉的血供却不能相应增加，导致心肌产生急剧的、短暂的缺血缺氧，即可发生心绞痛。

【护理评估】

（一）健康史

询问患者是否有劳累、情绪激动、饱食、受寒等刺激因素，冠状动脉的痉挛、狭窄也可引起心绞痛。

（二）身体状况

1. 症状　典型的心绞痛以发作性胸痛或胸部不适为主要表现。发作性胸痛特点如下。

（1）疼痛部位：主要在胸骨体中段或上段之后或心前区，有手掌大小范围，甚至贯前胸，界限不很清楚。可放射至左肩、左臂内侧达环指和小指，或至颈、咽或下颌部。

（2）疼痛性质：主要为压榨感、紧缩感、烧灼感或窒息感等。偶伴濒死的恐惧感觉。有些患者仅觉胸闷不适不认为有疼痛。发作时，患者往往被迫停止正在进行的活动，直至症状缓解。

（3）持续时间：一般持续3~5分钟，很少超过15分钟。数天或数星期发作一次，亦可一日内多次发作。

（4）诱发因素：常由体力劳动或情绪激动（如愤怒、焦急、过度兴奋等）所诱发，饱食、寒冷、吸烟、心动过速、休克等亦可诱发。疼痛多发生于劳累或激动的当时，而不是在一天劳累之后。典型的心绞痛常在相似的条件下重复发生，但有时同样的劳累只在早晨而不在下午引起心绞痛，提示与晨间交感神经兴奋性增高等昼夜节律变化有关。

（5）缓解方式：一般在休息、舌下含服硝酸甘油或消除诱因后几分钟内即可缓解。

2. 体征　平时一般无异常体征。发作时常有血压升高、心率增快，有时可闻及奔马律、心尖部收缩期杂音、S_2分裂、交替脉等。

3. 心绞痛严重程度分级（表3-5-1）　加拿大心血管病学会（CCS）将心绞痛严重程度分为4级。Ⅰ级：一般体力活动（如步行和登楼）不受限，仅在强、快或持续用力时发生心绞痛。Ⅱ级：一般体力活动轻度受限，快步、饭后、寒冷或刮风中、精神应激或醒后数小时内发作心绞痛。一般情况下平地步行200m以上或登楼1层以上受限。Ⅲ级：一般体力活动明显受限，一般情况下以一般速度平地步行200m，或登楼1层可引起心绞痛。Ⅳ级：轻微活动或休息时即可出现心绞痛。

表3-5-1 心绞痛严重程度分级

分级	功能状态
Ⅰ	体力活动不受限 日常活动不引起明显的气促、疲乏、心悸
Ⅱ	体力活动轻度受限 休息时无症状，日常活动可引起明显的气促、疲乏、心悸
Ⅲ	体力活动明显受限 休息时可无症状，轻于日常活动即引起显著气促、疲乏、心悸
Ⅳ	无法从事任何体力活动 休息状态亦可出现显著气促、疲乏、心悸，稍有体力活动即加重

（三）心理-社会状况

心绞痛患者多具有性情急躁、竞争性过强、工作专心而不注意休息、强制自己为成功而奋斗的A型行为。心绞痛发作时的濒死感，使患者精神紧张不安。心绞痛反复发作时，患者容易出现紧张、恐惧、焦虑、抑郁等负面情绪。

（四）辅助检查

1.心电图检查　发现心肌缺血、诊断心绞痛最常用的检查方法。典型心绞痛发作时，常规心电图检查典型表现为：在以R波为主波的导联，出现由于暂时心肌缺血引起的ST段下移＞0.05mV、T波低平或倒置，发作数分钟内可恢复正常（图3-5-3）。非典型心绞痛发作患者可进行24小时动态心电图监测。必要时可行心电图运动负荷试验。

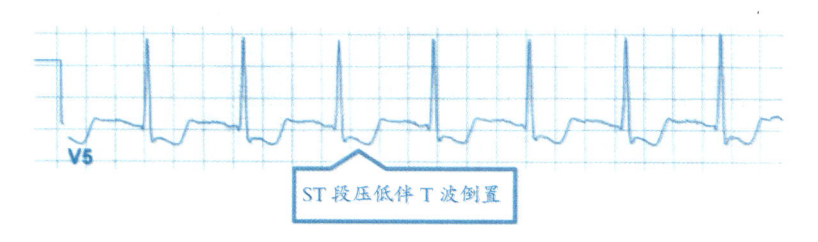

图3-5-3　心绞痛发作时心电图

2.放射性核素检查　放射性核素^{201}TI（铊）心肌显影可显示心肌灌注稀疏、缺血部位。

3.冠状动脉造影　可明确冠状动脉及其分支阻塞或狭窄的部位，为明确诊断、手术治疗提供依据。

【常见护理诊断/问题】

1.疼痛（胸痛）　与心肌缺血、缺氧有关。

2.焦虑　与心绞痛反复发作有关。

3.潜在并发症　心肌梗死。

【护理目标】

1. 患者胸痛缓解。

2. 患者情绪稳定，配合治疗。

3. 患者不发生急性心肌梗死或发生后能被及时发现和处理。

【护理措施】

（一）一般护理

1. 休息与活动　心绞痛发作时，立即停止活动，就地休息、给氧。密切观察病情变化。

2. 吸氧　鼻导管或面罩吸氧，氧流量2～4L/min，以改善心肌供氧，减轻疼痛。

3. 饮食护理　饮食宜低钠、低脂、低胆固醇、富含维生素C、清淡、易消化，少量多餐，避免过饱，以免加重心脏负担。多进食新鲜蔬菜、水果，适量摄入粗纤维食物，保持大便通畅。

（二）病情观察

严密观察心率、心律，疼痛部位、性质、持续时间及缓解方式。加强夜间巡视，因心绞痛常在夜间及清晨发作。密切监测生命体征及心电图变化，注意有无心律失常、急性心肌梗死等情况，发现异常及时报告医生。

（三）用药护理

1. 心绞痛发作期　选择作用较快的硝酸酯类制剂，除扩张冠状动脉增加冠脉血流量外，还可扩张外周血管，减轻心脏负荷，缓解心绞痛。

（1）硝酸甘油0.3～0.6mg舌下含化，1～2分钟显效，约30分钟后作用消失。发作时给予患者舌下含服硝酸甘油，用药后注意观察胸痛变化，如服药后3～5分钟仍不缓解，可重复使用。连续3次不缓解者，要警惕ACS，及时报告医生。对于频繁发作心绞痛者，可遵医嘱静滴硝酸甘油，但应控制滴速，告知患者及家属不可擅自调节滴速，以免发生低血压。部分患者用药后出现面部潮红、头晕、头部胀痛、心悸、心动过速等不适，应告知患者是由于药物的血管扩张作用所致，以解除顾虑。

（2）硝酸异山梨酯5～10mg舌下含化，2～5分钟见效，作用维持2～3小时。症状如不缓解，可重复使用。必要时加用镇静剂。

2. 缓解期治疗　避免各种诱因，控制各种危险因素；改善心肌供血，预防心肌梗死。使用作用持久的抗心绞痛药物，预防发作。

（1）受体拮抗剂，常用美托洛尔、阿替洛尔等。本药与硝酸酯类合用有协同作用，使用时要减小剂量，以免引起直立性低血压；避免突然停药，以免诱发心肌梗死；监测血压、心率，低血压、支气管哮喘、心动过缓、二度或二度以上房室传导阻滞者不宜使用。

（2）硝酸酯制剂，常用硝酸异山梨酯、硝酸甘油等。

（3）钙通道阻滞剂，常用药物有维拉帕米、硝苯地平缓释剂等。

（4）抗血小板聚积药物，如阿司匹林、氯吡格雷。

（5）调节血脂，可选用他汀类药物，如辛伐他汀、阿托伐他汀等。可引起肝脏损害和肌病，用药期间应严密监测血清转氨酶及肌酸激酶等。采用强化降脂治疗时，监测药物的安全性。

（6）血管紧张素转换酶抑制剂（ACEI）或血管紧张素Ⅱ受体拮抗剂（ARB），稳定型心绞痛合并高血压、糖尿病、心力衰竭等，建议使用ACEI类药物，如不能耐受，可使用ARB类药物。

（7）中医中药治疗，如速效救心丸亦有一定效果。

（四）心理护理

焦虑、紧张等负面情绪会加重心脏负荷和心肌缺血，因此心绞痛发作时应专人守护，缓解患者情绪，增加安全感。

（五）健康指导

1. 低脂、低热量、低胆固醇易消化饮食，多食新鲜蔬菜、水果等清淡食物，戒烟酒。严禁暴饮暴食或过饱，不饮浓咖啡和浓茶，保持大便通畅，排便时切忌用力。

2. 控制情绪，避免紧张、焦虑、情绪激动和发怒，保证充足睡眠。

3. 介绍心绞痛的预防方法，发作时立即停止活动，就地休息。舌下含服硝酸甘油、硝苯地平或速效救心丸，如频繁发作应立即去医院就诊。

4. 教会患者硝酸甘油的使用及保管方法，硝酸甘油应避光保存，熟悉药物的不良反应，并告知其随身携带。

5. 坚持按医嘱服药，家庭备有急救药物。定时复查心电图等，如胸痛发作频繁、程度重、时间长、硝酸甘油缓解效果差，应警惕急性心肌梗死的发生，应及时就医。

【护理评价】

1. 患者胸痛是否缓解。
2. 患者是否情绪稳定，配合治疗。
3. 患者有无发生急性心肌梗死或发生后是否被及时发现和处理。

二、心肌梗死

心肌梗死（MI）是指心肌的缺血性坏死，在冠状动脉病变的基础上，发生冠状动脉血供急剧减少或中断，导致相应的心肌严重而持久的缺血。临床表现为持久的胸骨后剧烈疼痛、发热、白细胞计数和血清心肌坏死标志物增高及心电图进行性改变，可发生心律失常、休克或心力衰竭。

【病因及发病机制】

心肌梗死的基本病因是冠状动脉粥样硬化（偶因冠脉痉挛、栓塞、炎症、先天性畸形和冠状动脉口阻塞所致），造成一支或多支冠脉管腔狭窄、心肌供血不足，而侧支循环尚未充分建立，在此基础上，不稳定的冠状动脉粥样硬化斑块破溃、出血，管腔内血栓形成，使管腔闭塞；少数为粥样斑块内或其下发生出血或血管持续痉挛，使冠状动脉完全闭塞。一旦血供急剧减少或中断，相应心肌严重而持久地急性缺血达20～30分钟以上，即可发生急性心肌梗死。休克、脱水、出血、外科手术或严重心律失常使心排血量骤降，冠状动脉灌流量锐减。心肌梗死后，左心室舒张和收缩功能障碍，引起血流动力学变化，其严重度和持续时间取决于梗死的部位、程度和范围。由于心肌收缩力减弱、顺应性减低、心肌收缩不协调，左心室舒张末期压增高，心脏射血分数减低，心搏量和心排血量下降，心率增快或并发心律失常，血压下降。急性大面积心肌梗死者，可发生泵衰竭、心源性休克或急性肺水肿。

促使粥样斑块破裂出血及血栓形成的诱因有：①晨起6时至12时交感神经活动增加，机体应激反应增强，心肌收缩力增强、心率加快、血压增高、冠状动脉张力增高。②饱餐，特别是进食多量高脂肪餐后，血脂和血黏度增高。③重体力活动、情绪激动、血压剧升或用力排便时，左心室负荷明显加重。

【护理评估】

（一）健康史

询问患者是否存在饱餐、重体力活动、情绪过分激动、血压剧升、用力大便、休克、脱水、严重心律失常等诱因。

（二）身体状况

1. 先兆表现　50%以上有不稳定型心绞痛的表现。急性心肌梗死患者多突然发病，大多在发病前数日或数周有先兆症状，其中最常见的是既往无心绞痛者新出现心绞痛，原有的稳定型心绞痛变为不稳定型心绞痛且发作频繁程度较重、时间较长、硝酸甘油疗效较差。心电图呈明显缺血性改变，伴血压、心律改变，或急性心功能不全等。

2. 疼痛　是最先出现的症状，疼痛部位和性质与心绞痛相似，但多无明显诱因且常发生于安静时，多发生于清晨，程度较重，持续时间较长，可达数小时或更长，休息和含用硝酸甘油片多不能缓解。患者常伴烦躁不安、出汗、恐惧、胸闷或有濒死感。部分心肌梗死患者无胸痛，以突发休克或急性心力衰竭为主要表现。部分患者疼痛位于上腹部、右上腹部，被误认为胃炎或胃穿孔、急性胰腺炎、急性胆囊炎等急腹症；部分患者疼痛放射至下颌、颈部、背部上方，被误认为骨关节痛。

3. 心律失常　见于75%~95%的患者，24小时内最多见。以室性期前收缩最多见，如室性期前收缩频发，成对出现或呈短阵室性心动过速，多源性或落在前一心搏的易损期时（R-on-T），常为心室颤动的先兆。室颤是急性心肌梗死早期，特别是入院前主要的死因。房室传导阻滞、束支阻滞也较多见。

4. 低血压和休克　疼痛中常见血压下降。若收缩压低于80mmHg，有烦躁不安、面色苍白、皮肤湿冷、脉细而快、大汗淋漓、尿量减少（<20mL/h）、神志迟钝，甚至晕厥者，则为休克表现。休克多在起病后数小时至数日内发生，多见于约20%的患者。

5. 心力衰竭　主要为急性左心衰竭，发生率为32%~48%，表现为咳嗽、呼吸困难、发绀及烦躁等症状。

6. 胃肠道症状　疼痛剧烈时常伴有频繁的恶心、呕吐和上腹胀痛，与迷走神经坏死心、肌刺激和心排血量降低致组织灌注不足等有关。

7. 全身症状　有发热、心动过速、白细胞增高和红细胞沉降率增快等，由坏死物质被吸收所引起。一般在疼痛发生后24~48小时出现，程度与梗死范围常呈正相关，体温一般在38℃左右，很少达到39℃，持续约1周。

8. 体征　心界正常或轻、中度增大，心率快（少数慢），第一心音减弱，可闻及舒张期奔马律，少数患者可闻及心包摩擦音（心肌梗死后2~3天）。多数患者血压降低。若有休克、心力衰竭、心律失常，可有相应体征。

9. 并发症　①乳头肌功能失调或断裂，总发生率可达到50%，造成不同程度的二尖瓣脱垂及关闭不全。②心脏破裂，常在起病1周内出现，多为心室游离壁破裂，造成心包积血引起急性心脏压塞而猝死。③栓塞，常引起脑、肾、脾及四肢动脉血栓。④心室壁瘤又称室壁瘤，主要见于左心室，发生率为5%~20%。

（三）心理-社会状况

患者因剧烈胸痛、呼吸困难、入住监护病房易产生恐惧情绪，影响患者的治疗效果和预知濒临死亡的感觉。患者活动能力、自理能力下降，易产生焦虑和悲观情绪。这些负面情绪影响患者的治疗效果和预后。

（四）辅助检查

1. 心电图检查　典型表现为：①ST段抬高呈弓背向上型，在面向坏死区周围心肌损伤区的导联上出现。②宽而深的Q波（病理性Q波），在面向透壁心肌坏死区的导联上出现。③T波倒置，在面向损伤区周围心肌缺血区的导联上出现（图3-5-4）。

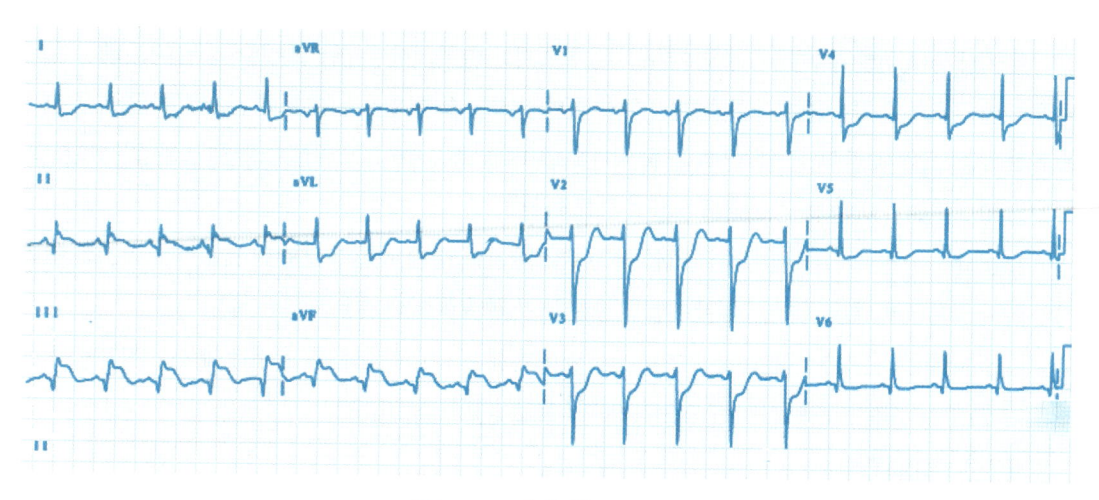

图3-5-4　心肌梗死心电图

2. 心肌损伤标记物检查　①肌红蛋白，起病后1~2小时升高，4~8小时内达高峰；24~48小时内恢复正常。②肌钙蛋白I（cTnI）或T（cTnT），起病2~4小时升高，cTnI于11~24小时达高峰，7~10天降至正常，cTnT于24~48小时达高峰，10~14天降至正常。这些心肌结构蛋白含量的增高是诊断心肌梗死的敏感指标。③肌酸激酶同工酶CK-MB升高。在起病后4小时内增高，16~24小时达高峰，3~4天恢复正常，其增高的程度能较准确地反映梗死的范围，其高峰出现时间是否提前有助于判断溶栓治疗是否成功。

3.超声心动图　有助于了解心室壁的运动和左心室功能，诊断室壁瘤和乳头肌功能失调等。

4.放射性核素检查　有助于判断心室功能、诊断梗死后造成的室壁运动失调及心肌存活情况。

5.其他检查　起病24~48小时白细胞可增至（10~20）×10^9/L，中性粒细胞增多，嗜酸性粒细胞减少或消失；红细胞沉降率增快；C反应蛋白增高均可持续1~3周。起病数小时至2天内血中游离脂肪酸增高。

【常见护理诊断/问题】

1.疼痛（胸痛）　与心肌缺血、坏死有关。

2.活动无耐力　与心排血量下降有关。

3.焦虑/恐惧　与担心心肌梗死再次发生和害怕急性心肌梗死导致死亡等有关。

4.潜在并发症　心律失常、心力衰竭、心源性休克、猝死等。

【护理目标】

1.患者疼痛减轻或消失。

2.患者活动耐力逐渐增加，日常生活需要得到满足。

3.患者的恐惧感减轻。

4.患者不发生各种并发症。

【护理措施】

（一）一般护理

1.休息与活动　急性期12小时内绝对卧床休息。协助日常生活，避免不必要的活动。保持病室安静，空气新鲜。限制家属探视，防止情绪波动。病情稳定后鼓励患者床上做肢体活动，若无并发症，发病后第3天即可离开病床在病房内走动，4~5天后逐步增加活动至每次步行100~150m。如有病情变化，应适当延长卧床休息时间。

2.饮食　急性期2~3天内以流质饮食为主，随着病情稳定逐渐过渡到低盐、低脂、低胆固醇、清淡、易消化饮食。提倡少量多餐，忌烟酒及辛辣刺激食物。

3.预防便秘　保持大便通畅，嘱患者不要用力排便，严禁急性期内下床排便，若2~3天无排便，可给缓泻剂或开塞露通便，必要时可行温盐水低压灌肠。

（二）病情观察

置患者于冠心病监护病房（CCU），密切监测心电图、血压、呼吸、心率、心律，并注意观察患者意识、皮肤温度、尿量等变化。观察有无心律失常及心源性休克的发生，一旦发现频发室性早搏、多源性室性早搏、室性心动过速R-on-T现象或严重的房室传导阻滞等，立即通知医生，按医嘱给予相应处理并做好记录。监测心肌坏死标记物的变化，发现异常及时报告医生。备齐急救物品、药品。

(三) 用药护理

1. 解除疼痛 ①吗啡2～4mg静脉注射或哌替啶50～100mg肌内注射，必要时重复使用，注意观察有无低血压和呼吸抑制。②硝酸酯类药物：硝酸甘油0.3mg或硝酸异山梨酯5～10mg舌下含服或静脉滴注，注意有无心率增快和血压降低。③β受体拮抗剂：可缩小梗死面积，减少复发，防治恶性心律失常，从而降低MI急性期病死率。如无禁忌证，应在发病后24小时内尽早服用，可选用阿替洛尔、美托洛尔等。

2. 抗血小板治疗 ①阿司匹林：如无禁忌证，各种类型的ACS均需尽早使用阿司匹林，首次口服非肠溶制剂或嚼服肠溶制剂300mg，随后每日1次（75～100mg）长期维持。②ADP受体拮抗剂：与阿司匹林联合应用可提高抗血小板疗效，常用氯吡格雷、普拉格雷、替格瑞洛等。

3. 抗凝治疗 常用普通肝素、低分子肝素等。

4. 心肌再灌注 起病3～6小时、最多12小时内，使闭塞的冠状动脉再通，心肌得到再灌注，濒临坏死的心肌可得以存活或使坏死范围缩小，减轻梗死后心肌重塑，改善预后。

(1) 经皮冠状动脉介入治疗（PCI）：对符合适应证的患者，应尽早实施直接PCI，获得更好的治疗效果。主要包括经皮冠状动脉腔内成形术（PTCA）、冠状动脉内支架植入术和粥样斑块销蚀技术等。实施PCI首先要具备介入治疗条件，并建立急性心肌梗死的急救绿色通道，患者到医院明确诊断之后，既要给予患者常规治疗，又要做好PCI术前准备，同时将患者送入心导管室。

(2) 溶栓疗法：不能进行介入治疗者，如无禁忌证，应立即进行溶栓治疗。可用纤维溶酶原激活剂，激活血栓中的纤溶酶原而溶解冠状动脉内的血栓，常用药物有尿激酶（UK）、链激酶（SK）及重组组织型纤溶酶原激活剂（rt-PA）等。①溶栓前准备：询问患者有无溶栓禁忌证，协助医生做好溶栓前血常规、出凝血时间和血型等检查。②观察溶栓药物的不良反应：过敏反应，表现为寒战、发热、皮疹等；低血压，收缩压低于90mmHg；出血，皮肤黏膜出血、咯血、血尿、便血、颅内出血等，一旦出血，应紧急处理。③判断溶栓效果：可根据下列指标间接判断溶栓成功。心电图上抬高的ST段2小时内回降＞50%；胸痛2小时内基本消失；2小时内出现再灌注性心律失常；cTnI或cTnT峰值提前至发病后12小时内，血清CK-MB峰值提前出现（14小时以内）。

(3) 紧急主动脉-冠状动脉旁路移植术：介入治疗失败或溶栓治疗无效、有手术指征者，争取6～8小时内施行主动脉-冠状动脉旁路移植术。

5. 血管紧张素转换酶抑制剂或血管紧张素受体拮抗剂 ACEI可改善血流动力学，减轻心肌重塑，减少心力衰竭，降低死亡率。如无禁忌证，应尽量使用，宜从小剂量口服开始，逐渐增加到目标剂量。如患者不能耐受ACEI，可予ARB。

6. 调脂治疗 他汀类药物能有效降低TC和LDL-C，延缓斑块进展、稳定斑块和抗炎，应常规给予，并根据目标LDL-C水平调整剂量。

7. 抗心律失常 一旦发现室性期前收缩或室性心动过速，立即静脉注射利多卡因，必要时重复或维持使用，室性心律失常反复发作者使用胺碘酮；发生心室颤动者，立即电除颤；缓慢性心律失常者，用阿托品肌内注射或静脉滴注；二度或三度房室传导阻滞者，宜用临时心脏起搏器。

8.抗休克治疗　发生心源性休克者，应在血流动力学监测下及时补充血容量，合理使用升压药及血管扩张剂，纠正酸中毒等。

9.抗心力衰竭治疗　主要是治疗急性左心衰竭，以吗啡和利尿药为主，亦可选用血管扩张剂，以减轻左心室负荷。心肌梗死发病24小时内，尽量避免使用洋地黄制剂，右心室梗死者慎用利尿药。

10.其他治疗

（1）钙通道阻滞剂：地尔硫䓬可能有类似β受体拮抗剂的治疗效果，如患者不能使用β受体拮抗剂时可考虑使用。

（2）极化液疗法：氯化钾1.5g、普通胰岛素10u加入10%葡萄糖溶液500mL中静脉滴注，可促进心肌摄取和代谢葡萄糖，使钾离子进入细胞内，恢复心肌细胞膜的极化状态，有利于心肌的正常收缩，减少心律失常。

（四）心理护理

急性发作时应专人陪护，给予心理支持。向患者介绍住进CCU的目的，介绍主管医生和护士，以缓解其恐惧心理。向患者简要解释疾病的发展与治疗，说明不良的情绪如恐惧、焦虑、抑郁等会加重心脏负担，不利于病情的控制。医护人员进行治疗、护理及各项抢救操作时应冷静、沉着以增加患者的安全感。及时和家属沟通患者情况，解答其疑问以维持亲属及患者的心理健康。

（五）健康指导

1.积极治疗高血压、高脂血症、糖尿病等疾病，合理安排休息与活动。

2.合理调整饮食，适当控制进食量，禁忌刺激性食物及烟、酒，少吃动物脂肪及胆固醇、热量、糖类含量较高的食物，多吃新鲜蔬菜、水果。

3.保持良好心情，积极乐观面对疾病，避免各种诱发因素，如紧张、劳累、情绪激动、便秘、感染等。对于重体力劳动、驾驶员、高空作业及高强度脑力劳动的工作应注意劳逸结合，康复期进行适当的康复锻炼，避免剧烈运动。

4.按医嘱服药，注意药物的不良反应，随身带好急救药品，并定期门诊随访。

【护理评价】

1.患者疼痛是否减轻。

2.患者恐惧感是否减轻，情绪是否稳定。

3.患者活动耐力是否增强，日常生活是否能自理。

4.患者是否出现各种并发症。

第六节　心脏瓣膜病患者的护理

心脏瓣膜病是因炎症、缺血坏死、退行性变、黏液样变性、先天畸形、创伤等引起的心脏瓣膜狭窄和（或）关闭不全，使得心脏血流动力学发生显著变化的一系列临床症候群。临床上以风湿热所致的风湿性心脏瓣膜病最常见，简称风心病，是机体感染A组β-溶血型链球菌过程中出现的瓣膜损害，主要累及40岁以下人群，其中2/3为女性。风心病最常累及的瓣膜为二尖瓣，其次为主动脉瓣。2个或2个以上瓣膜同时受累称联合瓣膜病。心脏瓣膜临床上以风湿性心瓣膜病最常见，其次见于老年退行性变、动脉硬化、感染性心内膜炎、乳头肌功能不全等。

【病理生理改变】

由于慢性、反复发作的风湿性心瓣膜炎症和结缔组织增生，使瓣叶增厚、变形，瓣叶间粘连，导致瓣膜口狭窄，早期呈隔膜型；晚期瓣叶明显增厚、纤维化、钙化，腱索及乳头肌粘连、缩短，整个瓣膜口呈漏斗形，常伴有关闭不全。瓣膜口的狭窄和（或）关闭不全可引起血流动力学和心脏负荷的变化。

1.二尖瓣狭窄　二尖瓣狭窄的病理解剖改变可表现为瓣膜交界处粘连、瓣叶游离缘粘连、腱索粘连融合等，从而导致二尖瓣开放受限，瓣膜口面积减少，狭窄的瓣膜呈漏斗状，瓣口呈鱼口状。瓣叶钙化沉积可累及瓣环，使瓣环显著增厚。正常成人二尖瓣口面积为$4\sim6cm^2$，当瓣口面积减少至$2cm^2$以下时，左心房压力升高，左心房代偿性扩大、肥厚。此时患者多无症状，心脏为代偿期表现；当瓣口面积$<1.5cm^2$时，左心房压力升高，导致肺循环淤血、肺循环压力增高，即左房失代偿期，临床上出现劳力性呼吸困难等表现。长期肺循环压力增高，右心室压力负荷过重，引起右心肥厚、扩大，最终导致右心衰竭。

2.二尖瓣关闭不全　常与二尖瓣狭窄同时存在，亦可单独存在。风湿性炎症引起瓣叶僵硬、变性，瓣缘卷缩、连接处融合及腱索融合缩短，导致心室收缩时两瓣叶不能紧密闭合。由于二尖瓣关闭不全，左心室收缩时血液从左心室返回左心房，左心房容量负荷增加，左心房内增多的血液在心室舒张期又流入左心室，使左心室容量负荷过重，引起左心室扩大、肥厚，最终发生左心衰竭。此时，左心房压和左心室舒张末压明显上升，导致肺淤血、肺动脉高压和右心衰竭。

3.主动脉瓣狭窄　风湿性炎症引起瓣膜交界处粘连融合，瓣叶纤维化、僵硬、钙化和挛缩畸形，引起瓣膜狭窄。正常成人主动脉瓣口面积$\geq3.0cm^2$，当瓣膜口面积减少一半时，收缩期可仍无明显跨瓣压差；当瓣膜口面积$\leq1.0cm^2$时，左心室收缩压明显升高，跨瓣压差显著。主动脉瓣狭窄使左心室射血阻力增加，左心室代偿性肥厚；失代偿时，左心室射血减少，而心肌耗氧增加，引起心肌缺血、纤维化，导致左心衰竭。

4.主动脉瓣关闭不全　约2/3的主动脉瓣关闭不全为风心病所致。由于风湿性炎症，使瓣叶纤维化、增厚、缩短、变形，影响了舒张期瓣叶边缘对合，从而造成关闭不全。主动脉瓣关闭不全时，由于血液反流，左心室舒张末期容量负荷增加，使左心室扩大、肥厚，每搏容量增加、主动脉收缩压增高，而有效每搏输出量降低；同时由于舒张期主动脉内压降低，冠状动脉灌注减少，导致心肌缺血，最终可引起左心衰竭。

【护理评估】

（一）健康史

询问患者有无风湿热病史，询问患者有无反复扁桃体炎或咽峡炎病史。询问患者有无心肌梗死、感染性心内膜炎病史等。

（二）身体状况

1.二尖瓣狭窄

（1）症状：轻度二尖瓣狭窄一般无症状，当瓣口面积<1.5cm^{2}时方有明显症状。

1）呼吸困难：最常见、出现最早，早期为劳力性呼吸困难，随着病情进展，逐渐出现夜间阵发性呼吸困难、端坐呼吸，甚至发生急性肺水肿。精神紧张、劳累、感染或心房颤动为常见诱因。

2）咯血：严重二尖瓣狭窄者可突然咯大量鲜血，多由于肺静脉曲张破裂出血引起。支气管静脉同时回流入体循环静脉和肺静脉，当肺静脉压突然升高时可致支气管静脉破裂而引起大咯血。部分患者夜间阵发性呼吸困难或咳嗽时咳血丝痰或痰中带血。急性肺水肿时可咳大量粉红色泡沫痰。

3）咳嗽：常见，咳白色黏痰或泡沫样痰，冬季尤其明显。

4）其他：扩大的左心房和肺动脉压迫左喉返神经可引起声音嘶哑；左心房扩大可压迫食管引起吞咽困难。

（2）体征：①"二尖瓣面容"（口唇轻度发绀、双颧绀红），重度二尖瓣狭窄多见。②二尖瓣狭窄的心脏体征：心浊音界呈梨形，心尖区可闻及局限的、低调的隆隆样舒张期杂音，是其特征性体征，常伴舒张期震颤。瓣膜弹性尚好时可出现第一心音亢进和开瓣音；如瓣叶钙化僵硬，则第一心音减弱、开瓣音消失。③肺动脉高压和右心室扩大的心脏体征：肺动脉瓣区第二心音亢进或伴分裂提示肺动脉高压、右心受累。右心室扩大伴三尖瓣关闭不全时，在三尖瓣听诊区可闻及全收缩期吹风样杂音。

2.二尖瓣关闭不全

（1）症状：轻度关闭不全者可无症状，严重反流时心排血量减少，首发症状为疲乏无力，呼吸困难系肺淤血所致，出现较晚。

（2）体征：心尖搏动向左下移位，第一心音减弱，肺动脉瓣区第二心音亢进及分裂。心尖部可闻及吹风样收缩期杂音，并向左腋下传导，为特征性体征。

3.主动脉瓣狭窄

（1）症状：主动脉瓣狭窄常出现典型的三联征，即呼吸困难、心绞痛和晕厥。

1）呼吸困难：劳力性呼吸困难，为常见的首发症状。随着心脏功能下降，可出现夜间阵发性呼吸困难、端坐呼吸、急性肺水肿。

2）心绞痛：与冠状动脉灌注不足有关。

3）晕厥：与脑灌注不足有关。

（2）体征：心尖搏动有力，呈抬举样。胸骨右缘第2肋间可闻及收缩期喷射性杂音为特征性体征，杂音可向颈部、胸骨左下缘传导。

4.主动脉瓣关闭不全

（1）症状：可长期无症状或有头部搏动感、心悸等症状。出现左心功能不全后，病情进行性加重，可有劳力性呼吸困难等左心衰竭症状甚至肺水肿。

（2）体征：心尖搏动向左下移动，呈抬举样。胸骨左缘第3肋间可闻及叹息样杂音为特征性体征；重度反流者，在心尖部可听到舒张中晚期隆隆样杂音。收缩压升高、舒张压降低、脉压增大；周围血管征（水冲脉、毛细血管搏动征、杜柔双重杂音、动脉枪击音）等。

（三）心理-社会状况

患者心衰时生活不能自理，需要专人照顾，易产生抑郁心理，认为自己拖累了他人。心衰反复发生，再加上昂贵的治疗费用，患者可能会拒绝治疗。

（四）辅助检查

1.X线检查

（1）二尖瓣狭窄：可发现左心房增大，肺动脉段突出，心脏呈梨形，肺淤血、间质性肺水肿等征象。

（2）二尖瓣关闭不全：轻度二尖瓣关闭不全，可无异常发现，严重者可有左心房增大及左心室增大。左心衰竭时可见肺淤血、间质性肺水肿征象。

（3）主动脉瓣狭窄：当出现左心衰竭或合并主动脉瓣关闭不全时，则左心室明显增大；左心房轻度增大；升主动脉根部常见狭窄后扩张；肺淤血征象。

（4）主动脉瓣关闭不全：左心室增大，升主动脉扩张，主动脉弓突出，搏动明显，呈"主动脉型心脏"，即靴形心。左心衰竭时有肺淤血征象。

2.心电图检查

（1）二尖瓣狭窄：心电图可呈"二尖瓣型P波"，P波时间延长，超过0.12秒，P波顶部有切迹。当合并肺动脉高压时，电轴可右偏。晚期可见右心室肥厚征。

（2）二尖瓣关闭不全：可出现窦性心动过速、心房颤动；左心房增大、右心室肥厚征。

（3）主动脉瓣狭窄：重度狭窄患者可出现左心室肥厚、房室传导阻滞、心房颤动、室性心律失常等表现。

（4）主动脉瓣关闭不全：可出现窦性心动过速、左心室肥厚等表现。

3.超声检查 是确诊心脏瓣膜有无异常的最可靠的无创性方法，同时可对房室大小、厚度和运动、心功能、肺动脉压等进行测定。

（1）二尖瓣狭窄：M型超声心动图二尖瓣图形呈"城墙样"改变。

（2）二尖瓣关闭不全：可做脉冲式多普勒超声和彩色多普勒血流显像，诊断的敏感性几乎达100%。

（3）主动脉瓣狭窄：可做二维超声心动图，有助于显示瓣膜口大小及形状、是否增厚、有无钙化、活动度等。

（4）主动脉瓣关闭不全：可做脉冲式多普勒超声和彩色多普勒血流显像，心脏舒张期在左心室侧可探及反流束，通过计算，可判断瓣膜病变的严重程度。

4.心导管检查　可直接观察瓣膜的情况，准确判断其狭窄的程度。

【常见护理诊断/问题】

1.活动无耐力　与肺淤血、心力衰竭有关。

2.体温过高　与风湿活动、并发感染有关。

3.潜在并发症　感染、心力衰竭、栓塞、猝死。

4.知识缺乏　缺乏有关疾病知识及保健知识。

【护理目标】

1.活动耐力逐渐增加。

2.风湿活动与感染能得到控制，体温逐渐降至正常。

3.未发生并发症，或并发症能被及时发现并得到及时处理。

4.能复述本病的预防保健知识。

【护理措施】

（一）一般护理

1.休息与活动　保证充足的睡眠。患者症状不明显时可适当活动，但避免较重体力活动以免增加心脏负担。体力活动的程度以活动后不出现胸闷、气短、心悸或休息数分钟后能缓解为限。如伴有心功能不全或风湿活动时应绝对卧床休息。

2.饮食　给予患者高热量、富含维生素和蛋白质的清淡、易消化、产气少的食物，注意少量多餐，减轻心脏负担。有心功能不全者适量限制水钠摄入。

（二）病情观察

监测生命体征及伴随症状，注意观察患者的精神状态和意识变化，观察有无风湿活动的表现，如皮肤环形红斑、皮下结节、关节红肿及疼痛等；观察患者有无呼吸困难、乏力、食欲减退、尿少、水肿等心力衰竭征象；密切观察有无栓塞的征象。

（三）用药护理

风湿性心瓣膜病患者出现并发症时，根据医嘱正确应用抗生素、洋地黄、利尿剂、抗心律失常药、抗凝药等，密切观察疗效和药物的不良反应。

（四）心理护理

向患者说明风湿性心瓣膜病治疗的长期性、艰巨性和重要性，给患者以心理支持并鼓励患者积极应对，客观正确地认识自己的病情，树立战胜疾病的信心，积极配合治疗。鼓励家属探视患者，帮助患者稳定情绪，消除紧张、焦虑、恐惧心理。

（五）健康指导

1. 讲解有关疾病的知识　告诉患者及家属本病的病因和病情特点，说明治疗的长期性，并鼓励患者树立战胜疾病的信心。对于育龄期妇女应根据心功能情况，在医生指导下选择妊娠和分娩的合适时机，并做好孕期监护，对不宜妊娠和分娩的妇女，应向患者及其配偶和家属说明情况，做好思想工作。告知患者坚持长期使用青霉素以控制链球菌感染、预防风湿活动反复发作。

2. 生活护理　指导患者注意劳逸结合，合理安排休息与活动，指出在心功能许可的情况下，适度锻炼可提高机体抵抗力，但应避免过重体力活动。注意防寒保暖和保持室内空气流通、阳光充足、防潮避湿对预防风湿活动的重要性。指导加强营养、合理饮食，摄取高蛋白质、高维生素、低脂低盐饮食，以免增加心脏负荷。

3. 定期复查　定期复诊以及时了解心脏瓣膜及心功能情况。

【护理评价】

1. 活动耐力是否逐渐增加。
2. 风湿活动与感染是否得到控制，体温是否逐渐降至正常。
3. 有无并发症发生；发生并发症能否被及时发现，并得到及时处理。
4. 能否复述本病的预防保健知识。

第七节　感染性心内膜炎患者的护理

感染性心内膜炎（IE）是微生物感染所致的心内膜和邻近的大动脉内膜炎症，其特征是心瓣膜上赘生物形成，赘生物为大小不等、形状不一的血小板和纤维素团块，内含大量微生物和少量炎性细胞。据统计，美国每年新发病例1万~2万例，约占总入院人数的1/1 000。在瓣膜和非瓣膜结构性心脏病的患者中，当存在涡流冲击心内膜和瓣膜造成内皮损伤时，血小板和纤维蛋白可沉积于损伤处形成所谓非感染性血栓性心内膜炎，血液循环中的病原体可在此处黏附和繁殖，形成赘生物，可造成感染并向瓣周扩散，心脏瓣膜和心内膜结构破坏，全身菌栓栓塞，引起相应的症状和体征。根据瓣膜材质可将其分为自体瓣膜心内膜炎和人工瓣膜心内膜炎、心内膜赘生物。本节主要阐述自体瓣膜心内膜炎。

根据临床病程分为急性感染性心内膜炎和亚急性感染性心内膜炎两类，临床常见后者。亚急性感染性心内膜炎的特征为：①中毒症状轻。②病程数周至数月。③感染迁移少见。④病原体以草绿色链球菌多见，其次为肠球菌。急性感染性心内膜炎的特征为：①中毒症状明显。②病程进展迅速，数天至数周引起瓣膜破坏。③感染迁移多见。④病原体主要为金黄色葡萄球菌。

【病因及发病机制】

IE发病主要与以下因素有关。①瓣膜内皮细胞受损:正常瓣膜内皮细胞可抵抗血液循环中的细菌黏附,防止感染形成。血液湍流、导管损伤、炎症及瓣膜退行性病变等可引起瓣膜内皮损伤,使内皮下基质蛋白暴露、组织因子释放,利于血小板及纤维蛋白等聚集在此处内膜上,形成血栓及赘生物。赘生物碎片脱落后至周围动脉和(或)任何器官可引起梗死,赘生物越大、活动性越强,造成梗死的危险性也就越高。②短暂菌血症:各种感染或细菌寄居皮肤黏膜的创伤导致暂时性菌血症,循环中的细菌定居在无菌性赘生物上即可发生心内膜炎。

【护理评估】

(一)健康史

询问患者发病时间,与疾病有关的病因和诱因。评估患者有无心脏瓣膜病、先天性心脏病等病史;有无上呼吸道及其他部位的有创检查和感染;有无静脉药瘾史;近期是否经历过拔牙、心脏手术、器械检查等。

(二)身体状况

从短暂性菌血症的发生至症状出现之间的时间间隔长短不平,多在2周以内,但不少患者无明确的细菌进入途径可寻。

1.发热 是最常见的症状。亚急性者起病隐匿,可有全身不适、乏力、畏食和体重减轻等非特异性症状。可出现弛张性低热,一般不超过39℃,午后和晚上高热,常伴有头痛、背痛和肌肉关节痛。急性者常有急性化脓性感染过程,可有高热寒战,突发心力衰竭较为常见。

2.心脏杂音 80%~85%的患者有病理性杂音,可由基础心脏病和赘生物的形成、脱落以及组织坏死引起心脏瓣膜穿孔或腱索断裂所致。

3.周围体征 多为非特异性,近年已不多见,包括:①瘀点,可出现在任何部位,以锁骨以上皮肤、口腔黏膜和睑结膜多见。②指(趾)甲下线状出血(图3-7-1)。③Osler结节(图3-7-2):在指(趾)垫出现的豌豆大的红或紫色痛性结节。④Roth斑(图3-7-3):为视网膜的卵圆形出血斑,中心呈白色。⑤Janeway损害(图3-7-4):为手掌和足底处直径1~4mm的无痛性出血红斑。

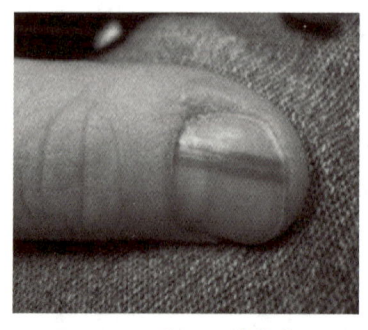

图3-7-1 指甲下线状出血　　图3-7-2 Osler结节

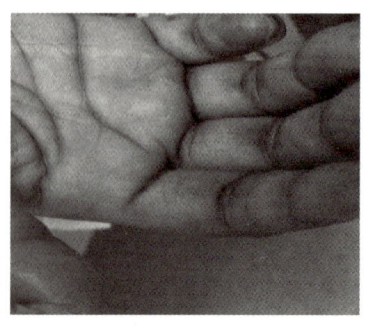

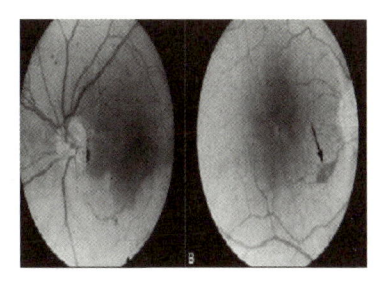

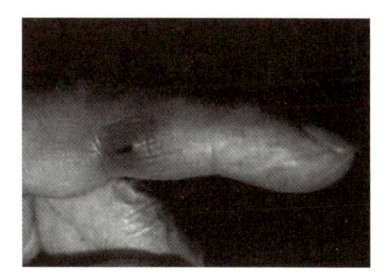

图3-7-3 Roth斑　　　　图3-7-4 Janeway损害

4.动脉栓塞　为1/3患者的首发症状，赘生物碎片脱落可导致栓塞，占20%～40%。可发生于机体的任何部位（图3-7-5）。

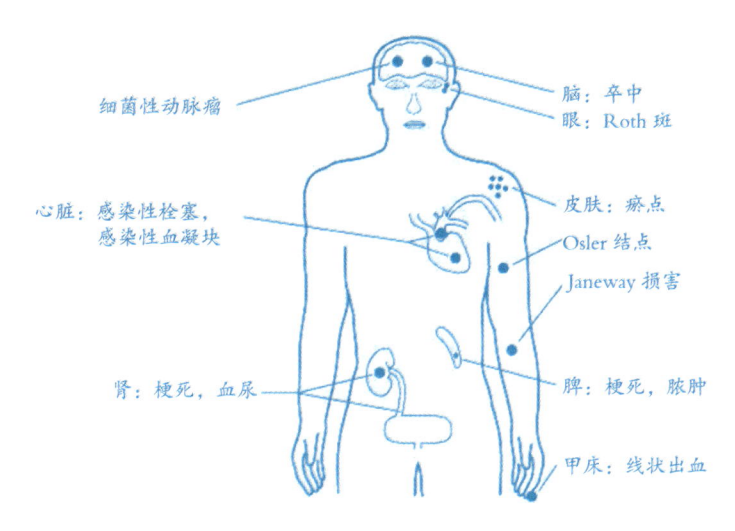

图3-7-5　动脉栓塞部位

5.感染的非特异性症状　①贫血：较为常见。②脾大：占15%～50%，部分患者可见杵状指（趾）。

6.并发症

（1）心脏并发症：心力衰竭为最常见并发症，其次可见心肌脓肿、急性心肌梗死、心肌炎和化脓性心包炎等。

（2）细菌性动脉瘤：多见于亚急性心内膜炎患者，占3%～5%，受累动脉依次为近端主动脉、脑、内脏和四肢动脉，一般见于病程晚期，多无症状。

（3）迁移性脓肿：常发生于肝、脾、骨髓和神经系统，多见于急性心内膜炎患者。

（4）神经系统并发症：约1/3患者有神经系统受累的表现，如出现脑栓死（占1/2）、脑细菌性动脉瘤、脑出血、中毒性脑病、脑脓肿和化脓性脑膜炎等。

（5）肾脏并发症：大多数患者有肾损害，包括肾动脉栓塞和肾梗死、肾小球肾炎、肾脓肿等。

（三）心理-社会状况

本病病情严重，由于发热，感染不易控制，病程长且易复发，并发症多，患者情绪低落，易焦虑、烦躁、恐惧。

（四）辅助检查

1.血培养　是最重要的诊断方法，药物敏感试验可为治疗提供依据。近期未接受过抗生素治疗的患者阳性率可高达95%以上，2周内用过抗生素或采血、培养技术不当，常降低血培养的阳性率。

2.尿液检查　可见镜下血尿和轻度蛋白尿，肉眼血尿提示肾梗死。红细胞管型和大量蛋白尿提示弥漫性肾小球性肾炎。

3.血液检查　血常规检查进行性贫血较常见，白细胞计数正常或轻度升高，分类计数中性粒细胞轻度左移。红细胞沉降率升高。

4.超声心动图　可发现赘生物、瓣周并发症等支持心内膜炎的证据，帮助诊断IE。经胸超声心动图（TIE）可检出50%~75%的赘生物；经食管超声心动图（TEE）诊断IE的敏感性为90%~100%。大多数情况下只需行TIE，当存在人工机械瓣、监测右心系统病变及检测心肌脓肿时才需行TEE。

【常见护理诊断/问题】

1.体温过高　与感染有关。

2.营养失调（低于机体需要量）　与感染导致机体代谢率增高、食欲减退有关。

3.焦虑　与病情反复、病程长及发热等有关。

4.潜在并发症　动脉栓塞、心力衰竭等。

【护理目标】

1.患者体温逐渐下降，食欲增加，营养改善。

2.患者情绪稳定，能积极主动配合治疗。

3.患者住院期间不发生严重并发症。

【护理措施】

（一）一般护理

1.休息与活动　患者以卧床休息为主。保持病室内适宜的温湿度，定时开窗通风，保持空气清新。心脏超声可见巨大赘生物者应绝对卧床休息，防止赘生物脱落。卧床期间做好基础护理，保持口腔、皮肤清洁，预防呼吸道及皮肤感染。

2.饮食　鼓励进食高热量、高蛋白质、高维生素、清淡、易消化的半流质饮食或软食。注意补充蔬菜、水果，变换食物花样和口味，促进食欲，补充营养。并发心力衰竭时，应给予低盐、低热量饮食。

（二）用药原则

抗微生物药物治疗是治疗本病最重要的措施。

用药原则：①早期应用，在连续送3~5次血培养后即可开始治疗。②充分用药，选用杀菌性抗微生物药物，大剂量和长疗程，以彻底消灭藏于赘生物内的致病菌。③静脉用药为主，保持高而稳定的血药浓度。④病原微生物不明时，急性者应选用针对金黄色葡萄球菌、链球菌和革兰阴性杆菌均有效的广谱抗生素，如萘夫西林、氨苄西林和庆大霉素，静脉滴注或静脉注射；亚急性者选用针对大多数链球菌的抗生素，静滴青霉素为主或加庆大霉素。⑤培养出病原微生物时，应根据致病微生物对药物的敏感程度选择抗微生物药物。⑥注意保护静脉，可使用静脉留置针或PICC，避免多次穿刺增加患者痛苦。

（三）心理护理

加强与患者的沟通，告知患者基本知识。劝慰患者保持良好的心态，正确应对疾病的变化，积极配合治疗。鼓励家属给予患者理解、宽容与支持。

（四）对症护理

1.发热护理　高热患者卧床休息，病室的温度和湿度适宜。可采用冰袋或温水擦浴等物理降温措施，动态监测体温变化情况，每4~6小时测量体温1次并准确绘制体温曲线，判断病情进展及治疗效果。出汗较多时可在衣服与皮肤之间垫以柔软毛巾，以便潮湿后及时更换，增加舒适感，并防止因频繁更衣而导致患者受凉。评估患者有无皮肤瘀点、指（趾）甲下线状出血、Osler结节和Janeway损害等及消退情况。

2.正确采集血标本　告知患者及家属为提高血培养结果的准确率，需多次采血，且采血量较多，在必要时甚至需暂停抗生素，以取得理解和配合。对于未经治疗的亚急性患者，应第一天每隔1小时采血1次，共3次。如次日未见细菌生长，重复采血3次后，开始抗生素治疗。已用过抗生素者，停药2~7天后采血。急性患者应在入院后3小时内，每隔1小时采血。1次取3次血标本后，按医嘱开始治疗。本病的菌血症为持续性，无须在体温升高时采血。每次各10~20mL，同时做需氧和厌氧培养，至少应培养3周。

3.潜在并发症栓塞的护理　心脏超声可见巨大赘生物的患者，应绝对卧床休息，防止赘生物脱落。观察患者有无栓塞征象，重点观察瞳孔、神志、肢体活动及皮肤温度等。当患者突然出现胸痛、气急、发绀和咯血等症状，要考虑肺栓塞的可能；出现腰痛、血尿等考虑肾栓塞的可能；当患者出现神志和精神改变、失语、吞咽困难、肢体感觉或运动功能障碍、瞳孔大小不对称，甚至抽搐或昏迷征象时，警惕脑血管栓塞的可能；当出现肢体突发剧烈疼痛、局部皮肤温度下降、动脉搏动减弱或消失，要考虑外周动脉栓塞的可能；突发剧烈腹痛，应警惕肠系膜动脉栓塞。出现可疑征象，应及时报告医生并协助处理。

（五）健康指导

1.生活指导　向患者和家属讲解本病的病因与发病机制、致病菌侵入途径等。嘱患者平时注意防寒保暖，避免感冒，少去公共场所，加强营养，增强机体抵抗力，合理安排休息。指导患者养成良好的口腔卫生习惯和定期牙科检查的习惯。在施行口腔手术如拔牙、扁桃体摘除术，上呼吸道手术或操作，泌尿、生殖、消化道侵入性诊治或其他外科手术治疗前，应说明自已患有心瓣膜病、心内膜炎等病史，以预防性使用抗生素。勿挤压痤疮、疖、痈等感染病灶，减少病原体入侵的机会。

2.用药指导　告知患者早期、足量应用抗生素是治疗IE的关键，应遵医嘱用药，切勿擅自停药，一旦出现不良反应，如恶心呕吐、食欲不振及真菌感染，应及时告知医生。

3.病情监测指导　教会患者自我监测体温变化，有无栓塞表现，出院后指导患者院外随访，超声心动图作为IE的可靠诊断手段，常规每3~6个月一次。

【护理评价】

1.体温是否逐渐降至正常。

2.营养状况是否得到改善。

3.情绪是否稳定，是否能积极主动配合治疗。

4.有无并发症发生；发生并发症能否被及时发现，并得到及时处理。

第八节　心肌病患者的护理

心肌病是一组异质性心肌疾病，由不同病因（遗传性疾病较多见）引起的心肌病变导致心肌机械和（或）心电功能障碍，常表现为心室肥厚或扩张。该病变可局限于心脏本身，亦可为系统性疾病的部分表现，最终可导致心脏性死亡或进行性心力衰竭。由其他心血管疾病继发的心肌病理性改变不属于心肌病范畴，如心瓣膜病、高血压心脏病、先天性心脏病、冠心病等所致的心肌病变。

近年来心肌病的相关研究取得了显著进展，2015年欧洲心脏病学（ESC）把心肌病分为6型（表3-8-1），具体如下。本节重点阐述扩张型心肌病和肥厚型心肌病。

表3-8-1　心肌病的分类（ESC，2015）

类　型	说　明
扩张型心肌病（DCM）	左心室或双心室扩张，有收缩功能障碍
肥厚型心肌病（HCM）	左心室或双心室肥厚，多为非对称性室间隔肥厚
致心律失常型右心室心肌病（ARVC）	右心室进行性纤维脂肪变，右心室功能障碍
浸润型心肌病	心脏淀粉样变性、结节病等导致左室壁增厚，心室腔扩大
限制型心肌病（RCM）	左室生理功能异常，心肌间质纤维化，室壁不厚，左心室充盈状态，单或双心室舒张容积正常或降低
其他心肌病	不适合归类于上述类型的心肌病，如左室致密化不全（LVNC）、查加斯病

一、扩张型心肌病

扩张型心肌病（dilated cardiomyopathy，DCM）指多种原因导致的以左心室、右心室或双心腔扩大和心肌收缩功能减退为主要病理特征，常并发心力衰竭、心律失常的心肌病（图3-8-1）。我国发病率为13/10万至84/10万，好发于青中年男性，是临床心肌病最常见的一种类型。

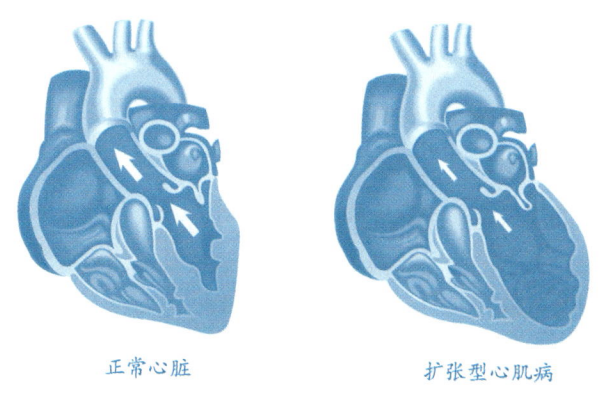

图3-8-1 扩张型心肌病的心脏改变

【病因及发病机制】

多数DCM病例病因未明，可能与遗传、感染、非感染性炎症、中毒、内分泌和代谢紊乱、精神创伤等因素有关。

1.遗传　25%～50%的DCM病例有基因突变或家族遗传性。

2.感染　以病毒最常见，常见的病毒有卡萨奇病毒B、腺病毒、人类免疫缺陷病毒等，病毒除直接引起心肌细胞损伤外，还通过免疫反应损伤心肌细胞。

3.炎症　多种结缔组织病及血管炎引起获得性DCM。

4.其他　嗜酒是我国DCM的常见原因之一。此外化疗药物和某些心肌毒性药物、淀粉样变性等因素亦可引起DCM。

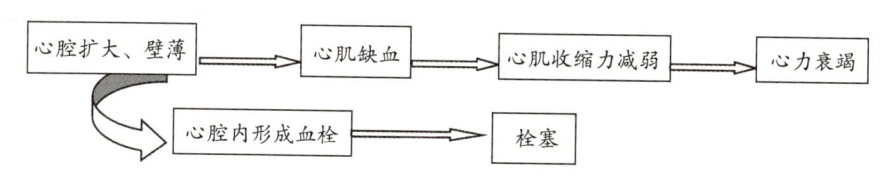

图3-8-2 扩张型心肌病的发病机制

【护理评估】

（一）健康史

询问患者有无类似心肌病家族史；有无先天性心血管病、风湿性心脏病、冠心病、高血压、肺源性心脏病、甲状腺功能亢进性心脏病等病史，有无病毒感染、酒精中毒、妊娠、分娩、劳累等病因和诱因。

(二) 身体状况

1. **心力衰竭** 为本病最突出的表现。

(1) 症状：劳力性呼吸困难、端坐呼吸或夜间阵发性呼吸；咳嗽、咳痰；咯血；乏力、消瘦、头昏、心慌；少尿、水肿及肾功能损害；右心衰竭时出现腹泻、食欲减退。

(2) 体征：心脏扩大、心音减弱、心率增快，出现奔马律；颈静脉怒张及肝颈静脉回流征阳性；肝脏因淤血而肿大，有压痛，肝功能损害；水肿，严重者可出现腹水和胸水。

2. **心律失常** 可发生各种快速或缓慢型心律失常，甚至为本病首发临床表现，以室内传导阻滞较常见；严重心律失常是导致该病猝死的常见原因。

(三) 心理-社会状况

患者常因反复出现心律失常、心绞痛和心力衰竭等表现，易产生紧张、焦虑、抑郁等不良情绪反应，社会活动减少，劳动能力逐渐丧失。评估患者及家属对疾病的认知程度、社会支持及医疗保健系统情况。

(四) 辅助检查

1. **X线检查** 心影明显增大，心胸比＞50%，有肺淤血征。

2. **心电图检查** 常见心室增大，各种心律失常，ST-T改变，少数患者可见病理性Q波。

3. **超声心动图** 表现为"一大""二薄""三弱""四反流"的特征，即心腔大、室壁薄、室壁运动弱、有二尖瓣及三尖瓣反流情况。

4. **心内膜活检** 对诊断有价值，但临床不常做此检查。

5. **心脏放射性核素检查** 可见左心室容积在舒张末期、收缩末期都增大。左心室射血分数降低。

【治疗及相关护理】

治疗原则是防治基础病因介导的心肌损害，控制心力衰竭和心律失常，预防栓塞和猝死，提高患者生活质量。

1. **病因治疗** 对不明病因的DCM，应积极寻找病因，排除任何引起心肌疾病的可能病因并给予积极的治疗。如控制感染、严格限酒或戒酒、改变不良的生活方式等。免疫学治疗、骨髓干细胞移植、基因治疗等是目前正在探索的新疗法，可望防治DCM。

2. **控制心力衰竭** 在心衰早期阶段积极地进行药物干预，使用β受体阻滞剂、ACEI，减少心肌损伤和延缓病情。受体阻滞剂宜从小剂量开始，视病情调整用量。晚期心衰患者较易发生洋地黄中毒，应慎用洋地黄。

3. **预防栓塞** 血栓栓塞是DCM常见并发症。对心脏明显扩大、有心房颤动或深静脉血栓形成等发生栓塞风险且没有禁忌证者，口服阿司匹林，预防附壁血栓形成。已有附壁血栓形成和(或)发生栓塞者，可口服利伐沙班、达比加群抗凝等进行抗凝治疗。

4. **预防猝死** 针对性选择抗心律失常药物，如胺碘酮。控制诱发室性心律失常的可逆因素：①纠正低钾低镁。②改善神经激素功能紊乱，选用ACEI和β受体阻滞剂。③改善心肌代谢，严重心律失常，药物不能控制者，可置入植入型心律转复除颤器（ICD），预防猝死发生。

5.中医中药治疗　生脉饮、真武汤等中药可改善DCM的心功能。黄芪有抗病毒、调节免疫作用，对改善症状和预后有一定作用。

6.手术治疗　对长期严重心力衰竭、内科治疗无效者，可考虑心脏移植。

二、肥厚型心肌病

肥厚型心肌病（HCM）是一类由常染色体显性遗传造成的原发性心肌病，以心室壁非对称性肥厚、心室腔缩小、左心室血液充盈受阻为主要病理特征，临床主要表现为劳力性呼吸困难、胸痛、心悸、心律失常，严重者并发心力衰竭、心脏性猝死（图3-8-3）。我国HCM的患病率约180/10万，好发于男性，是青年人猝死的常见原因之一。临床上根据有无左心室流出道梗阻分为梗阻型与非梗阻型2种类型。

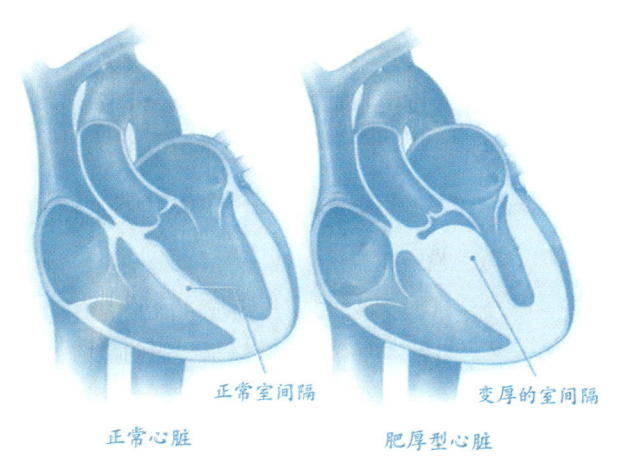

图3-8-3　肥厚型心肌病的心脏改变

【病因及发病机制】

本病有明显家族史者约占1/3，为常染色体显性遗传疾病，亦有人认为儿茶酚胺代谢异常、细胞内钙调节异常、高血压、高强度运动等均可作为本病的促进因子。本病的发病机制见图3-8-4。

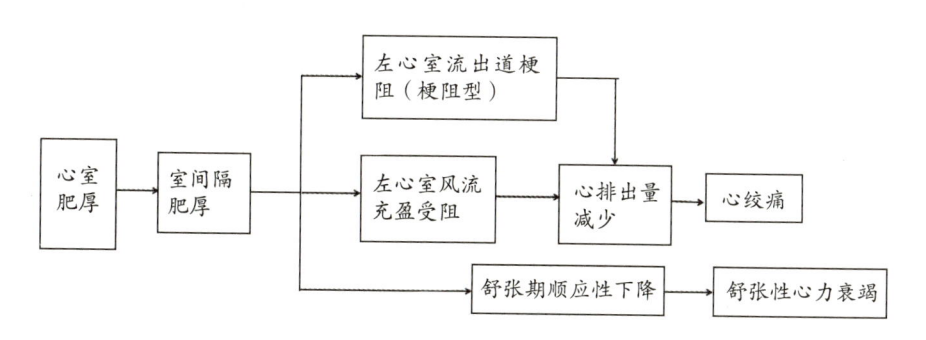

图3-8-4　肥厚型心肌病的发病机制

【护理评估】

（一）健康史

询问患者家庭中是否有人被确诊为肥厚型心肌病，是否有猝死的先例；评估患者本身的疾病情况，是否有猝死的危险及有无并发症出现。

（二）身体状况

1.症状　部分患者可无自觉症状，因猝死或在体检中被发现；多数患者可为劳力性呼吸困难、心悸、胸痛，伴有流出道梗阻的患者由于左心室舒张期充盈不足、心排血量减低可在起立或运动时出现晕厥。晚期可出现心力衰竭。

2.体征　心界轻度扩大，晚期由于心房扩大发生心房颤动，少数患者演变为扩张型心肌病，并出现相应的体征。梗阻性肥厚型心肌病患者在胸骨左缘3~4肋间可闻及喷射性收缩期杂音，心尖部也常可闻及收缩期杂音。凡增加心肌收缩力、减少左心室容量和增加外周血管阻力的因素均使杂音增强，反之则减弱。如含服硝酸甘油片、体力劳动、Valsalva动作（深吸气后屏气，再用力做呼气动作）、静脉滴注异丙肾上腺素使左心室容量减少或增加心肌收缩力，可使杂音增强；使用β受体阻滞剂、取下蹲位使心肌收缩力减弱或左心室容量增加，则可使杂音减弱。

（三）心理-社会状况

患者易反复出现心悸、气急、乏力等心功能不全的表现，劳动力下降，严重影响患者的生活，患者易焦虑、烦躁，以致悲观、绝望。

（四）辅助检查

1.X线检查　心影增大多不明显，如有心力衰竭则心影明显增大。

2.心电图　最常见左心室肥大，可有ST-T改变、深而不宽的病理性Q波。室内传导阻滞和室性心律失常亦常见。

3.超声心动图　临床主要诊断手段。可显示室间隔的非对称性肥厚，舒张期室间隔厚度与左心室后壁厚度之比≥1.3，间隔运动低下。少数病例显示心肌均匀肥厚或心尖部肥厚。彩色多普勒血流显像可测定左室流出道与主动脉压力阶差，判断HCM是否伴梗阻。安静时流出道压力阶差≥30mmHg为梗阻性HCM；负荷运动压力阶差≥30mmHg为隐匿型梗阻性HCM；非梗阻性HCM，安静或负荷时压力阶差＜30mmHg。

4.其他　磁共振检查对诊断有重要价值。心导管检查及心血管造影有助于确诊。心内膜心肌活检见心肌细胞畸形肥大，排列紊乱，有助于诊断。

【治疗及相关护理】

治疗原则为弛缓肥厚的心肌，控制心力衰竭和心律失常以改善症状，预防栓塞和猝死，识别高危猝死患者。

1.避免诱因　避免高强度运动、情绪激动及突然改变体位等诱因。

2.对症治疗　以β受体阻滞剂及钙通道阻滞剂为最常用。β受体阻滞剂可减慢心率，降低心肌收缩力，减轻左心室流出道梗阻，改善左心室的顺应性与充盈，并具有抗心律失常作用。

钙通道阻滞剂能改善心室舒张功能。常用药物有美托洛尔、维拉帕米、地尔硫䓬。避免使用增强心肌收缩力的药物（如洋地黄）及减轻心脏负荷的药物（如硝酸甘油），以免加重左心室流出道梗阻。

3.介入治疗　重症梗阻患者可行介入治疗，但不作为首选，必要时可置入双腔DDD型起搏器或心脏电复律除颤器。无水乙醇消融也可缓解临床症状。

4.手术治疗　目前有效治疗的标准方案是切除最肥厚部分心肌，以缓解机械性梗阻。在任何治疗无效的情况下，可考虑心脏移植。

【常见护理诊断/问题】

1.活动无耐力　与劳力负荷下肥厚的心肌对氧的供需失调有关。

2.气体交换受损　与心力衰竭、肺淤血有关。

3.疼痛（胸痛）　与劳力负荷下肥厚的心肌耗氧增加和供血供氧下降有关。

4.恐惧　与疾病本身预后较差且有猝死的危险有关。

5.有受伤的风险　与梗阻性HCM所致头晕及晕厥有关。

6.潜在并发症　心力衰竭、栓塞、心律失常、猝死。

【护理目标】

1.患者能否按要求进行活动，活动后是否无不适。

2.胸闷呼吸情况是否减轻或消失。

3.胸痛是否减轻或消失。

4.恐惧程度是否减轻或消失。

5.患者住院期间是否有受伤。

6.有无并发症发生；发生并发症能否及时被发现，并得到及时处理。

【护理措施】

（一）一般护理

1.休息与活动　向患者说明限制活动可使心率减慢，减轻心脏负荷，改善心功能。心力衰竭患者给予半卧位休息，并给予舒适的体位。肥厚型心肌病患者应避免情绪激动、激烈运动、持重或屏气等，减少猝死的发生。

2.饮食护理　给予高蛋白质、高维生素、富含纤维素、低盐低脂、清淡易消化饮食，少量多餐，戒烟限酒。适度多吃富含纤维素的食物和水果，保持大便的通畅，避免用力排便诱发心律失常或心力衰竭。

3.吸氧　一般给予低流量氧气吸入，1~2L/min；严重呼吸困难或有胸痛者，给予高流量氧气吸入。

（二）病情观察

密切观察生命体征变化，严密监测脉搏、心率及心律，必要时心电监护；评估疼痛的部位、性质、程度、持续时间、诱因及缓解方式，发现异常及时报告医生。

（三）用药护理

1.使用强心剂（HCM应避免使用），如洋地黄类药物，注意观察患者有无恶心、呕吐、心律失常、黄疸等中毒表现。

2.使用利尿药时，注意有无低血钾的表现，如疲乏无力、恶心、呕吐、腹胀、心律失常等。

3.使用血管扩张剂，如硝酸甘油、硝普钠，注意输液速度不宜过快，嘱患者不能自行调整速度，观察患者有无头痛、头晕、面红及血压变化等。

4.使用血管紧张素转换酶抑制剂时，观察患者有无低血压、咳嗽等不良反应，监测血钾水平和肾功能。

5.使用抗凝制剂，如阿司匹林、华法林等，观察患者有无牙龈、皮下等部位的出血表现。

（四）心理护理

了解患者的心理状态、性格特征及家庭支持情况，给予患者关心和支持；发生病情变化时，尽量陪伴患者，给予安慰，稳定患者的情绪，根据患者对疾病知识的了解情况给予相应的指导，使其能充分认识疾病，消除思想顾虑和紧张，自己配合治疗。

（五）晕厥护理

嘱患者避免疲劳、情绪激动或紧张和突然改变体位等，如有头晕、黑蒙等先兆时立即平卧并抬高下肢。一旦发生晕厥，应将患者置于通风处，取头低足高位，松开领口，及时清除口咽部的分泌物，以防窒息。

（六）健康指导

1.疾病知识　指导症状轻者参加轻体力工作，但要避免劳累。保持室内空气通畅、阳光充足，防寒保暖、预防上呼吸道感染。HCM患者应避免情绪激动、排便时屏气用力、激烈运动如球类比赛等，减少晕厥和猝死的危险。有晕厥病史或猝死家族史者应避免独自外出活动，以免发作时无人在场而发生意外。

2.饮食指导　给予高蛋白质、高维生素、富含纤维素的清淡饮食，以促进心肌代谢，增强机体抵抗力。心力衰竭时低盐饮食，限制含钠量高的食物。

3.用药指导与病情监测　坚持服用抗心力衰竭、抗心律失常的药物或β受体阻滞剂、钙通道阻滞剂等，以提高存活年限。说明药物的名称、剂量、用法，教会患者及家属观察药物疗效及不良反应。嘱患者定期门诊随访，症状加重时立即就诊，防止病情进展、恶化。

【护理评价】

1.患者能否按要求进行活动，活动后是否无不适。

2.胸闷呼吸情况是否减轻或消失。

3.胸痛是否减轻或消失。

4.恐惧程度是否减轻或消失。

5.患者住院期间是否有受伤。

6.有无并发症发生；发生并发症能否及时被发现，并得到及时处理。

第九节　心包疾病患者的护理

心包疾病是由感染、病毒、肿瘤、代谢性疾病、尿毒症、自身免疫病、理化因素、外伤等引起的心包病理性改变。按病程分为急性心包炎（病程<6周）、亚急性心包炎（病程6周至6个月）、慢性心包炎（病程>6个月），急性心包炎还可分为纤维蛋白性和渗出性两种。按病因分为感染性、非感染性、过敏性或免疫性。按病情进展分为急性心包炎（伴有或不伴有心包积液）、慢性心包积液、粘连性心包炎、亚急性渗出性缩窄性心包炎及慢性缩窄性心包炎等。临床上以急性心包炎、慢性缩窄性心包炎最常见。慢性缩窄性心包炎继发于急性心包炎，在我国以结核性最为常见。

心包疾病是全身疾病的一个表现，根据病因或全身性疾病，首次心包炎后，经4~6周无症状间隔，心包炎复发，即被定义为复发性心包炎。

心包呈圆锥体，为包裹心和出入心的大血管根部的纤维浆膜囊，分内外两层，外层为纤维性心包，内层为浆膜性心包。

一、急性心包炎

急性心包炎是心包脏层和壁层发生的急性炎症，可由细菌、病毒、自身免疫、物理、化学等因素引起（图3-9-1）。由于心包炎常是某种疾病表现的一部分或为其并发症，常被原发病所掩盖，但也可独立存在。

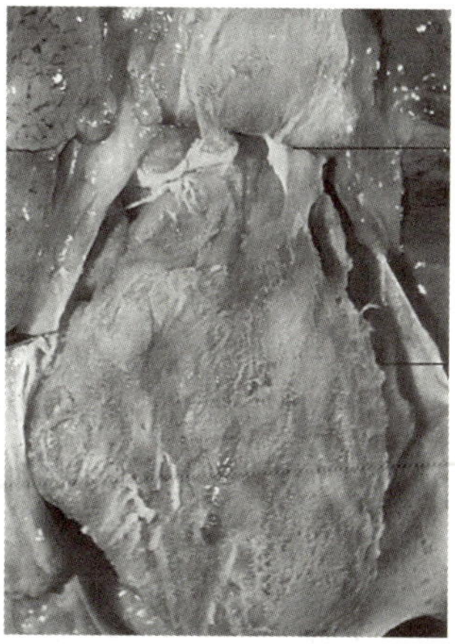

根据急性心包炎的病理变化，可分为纤维蛋白性心包炎、渗出性心包炎和心脏压塞。

【护理评估】

（一）健康史

询问患者是否患有结核病，有无肝肾疾病、内分泌和代谢性疾病、系统性红斑狼疮、类风湿关节炎等自身免疫性疾病；

图3-9-1　纤维蛋白性心包炎

有无心肌梗死、尿毒症、肿瘤及外伤创伤、过敏、邻近器官疾病等病史；有无化脓性病灶，近期有无感染；有无心前区疼痛等。

（二）身体状况

1. 纤维蛋白性心包炎

（1）症状：心前区疼痛为急性心包炎的主要症状，常见于炎症变化的纤维蛋白渗出期。疼痛为典型的锐痛，性质尖锐，与呼吸运动有关，常因咳嗽、深呼吸、变换体位或吞咽动作而加重，坐位前倾时疼痛减轻，疼痛可放射到颈部、左侧肩部及左上肢，亦可达上腹部。疼痛也可为压榨性，位于胸骨后，需注意与急性心肌梗死相鉴别。部分患者可因心脏压塞出现呼吸困难、水肿等症状，感染性心包炎可伴发热。

（2）体征：心包摩擦音是急性心包炎最具诊断价值的典型体征，因炎症使变得粗糙的壁层与脏层心包在心脏活动时相互摩擦而发生，呈抓刮样粗糙音，与心音的发生无相关性。多位于心前区，以胸骨左缘第3、第4肋间最为明显，坐位时身体前倾、深吸气或将听诊器胸件加压更易听到。心包摩擦音可持续数小时、数天甚至数周，当积液增多将两层心包分开时，摩擦音即可消失。

2.渗出性心包炎

（1）症状：呼吸困难是最突出的表现，与肺淤血、支气管、肺受压有关。严重时可呈现端坐呼吸，伴身体前倾、呼吸浅慢、面色苍白、发绀等。当压迫支气管时会出现干咳，当压迫喉返神经时会出现声音嘶哑，当压迫食管时会出现吞咽困难，若膈神经受牵拉会出现呃逆等。部分患者会出现发热、烦躁、乏力、上腹部饱胀不适等。

（2）体征：心尖搏动减弱或消失；心脏绝对浊音界向两侧扩大并随体位改变；心率加快，心音低而遥远。大量心包积液时，心包压迫左肺底，在左肩胛下角可闻及浊音及支气管扩张音，称心包积液征（Ewart征）。大量心包积液时收缩压降低，而舒张压变化不大，所以脉压变小；同时大量心包积液会累及静脉回流，表现为颈静脉怒张、肝大、腹水及下肢水肿等。

3.心脏压塞　大量心包积液或炎性渗出快速增加可引起心脏压塞，出现急性心脏压塞征象，表现出呼吸气促、心动过速、血压下降且脉压缩小，出现四肢冰凉、大汗淋漓，严重者意识恍惚，急性循环衰竭、休克等。如积液积聚较慢，可出现慢性或亚急性心脏压塞致体循环静脉淤血，主要表现有颈静脉怒张、静脉压升高、奇脉等。

评估要点：评估患者是否有呼吸困难，出现的时间及程度；是否有声嘶、干咳或吞咽困难；是否有上腹部闷胀不适、下肢水肿、奇脉等。

（三）心理-社会状况

心包炎患者大多数存在原发疾病，而且原发疾病病情凶险（如化脓性感染）、预后较差（如肿瘤）、病程长、治疗费用高，给患者及家属带来沉重的经济负担，并由此产生焦虑、消极、悲观等一系列的心理和社会问题。因疼痛、呼吸困难而出现恐慌、精神紧张、烦躁等不良情绪。

（四）辅助检查

一般根据临床表现、X线检查、心电图、超声心动图可做出心包炎的诊断；再结合相关病史、全身表现及心包穿刺等辅助检查可做出病因诊断。

1.实验室检查　取决于原发病，如感染引起者常有外周血白细胞计数增加、红细胞沉降率增快等，自身免疫病可有免疫指标阳性，尿毒症可见肌酐明显升高等。

2.X线检查　当心包积液量>300mL时，可见心影向两侧增大，呈烧瓶状，而肺部无明显充血现象，是心包积液的有力证据。

3.心电图常规导联（除aVR外）　普遍ST段抬高呈弓背向下形，数小时至数天后，ST段凹到基线，逐渐出现T波低平及倒置，持续数周至数月后T波可逐渐恢复正常。积液量较大时可出现QRS波群低电压及电交替或PR段下移。

4.超声心动图　对诊断心包积液简单易行，迅速可靠。可在超声引导下进行定量测量和定位穿刺，行心包穿刺引流，增加成功率和安全性。

5.心脏磁共振显像　能清晰显示心包积液容量和分布情况，帮助分辨积液的性质，测量心包厚度等。延迟增强扫描可见心包强化，对诊断心包炎较敏感。

6.心包穿刺　具有诊断和治疗双重价值。

【常见护理诊断/问题】

1.气体交换受损　与肺淤血、肺或支气管受压有关。

2.疼痛　胸痛与心包炎症有关。

【护理目标】

1.患者1周内呼吸困难减轻，血氧饱和度恢复正常。

2.患者主诉疼痛减轻，舒适感增加。

【护理措施】

（一）一般护理

1.生活护理　指导患者卧床休息，协助呼吸困难患者采取舒适卧位，如半卧位或前倾卧位等，以缓解呼吸困难症状。保持环境安静，限制探视，注意病室的温度和湿度，避免患者受凉，以免发生呼吸道感染而加重呼吸困难。患者衣着应宽松，以免妨碍胸廓运动。指导患者卧床休息，勿用力咳嗽、深呼吸或突然改变体位，以免引起疼痛加重。胸闷气急者给予氧气吸入。

2.饮食护理　宜高热量、高蛋白质、高维生素、易消化饮食，限制钠盐摄入，以2~3g/d为宜。保持大便通畅，避免用力排便。

（二）心包穿刺术的配合与护理

1.术前护理　备齐物品，向患者说明手术的意义和必要性，进行心理护理；询问患者是否咳嗽，必要时给予镇咳治疗；保护患者隐私，并注意保暖；操作前开放静脉通路，准备好急救药品；进行心电、血压监测；术前需行超声检查，以确定积液量和穿刺部位，并对最佳穿刺点做好标记。

2.术中配合　嘱患者勿剧烈咳嗽或深呼吸；严格无菌操作，抽液过程中随时夹闭胶管，防止空气进入心包腔；抽液要缓慢，每次抽液量不超过1 000mL，以防急性右心室扩张，一般第1次抽液量不宜超过200~300mL，若抽出新鲜血液，应立即停止抽吸，密切观察有无心脏压塞症状；术中密切观察患者的反应，如患者感到心率加快、出冷汗、头晕等异常情况，应立即停止操作，及时协助医生处理。

3.术后护理　穿刺部位覆盖无菌纱布并固定；穿刺后2小时内继续心电、血压监测，嘱患者休息，并密切观察生命体征变化；心包引流者需做好引流管的护理，待每天心包抽液量<25mL

时拔除导管；记录抽液量、颜色、性质，按要求及时送检。

（三）病情观察

1. 呼吸状况监测　观察患者呼吸困难的程度，有无呼吸浅快、发绀。监测血气分析结果。

2. 其他　关注患者主诉，连续评估病情，有不适症状及时通知医生处理。观察患者心前区疼痛性质、程度及伴随症状。观察有无呼吸困难。观察有无心力衰竭症状。

（四）用药护理

秋水仙碱现被推荐为一线治疗药物，可以加强患者对阿司匹林和非甾体抗炎药物的反应。遵医嘱给予非甾体类解热镇痛剂，注意观察患者有无胃肠道反应、出血等不良反应。若疼痛加重，可应用吗啡类药物。应用抗菌、抗结核、抗肿瘤等药物治疗时做好相应观察与护理。在用药过程中如果患者出现以上不良反应及时通知医生予以处理。遵医嘱用药，控制输液速度，防止加重心脏负荷。疼痛明显者给予止痛药，以减轻疼痛对呼吸功能的影响。

（五）心理护理

鼓励患者参加适当的社交娱乐活动，培养兴趣爱好，分散注意力，减少不良情绪。向患者和家属解释疾病病程，使其配合治疗和护理，增强战胜疾病的信心。

（六）健康指导

告知患者本病的病因及发病机制，耐心解释遵医嘱治疗的重要性，告诉患者大部分急性心包炎经治疗均能治愈，树立患者战胜疾病的信心。教会患者根据病情合理安排每天的饮水量、钠盐、蛋白质、热量的摄入量，避免进食腌制食品、罐头食品、啤酒等含钠丰富的食物。

【护理评价】

1. 呼吸困难有无减轻。

2. 疼痛是否减轻。

二、缩窄性心包炎

缩窄性心包炎是指心脏被致密厚实的纤维化或钙化心包所包围，使心室舒张期充盈受限而产生一系列循环障碍的病征。以结核性心包炎最为常见，其次为急性特异性心包炎、化脓性或创伤性心包炎演变而来；近年来放射性心包炎和心脏手术后引起者逐渐增多；少数与肿瘤、自身免疫病、尿毒症等有关。炎症后随渗出液逐渐吸收可有纤维组织增生，心包增厚粘连、钙化，最终形成坚厚的瘢痕，使心包失去伸缩性，心室舒张期扩张受阻、充盈减少，心搏量下降而产生血液循环障碍。

【护理评估】

（一）健康史

询问患者既往有无急性心包炎病史，是否患有结核感染病史，有无发热、盗汗、乏力、消瘦、咳嗽、咳痰或咯血等症状。

（二）身体状况

1. 症状　劳力性呼吸困难为最突出症状，主要与心排血量降低、体循环淤血有关。可伴有疲乏、活动耐力下降、上腹胀满或疼痛、食欲减退等症状。

2. 体征　有颈静脉怒张（图3-9-2）、肝大、腹水、下肢水肿、心率增快等；可见Kussmaul征。心脏体检可见心浊音界正常或稍大，心尖搏动减弱或消失，可出现奇脉和心包叩击音。

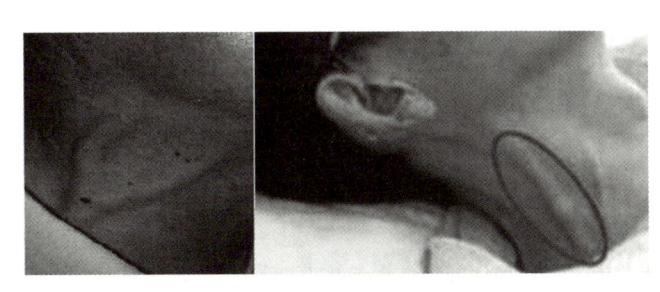

图3-9-2　颈静脉怒张

3. 评估要点　根据临床有急性心包炎或结核感染史，存在呼吸困难、体循环静脉压增高，有心包叩击音、Kussmaul征等，并结合相关辅助检查。

（三）心理-社会状况

缩窄性心包炎的发病原因比较复杂，患者下肢肿胀，还会有腹胀等症状，会经常性的感觉疲乏，此病病程长，且手术治疗是唯一治疗措施，更需要长期坚持用药，致患者心理压力增大，需要树立战胜疾病的信心。

（四）辅助检查

CT和CMR对本病诊断价值较大。右心导管检查心排血量减少，其余指标都增高。

1. X线检查　多数患者可见心包钙化影，腔静脉扩张。

2. 心电图　T波低平或倒置，QRS低电压。

3. CT和心脏磁共振成像（CMR）　对本病诊断价值优于超声心动图。

4. 右心导管检查　中心静脉压（CVP）、右心房压力（RAP）、肺动脉压（PAP）、肺毛细血管楔压（PCWP）等增高，且趋于同一水平。心排血量减少。

【常见护理诊断/问题】

1. 体液过多　与缩窄性心包炎有关。

2. 心排血量减少　与心室舒张充盈受限有关。

3. 活动无耐力　与心排血量减少有关。

【护理目标】

1. 减轻水肿。

2. 增加心排出量。

3. 患者能够简单完成生活自理。

【护理措施】

(一) 一般护理

1. 指导休息　卧床休息，根据心功能分级，选择合适的休息方法。

2. 饮食护理　出现腹胀、食欲减退时应给予患者易消化的食物，避免产气、胀气类食物，如豆制品、牛奶等；对明显下肢水肿的患者要限制钠盐摄入，避免过多饮水，控制液体总量的摄入，每日出入量应保持平衡状态。保持排便通畅。结核、肿瘤引起的心包炎应增加营养的摄入。

(二) 用药护理

告诉患者遵医嘱坚持足够疗程药物治疗（如抗结核治疗）的重要性，不可擅自停药，防止复发；注意药物不良反应；定期随访检查肝肾功能。术后患者仍应坚持休息半年左右，加强营养，以利于心功能的恢复。

(三) 心理护理

对缩窄性心包炎患者讲明行心包切除手术的重要性，解除思想顾虑，劝慰患者保持良好的心态，正确应对疾病的变化，积极配合治疗。鼓励家属给予患者理解、宽容与支持。

(四) 健康指导

针对病因进行预防，积极治疗原发性疾病。对于确诊结核感染或怀疑结核感染而引起本病的患者，如化脓性感染、真菌或病毒感染者，应给予足量、足疗程抗生素治疗。对接受手术治疗的患者，术前有心力衰竭者，术后应继续抗心衰治疗。指导患者注意充分休息，加强营养，注意保暖，防止呼吸道感染。

【护理评价】

1. 水肿是否减轻。

2. 心排血量是否增加。

3. 患者是否能够完成生活自理。

案例回顾

1. 可能的医疗诊断是心功能不全伴心源性水肿。尚需进行BNP、肌钙蛋白检测、心脏超声等检查。

2. 存在的护理问题：①气体交换受损：与上呼吸道感染并发急性肺水肿影响气体交换有关。②体液过多：与右心衰竭致体循环淤血、水钠潴留有关。③活动无耐力：与心排血量下降，呼吸困难所致体力消耗、组织供氧不足有关。

应采取护理措施：①给氧：给予氧气吸入，根据缺氧程度调节氧流量。②休息与活动：减少机体耗氧量、减轻心脏负担。让患者取半卧位或端坐卧位。③呼吸状况监测：监测呼吸困难程度、发绀情况、肺部湿啰音变化；血气分析、血氧饱和度等。④输液护理：控制输液量及输液速度，以免诱发急性肺水肿。⑤饮食护理：记录每日出入液量，控制食盐量每日不超过5g，给予高蛋白质、高维生素饮食。⑥皮肤护理：保持患者皮肤清洁，预防压力性损伤发生。⑦用药护理：遵医嘱用药，密切观察有无药物不良反应，尤其是血钾的变化。

3. 出院后指导患者避免诱发因素：避免呼吸道感染、重体力劳动、抽烟酗酒、情绪激动、不恰当停药、改药等。

第四章
消化系统疾病患者的护理

章前引言

消化系统由消化管、消化腺以及腹膜、肠系膜、网膜等脏器组成。消化系统的主要生理功能是摄取和消化食物、吸收营养和排泄废物。肝脏是体内物质代谢最重要的器官。胃肠道的运动、分泌功能受神经内分泌调节。此外，消化系统还具有免疫功能。

消化系统疾病种类繁多，且多为常见病和多发病。主要包括食管、胃、肠、肝、胆、胰等脏器的器质性或功能性疾病，病变可局限于消化系统或累及其他系统，其他系统或全身性疾病也可引起消化系统疾病或症状。

学习目标

1. 识记各类消化系统疾病的症状和体征、护理评估和护理措施。
2. 理解各类消化系统疾病患者的护理诊断/问题。
3. 理解各类消化系统疾病患者的护理目标和护理评价。
4. 学会应用护理程序对消化系统疾病患者实施整体护理。
5. 根据护理诊断制订合理的护理措施,能够熟练地为消化系统疾病患者进行健康指导。

思政目标

1. 培养学生对待患者的责任心、同情心和爱心。
2. 学会在护理工作中具备基本的人文关怀素养。
3. 热爱护理事业,热爱本职工作,培养为人类健康服务的敬业精神。

案例导入

患者男性,52岁。自述近2年来常于餐后2~3小时出现上腹烧灼样痛,伴反酸、嗳气,进食后可缓解,口服抗酸药及奥美拉唑治疗可缓解。3个月前因劳累再次出现上述症状,且较前加重,自服上述药物治疗,效果不佳。吸烟20余年,每天1包,已戒酒。从事科学研究工作,精神压力较大,活动后易疲乏。内镜提示十二指肠球部溃疡,幽门螺杆菌(+)。

思考题

1. 十二指肠溃疡的发生可能与哪些危险因素有关?在这些危险因素中该患者符合哪几条?
2. 请列出该患者的护理诊断/问题。

消化系统由消化管、消化腺以及腹膜、肠系膜、网膜等脏器组成。消化管包括口腔、咽、食管、胃、小肠和大肠等部分，消化腺包括唾液腺、肝、胰、胃腺、肠腺等（图4-0-1）。食管的功能是把食物和唾液等运送到胃内。胃分为贲门部、胃底、胃体和幽门部四部分。胃壁由黏膜层、黏膜下层、肌层和浆膜层组成（图4-0-2）。小肠由十二指肠、空肠和回肠构成，食物的消化过程在小肠已基本完成，不能被消化的食物残渣则进入大肠。大肠包括盲肠及阑尾、结肠、直肠三部分，主要功能是吸收水分和盐类，并为消化后的食物残渣提供暂时的贮存场所（图4-0-3）。肝脏是人体内最大的腺体器官，胆道系统开始于肝细胞间的毛细胆管，毛细胆管集合成小叶间胆管，然后汇合成左右肝管自肝门出肝。左右肝管出肝后汇合成肝总管，并与胆囊管汇合成胆总管，开口于十二指肠乳头。胰腺为腹膜后器官，腺体狭长，分头、体、尾三部。消化系统的主要生理功能是摄取和消化食物、吸收营养和排泄废物。肝脏是体内物质代谢最重要的器官。胃肠道的运动、分泌功能受神经内分泌调节。此外，消化系统还具有免疫功能。

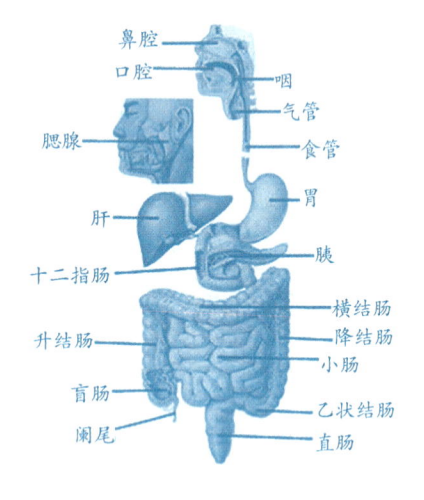

图4-0-1 消化系统解剖图

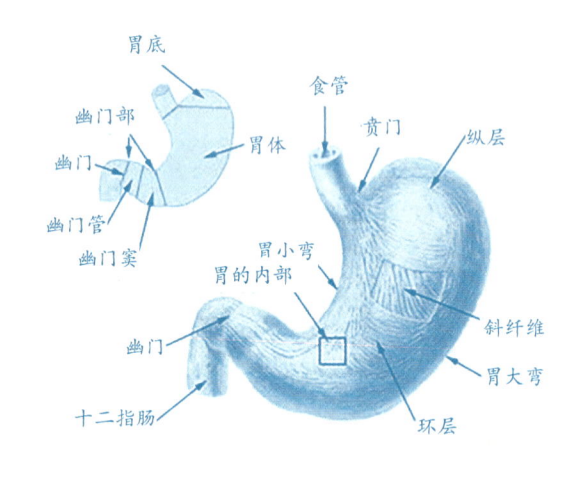

图4-0-2 胃解剖图

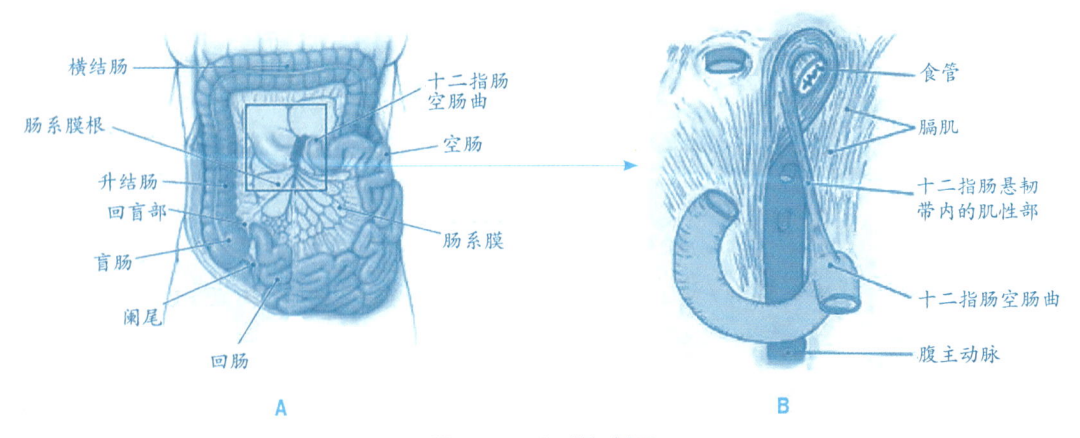

图4-0-3 肠道解剖图

第一节　消化系统疾病常见症状或体征的护理

一、恶心与呕吐

恶心是一种让人想要呕吐的胃部不适感，常为呕吐的前驱感觉，但也可单独出现，主要表现为上腹部的特殊不适感，常伴有头晕、流涎、脉搏缓慢、血压降低等迷走神经兴奋的症状。呕吐是由于食管、胃和肠道内容物（食糜）受到强力挤压，经过食管由口腔吐出的动作，伴有腹肌的强力痉挛性收缩。两者可单独发生，但多数患者先有恶心，继而呕吐。

【护理评估】

（一）健康史

询问患者恶心与呕吐发生的时间、频率、原因或诱因，与进食的关系；呕吐的特点及呕吐物的性质、量；呕吐伴随的症状，如是否伴有腹痛、腹泻、发热、头痛、眩晕等。患者的精神状态，有无疲乏无力，有无焦虑、抑郁，呕吐是否与精神因素有关。

（二）身体状况

1.恶心和呕吐的特点　上消化道出血时呕吐物呈咖啡色甚至鲜红色；消化性溃疡并发幽门梗阻时呕吐常在餐后发生，呕吐量大，呕吐物含酸性发酵宿食；低位肠梗阻时呕吐物带粪臭味；急性胰腺炎可出现频繁剧烈的呕吐，吐出胃内容物甚至胆汁。呕吐频繁且量大者可引起水电解质紊乱、代谢性碱中毒；长期呕吐伴畏食者可致营养不良；昏迷患者呕吐时易发生误吸，引起肺部感染、窒息等。

2.评估要点　①全身情况：生命体征、神志、营养状况，有无失水表现。②腹部检查：腹部外形，有无膨隆或凹陷；有无胃形、肠形及蠕动波；有无腹壁静脉曲张。肠鸣音是否正常。腹壁紧张度，有无腹肌紧张、压痛、反跳痛，其部位、程度；肝脾是否肿大，其大小、硬度和表面情况；有无腹块。有无振水音、移动性浊音。为了避免触诊引起胃肠蠕动增加使肠鸣音发生变化，腹部检查的顺序为视、听、触、叩，但仍按视、触、叩、听的顺序记录。

（三）心理-社会状况

恶心严重时会影响患者的精神状况，尤其是恶心的症状持续得不到改善时，患者会出现紧张、烦躁、焦虑等。病情反复发作，还会因治疗费用的增加而丧失治疗的信心。

（四）辅助检查

体格检查：对患者腹部进行视触叩听，听诊肠鸣音是否正常，触诊患者腹部，检查有无腹肌紧张，有无压痛、反跳痛。血常规检查及血生化检查：检查患者是否感染、炎症。检查患者水电解质是否代谢紊乱。必要时做呕吐物毒物分析或细菌培养等检查，呕吐量大者注意有无水电解质紊乱、酸碱平衡失调。腹部超声：可探查消化系统实质性脏器及其腹腔内的病变。

【常见护理诊断/问题】

1. 有体液不足的危险　与大量呕吐导致失水有关。
2. 活动无耐力　与频繁呕吐导致失水、电解质丢失有关。
3. 焦虑　与频繁呕吐、不能进食有关。

【护理目标】

1. 能保证机体所需热量、水分、电解质的摄入。
2. 活动耐力恢复或有所改善。
3. 焦虑程度减轻。

【护理措施】

（一）一般护理

1. 生活护理　协助患者进行日常生活活动。患者呕吐时应帮助其坐起或侧卧，头偏向一侧，以免误吸。吐毕给予漱口，更换污染衣物被褥，开窗通风以去除异味。告知患者突然起身可能出现头晕、心悸等不适。指导患者坐起时动作缓慢，以免发生直立性低血压。

2. 饮食护理　积极补充水分和电解质，给予口服补液时，应少量多次饮用，以免引起恶心呕吐。如口服补液未能达到所需补液量时，需静脉输液以恢复机体的液体平衡状态。剧烈呕吐不能进食或严重水电解质失衡时，则主要通过静脉输液给予纠正。

（二）病情观察

1. 生命体征　定时测量和记录生命体征直至稳定。血容量不足时可出现心率加快、呼吸急促、血压降低，特别是直立性低血压。持续性呕吐致大量胃液丢失而发生代谢性碱中毒时，患者呼吸变浅、慢。

2. 准确测量和记录每天的出入量、尿比重、体重。

3. 观察患者有无失水征象，失水程度不同，患者可出现软弱无力、口渴、皮肤黏膜干燥和弹性降低，尿量减少，尿比重增高，并可有烦躁、神志不清以致昏迷等表现。

4. 动态观察实验室检查结果，例如血清电解质、酸碱平衡状态。

5. 呕吐的观察与处理　观察患者呕吐的特点，记录呕吐的次数，呕吐物的性质和量、颜色、气味。

（三）用药护理

按医嘱应用止吐药及其他治疗，促使患者逐步恢复正常饮食和体力。观察药物的疗效及不良反应。在用药过程中如果患者出现不良反应，及时通知医生予以处理。

（四）心理护理

耐心解答患者及家属提出的问题，消除其紧张的情绪，特别是呕吐与精神因素有关的患者，紧张、焦虑还会影响其食欲和消化能力。患者对疾病治疗有信心及情绪稳定则有利于缓解其症状，必要时遵医嘱使用镇静剂。应用放松技术：常用深呼吸法（用鼻吸气，然后张口慢慢呼气，反复进行）以及交谈、听音乐、阅读等方法转移患者的注意力，减少呕吐的发生。

（五）健康指导

告知患者呕吐的原因，教会患者根据病情合理安排每天的饮水、蛋白质、热量的摄入量。向患者介绍常用药物的名称、作用、用法和不良反应等。

【护理评价】

1. 恶心、呕吐有无减轻或消失。
2. 活动耐力是否增加。
3. 焦虑状态有无减轻。

二、腹痛

腹痛是临床上常见的症状之一，是发生在剑突以下，耻骨联合以上的疼痛。临床可按起病急缓分为急性与慢性腹痛。腹痛的病因多种多样，腹痛可能由腹部脏器疾病引起，也可由腹腔以外的脏器及神经、心理疾病和全身疾病引起。

【护理评估】

（一）健康史

询问患者腹痛发生的原因或诱因，起病急骤或缓慢、持续时间，腹痛的部位、性质和程度；腹痛与进食、活动、体位等因素的关系；腹痛发生时的伴随症状，如有无恶心、呕吐、腹泻、呕血、便血、血尿、发热等；有无缓解疼痛的方法；有无精神紧张、焦虑不安等心理反应。

（二）身体状况

1. 腹痛的特点　临床上一般将腹痛按起病急缓、病程长短分为急性与慢性腹痛。急性腹痛多由腹腔脏器的急性炎症、扭转或破裂，空腔脏器梗阻或扩张，腹腔内血管阻塞等引起；慢性腹痛的原因常为腹腔脏器的慢性炎症、腹腔脏器包膜的张力增加、消化性溃疡、胃肠神经功能紊乱、肿瘤压迫及浸润等。此外，某些全身性疾病、泌尿生殖系统疾病、腹外脏器疾病如急性心肌梗死和下叶肺炎等亦可引起腹痛。腹痛可表现为隐痛、钝痛、灼痛、胀痛、刀割样痛、钻痛或绞痛等，可为持续性或阵发性疼痛，其部位、性质和程度常与疾病有关。如胃、十二指肠疾病引起的腹痛多为中上腹部隐痛、灼痛或不适感，伴畏食、恶心、呕吐、嗳气、反酸等。小肠疾病多呈脐周疼痛，并有腹泻、腹胀等表现。大肠病变所致的腹痛为腹部一侧或双侧疼痛。急性胰腺炎常出现上腹部剧烈疼痛，为持续性钝痛、钻痛或绞痛，并向腰背部呈带状放射。急性腹膜炎时疼痛弥漫全腹，腹肌紧张，有压痛、反跳痛。

2. 评估要点　腹痛的部位、程度和性质、诱发因素与缓解因素、发作时间以及与体位的关系。全身情况：生命体征、神志、神态、体位、营养状况，以及有关疾病的相应体征，如腹痛伴黄疸者提示与胰腺、胆系疾病有关，腹痛伴休克可能与腹腔脏器破裂、急性出血性坏死性胰腺炎、急性心肌梗死、肺炎等有关。

(三) 心理－社会状况

严重腹痛会影响患者的精神状况，腹痛反复发作会导致患者出现焦虑、烦躁等心理问题。

(四) 辅助检查

根据不同病种进行相应的实验室及其他检查，必要时需CT、MRI、消化道内镜检查等。

【常见护理诊断/问题】

1. 疼痛　与腹腔脏器或腹外脏器的炎症、缺血、梗阻、溃疡、肿瘤或功能性疾病等有关。

2. 焦虑　与剧烈腹痛、反复或持续腹痛不易缓解有关。

【护理目标】

1. 患者的腹痛逐渐减轻或消失。

2. 焦虑程度减轻。

【护理措施】

腹痛是常见的临床症状。因发病的原因不同，腹痛的性质、程度、持续时间和转归各异，需要有针对性的治疗、护理，包括病因治疗和止痛措施。

(一) 一般护理

1. 生活护理　急性剧烈腹痛患者应卧床休息，要加强巡视，随时了解和满足患者所需，做好生活护理。应协助患者取适当的体位，以减轻疼痛感并有利于休息，从而减少疲劳感和体力消耗。烦躁不安者应采取防护措施，防止坠床等意外发生。

2. 饮食护理　腹痛原因不明的患者需禁食，待腹痛明显好转再逐步开放饮食。

(二) 病情观察

观察并记录患者腹痛的部位、性质及程度，腹痛发作的时间、频率、持续时间，以及相关疾病的其他临床表现。如果疼痛突然加重、性质改变，且经一般对症处理疼痛不能减轻，需警惕某些并发症的出现，如消化性溃疡穿孔引起弥漫性腹膜炎等。

(三) 用药护理

1. 镇痛药物种类甚多，应根据病情、疼痛性质和程度选择性给药。

2. 癌性疼痛应遵循按需给药的原则，有效控制患者的疼痛。观察药物不良反应，如口干、恶心、呕吐、便秘和用药后的镇静状态。

3. 急性剧烈腹痛诊断未明时，不可随意使用镇痛药物，以免掩盖症状，延误病情。

4. 局部热疗法除急腹症外，对疼痛局部可应用热水袋进行热敷，从而解除肌肉痉挛而达到止痛效果。

5. 针灸止痛　根据不同疾病和疼痛部位选择针灸穴位。

(四) 心理护理

疼痛是一种主观感觉。对疼痛的感受既与疾病的性质、病情有关，也与患者对疼痛的耐受性和表达有关。后者的主要影响因素有患者的年龄、个性、文化背景、情绪和注意力；周围人们的态度；以及疾病的性质，例如是否危及生命等。突然发生的剧烈腹痛、持续存在或反复出现的慢性腹痛以及预后不良的癌性疼痛，均可造成患者精神紧张、情绪低落，而消极悲观和紧张的情绪又可使疼痛加剧。因此，护士应对患者进行细致全面的心理评估，取得家属的配合，有针对性地对患者进行心理疏导，以减轻紧张恐惧心理，稳定情绪，有利于增强患者对疼痛的耐受性。

（五）健康指导

告知患者腹痛的原因及常规的护理方法。可采用行为疗法，如指导式想象（利用一个人对某特定事物的想象而达到特定的正向效果，如回忆一些有趣的往事可转移对疼痛的注意）、深呼吸、冥想、音乐疗法、生物反馈等，可以减轻患者的焦虑、紧张，提高其疼痛阈值和对疼痛的控制感。

【护理评价】

1. 腹痛是否减轻或消失。
2. 焦虑状态有无减轻。

三、便秘与腹泻

便秘指排便频率减少，1周内排便次数少于3次，排便困难，大便干结。部分正常人习惯隔几天排便1次，但无排便困难与大便干结，故不能以每天排便1次作为正常排便的标准。

腹泻指排便次数多于平日习惯的频率，粪质稀薄，一般一天排便超过3次称为腹泻。腹泻多由于肠道疾病引起，其他原因有药物、全身性疾病、过敏和心理因素等。

【护理评估】

（一）健康史

询问患者便秘或腹泻发生的时间、起病原因或诱因、病程长短；粪便的性状、气味和颜色，排便次数和量；有无腹痛及疼痛的部位，有无里急后重、恶心呕吐、发热等伴随症状；有无口渴、疲乏无力等提示失水的表现；有无精神紧张、焦虑不安等心理因素。

（二）身体状况

1. **便秘的特点** 进食量过少或食物缺乏纤维素、水分，不足以刺激肠道的正常蠕动；结肠平滑肌张力减低和蠕动减弱；各种原因的肠梗阻；排便反射减弱或消失，腹肌、膈肌及盆肌张力减低；结肠痉挛缺乏驱动性蠕动等。便秘常见于全身性疾病、身体虚弱、不良排便习惯、功能性便秘等情况，以及结肠、直肠、肛门疾病。

2. **腹泻的特点** 小肠病变引起的腹泻粪便呈糊状或水样，可含有未完全消化的食物成分，大量水泻易导致脱水和电解质丢失，部分慢性腹泻患者可发生营养不良。大肠病变引起的腹泻粪便可含脓、血、黏液，病变累及直肠时可出现里急后重。

3. **评估要点** 腹泻的评估要点：①急性严重腹泻时，注意观察患者的生命体征、神志、尿量、皮肤弹性等。慢性腹泻时应注意患者的营养状况，有无消瘦、贫血的体征。②腹部检查。

③肛周皮肤：有无因排便频繁及粪便刺激，引起肛周皮肤糜烂。便秘的评估要点：①询问患者的年龄、职业、生活习惯、饮食习惯等。②询问患者大便的形状、频度、量和排便是否费力，便秘是否持续存在。③询问患者有无服用引起便秘的药物如吗啡、可待因、肠道吸收剂等。④询问患者有无其他疾病如内分泌疾病等。

（三）心理-社会状况

便秘或腹泻严重时会影响患者的精神状况，甚至导致患者烦躁、焦虑等心理问题，反复发作会导致患者产生心理压力。

（四）辅助检查

实验室及其他检查，采集新鲜粪便标本做显微镜检查，必要时做细菌学检查。急性腹泻者注意监测血清电解质、酸碱平衡状况。

【常见护理诊断/问题】

1.便秘　与肠道疾病或全身性疾病有关。

2.腹泻　与肠道疾病或全身性疾病有关。

3.有体液不足的危险　与大量腹泻引起失水有关。

【护理目标】

1.便秘能减轻或消失。

2.腹泻能减轻或消失。

3.生命体征、尿量在正常范围。

【护理措施】

（一）一般护理

1.生活护理　便秘的患者应增加肠道的蠕动，缩短食物在肠道的时间。腹泻严重的患者应卧床休息，注意腹部保暖。可用热水袋热敷腹部，以减弱肠道运动，减少排便次数，并有利于腹痛等症状的减轻。

2.饮食护理　①便秘患者可多吃一些粗纤维的食物如玉米、香蕉，能够加快胃肠道的蠕动，缓解患者的便秘情况。多吃一些含油脂丰富的食物如坚果类的食物。患者应多饮水，日常饮水量应达到2 000mL以上，以促进排便。②腹泻患者饮食以少渣、易消化食物为主，避免生冷、多纤维、味道浓烈的刺激性食物。急性腹泻应根据病情和医嘱，给予禁食、流质、半流质或软食。

（二）皮肤护理

便秘患者如有明显的肛周皮肤破损，建议使用润肠通便的制剂。腹泻患者排便频繁时，因粪便的刺激，可使肛周皮肤损伤，引起糜烂及感染。排便后应用温水清洗肛周，保持清洁干燥，涂无菌凡士林或抗生素软膏以保护肛周皮肤，促进损伤处愈合。

（三）病情观察

严密观察便秘患者的生命体征及腹部疼痛情况，防止患者肠梗阻引起穿孔。急性严重腹泻时丢失大量水分和电解质，可引起脱水及电解质紊乱，严重时导致休克。故应严密监测患者生命体征、神志、尿量的变化。有无口渴、口唇干燥、皮肤弹性下降、尿量减少、神志淡漠等脱水表现。有无肌无力、腹胀、肠鸣音减弱、心律失常等低钾血症的表现；监测血生化指标的变化。

（四）用药护理

1. 便秘患者的治疗从解除患者的病因入手，逐步地缓解患者的便秘情况。

2. 腹泻的治疗以病因治疗为主。使用止泻药时注意观察患者排便情况，腹泻得到控制应及时停药。应用解痉止痛剂如阿托品时，注意药物不良反应如口干、视力模糊、心动过速等。

3. 及时遵医嘱给予液体、电解质、营养物质，以满足患者的生理需要量，补充额外丢失量，恢复和维持血容量。一般可经口服补液，严重腹泻、伴恶心与呕吐、禁食或全身症状明显者经静脉补充水分和电解质。注意输液速度的调节。老年患者尤其应及时补液并注意输液速度，因老年人易因腹泻发生脱水，也易因输液速度过快引起循环衰竭。

（五）心理护理

慢性腹泻治疗效果不明显时，患者往往对预后感到担忧，结肠镜等检查有一定痛苦，某些腹泻如肠易激综合征与精神因素有关，故应注意患者心理状况的评估和护理，鼓励患者配合检查和治疗，稳定患者情绪。

（六）健康指导

告知患者便秘或腹泻的原因，教会患者根据自己的病情合理的安排自己的饮食，避免食用引起便秘或腹泻的食物。向患者介绍常用药物的名称、作用、用法和不良反应。

【护理评价】

1. 便秘是否减轻或消失。
2. 腹泻是否减轻或消失。
3. 生命体征、尿量是否在正常范围。

四、黄疸

黄疸是由于血清中胆红素升高，致使皮肤、黏膜和巩膜以及其他组织和体液发生黄染的现象。正常胆红素最高为5~17.1μmol/L，胆红素在34.2μmol/L以下时，黄疸不易觉察，称为隐性黄疸；超过34.2μmol/L时临床出现黄疸。黄疸不是一个独立的疾病，而是许多疾病的一种症状和体征，尤其多见于肝、胆、胰及血液系统的某些疾病。如血中胆红素浓度不高，而巩膜或皮肤发黄，则为假性黄疸，常见于服用某些药物如新生霉素等。

【护理评估】

（一）健康史

询问本病的有关病因，例如有无肝炎、输血史、心力衰竭、胆道疾病、寄生虫感染及家族遗传性疾病史；有无长期接触化学毒物、使用损肝药物、嗜酒，其用量和持续时间。有无慢性肠道感染、消化不良、消瘦、出血史。有关的检查、用药和其他治疗。饮食及消化情况，例如食欲、进食量及食物种类、饮食习惯及爱好。有无恶心、呕吐、腹胀、腹痛，呕吐物和粪便的性质及颜色。日常休息及活动量、活动耐力等。

（二）身体状况

1.黄疸的特点　根据血清中非结合胆红素或结合胆红素与总胆红素的比值，将高胆红素血症分为高非结合性胆红素血症和高结合性胆红素血症。血清总胆红素升高，非结合胆红素占80%~85%以上称高非结合胆红素血症。主要由于肝前性因素引起，见于胆红素生成过多，如各种原因引起的溶血性黄疸，胆红素摄取和结合障碍如遗传性非溶血性黄疸。血清总胆红素升高，结合胆红素占30%以上称为高结合胆红素血症。主要由于肝性和肝后性因素引起，见于肝细胞排泄胆红素障碍为主要表现的肝细胞性黄疸、胆汁淤积性黄疸及遗传性高结合胆红素血症。

2.评估要点

（1）意识状态：注意观察患者的精神状态，对人物、时间、地点的定向力。

（2）营养状况：是否消瘦、肌肉萎缩、有无水肿。有腹水或水肿时，不能以体重判断患者的营养状况。

（3）皮肤和黏膜：有无肝病面容、皮肤干枯，有无黄染、出血点、蜘蛛痣、肝掌、腹壁静脉显露或怒张。

（4）呼吸情况：观察呼吸的频率和节律，有无呼吸浅速、呼吸困难和发绀，有无因呼吸困难、心悸而不能平卧。

（5）腹部体征：检查有无腹水征，如腹部膨隆、腹壁紧张度增加、脐疝、腹式呼吸减弱、移动性浊音；有无腹膜刺激征。

（6）尿量及颜色：有无尿量减少，尿色有无异常。

（三）心理-社会状况

黄疸为慢性过程，随着病情发展加重，长期治疗影响家庭生活、经济负担沉重，均可使患者及其照顾者出现各种心理问题和应对行为的不足。评估时应注意患者的心理状态，有无个性、行为的改变，有无焦虑、抑郁、易怒、悲观等情绪。并评估患者及家属对疾病的认识程度及态度。

（四）辅助检查

1.血常规以及生化检查，判断患者的肝功能有无异常。

2.超声检查可以对肝脏的大小形态、肝内有无占位性病变、胆囊大小以及胆道系统有无结石和扩张、脾脏有无肿大、胰腺有无病变有较大的帮助。

3.上腹部CT对于上腹部的肝胆胰等病变以及鉴别引起黄疸的疾病有帮助。

4.经十二指肠镜逆行胰胆管造影，可通过内镜直接观察壶腹区与乳头部有无病变。经皮肝穿刺胆管造影检查，能清楚地显示整个胆道系统。

【常见护理诊断/问题】

1.营养失调（低于机体需要量）　与肝功能减退、门静脉高压引起食欲减退、消化和吸收障碍有关。

2.有皮肤完整性受损的危险　与营养不良、水肿、皮肤干燥、瘙痒、长期卧床有关。

【护理目标】

1.能保证机体所需热量、水分、电解质的摄入。

2.皮肤完整无破损。

【护理措施】

（一）一般护理

1.生活护理　保持患者床单位的清洁干燥，保持病房的空气清新和环境清洁。

2.饮食护理　既保证饮食营养又遵守必要的饮食限制是改善肝功能、延缓病情进展的基本措施。应向患者及家属说明导致营养状况下降的有关因素、饮食治疗的意义及原则，与患者共同制订既符合治疗需要又能为其接受的饮食计划。

（二）皮肤护理

皮肤瘙痒的患者不能用手抓，防止患者皮肤出现破溃而感染，不能使用碱性肥皂清洗皮肤。

（三）病情观察

观察患者黄疸的消长，准确记录出入量。进食量不足且有呕吐、腹泻者监测血清电解质和酸碱度的变化，及时发现并纠正水电解质、酸碱平衡紊乱，防止病情的加重。

（四）用药护理

遵医嘱给予患者相关的药物后，密切观察患者用药反应，注意观察药物的不良反应。

（五）心理护理

部分患者会因为黄疸的困扰而产生焦躁、抑郁等心理问题。在护理的过程中需要密切关注患者的心理问题。

【护理评价】

1.患者是否营养失调。

2.皮肤是否完整。

第二节　胃炎患者的护理

胃黏膜对损害的反应涉及上皮损伤、黏膜炎症和上皮细胞再生三个过程，但有时可仅有上皮损伤和细胞再生，而无黏膜炎症。胃炎大致包括急性胃炎与慢性胃炎和少见的特殊类型胃炎，诊断主要依靠内镜检查和病理组织学检查。但有些胃炎仅伴很轻甚至不伴有炎症细胞浸润，而以上皮和微血管的异常改变为主，称之为胃病。

一、急性胃炎

急性胃炎指多种病因引起的胃黏膜急性炎症。内镜检查可见胃黏膜充血、水肿、糜烂和出血等一过性病变，病理学表现为胃黏膜有大量中性粒细胞浸润。

【病因及发病机制】

1.药物　最常引起胃黏膜炎症的药物是非甾体抗炎药，如阿司匹林、吲哚美辛，某些抗肿瘤药、铁剂或氯化钾口服液等。这些药物可直接损伤胃黏膜上皮层，其中非甾体抗炎药可通过抑制胃黏膜生理性前列腺素的合成，削弱胃黏膜的屏障作用。

2.急性应激　各种严重的脏器功能衰竭、严重创伤、大面积烧伤、大手术、颅脑病变和休克等，甚至精神心理因素等均可引起胃黏膜糜烂、出血，严重者发生急性溃疡并大量出血。

3.乙醇　具有亲脂性和溶脂能力，高浓度乙醇可直接破坏黏膜屏障。

【临床表现】

多数患者症状不明显，或症状被原发病掩盖。常有上腹痛、胀痛、恶心、呕吐和食欲不振等；非甾体抗炎药所致者多数无症状或仅在胃镜检查时发现，上消化道出血是该病突出的临床表现，突发的呕血和（或）黑便为首发症状。据统计，所有上消化道出血的病例中，由急性糜烂出血性胃炎引起者占10%～30%，仅次于消化性溃疡。大量出血可引起晕厥或休克，伴贫血，体检可有上腹不同程度的压痛。

【治疗要点】

针对病因和原发疾病采取防治措施。处于急性应激状态者在积极治疗原发病的同时，应使用抑制胃酸分泌或具有黏膜保护作用的药物，以预防急性胃黏膜损害的发生；药物引起者须立即停用。常用H_2受体拮抗剂或质子泵抑制剂抑制胃酸分泌，或硫糖铝和米索前列醇等保护胃黏膜。

【护理评估】

（一）健康史

询问患者最近是否服用非甾体抗炎药；是否出现急性应激，如各种严重的脏器功能衰竭、严重创伤、大面积烧伤、大手术、颅脑病变和休克等；最近是否大量饮酒。

（二）身体状况

1.特点　①急性幽门螺杆菌胃炎：由幽门螺杆菌感染所致，临床表现、内镜所见及胃黏膜活检病理组织学均显示急性胃炎的特征，但由于一过性的上腹部症状多不为患者注意，临床很难诊断幽门螺杆菌感染引起的急性胃炎，如不予抗菌治疗，幽门螺杆菌可长期存在并发展为慢性胃炎。②除幽门螺杆菌之外的急性感染性胃炎：由于胃酸的强力抑菌作用，除幽门螺杆菌外的细菌很难在胃内存活而感染胃黏膜，但在机体抵抗力下降时，可发生各种细菌、真菌、病毒感染所引起的急性胃炎。③急性糜烂出血性胃炎：由各种病因引起的、以胃黏膜多发性糜烂为特征的急性胃黏膜病变，常伴有胃黏膜出血，可伴有一过性浅表溃疡形成，临床最为常见。

2.**评估要点**　评估患者的精神状况、生命体征以及是否出现恶心或呕吐等症状，询问患者有无上腹部的不适，以及有无呕血和黑便等症状。

（三）心理-社会状况

急性胃炎严重的患者会产生恐惧、焦躁等心理问题。病情反复发作的患者，可能因为治疗费用的问题而产生心理问题。

（四）辅助检查

1.**粪便检查**　粪便隐血试验阳性。

2.**胃镜检查**　因病变（特别是非甾体抗炎药或乙醇引起者）可在短期内消失，胃镜检查一般应在大出血后24~48小时内进行，如生命体征平稳应尽早进行。

【常见护理诊断/问题】

1.**疼痛（腹痛）**　与胃黏膜炎性病变有关。

2.**营养失调（低于机体需要量）**　与消化不良、少量持续出血有关。

3.**焦虑**　与消化道出血有关。

【护理目标】

1.疼痛得到缓解。

2.能保证机体所需热量、水分、电解质的摄入。

3.焦虑减轻或消失。

【护理措施】

（一）一般护理

1.**生活护理**　患者应注意休息，减少活动，对急性应激造成者应卧床休息。

2.**饮食护理**　进食应定时、有规律，不可暴饮暴食，避免辛辣刺激食物。一般进少渣、温凉半流质饮食。如有少量出血可给米汤等流质饮食以中和胃酸，有利于黏膜的修复。急性大出血或呕吐频繁时应禁食。

（二）皮肤护理

如有呕吐要注意保持患者皮肤的清洁干燥。

（三）病情观察

评估患者对疾病的认识程度，鼓励患者对本病及其治疗、护理计划提问，了解患者对疾病病因、治疗及护理的认识，帮助患者寻找并及时去除发病因素，控制病情的进展。

（四）用药护理

停用不必要的非甾体抗炎药，如确需使用，必要时应用制酸剂、胃黏膜保护剂预防疾病的发生。

（五）心理护理

做好患者的心理疏导，解除其精神紧张，保证身、心两方面得以充分的休息。

（六）健康指导

向患者及家属介绍急性胃炎的有关知识、预防方法和自我护理措施。根据患者的病因及具体情况进行指导，如避免使用对胃黏膜有刺激的药物，必须使用时应同时服用制酸剂；进食要有规律，避免过冷、过热、辛辣等刺激性食物及浓茶、咖啡等饮料；嗜酒者应戒酒；注意饮食卫生，生活要有规律，保持轻松愉快的心情。

【护理评价】

1. 疼痛是否得到缓解。
2. 患者是否有营养失调。
3. 焦虑是否减轻或消失。

二、慢性胃炎

慢性胃炎指各种病因引起的胃黏膜慢性炎症。临床常见，其患病率一般随年龄增长而增加，特别是中年以上更为常见。目前，内镜检查和病理组织学检查是诊断的主要手段。

【病因及发病机制】

1. 幽门螺杆菌感染　幽门螺杆菌感染是慢性胃炎最主要的病因。
2. 饮食和环境因素　流行病学资料显示，饮食中高盐和缺乏新鲜蔬菜、水果与慢性胃炎的发生密切相关。
3. 自身免疫　自身免疫性胃炎以富含壁细胞的胃体黏膜萎缩为主。可破坏壁细胞，使胃酸分泌减少乃至缺失，还可影响维生素B_{12}吸收，导致恶性贫血。
4. 其他因素　长期饮浓茶、烈酒、咖啡，食用过热、过冷、过于粗糙的食物，可损伤胃黏膜；服用大量非甾体抗炎药可破坏黏膜屏障；各种原因引起的十二指肠液反流，因其中的胆汁和胰液等会削弱胃黏膜的屏障功能，使其易受胃酸-胃蛋白酶的损害。

【病理表现】

慢性胃炎病理变化是胃黏膜损伤和修复这对矛盾作用的结果，组织学上表现为炎症、萎缩和化生。不同类型胃炎病理改变在胃内的分布不同。幽门螺杆菌引起的慢性胃炎，炎症弥漫性分布，但以胃窦为主；多灶萎缩性胃炎的萎缩和肠化生呈多灶性分布，多起始于胃角小弯，逐渐波及胃窦，继而至胃体；自身免疫性胃炎，萎缩和肠化生主要局限在胃体。

【临床表现】

慢性胃炎病程迁延，进展缓慢，缺乏特异性症状。70%~80%的患者无任何症状，部分有上腹痛或不适、食欲不振、饱胀、嗳气、反酸、恶心和呕吐等非特异性的消化不良表现，症状常与进食或食物种类有关。少数可有少量上消化道出血。自身免疫性胃炎患者可出现明显畏食、贫血和体重减轻。体征多不明显，有时可有上腹轻压痛。

【治疗要点】

1.慢性胃炎的治疗应尽可能针对病因,遵循个体化原则。治疗目的是去除病因、缓解症状和改善胃黏膜炎性反应。

2.饮食和生活方式的个体化调整可能是合理的建议。

3.证实幽门螺杆菌阳性的慢性胃炎,无论有无症状和并发症,均应进行除菌治疗,除非有抗衡因素存在。

4.中医、中药可用于慢性胃炎的治疗。

【护理评估】

(一)健康史

询问患者有无幽门螺杆菌的感染史;有无非甾体抗炎药、洋地黄类药服用史;有无长期食用刺激性食品,如烈性酒、浓茶、浓咖啡等;有无胆汁反流,长期的精神紧张、生活不规律。

(二)身体状况

1.慢性胃炎的分类 慢性胃炎的分类方法很多,我国目前采用国际上新悉尼系统的分类方法,将慢性胃炎分为非萎缩性、萎缩性和特殊类型三大类。慢性非萎缩性胃炎指不伴有胃黏膜萎缩性改变、胃黏膜层见以淋巴细胞和浆细胞为主的慢性炎症细胞浸润的慢性胃炎,幽门螺杆菌感染是此类慢性胃炎的主要病因。慢性萎缩性胃炎指胃黏膜已发生了萎缩性改变的慢性胃炎,常伴有肠上皮化生。慢性萎缩性胃炎又可再分为多灶萎缩性胃炎和自身免疫性胃炎两大类。特殊类型胃炎种类很多,由不同病因所致,临床上较少见,如感染性胃炎、化学性胃炎等。

2.评估要点 患者的精神状况、生命体征以及是否出现恶心或呕吐等症状,询问患者有无上腹痛或不适、食欲不振、饱胀、嗳气、反酸、恶心和呕吐等非特异性的消化不良表现。

(三)心理-社会状况

慢性胃炎严重的患者会产生烦躁、焦虑甚至抑郁等心理问题。病情的反复可能会导致患者出现担心医疗费用等心理压力。

(四)辅助检查

1.胃镜及胃黏膜活组织检查 是最可靠的诊断方法。在充分活组织检查基础上以病理组织学诊断明确病变类型。

2.幽门螺杆菌检测 可通过侵入性(如快速尿素酶测定、组织学检查等)和非侵入性(如 ^{13}C 或 ^{14}C 尿素呼气试验等)方法检测幽门螺杆菌。

3.血清学检查 自身免疫性胃炎时,抗壁细胞抗体和抗内因子抗体可呈阳性,血清促胃液素水平明显升高。多灶萎缩性胃炎时,血清促胃液素水平正常或偏低。

4.胃液分析 自身免疫性胃炎时,胃酸缺乏;多灶萎缩性胃炎时,胃酸分泌正常或偏低。

【常见护理诊断/问题】

1.疼痛(腹痛) 与胃黏膜炎性病变有关。

2.营养失调（低于机体需要量）　与畏食、消化吸收不良等有关。

【护理目标】

1.患者的疼痛得到缓解。

2.患者的营养失调得到改善。

【护理措施】

（一）一般护理

1.生活护理指导　患者急性发作时应卧床休息，并可用转移注意力、做深呼吸等方法来缓解疼痛。病情缓解时，进行适当的锻炼，以增强机体抗病力。

2.饮食护理　向患者说明摄取足够营养素的重要性，鼓励患者少量多餐进食，以高热量、优质蛋白质、高维生素、易消化的饮食为原则。避免摄入过咸、过甜、过辣的刺激性食物。食物应完全煮熟后食用，以利于消化吸收。

（二）病情观察

观察患者的生命体征，以及有无腹痛、呕血或者黑便等症状。

（三）用药护理

遵医嘱给患者以清除幽门螺杆菌感染治疗时，注意观察药物的疗效及不良反应。①胶体铋剂。枸橼酸铋钾为常用制剂，因其在酸性环境中方起作用，故宜在餐前半小时服用。服用过程中可使齿、舌变黑，可采用吸管直接吸入。部分患者服药后出现便秘和粪便变黑，停药后可自行消失。少数患者有恶心、一过性血清转氨酶升高等，极少出现急性肾衰竭。②抗菌药物。阿莫西林服用前应询问患者有无青霉素过敏史，应用过程中注意有无迟发性过敏反应的出现，如皮疹等。甲硝唑可引起恶心、呕吐等胃肠道反应，应在餐后半小时服用，并可遵医嘱用甲氧氯普胺等拮抗。

（四）心理护理

向患者及家属介绍本病的有关病因，指导患者避免诱发因素。教育患者保持良好的心理状态，平时生活要有规律，合理安排工作和休息时间，注意劳逸结合，积极配合治疗。

（五）健康指导

1.饮食指导　指导患者加强饮食卫生和饮食营养，养成有规律的饮食习惯；避免过冷，过热、辛辣等刺激性食物及浓茶、咖啡等饮料；嗜酒者应戒酒，防止乙醇损伤胃黏膜；注意饮食卫生。

2.用药指导　根据患者的病因、具体情况进行指导，如避免使用对胃黏膜有刺激的药物，必须使用时应同时服用制酸剂或胃黏膜保护剂；介绍药物的不良反应，如有异常及时复诊，定期门诊复查。

【护理评价】

1.疼痛是否得到缓解。

2.营养失调是否得到改善。

第三节　消化性溃疡患者的护理

消化性溃疡（PU）主要指发生在胃和十二指肠的慢性溃疡，即胃溃疡（GU）和十二指肠溃疡（DU）。溃疡的形成有多种因素，其中酸性胃液对黏膜的消化作用是溃疡形成的基本因素，因此得名。酸性胃液接触的任何部位，如食管下段、胃肠吻合术后吻合口、空肠以及具有异位胃黏膜的梅克尔憩室，均可发生溃疡。溃疡的黏膜层缺损超过黏膜肌层，不同于糜烂。

【病因及发病机制】

PU病因和发病机制是多因素的，损伤与防御修复不足是发病机制的两方面。

1. 胃酸和胃蛋白酶　消化性溃疡的最终形成是由于胃酸/胃蛋白酶对黏膜自身消化所致，而胃蛋白酶的活性取决于胃液pH，当胃液pH在4以上时，胃蛋白酶便失去活性，因此胃酸在其中起决定性作用，是溃疡形成的直接原因。

2. 幽门螺杆菌是消化性溃疡的主要病因　主要证据为：①消化性溃疡患者幽门螺杆菌检出率显著高于对照组的普通人群，十二指肠溃疡患者的幽门螺杆菌的检出率约为90%，胃溃疡为70%~80%。②对消化性溃疡患者应用根除幽门螺杆菌治疗后，其溃疡复发率明显下降，证明幽门螺杆菌感染与溃疡形成密切相关。但为何在感染幽门螺杆菌的人群中仅15%左右的人发生消化性溃疡，一般认为这是幽门螺杆菌（不同毒力菌株）、宿主（遗传及机体状态）和环境因素三者相互作用结果不同所致。

3. 非甾体抗炎药　非甾体抗炎药如阿司匹林、吲哚美辛等是引起消化性溃疡的另一常见原因。非甾体抗炎药可直接作用于胃、十二指肠黏膜，透过细胞膜弥散入黏膜上皮细胞内，细胞内高浓度非甾体抗炎药产生细胞毒素而损害胃黏膜屏障。此外，还可通过抑制胃黏膜生理性前列腺素E合成，削弱后者对黏膜的保护作用。

4. 其他因素　吸烟可能增加胃酸分泌、减少十二指肠碳酸氢盐分泌、降低幽门括约肌张力和增加黏膜损害性氧自由基；遗传因素作用尚不能肯定，消化性溃疡有家庭聚集现象；胃十二指肠运动异常、应激、休克、全身严重感染、急性心肌梗死、脑卒中等。

【病理表现】

不同病因的PU，好发部位存在差异。典型的GU多见于胃角附近及胃窦小弯侧，活动期PU一般为单个，也可多个，呈圆形或卵圆形。多数活动性溃疡直径<10mm，边缘较规整，周围黏膜常有充血水肿，表面覆以渗出物形成的白苔或黄苔，底部由肉芽组织构成。DU多发生于球部，前壁较常见。溃病深者可累及胃、十二指肠壁肌层或浆膜层，累及血管时可引起大出血，侵及浆膜层时易引起穿孔；溃疡愈合后产生瘢痕。

【临床表现】

临床表现不一，部分患者可无症状，或以出血、穿孔等并发症为首发症状。典型的消化性溃疡有以下临床特征：①慢性过程，病史可达数年至数十年。②周期性发作，发作与自发缓解相交替，发作期可为数周或数月，缓解期也长短不一，发作常呈季节性，多在秋冬或冬春之交发病，可因精神情绪不良或过劳而诱发。③发作时上腹痛呈节律性，与进食有关。

1. 症状

（1）腹痛：上腹部疼痛是本病的主要症状，可为钝痛、灼痛、胀痛甚至剧痛，或呈饥饿样不适感。疼痛部位多位于上腹中部、偏右或偏左。多数患者疼痛有典型的节律，DU表现为空腹痛即餐后2~4小时和（或）午夜痛，进食或服用抗酸剂后可缓解；GU的疼痛多在餐后1小时内出现，经1~2小时后逐渐缓解，至下餐进食后再次出现疼痛，午夜痛也可发生，但较DU少见。部分患者无上述典型疼痛，而仅表现为无规律性的上腹隐痛不适。也可因并发症而发生疼痛性质及节律的改变。

（2）其他：消化性溃疡除上腹疼痛外，尚可有反酸、嗳气、恶心、呕吐、食欲减退等消化不良症状，也可有失眠、多汗、脉缓等自主神经功能失调表现。

2. 体征　溃疡活动期可有上腹部固定而局限的轻压痛，缓解期则无明显体征。

3. 特殊类型的消化性溃疡　①无症状性溃疡，15%~35%的消化性溃疡患者无任何症状。②老年人消化性溃疡面积常较大，临床表现多不典型，常无任何症状或症状不明显，疼痛多无规律，食欲不振、恶心、呕吐、消瘦、贫血等症状较突出，需与胃癌鉴别。③复合性溃疡指胃与十二指肠同时存在溃疡，多数DU发生先于GU。

4. 并发症

（1）出血：是消化性溃疡最常见的并发症，大约50%的上消化道大出血是由于消化性溃疡所致。出血引起的临床表现取决于出血的速度和量。轻者仅表现为黑便、呕血，重者可出现周围循环衰竭，甚至低血容量性休克，应积极抢救。

（2）穿孔：溃疡病灶向深部发展穿透浆膜层则并发穿孔。溃疡穿孔在临床上可分为急性、亚急性和慢性3种类型，以急性最为常见。急性穿孔溃疡常位于十二指肠前壁或胃前壁，穿孔后胃肠内容物渗入腹膜腔而引起急性弥漫性腹膜炎，急性穿孔引起突发的剧烈腹痛，多自上腹开始迅速蔓延至全腹，腹肌强直，有明显压痛和反跳痛，肝浊音区消失，肠鸣音减弱或消失，部分患者出现休克。慢性穿孔是溃疡深达浆膜层时已与邻近器官、组织粘连，穿孔时胃肠内容物不致流入腹腔，又称为穿透性溃疡。亚急性穿孔为邻近后壁的穿孔或穿孔较小只引起局限性腹膜炎，症状较急性穿孔轻且体征较局限。慢性穿孔表现为腹痛规律发生改变，变得顽固而持久，疼痛常放射至背部。

（3）幽门梗阻：主要由DU或幽门管溃疡引起。急性梗阻多因炎症水肿和幽门部痉挛所致，梗阻为暂时性，随炎症好转而缓解；慢性梗阻主要由于溃疡愈合后瘢痕收缩而呈持久性。幽门梗阻使胃排空延迟，患者可感上腹饱胀不适，疼痛于餐后加重，且有反复大量呕吐，呕吐物为酸腐味的宿食，大量呕吐后疼痛可暂缓解。严重频繁呕吐可致失水和低氯低钾性碱中毒，常继发营养不良。体检时可见胃型和胃蠕动波，清晨空腹时检查胃内有振水音以及抽出胃液量>200mL是幽门梗阻的特征性表现。

(4)癌变：少数GU可发生癌变，DU则极少见。对有长期GU病史，年龄在45岁以上，经严格内科治疗4～6周症状无好转，粪便隐血试验持续阳性者，应怀疑癌变，需进一步检查和定期随访。

5.胃溃疡与十二指肠溃疡上腹痛特点的比较　见表4-3-1。

表4-3-1　胃溃疡与十二指肠溃疡上腹痛特点的比较

	胃溃疡	十二指肠溃疡
疼痛部位	中上腹或剑突下偏左	中上腹或中上腹偏右
疼痛时间	常在餐后约1小时内发生，经1～2小时后缓解，称"饭后痛"	常在二餐之间，至下次进餐后缓解，称"空腹痛"或"夜间痛"
疼痛性质	多呈灼痛、胀痛或饥饿样不适感	多呈灼痛、胀痛或饥饿样不适感
疼痛节律	进食—疼痛—缓解	疼痛—进食—缓解

【治疗要点】

治疗目的在于消除病因、缓解症状、愈合溃疡、防止复发和防治并发症。治疗方法有如下几种。

1.抑制胃酸分泌　目前临床上常用的抑制胃酸分泌的药物为H_2受体拮抗剂，常用药物有西咪替丁、雷尼替丁和法莫替丁。用药方便，长期使用不良反应少。

2.PPI（质子泵抑制剂）　PPI可使壁细胞分泌胃酸的关键酶即H^+，K^+-ATP酶失去活性，从而阻止壁细胞内的H^+转移至胃腔而抑制胃酸分泌，其抑制胃酸分泌作用较H_2受体拮抗剂更强，作用更持久。常用药物有奥美拉唑、兰索拉唑等。

3.保护胃黏膜药物　硫糖铝和枸橼酸铋钾。枸橼酸铋钾因兼有较强的抑制幽门螺杆菌作用，可在根除幽门螺杆菌联合治疗时使用，但此药过量蓄积会引起神经毒性，不宜长期服用。

4.根除幽门螺杆菌治疗　凡有幽门螺杆菌感染的消化性溃疡，无论初发或复发、活动或静止、有无并发症，均应予以幽门螺杆菌治疗。

5.手术治疗　对于大量出血经内科治疗无效、急性穿孔、瘢痕性幽门梗阻、胃溃疡疑有癌变及正规治疗无效的顽固性溃疡可选择手术治疗。

【护理评估】

（一）健康史

1.询问患者患病及治疗经过　询问发病的有关诱因和病因，是否与天气变化、饮食不当或情绪激动等有关；有无暴饮暴食、喜食酸辣等刺激性食物的习惯；是否嗜烟酒；有无经常服用非甾体抗炎药史；家族中有无溃疡病者等。询问患者的病程经过，例如，首次疼痛发作的时间、疼痛与进食的关系、是餐后还是空腹出现、有无规律、部位及性质如何、应用何种方法能缓解疼痛。曾做过何种检查和治疗，结果如何。

2.评估要点

（1）全身状况：有无痛苦表情，有无消瘦、贫血貌，生命体征是否正常。

（2）腹部体征：上腹部有无固定压痛点、胃蠕动波，全腹有无压痛、反跳痛，有无腹肌紧张，肠鸣音减弱或消失等。

（二）身体状况

询问此次发病与既往有无不同，是否伴有恶心、呕吐、嗳气、反酸等其他消化道症状，有无呕血、黑便、频繁呕吐等症状，日常休息与活动如何等。

（三）心理-社会状况

本病病程长，有周期性发作和节律性疼痛的特点，如不重视预防和正规治疗，病情可反复发作并产生并发症，从而影响患者的工作和生活，使患者产生焦虑、急躁情绪。应注意评估患者及家属对疾病的认识程度，评估患者有无焦虑或恐惧等心理，了解患者的家庭经济状况和社会支持情况，患者所能得到的社区保健资源和服务情况。

（四）辅助检查

1.胃镜和胃黏膜活组织检查　是确诊消化性溃疡的首选检查方法。胃镜检查可直接观察溃疡部位、病变大小、性质，并可在直视下取活组织做病理检查和幽门螺杆菌检测。

2.X线钡餐检查　适用于对胃镜检查有禁忌或不愿接受胃镜检查者。溃疡的X线直接征象是龛影，对溃疡诊断有确诊价值。

3.幽门螺杆菌检测　是消化性溃疡的常规检测项目，其结果可作为选择根除幽门螺杆菌治疗方案的依据。可通过侵入性（如快速尿素酶测定、组织学检查和幽门螺杆菌培养等）和非侵入性（如^{13}C或^{14}C尿素呼气试验、粪便幽门螺旋杆菌抗原检测等）方法检测出幽门螺杆菌。其中^{13}C或^{14}C尿素呼气试验检测幽门螺杆菌感染的敏感性及特异性均较高而无须胃镜检查，常作为根除治疗后复查的首选方法。

4.粪便隐血试验　隐血试验阳性提示溃疡有活动，如GU患者持续阳性，应怀疑有癌变的可能。

【常见护理诊断/问题】

1.疼痛（腹痛）　与胃酸刺激溃疡面，引起化学性炎症反应有关。

2.营养失调（低于机体需要量）　与疼痛致摄入量减少及消化吸收障碍有关。

【护理目标】

1.患者能应用缓解疼痛的方法和技巧，疼痛减轻或消失。

2.患者的营养失调得到改善。

【护理措施】

（一）一般护理

1.生活护理　溃疡活动期且症状较重者，嘱其卧床休息几天至1~2周，做好生活照护，可使疼痛等症状缓解。向患者解释疼痛的原因和机制，指导其减少或去除加重和诱发疼痛的因素，对服用非甾体抗炎药者，病情允许应停药；若必须用药，可遵医嘱换用对胃黏膜损伤少的非甾体抗炎药，如塞来昔布或罗非昔布；病情较轻者则应鼓励其适当活动。指导患者避免过度紧张，保持乐观情绪。

2. 饮食护理　指导患者有规律地定时进食，以维持正常消化活动的节律。在溃疡活动期，以少食多餐为宜，每天进餐4～5次，选择营养丰富、易消化的食物。避免餐间零食和睡前进食，使胃酸分泌有规律。一旦症状得到控制，应尽快恢复正常的饮食规律。饮食不宜过饱，以免胃窦部过度扩张而增加促胃液素的分泌。进餐时注意细嚼慢咽，避免急食，咀嚼可增加唾液分泌，后者具有稀释和中和胃酸的作用。

（二）病情观察

1. 观察患者疼痛的特点，包括疼痛的部位、程度、持续时间、诱发因素、节律、与饮食的关系，有无恶心呕吐等伴随症状。

2. 观察生命体征、呕吐物及大便的颜色和性状。

3. 观察有无并发上消化道出血，如面色苍白、四肢厥冷、血压下降、呕血或黑便。

4. 观察有无并发幽门梗阻，如上腹部饱胀不适、恶心及呕吐隔餐或隔夜食物，伴有酸臭味。

（三）用药护理

根据医嘱给予药物治疗，并注意观察药效及不良反应。

1. 抗酸药　如氢氧化铝凝胶等，应在饭后1小时和睡前服用。服用片剂时应嚼服，乳剂给药前应充分摇匀。抗酸药应避免与奶制品同时服用，酸性的食物及饮料不宜与抗酸药同服。

2. H_2受体拮抗剂　药物应在餐中或餐后即刻服用，也可把1天的剂量在睡前服用。若需同时服用抗酸药，则两药应间隔1小时以上。若静脉给药应注意控制速度，速度过快可引起低血压和心律失常。因药物可随母乳排出，哺乳期应停止用药。

3. 质子泵抑制剂　奥美拉唑可引起头晕，特别是用药初期，应嘱患者用药期间避免开车或做其他必须高度集中注意力的工作。此外，奥美拉唑有延缓地西泮及苯妥英钠代谢和排泄的作用，联合应用时需慎重。兰索拉唑的主要不良反应包括皮疹、瘙痒、头痛、口苦、肝功能异常等，轻度不良反应不影响继续用药，较为严重时应及时停药。泮托拉唑的不良反应较少，偶可引起头痛和腹泻。

4. 其他药物　硫糖铝片宜在进餐前1小时服用，可有便秘、口干、皮疹、眩晕、嗜睡等不良反应。不能与多酶片同服，以免降低两者的效价。

（四）心理护理

病情反复发作可使患者产生焦虑抑郁情绪，有并发出血的患者会产生恐惧心理。应及时评估患者的心理状态，提供合适的心理疏导。

（五）健康指导

1. 向患者及家属讲解可引起或加重消化性溃疡的相关因素。指导患者保持乐观情绪，规律生活，避免过度紧张与劳累，选择合适的锻炼方式，提高机体抵抗力。

2.指导患者建立合理的饮食习惯和结构,戒除烟酒,避免摄入刺激性食物。但应注意突然戒断烟酒可引起焦虑、烦躁,反过来也会刺激胃酸分泌,应与患者共同制订切实可行的戒烟酒计划,并督促其执行。

3.用药指导与病情监测　教育患者遵医嘱正确服药,学会观察药效及不良反应,不随便停药或减量,防止溃疡复发。指导患者慎用或勿用致溃疡药物,如阿司匹林、咖啡因、泼尼松等。定期复诊。若上腹疼痛节律发生变化或加剧,或者出现呕血、黑便时,应立即就医。

【护理评价】

1.疼痛是否得到缓解。

2.营养失调是否得到改善。

第四节　胃癌患者的护理

胃癌是最常见的恶性肿瘤之一,胃癌发病率在不同年龄、各国家地区和种族间有较大差异。虽然近年来全球总发病率有所下降,但2/3胃癌病例分布在发展中国家。男性胃癌的发病率和死亡率高于女性,男女之比约为2:1,发病年龄以中老年居多,55~70岁为高发年龄段。

【病因及发病机制】

胃癌的发生是一个多因素参与,多步骤进行性发展的过程,一般认为其发生是下列因素共同参与所致。

1.环境与饮食因素　流行病学调查资料显示,从胃癌高发区国家向低发区国家的移民,第一代仍保持胃癌高发病率,但第二代显著下降,而第三代发生胃癌的危险性已接近当地居民。由此提示本病与环境因素相关。长期食用霉变食品、咸菜、烟熏和腌制鱼肉,以及高盐食品,可增加胃癌发生的危险性。烟熏和腌制食品中含高浓度的硝酸盐,后者可在胃内受细菌硝酸盐还原酶的作用形成亚硝酸盐,再与胺结合成致癌的亚硝胺。流行病学研究提示,多吃新鲜水果和蔬菜、使用冰箱及正确贮藏食物,可降低胃癌的发生。

2.幽门螺杆菌感染　1994年WHO宣布幽门螺杆菌是人类胃癌的1类致癌原,其诱发胃癌的可能机制为幽门螺杆菌导致的慢性炎症有可能成为一种内源性致突变原;幽门螺杆菌是一种硝酸盐还原剂,具有催化亚硝化作用而起致癌的作用;幽门螺杆菌的某些代谢产物的促进上皮细胞变异。

3.遗传因素　胃癌有明显的家族聚集倾向,尤其浸润型胃癌有更高的家族发病倾向,提示该型与遗传因素有关。一般认为遗传因素使致癌物质对易感者更易致癌。

4.癌前状态　胃癌的癌前状态分为癌前疾病和癌前病变。前者指与胃癌相关的胃良性疾病,有发生胃癌的危险性,如慢性萎缩性胃炎、胃息肉、残胃炎、胃溃疡;后者指较易转变为癌组织的病理学变化，如肠型化生和异型增生。

【病理表现】

胃癌的好发部位依次为胃窦、贲门、胃体、全胃或大部分胃。近20多年来由于胃窦部癌发病率下降而使贲门癌的比例有所上升。根据癌肿侵犯胃壁的程度，可分为早期和进展期胃癌。早期胃癌指癌组织浸润深度不超过黏膜下层，不论其有无局部淋巴结转移。进展期胃癌深度超过黏膜下层，已侵入肌层者为中期，侵及浆膜或浆膜外组织者为晚期胃癌。

胃癌有4种扩散方式：①直接蔓延侵袭至相邻器官。②淋巴结转移。③血行转移。④种植转移。

【临床表现】

1. 症状

（1）早期胃癌：多无症状，或仅有一些非特异性消化道症状。

（2）进展期胃癌：上腹痛为最早出现的症状，可急可缓，开始仅有上腹饱胀不适，餐后加重。继之有隐痛不适，偶呈节律性溃疡样疼痛，但这种疼痛不能被进食或服用制酸剂缓解。常伴有食欲缺乏、厌食、体重下降。胃壁受累时可有早饱感，即虽感饥饿，但稍进食即感饱胀不适；贲门癌累及食管下端时可出现吞咽困难；胃窦癌引起幽门梗阻时出现严重恶心、呕吐；黑粪或呕血常见于溃疡型胃癌。转移至身体其他脏器可出现相应的症状，如转移至骨骼时，可有全身骨骼剧痛；转移至肝可引起右上腹痛、黄疸和（或）发热；转移至肺可引起咳嗽、咯血、呃逆等；胰腺转移则会出现持续性上腹痛并放射至背部等。

2. 体征　早期胃癌无明显体征，进展期在上腹部可扪及肿块，有压痛。肿块多位于上腹部偏右，呈坚实可移动结节状。肝脏转移可出现肝大，并扪及坚硬结节，常伴黄疸。腹膜转移时可发生腹水，移动性浊音阳性。远处淋巴结转移时可扪及Virchow淋巴结，质硬不活动。直肠指诊时在直肠膀胱间凹陷可触及一板样肿块。此外，某些胃癌患者出现伴癌综合征，包括反复发作的浅表性血栓静脉炎、黑棘皮病（皮肤皱褶处有色素沉着，尤其在两腋）和皮肌炎等，可有相应的体征，有时可在胃癌被察觉前出现。

3. 并发症　可并发胃出血、贲门或幽门梗阻、穿孔等。每日出血量的估计见表4-4-1。

表4-4-1　每日出血量的估计

出血量（mL）	表现
>5～10	粪隐血试验可呈现阳性
50～100	可出现黑便
胃内>500	可出现呕血
短时间内>1 000	可出现周围循环衰竭的表现

【治疗要点】

1. **手术治疗** 是目前唯一有可能根治胃癌的方法，治疗效果取决于胃癌的病期、癌肿侵袭深度和扩散范围。

2. **化学治疗** 应用抗肿瘤药物辅助手术治疗，在术前、术中及术后使用，以抑制癌细胞的扩散和杀伤残存的癌细胞，从而提高手术效果。

3. **内镜下治疗** 对早期胃癌可在内镜下行高频电凝切除术、光动力治疗、内镜下激光等治疗。内镜下微波凝固疗法可用于早期胃癌以及进展期胃癌发生梗阻者。

【护理评估】

（一）健康史

询问患者的生活方式，有无长期食用咸菜、烟熏和腌制鱼肉、高盐食品以及含有亚硝酸盐量高的食物史。有无幽门螺杆菌的感染病史以及慢性萎缩性胃炎、胃息肉、胃炎、胃溃疡等。询问患者有无家族史。

（二）身体状况

1. **胃癌的分类** 早期胃癌按日本内镜学会分为隆起型（Ⅰ型）、平坦型（Ⅱ型）和凹陷型（Ⅲ型）。进展期胃癌采用Borrmann分型分为隆起型（Ⅰ型）、局限溃疡型（Ⅱ型）、浸润溃疡型（Ⅲ型）和弥漫浸润型（Ⅳ型）。弥漫浸润型如果累及胃大部或全胃时称皮革胃。局限溃疡型和浸润溃疡型较多见。

组织学上，胃癌以腺癌为主，可分为乳头状腺癌、管状腺癌、低分化腺癌、黏液腺癌和印戒细胞癌。按胃癌的生长方式非为膨胀型和浸润型，膨胀型癌细胞以团块形式生长，预后较好；浸润型癌细胞以分散形式向纵深扩散，预后较差。

2. **评估要点** 评估患者的精神状况、生命体征、饮食和体重的变化，评估患者的腹部疼痛程度，评估患者的营养状况，检查患者有无腹水等。

（三）心理-社会状况

胃癌患者多伴有因吸收不良或进食困难而导致的营养不良问题，尤其是终末期的患者会产生焦虑、抑郁等心理问题。

（四）辅助检查

1. **内镜检查** 内镜直视下可观察病变部位、性质，并取黏膜做活组织检查，是目前最可靠的诊断手段。目前亦用超声内镜检查，它是一种将超声探头引入内镜的检查，可判断胃内或胃外的肿块，观察肿瘤侵犯胃壁的深度，对肿瘤侵犯深度的判断准确率可达90%，有助于区分早期和进展期胃癌。

2. **X线钡餐检查** 胃癌主要表现为充盈缺损（息肉样或隆起性病变）、边缘欠规则或腔内龛影（溃疡）和胃壁僵直失去蠕动（癌浸润）等，其与良性息肉及良性溃疡的鉴别尚需依赖组织病理学检查。

3. 血常规检查　多数患者有缺铁性贫血，系长期失血所致。

4. 粪便隐血试验　呈持续阳性，有辅助诊断意义。

【常见护理诊断/问题】

1. 疼痛（腹痛）　与癌细胞浸润有关。

2. 营养失调（低于机体需要量）　与胃癌造成厌食、吞咽困难、消化吸收障碍等有关。

3. 悲伤　与患者知道疾病的预后有关。

【护理目标】

1. 患者的疼痛得到缓解。

2. 患者的营养失调得到改善。

3. 患者情绪稳定。

【护理措施】

（一）一般护理

1. 生活护理　卧床休息，病情许可可适当活动。

2. 饮食护理　让患者了解充足的营养支持对机体恢复有重要作用，对能进食者鼓励其尽可能进食易消化、营养丰富的流质或半流质饮食。提供清洁的进食环境，并注意增加食物的色、香、味，增进患者的食欲。

3. 静脉营养支持　对贲门癌有吞咽困难者，中、晚期患者应按医嘱静脉输注高营养物质，以维持机体代谢需要。幽门梗阻时可行胃肠减压，同时遵医嘱静脉补充液体。

4. 营养监测　定期测量体重，监测血清蛋白和血红蛋白等营养指标。

（二）病情观察

1. 观察腹部疼痛的部位、时间、性质等特点。

2. 观察患者营养状况及水、电解质、酸碱平衡。

3. 观察患者有无吞咽困难、恶心、呕吐、呕血与黑便等临床表现。

（三）止痛治疗的护理

1. 药物止痛　遵医嘱给予相应的止痛药，目前治疗癌性疼痛的主要药物有：①非麻醉镇痛药（阿司匹林、吲哚美辛、对乙酰氨基酚等）。②弱麻醉性镇痛药（可待因、布桂嗪等）。③强麻醉性镇痛药（吗啡、哌替啶等）。④辅助性镇痛药（地西泮、异丙嗪、氯丙嗪等）。给药时应遵循WHO推荐的三阶梯疗法，即选用镇痛药必须从弱到强，先以非麻醉药为主，当其不能控制疼痛时依次加用弱麻醉性及强麻醉性镇痛药，并配以辅助用药，采取复合用药的方式达到镇痛效果。

2. 患者自控镇痛　该方法是用计算机化的注射泵，经由静脉、皮下或椎管内连续性输注止痛药，患者可自行间歇性给药。该方式用药灵活，可根据患者需要提供合适的止痛药物剂量、增减范围、间隔时间，从而做到个体化给药。可在连续性输注中间歇性的增加用药，从而控制患者突发的疼痛，克服了用药的不及时性，减少了患者对止痛药的总需要量和对专业人员的依赖性，增加了患者自我照顾和对疼痛的自主控制能力。

3.使用化疗药　遵医嘱进行化学治疗，以抑制杀伤癌细胞，使疼痛减轻，病情缓解。

（四）心理护理

患者在知晓自己的诊断后，预感疾病的预后不佳，加之躯体的痛苦，会出现愤怒、抑郁、焦虑甚至绝望等负性心理反应，而患者的负性情绪又会加重其躯体不适。因此，护士应与患者建立良好的护患关系，运用倾听、解释、安慰等技巧与患者沟通，表示关心与体贴，并及时取得家属的配合，以避免自杀等意外的发生。耐心听取患者自身感受的叙述，并给予支持和鼓励。同时介绍有关治疗进展信息，提高患者对治疗的信心。此外，协助患者取得家庭和社会的支持，对稳定患者的情绪也有不可忽视的作用。

（五）健康指导

1.疾病知识指导　指导患者规律生活，保证充足的睡眠，根据病情和体力适量活动，增强机体抵抗力。注意个人卫生，特别是体质衰弱者，应做好口腔、皮肤黏膜的清洁，防止继发性感染。指导患者运用适当的心理防卫机制，保持乐观态度和良好的心理状态，以积极的心态面对疾病。

2.用药指导与病情监测　指导患者合理使用止痛药，并应发挥自身积极的应对能力，以提高控制疼痛的效果。嘱患者定期复诊，以监测病情变化和及时调整治疗方案。教会患者及家属早期识别并发症，及时就诊。

【护理评价】

1.患者的疼痛是否得到缓解。

2.患者的营养失调是否得到改善。

3.患者情绪是否稳定。

第五节　炎症性肠病患者的护理

炎症性肠病是一组病因尚未阐明的慢性非特异性肠道炎症（IBD），包括溃疡性结肠炎（UC）和克罗恩病（CD）。

IBD的病因和发病机制至今尚未完全明确，与肠道黏膜免疫系统异常反应所导致的炎症反应有关，可能是下列因素相互作用所致。

1.环境因素　近几十年来，全球IBD的发病率持续增高，这一现象首先出现在经济社会高度发达的北美、北欧，提示了环境因素发挥重要作用。

2.遗传因素　IBD发病具有遗传倾向，IBD患者一级亲属发病率显著高于普通人群，CD发病率单卵双胞显著高于双卵双胞。目前认为，IBD不仅是多基因病，而且也是遗传异质性疾病，即不同人由不同基因引起，患者在一定的环境因素作用下由于遗传易感而发病。

3.肠道微生态　IBD患者的肠道微生态与正常人不同，用转基因等方法造成免疫缺陷的IBD动物模型必须在肠道微生物存在的前提下才发生炎症反应，抗生素治疗对某些IBD患者有效等，说明肠道微生物在IBD的发生发展中起重要作用。

4.免疫因素　为近年来最受关注的因素，一般认为肠道黏膜免疫系统在IBD肠道炎症发生、发展、转归过程中发挥着重要作用。

一、溃疡性结肠炎

溃疡性结肠炎是一种病因不明的直肠和结肠慢性非特异性炎症疾病。病变主要限于大肠的黏膜与黏膜下层。临床表现为腹泻、黏液脓血便和腹痛，病情轻重不一，呈反复发作的慢性病程。本病可发生在任何年龄，多见于20~40岁，亦可见于儿童或老年人。男女发病率无明显差别。近年来我国UC患病率明显增加，以轻中度患者占多数，但重症也不少见。

【病理表现】

病变位于大肠，呈连续性、弥漫性分布。范围多自肛端直肠开始，逆行向近端发展，甚至累及全结肠及末段回肠。病变一般仅限于黏膜和黏膜下层，少数重症者可累及肌层。活动期黏膜呈弥漫性炎症反应，可见水肿、充血与局灶性出血，黏膜脆弱，触之易出血。由于黏膜与黏膜下层有炎性细胞浸润，大量中性粒细胞在肠腺隐窝底部聚集，形成小的隐窝脓肿。当隐窝脓肿融合破溃，黏膜即出现广泛的浅小溃疡，并可逐渐融合成不规则的大片溃疡。结肠炎症在反复发作的慢性过程中，大量新生肉芽组织增生，常出现炎性息肉。黏膜因不断破坏和修复，丧失其正常结构，并且由于溃疡愈合形成瘢痕，黏膜肌层与肌层增厚，使结肠变形缩短，结肠袋消失，甚至出现肠腔狭窄。少数患者有结肠癌变，以恶性程度较高的未分化型多见。

【临床表现】

起病多数缓慢，少数急性起病，偶见急性暴发起病。病程长，呈慢性经过，常有发作期与缓解期交替，少数症状持续并逐渐加重。

1.症状

（1）腹泻和黏液脓血便见于绝大多数患者。黏液脓血便是本病活动期的重要表现。排便次数和便血程度可反映病情程度，轻者每天排便2~4次，粪便呈糊状，可混有黏液、脓血，便血轻或无；重者腹泻每天可达10次以上，大量脓血，甚至呈血水样粪便。病变限于直肠和乙状结肠的患者，偶有腹泻与便秘交替的现象。

（2）腹痛轻者或缓解期患者多无腹痛或仅有腹部不适，活动期有轻或中度腹痛，为左下腹或下腹的阵痛，亦可涉及全腹。有疼痛、便意、便后缓解的规律，多伴有里急后重，为直肠炎症刺激所致。若并发中毒性巨结肠或腹膜炎，则腹痛持续且剧烈。

（3）其他症状：可有腹胀、食欲不振、恶心、呕吐等。

2.全身表现　中、重型患者活动期有低热或中等度发热，高热多提示有并发症或急性暴发型。重症患者可出现衰弱、消瘦、贫血、低蛋白血症、水和电解质平衡紊乱等表现。

3.肠外表现　本病可伴有一系列肠外表现，包括口腔黏膜溃疡、结节性红斑、外周关节炎、坏疽性脓皮病、虹膜睫状体炎等。

4.体征　患者呈慢性病容，精神状态差，重者呈消瘦贫血貌。轻者仅有左下腹轻压痛，重症者常有明显腹部压痛，若有反跳痛、腹肌紧张、肠鸣音减弱等应注意中毒性巨结肠和肠穿孔等并发症。

5.并发症　可并发大出血、肠梗阻、中毒性巨结肠、直肠结肠癌变、急性肠穿孔等。

【治疗要点】

治疗目的在于控制急性发作，缓解病情，减少复发，防治并发症。

1.氨基水杨酸制剂　柳氮磺吡啶（SASP）是治疗本病的常用药物，适用于轻型、中型或重型经糖皮质激素治疗已有缓解者。也可用其他氨基水杨酸制剂，如美沙拉嗪、奥沙拉泰、巴柳氮等。

2.糖皮质激素　对急性发作期有较好的疗效。适用于对氨基水杨酸制剂疗效不佳的轻、中型患者，特别是重型活动期患者及急性暴发型患者，病情好转后逐渐减量至停药。

3.免疫抑制剂　硫唑嘌呤或巯嘌呤可用于对糖皮质激素治疗效果不佳或对糖皮质激素依赖的慢性持续性病例。

4.手术治疗　并发大出血、肠穿孔、中毒性巨结肠、结肠癌或经积极内科治疗无效且伴有严重毒血症状者可选择手术治疗。

【护理评估】

（一）健康史

询问患者的生活环境、饮食习惯，询问患者胃肠道的典型症状、服药史。以及有无家族遗传史。

（二）身体状况

1.溃疡性结肠炎的分类　①轻度，此类型最常见，通常仅累及结肠的远端部分，病情轻，腹泻每日少于4次，腹痛便血少见，较少全身的症状和体征。②中度，介于轻度和重度之间，起病突然，腹泻为稀便和血便，腹痛较重，有低热、体重减轻、食欲减退，可有肠道外的表现。③重度，起病急，有显著的腹泻、便血，有持续的严重腹痛，可出现低血压，甚至休克。

2.评估要点　评估患者的精神状况、生命体征、饮食和体重的变化，评估患者的排便情况，以及患者的心理状况，检查患者有无病理性体征等。

（三）心理－社会状况

临床多项研究表明，溃疡性结肠炎的患者多具有内向、离群、悲观、抑郁、焦虑等各种心理问题。

（四）辅助检查

1.结肠镜检查　是本病诊断的最重要手段之一，可直接观察病变肠黏膜并进行活检。

2.血液检查　可有红细胞和血红蛋白减少。活动期白细胞计数增高。红细胞沉降率增快和C反应蛋白增高是活动期的标志。重症患者可有人血白蛋白下降。

3.自身抗体检测　血中外周型抗中性粒细胞胞浆抗体和抗酿酒酵母抗体分别为UC和CD的相对特异性抗体，这两种抗体的检测有助于UC和CD的诊断和鉴别诊断。

4.粪便检查　粪便肉眼观常有黏液脓血，显微镜镜检可见红细胞和脓细胞，急性发作期可见巨噬细胞。是本病诊断的一个重要步骤。

5.X线钡剂灌肠检查　可见黏膜粗乱或有细颗粒改变，也可呈多发性小龛影或小的充盈缺损，有时病变肠管缩短，结肠袋消失，肠壁变硬，可呈铅管状。重型或暴发型一般不宜作此检查，以免加重病情或诱发中毒性巨结肠。

【常见护理诊断/问题】

1.腹泻　与炎症导致肠黏膜对水钠吸收障碍以及结肠运动功能失常有关。

2.腹痛　与肠道炎症、溃疡有关。

3.营养失调（低于机体需要量）　与长期腹泻及吸收障碍有关。

【护理目标】

1.患者的腹泻减少或停止。

2.患者的腹痛得到缓解。

3.患者的营养失调得到改善。

【护理措施】

（一）一般护理

1.连续便血和腹泻时要特别注意预防感染，便后温水坐浴或肛门热敷，改善局部循环。并局部涂擦抗生素软膏。

2.需药物保留灌肠时，宜在睡前执行，先嘱患者排净大便。灌肠后嘱患者以枕头垫高臀部15~20分钟，以尽量保留药液。

3.急性期应卧床休息，保持环境安静，避免体力消耗，缓解期可适当增加活动量。

（二）病情观察

1.监测患者生命体征和体重。

2.注意观察患者腹泻次数、性状及腹痛等症状的变化，并做好记录。如腹痛性质突然改变，应注意是否发生大出血、肠梗阻、中毒性巨结肠、肠穿孔等并发症。

3.观察患者营养状况及水电解质、酸碱平衡。

（三）饮食护理

指导患者食用质软、易消化、少纤维素，富含营养、有足够热量的食物，以利于吸收，减轻对肠黏膜的刺激并供给足够的热量，维持机体代谢的需要。避免食用冷饮、水果、多纤维的蔬菜及其他刺激性食物，忌食牛乳和乳制品。急性发作期患者，应进流质或半流质饮食，病情严重者应禁食，按医嘱给予静脉高营养，以改善全身状况。

（四）心理护理

做好心理护理，结合患者情况予以卫生宣教，树立起战胜疾病的信心。

（五）用药护理

应用SASP时，患者可出现恶心、呕吐、皮疹、粒细胞减少及再生障碍性贫血等。应嘱患者餐后服药，服药期间定期复查血象；应用糖皮质激素者，要注意激素不良反应，不可随意停药，防止反跳现象；应用硫唑嘌呤或巯嘌呤时患者可出现骨髓抑制的表现，应注意监测白细胞计数。

（六）健康指导

1.疾病知识指导　　由于病因不明，病情反复发作，迁延不愈，常给患者带来痛苦，尤其是排便次数的增加，给患者的精神和日常生活带来很多困扰，易产生自卑、忧虑甚至恐惧心理。应鼓励患者树立信心，以平和的心态应对疾病，自觉地配合治疗。指导患者合理休息与活动。在急性发作期或病情严重时均应卧床休息，缓解期适当活动，注意劳逸结合。指导患者合理选择饮食。

2.用药指导与病情监测　　嘱患者坚持治疗，不可随意更换药物或停药。教会患者识别药物的不良反应，出现异常情况如疲乏、头痛、发热、手脚发麻、排尿不畅等症状及时就诊，以免耽误病情。

【护理评价】

1.患者的腹泻是否减少或停止。

2.患者的腹痛是否得到缓解。

3.患者的营养失调是否得到改善。

二、克罗恩病

克罗恩病是一种病因未明的胃肠道慢性炎性肉芽肿性疾病。病变多见于末段回肠和邻近结肠，但从口腔至肛门各段消化道均可受累，呈节段性或跳跃式分布。临床表现以腹痛、腹泻、腹块、瘘管形成和肠梗阻为特点，可伴有发热、营养障碍等全身表现以及关节、皮肤、口腔黏膜、肝脏等肠外损害。

【病理表现】

病变同时累及回肠末段与邻近右侧结肠者多见，其次为只涉及小肠，主要在回肠，少数见于空肠。病变呈节段性或跳跃式分布，早期黏膜呈鹅口疮样溃疡，随后溃疡增大，形成纵行溃疡和裂隙溃疡，呈鹅卵石样外观。当病变累及肠壁全层，肠壁增厚变硬，肠腔狭窄，可发生肠梗阻。溃疡穿孔可致局部脓肿，或穿透至其他肠段、器官、腹壁，形成内瘘或外瘘，慢性穿孔可引起粘连。

【临床表现】

本病临床表现存在较大的个体差异，多数起病隐匿、缓慢。病程呈慢性、长短不等的活动期与缓解期交替，有终生复发倾向。少数急性起病，可表现为急腹症。

1.症状

（1）腹痛：为最常见的症状，多位于右下腹或脐周，间歇性发作，常于进餐后加重，排便或肛门排气后缓解。若腹痛持续，则提示腹膜炎症或腹腔内脓肿形成。

（2）腹泻：常见，主要由病变肠段炎症渗出、蠕动增加及继发性吸收不良引起。早期腹泻为间歇性，后期可转为持续性。粪便多为糊状，一般无脓血和黏液。病变累及下段结肠或直肠者，可有黏液血便和里急后重。

2.全身表现　全身表现较多且明显。①发热：与肠道炎症活动及继发感染有关，呈间歇性低热或中度热，少数呈弛张高热，多提示有毒血症，少数患者以发热为首发和主要症状。②营养障碍：与慢性腹泻、食欲减退及慢性消耗有关，表现为消瘦、贫血、低蛋白血症和维生素缺乏等。

3.肠外表现　本病肠外表现与溃疡性结肠炎的肠外表现相似，但发生率较高。据我国统计报道，以口腔黏膜溃疡、皮肤结节性红斑、关节炎及眼病常见。

4.体征　患者可呈慢性病容，精神状态差，重者呈消瘦贫血貌。轻者仅有右下腹或脐周轻压痛，重症者常有全腹明显压痛。部分患者可见肛门直肠周围瘘管、脓肿形成及肛裂等肛门周围病变，有时这些病变可为本病的首发或突出的体征。

5.并发症　肠梗阻最常见，其次是腹腔内脓肿，可有吸收不良综合征，偶可并发急性穿孔或大量便血，累及直肠、结肠者可发生癌变。克罗恩病与溃疡性结肠炎的鉴别见表4-5-1。

表4-5-1　克罗恩病与溃疡性结肠炎的鉴别

	克罗恩病	溃疡性结肠炎
症状	有腹泻，但脓血便较少见	脓血便多见
病变分布	呈节段性	连续
范围	全层	黏膜层及黏膜下层
部位	回盲部	直肠、乙状结肠
内镜	纵行溃疡，周围黏膜正常，成鹅卵石改变，病变间黏膜外观正常（非弥散性）	溃疡浅，黏膜弥漫性充血、水肿、颗粒状炎性息肉
病理	裂隙状溃疡	隐窝脓肿，浅溃疡，杯状细胞少
穿孔	少	少
瘘管	多	无
脓血便	少	多
肠腔狭窄	多见	少见

【治疗要点】

治疗目的在于控制病情，缓解症状，减少复发，防治并发症。

1. 氨基水杨酸制剂　柳氮磺吡啶对于控制轻、中型患者的活动性有一定疗效，但仅适用于病变局限在结肠者。美沙拉嗪对病变在回肠和结肠者均有效，且可作为缓解期的维持治疗用药。

2. 糖皮质激素　适用于活动期患者，是目前控制病情活动最有效的药物，初量要足、疗程充分，病情好转后逐渐减量至停药，并以氨基水杨酸制剂作为维持治疗。

3. 免疫抑制剂　可适用于对糖皮质激素治疗效果不佳或对激素依赖的慢性活动性病例。

4. 手术治疗　主要针对并发症，如完全性肠梗阻、瘘管与脓肿形成、急性穿孔或不能控制的大出血等。

【护理评估】

（一）健康史

询问患者的生活环境及饮食特点，询问患者的工作环境以及工作的压力现状，询问患者的既往史和现病史，特别是消化道以及免疫相关的疾病。询问患者的用药史。

（二）身体状况

1. 克罗恩的分类　根据发病部位可分为累及结肠型、累及回肠末端和结肠型、累及上消化道型。根据小肠的炎症特征可分为穿透型、梗阻型、非穿透非狭窄型。根据是否合并肛周病变可分为合并肛周病变型和不合并肛周病变型。根据疾病的活动期分为缓解期克罗恩病和非缓解期克罗恩病。

2. 评估要点　评估患者的精神状况、生命体征、饮食和体重的变化，评估患者的排便情况，腹部疼痛程度，评估患者的营养状况。

（三）心理-社会状况

大部分的患者因疾病的周期长，疾病的反复导致患者出现消极的心理，甚至严重影响了患者的正常工作和生活。大量的文献研究表明患者存在严重的心理问题。

（四）辅助检查

1. 结肠镜检查　病变呈节段性分布，见纵行溃疡、鹅卵石样改变、肠腔狭窄、炎性息肉等。病变处活检有时可在黏膜固有层发现非干酪坏死性肉芽肿或大量淋巴细胞。

2. 血液检查　贫血常见，且常与疾病严重程度平行；活动期白细胞计数增高；红细胞沉降率增快；血清蛋白下降。血液自身抗体检查参见本节中"溃疡性结肠炎"的辅助检查。

3. 粪便检查　粪便隐血试验常为阳性，有吸收不良综合征者粪便脂肪排出量增加，并可有相应吸收功能改变。

4. 小肠镜检查　主要用于诊断不明原因的消化道出血及某些小肠疾病，特别是溃疡性结肠炎和克罗恩的诊断。

【常见护理诊断/问题】

1. 腹痛　与肠内容物通过炎症狭窄肠段而引起局部肠痉挛有关。
2. 腹泻　与病变肠段炎症渗出、蠕动增加及继发性吸收不良有关。

【护理目标】

1. 患者的腹痛得到减轻或缓解。
2. 患者的腹泻减少或停止。

【护理措施】

（一）一般护理

1. 监测患者生命体征和体重。
2. 观察患者营养状况及水、电解质、酸碱平衡。
3. 急性期应卧床休息，保持环境安静，避免体力消耗，缓解期可适当增加活动量。

（二）病情观察

1. 严密观察患者腹泻的次数、性状，有无肉眼脓血和黏液，是否伴有里急后重等，协助医生积极给予药物治疗。
2. 严密观察患者腹痛的性质、部位以及伴随症状。如出现腹部绞痛、腹部压痛及肠鸣音亢进或消失，应考虑是否并发肠梗阻，及时通知医生进行处理。

（三）饮食护理

指导患者食用质软、易消化、少纤维素又富含营养、有足够热量的食物，以利于吸收，减轻对肠黏膜的刺激并供给足够的热量，维持机体代谢的需要。避免食用冷饮、水果、多纤维的蔬菜及其他刺激性食物，忌食牛乳和乳制品。急性发作期患者，应进流质或半流质饮食，病情严重者应禁食，按医嘱给予静脉高营养，以改善全身状况。

（四）心理护理

做好心理护理，结合患者情况予以卫生宣教，树立起战胜疾病的信心。

（五）用药护理

部分患者可表现为激素依赖，多因减量或停药而复发，所以需要较长时间用药，应注意观察药物不良反应。加用免疫抑制剂维持用药的患者，用药期间应监测白细胞计数，注意观察白细胞减少等不良反应。

（六）健康指导

参见本节"溃疡性结肠炎"的健康指导。

【护理评价】

1. 患者的腹痛是否减轻或缓解。
2. 患者的腹泻是否减少或停止。

第六节 肝硬化患者的护理

肝硬化是一种由不同病因引起的慢性进行性弥漫性肝病，病理特点为广泛的肝细胞变性坏死、再生结节形成，纤维组织增生，正常肝小叶结构破坏和假小叶形成。病变逐渐进展，临床早期症状不明显，后期主要表现为肝功能损害和门静脉高压，可有多系统受累，晚期常出现消化道出血、感染、肝性脑病等严重并发症。

肝硬化是一种全球性的常见病，世界各国的年发病率在（25～400）/10万，患者以青壮年男性多见，35～50岁为发病高峰年龄，出现并发症时死亡率高。据国外报道，慢性肝病和肝硬化在总人口死因中居第十二位，在25～44岁年龄组死因中居第七位，在45～64岁年龄组死因中居第五位。男女比例约为2∶1。

【病因及发病机制】

（一）病因

1. **病毒性肝炎** 是我国引起肝硬化最常见的病因，占60%～80%。主要是乙型肝炎，其次是丙型和丁型肝炎，经过慢性肝炎阶段发展为肝硬化，或是急性或亚急性肝炎有大量肝细胞坏死和肝纤维化时直接演变为肝硬化，故从病毒性肝炎发展到肝硬化短至数月，长达数十年。乙型、丙型或丁型肝炎病毒的重叠感染可加速病情进展；甲型和戊型病毒性肝炎不发展为肝硬化。

2. **慢性酒精中毒** 是西方国家引起肝硬化的主要原因，我国慢性酒精中毒引起的肝硬化约占总数的15%，但近年来有升高趋势。长期大量饮酒，乙醇及其中间代谢产物（乙醛）直接引起肝脏损害，先引起脂肪性肝炎，继而发展成酒精性肝炎、肝纤维化，最后形成酒精性肝硬化。另外，长期大量饮酒致营养失调也对肝脏有损害作用。

3. **药物或化学毒物** 长期接触砷、磷、四氯化碳等化学毒物；或长期使用巴比妥类、双醋酚丁、盐酸氯丙嗪、磺胺嘧啶、甲基多巴、氯霉素、异烟肼等药物，可引起中毒性肝炎，最终导致肝硬化。

4. **营养障碍** 长期食物中蛋白质、维生素、抗脂肪肝物质如胆碱等输入不足，或慢性炎症性肠病致吸收不良和营养失调，均可造成肝细胞脂肪变性和坏死，终至演变为肝硬化。

5. **胆汁淤积** 各种原因引起的持续的肝内胆汁淤积或肝外胆管阻塞时，高浓度的胆汁酸和胆红素的毒性作用可损害肝脏，导致胆汁性肝硬化。

6. **血吸虫病** 长期或反复感染血吸虫病者，虫卵及其毒性产物在肝脏汇管区沉积，刺激结缔组织增生，导致肝纤维化和门脉高压，称为血吸虫病性肝纤维化。

7. **其他** 循环障碍，如慢性充血性心力衰竭、缩窄性心包炎等，导致淤血性肝硬化；自身免疫性肝炎可进展为肝硬化；代谢性或遗传性疾病，如血色病、肝豆状核变性、半乳糖血症等，也可导致肝硬化；此外，尚有原因不明的隐源性肝硬化，占5%～10%。

（二）发病机制

各种病因引起的肝硬化，其病理变化和发展演变过程基本一致。特征为广泛的肝细胞变性坏死，肝小叶结构破坏，残存肝细胞形成再生结节，纤维组织弥漫性增生，汇管区之间以及汇管区和肝小叶中央静脉之间由纤维间隔相互连接，形成假小叶。假小叶因无正常的血流供应系统，可再发生肝细胞缺氧、坏死和纤维组织增生。上述病理变化逐步进展，造成肝内血管扭曲、受压、闭塞而致血管床缩小，肝内门静脉、肝静脉和肝动脉小分支之间发生异常吻合而形成短路，导致肝血液循环紊乱。这些肝内血管网结构异常而致严重的血液循环障碍，是形成门静脉高压的病理基础，且使肝细胞缺氧和营养障碍加重，促使肝硬化病变进一步发展。

当肝受到损伤时，肝星状细胞被激活，在多种细胞因子的参与下转化成纤维细胞，合成过多的胶原，细胞外基质过度沉积。细胞外基质的过度沉积及成分改变是肝纤维化的基础，肝纤维化时胶原含量可较正常时增加4~7倍。胶原在窦状间隙沉积以及肝窦内皮形成连续的基底膜，被称为肝窦毛细血管化。肝窦毛细血管化及肝窦弥漫性屏障形成，与肝细胞损害和门静脉高压密切相关。早期的纤维化可逆，一旦出现再生结节时则不可逆。

【护理评估】

（一）健康史

询问患者有无肝炎、输血史、嗜酒史；有无长期接触砷、磷、四氯化碳等化学毒物和使用损害肝脏的药物；有无胆道疾病、充血性心力衰竭、寄生虫病、缩窄性心包炎等病史；有无家族遗传性疾病病史、消化不良、免疫紊乱等。

（二）身体状况

肝硬化起病隐匿，病程进展缓慢，可隐伏3~5年或更长时间，逐渐发展为肝硬化。临床上将肝硬化分为代偿期和失代偿期，但两期界限并不明显。

1.肝硬化代偿期　此期表现常缺乏特异性。早期可无症状或症状较轻，主要表现为乏力、食欲减退、低热、腹胀、恶心、上腹隐痛或轻度腹泻等。常呈间歇性，在劳累或伴发其他疾病时出现，经休息或治疗后缓解。患者营养状态一般，肝轻度增大，质地偏硬，可有轻度压痛，脾轻度到中度肿大，肝功能正常或轻度异常。

2.肝硬化失代偿期

（1）肝功能减退症

1）全身症状：一般状况及营养状态较差，表现为消瘦、乏力、精神不振、面色晦暗、皮肤巩膜黄染、舌炎、口角炎、皮肤干枯粗糙、水肿，部分患者有低热等症状。

2）消化道症状：食欲减退为最常见的症状，食欲减退明显，恶心、呕吐、腹胀、腹泻或便秘等症状加重。与肝硬化门静脉高压时胃肠道淤血、水肿致消化吸收障碍、肠道菌群失调、腹水、肝脾肿大、胃肠积气、低钾血症等有关。半数以上患者有轻度黄疸，少数有中度或重度黄疸，提示肝细胞有进行性或广泛坏死，是肝功能严重减退的表现，预后不良。

3）出血倾向和贫血：患者常有皮肤紫癜、鼻出血、牙龈出血、胃肠道出血及女性患者月经过多等症状，主要与肝脏合成凝血因子减少、脾功能亢进和毛细血管脆性增加导致凝血功能障碍有关。患者可有不同程度的贫血，与营养不良、肠道吸收障碍、胃肠失血和脾功能亢进、红细胞膜改变及脆性增加等有关。

4）内分泌失调：由于雄激素转化为雌激素、肝对雌激素的灭活功能减退，导致体内雌激素增加、雄激素减少，男性患者常有女性化表现，如不育、乳房发育、毛发脱落、性功能减退等；女性患者可出现月经失调、不孕和闭经等症状。在患者的上腔静脉引流区域可出现蜘蛛痣（图4-6-1）和（或）血管扩张。在手掌大小鱼际和指端腹侧部位出现皮肤发红称为肝掌（图4-6-2）。此外，由于肾上腺皮质功能减退，患者的面部和其他暴露部位可出现皮肤色素沉着。

图4-6-1 蜘蛛痣 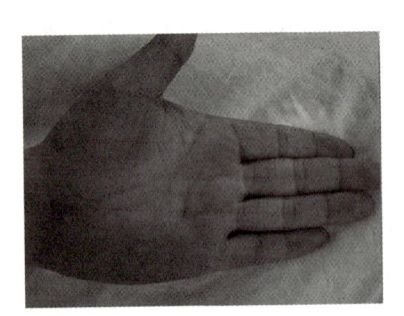　　　　　图4-6-2 肝掌

（2）门静脉高压症：门静脉压正常值为13～24cmH$_2$O，肝硬化时门静脉血流量增多，门静脉阻力增高，导致门静脉压力增高。门静脉高压症的临床表现是脾大、侧支循环的建立和开放、腹水这三大表现。

1）脾大、脾功能亢进：门静脉高压可引起脾静脉压力增高，脾脏出现淤血、肿胀，一般为轻度或中度肿大，有时可为巨脾。出现脾功能亢进时，脾对血细胞破坏增加，使外周血中白细胞、红细胞和血小板减少。上消化道大量出血时，脾脏可暂时缩小，待出血停止并补足血容量后，脾脏再度增大。

2）侧支循环的建立和开放：正常情况下，门静脉系与腔静脉系之间的交通支很细小，血流量很少。当门静脉压力增高时，消化器官和脾脏的回心血液流经肝脏受阻，导致门腔静脉交通支开放并扩张，血流量增加，建立侧支循环（图4-6-3）。其中重要的侧支循环有：①食管下段、胃底静脉曲张：主要是门静脉系的胃冠状静脉和腔静脉系的食管静脉、奇静脉等通道开放。常在恶心、呕吐、咳嗽、负重时腹内压突然升高，或因粗糙食物机械损伤、胃酸反流腐蚀损伤时，曲张静脉破裂出血时表现为呕血、黑便、休克等。②腹壁静脉曲张：由于脐静脉重新开放，与附脐静脉、腹壁静脉等连接，在脐周和腹壁可见弯曲的静脉，以脐为中心向上及下腹壁延伸。③痔核形成：门静脉系的直肠上静脉与下腔静脉系的直肠中、下静脉吻合扩张，破裂时引起便血。

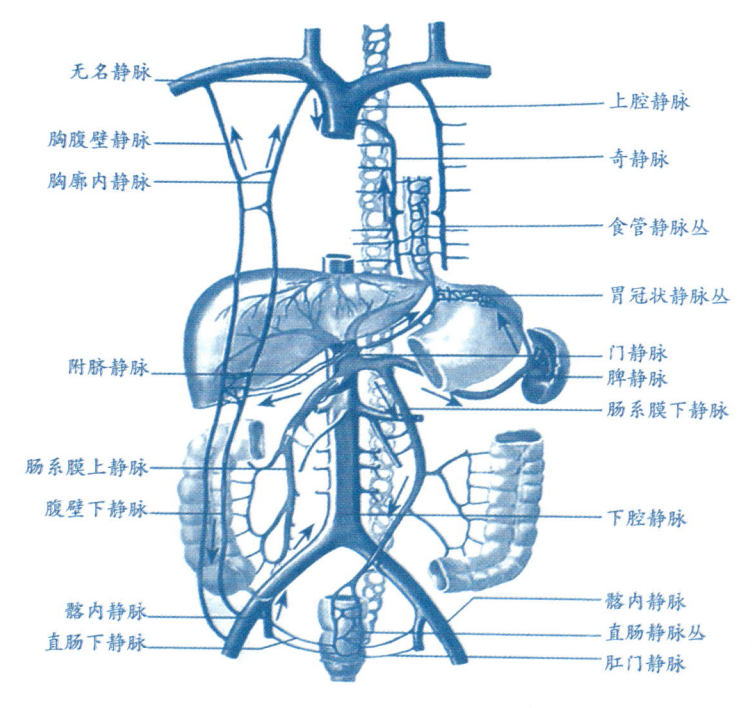

图4-6-3 门静脉高压时侧支循环

3）腹水：是肝硬化失代偿期最突出的临床表现。大量腹水时腹部膨隆，腹壁紧张发亮，患者可出现脐疝、心悸、呼吸困难、行动困难。患者常伴有腹胀，饭后尤甚，部分患者伴有胸腔积液。腹水形成的主要因素如下：①门静脉压力增高：门静脉压力增高时，腹腔脏器毛细血管床静水压增高，组织间液回吸收减少而漏入腹腔。②血浆胶体渗透压降低：肝功能减退使白蛋白合成减少，致蛋白质摄入和吸收障碍，低白蛋白血症时血浆胶体渗透压降低，血管内液外渗形成腹水。③肝淋巴液生成过多：肝静脉回流受阻时，肝内淋巴液生成增多，每天可达10L（正常1~3L），超过胸导管引流能力，淋巴管内压力增高，使大量淋巴液自肝包膜和肝门淋巴管渗出至腹腔。④抗利尿激素分泌增多：水的重吸收增加。⑤继发性醛固酮增多：肾钠重吸收减小。⑥肾脏因素：有效循环血容量不足致肾血流量减小，肾小球滤过率降低，排钠、尿量减少。

（3）肝脏情况：早期肝脏增大，表面尚平滑，质中等硬，肝大累及包膜时可出现肝区隐痛，腹痛；晚期肝脏缩小，表面可呈结节状，质地坚硬，一般无压痛，但在肝细胞进行性坏死或并发肝炎和肝周围炎时，可有压痛、叩击痛。

3.并发症

（1）上消化道出血：是肝硬化最常见的并发症，一次出血量可达1 000~2 000mL。常由食管下段、胃底静脉曲张破裂所致，突然出现大量呕血或黑便，可引起出血性休克或诱发肝性脑病。由于肝功能损害引起凝血功能障碍及脾功能亢进导致血小板计数减少，出血难以自行停止，急性出血死亡率平均为32%。

(2) 肝性脑病：为晚期肝硬化最严重的并发症，同时也是最常见的死亡原因，常因摄入大量含蛋白质的食物、感染、大量腹水、上消化道出血、使用大量排钾利尿药、贫血诱发。参见本章第八节"肝性脑病患者的护理"。

(3) 感染：由于患者抵抗力低、门静脉侧支循环开放等因素，患者常易并发感染，如自发性细菌性腹膜炎、肺炎、尿路感染、胆道感染等。自发性细菌性腹膜炎多为革兰阴性杆菌感染，是在腹腔内局部无感染源的情况下发生，患者出现发热、腹痛、腹胀、腹膜刺激征、腹水迅速增长，严重者有中毒性休克、低血压、进行性肝衰竭等。

(4) 电解质和酸碱平衡紊乱：患者出现腹水和其他并发症后电解质紊乱趋于明显。常见低钠血症、低钾低氯性碱中毒等。①低钠血症：与长期低钠饮食、长期利尿和大量放腹水等因素有关。②低钾低氯血症与代谢性碱中毒：与呕吐、腹泻、进食少、长期使用排钾利尿药、继发性醛固酮增多等因素引起低钾低氯有关，而低钾低氯血症可致代谢性碱中毒，诱发肝性脑病。

(5) 原发性肝癌：若肝硬化患者短期内病情迅速恶化、肝脏进行性肿大、肝区持续性疼痛、不明原因的发热等，应考虑并发原发性肝癌，并做进一步检查。

(6) 肝肾综合征：是肝硬化终末期常见的并发症。由于大量腹水形成致有效循环血量减少，肾血管收缩，肾内血流重新分布引起肾皮质缺血，肾小球滤过率降低，发生肝肾综合征。临床主要表现为少尿或无尿、稀释性低钠血症或低尿钠、氮质血症，但肾脏无明显器质性损害。

(7) 肝肺综合征：定义为严重肝病伴肺血管扩张和低氧血症，晚期肝硬化患者发生率为13%～47%，为严重的肝病、肺血管扩张和低氧血症的"三联征"。表现为呼吸困难和顽固性低氧血症。

(三) 心理-社会状况

肝硬化病程漫长，随着病情加重，患者逐渐丧失劳动能力，外加经济负担加重、工作生活受影响等，患者和照顾者会出现各种心理问题和应对能力不足。特别在并发急性大出血时，患者容易出现焦虑、恐惧等心理反应，甚至失去战胜疾病的信心。

(四) 辅助检查

1. 实验室检查

(1) 血常规：代偿期多正常，失代偿期常有不同程度的贫血。脾功能亢进时白细胞和血小板计数亦减少。

(2) 尿液检查：尿常规检查代偿期正常，失代偿期可有蛋白尿、血尿和管型尿。有黄疸时尿中可出现胆红素；尿胆原增加。

(3) 肝功能试验：代偿期正常或轻度异常，失代偿期多有异常。重症患者血清胆红素增高，胆固醇低于正常。氨基转移酶轻、中度增高，肝细胞受损时多以ALT（GPT）增高较显著，但肝细胞严重坏死时AST（GOT）活力常高于ALT。血清总蛋白正常、降低或增高，但白蛋白降低，球蛋白增高，白蛋白与球蛋白比值降低或倒置；在血清蛋白电泳中，白蛋白减少，γ-球蛋白显著增高。凝血酶原时间有不同程度的延长。因纤维组织增生，血清Ⅲ型前胶原肽（PⅢP）、透明质酸等常显著增高。肝储备功能试验如氨基比林、靛青绿（ICG）清除试验显示不同程度潴留。

（4）免疫功能检查：血清IgG显著增高；细胞数常低于正常；可出现抗核抗体、抗平滑肌抗体等非特异性自身抗体；病毒性肝炎肝硬化者，乙型、丙型和丁型肝炎病毒标记可呈阳性反应。

（5）腹水检查：一般为漏出液，并发自发性细菌性腹膜炎、结核性腹膜炎或癌变时腹水性质发生相应变化。

2. 影像学检查　X线食管钡餐检查示食管胃底静脉曲张，食管静脉曲张显示虫蚀样或蚯蚓状充盈缺损，胃底静脉曲张显示菊花样充盈缺损；B超检查显示肝脾大、门静脉高压，有腹水时可见液性暗区等；CT、MRI检查可显示肝、脾、肝内门静脉、肝静脉、腹水等。

3. 内镜检查　上消化道内镜检查可直视食管和胃底静脉曲张的程度及范围（图4-6-4）。上消化道出血时，通过内镜检查可判断出血原因和部位，并可进行止血治疗；腹腔镜检查可直接观察肝脾情况，并对病变明显处进行穿刺做活组织检查，以明确肝硬化的病因，或鉴别肝硬化、慢性肝炎与原发性肝癌。

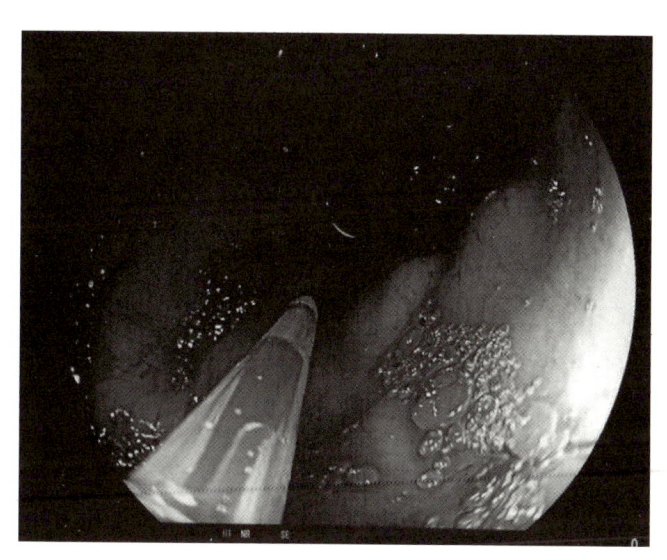

图4-6-4　食管静脉曲张

4. 肝活组织检查　B超引导下行活检，若有假小叶形成者即可确诊为肝硬化，是代偿期肝硬化诊断的金标准，也有助于决定治疗方案和判断预后。

（五）治疗原则及主要措施

本病目前尚无特效治疗，关键在于早期诊断，针对病因治疗，注重一般治疗和支持疗法，保护肝细胞，延长代偿期，预防肝癌。代偿期可用中西医结合的方法进行护肝和支持治疗，避免使用对肝肾功能有害的药物，不宜盲目使用过多的保肝药，以免加重肝脏负担。失代偿期主要是对症治疗，改善肝功能和防治并发症。

1．病因治疗和支持疗法

（1）去除或减轻病因：乙型肝炎引起的肝硬化应长期口服阿德福韦、恩替卡韦等核苷类药物抗HBV治疗（失代偿期不宜使用干扰素）。丙型肝炎引起的肝功能代偿期的肝硬化应在密切观察下使用聚乙二醇干扰素α联合利巴韦林或普通干扰素联合利巴韦林方案抗HCV治疗，失代偿期不宜使用干扰素。酒精性肝硬化应戒酒，胆汁淤积性肝硬化应解除胆道梗阻等。避免滥用疗效不明确的药物，包括护肝药物，以减轻肝脏负担。

（2）支持疗法：肝硬化患者应进食易消化的食物，以糖类（碳水化合物）为主，蛋白质摄入量以患者耐受为宜，辅以多种维生素。失代偿期患者消化道反应严重、营养摄入不足，宜静脉输入葡萄糖-胰岛素（GIK）溶液（极化液），同时加入B族维生素、维生素C等，以补充热量，促进肝细胞营养储备；注意水、电解质及酸碱平衡；营养不良、低蛋白血症、水肿及腹水长期不消退者，可给予支链氨基酸、血浆和人体白蛋白；贫血及凝血机制障碍者，输入新鲜血和维生素K。

（3）抗肝纤维化治疗：代偿期患者可服用具有抗炎和抗肝纤维化作用的药物，如秋水仙碱、S-腺苷蛋氨酸、还原型谷胱甘肽、肌苷及辅酶A等。某些中药如虫草，也有抗纤维化的作用。

2．腹水治疗

（1）限制水钠摄入：患者应摄入低盐饮食，以促进腹水消退。每天入水量控制在1 000mL左右，当血钠＜125mmol／L时，需限制水在500mL以内。TIPS术后患者可不必限盐限水。

（2）利尿药：目前临床应用最广泛的治疗腹水的方法。常联合使用保钾利尿药（如螺内酯、氨苯蝶啶）和排钾利尿药（如呋塞米、氢氯噻嗪）以预防血钾紊乱。单独应用排钾利尿剂时需注意补钾。

（3）放腹水、输白蛋白：经限钠、利尿剂治疗腹水难以消退或很快复发的难治性腹水患者，为减轻症状可腹腔穿刺放腹水，不作为常规措施，肝硬化患者一次放腹水一般不超过3 000mL，一般每放腹水1 000mL，输注白蛋白8~10g，以提高血浆胶体渗透压。定期少量、多次输入人体白蛋白、新鲜血或血浆，对改善一般情况、恢复肝功能、提高血浆渗透压、促进腹水消退均有帮助。

（4）腹水浓缩静脉回输：用于治疗顽固性腹水，放出的腹水通过超滤或透析浓缩后，再静脉回输至患者体内，可提高血浆白蛋白浓度，增加有效血容量，改善肾血液循环，以减轻腹水。此方法易并发感染、出血、电解质紊乱等。已感染的腹水或癌性腹水不能回输。

（5）经颈静脉肝内门体分流术（TIPS）：经颈静脉放置导管，建立肝静脉与肝内门静脉分支间的分流通道，降低门静脉系统压力，减少腹水形成。该方法具有精准、有效的优点，适用于难治性腹水，但易发生肝性脑病。

3．并发症治疗

（1）食管胃底静脉曲张破裂出血治疗：详见本章第十节"上消化道大量出血患者的护理"。

（2）继发感染：对肝硬化并发的感染，加强全身支持疗法和应用肝毒性小的有效抗生素，首选第三代头孢菌素，一旦培养出致病菌，则应根据药敏试验选择窄谱抗生素。

（3）肝性脑病：详见本章第八节"肝性脑病患者的护理"。

（4）肝肾综合征：在积极改善肝功能的同时，采取以下措施：①避免使用损害肝、肾功能的药物。②积极预防及治疗电解质紊乱、上消化道出血、感染等诱因，避免过度利尿。③静脉补充白蛋白、血浆等，以扩充血容量，改善肾灌注量。④在扩容的基础上，使用血管活性药物。⑤外科治疗：TIPS及肝移植。

（5）肝肺综合征：轻型或早期患者可给予吸氧及高压氧舱治疗。肝移植可逆转肺血管扩张，改善氧分压、氧饱和度，降低肺血管阻力。

4.手术疗法　包括治疗门静脉高压的断流术、分流术、限流术和消除脾功能亢进的脾切除术等。目的是降低门脉系统压力和消除脾功能亢进。肝移植术是治疗晚期肝硬化的最佳方法。

【常见护理诊断/问题】

1.营养失调（低于机体需要量）　与肝功能减退、门静脉高压引起食欲减退、营养物质摄入减少、消化和吸收障碍有关。

2.体液过多　与肝功能减退、门静脉高压引起水钠潴留有关。

3.焦虑　与担心疾病预后、经济负担等有关。

4.有感染的危险　与机体抵抗力低下，门静脉侧支循环开放等因素有关。

5.潜在并发症　上消化道出血、肝性脑病、肝肾综合征、继发感染。

【护理目标】

1.营养状况得到改善。

2.腹水和水肿程度减轻或消失。

3.焦虑程度减轻，能配合治疗和护理。

4.能积极配合采取措施预防或减少感染的发生。

5.未发生并发症，或并发症能被及时发现并得到及时处理。

【护理措施】

（一）一般护理

1.休息与活动

（1）肝硬化患者的精神、体力状况随病情进展而减退，疲倦乏力、精神不振逐渐加重，严重时衰弱而卧床不起。生活起居有规律，睡眠应充足。代偿期患者无明显的精神、体力减退，可参加工作，避免过度疲劳；失代偿期患者以卧床休息为主，平卧位有利于增加肝、肾血流量，改善肝细胞的营养，提高肾小球滤过率。但躺卧易引起情绪不佳、消化不良，故应视病情适量活动，活动量以不加重疲劳感和其他症状为度。

（2）下肢有水肿时可抬高下肢，有利减轻水肿。阴囊水肿者可用托带托起阴囊，以利水肿消退。大量腹水者卧床时可取半卧位，有利于呼吸运动，减轻呼吸困难和心悸。

(3) 避免腹内压增大腹水时，应避免使患者腹内压突然剧增的因素，如打喷嚏、剧烈咳嗽、用力排便等。

2.饮食护理　合理的饮食是维持和改善营养状况的重要手段和方法。其饮食治疗的原则为：高热量、高蛋白质、高维生素、易消化、产气少的饮食，适量脂肪、富含维生素，同时需要禁酒。多食新鲜的水果和蔬菜，减少动物脂肪的摄入，少喝浓茶、咖啡。血氨正常时，可适当进食鸡蛋、乳类、鱼、猪肉及豆制品等，保证蛋白质摄入量，以促进肝细胞修复及维持血浆白蛋白水平正常。血氨增高时，限制或禁止蛋白质的摄入，待病情好转后再逐渐摄入，并应选择植物蛋白，如豆制品。有静脉曲张者应避免进食粗糙、坚硬的食物，避免油炸或辛辣食物，进食时应细嚼慢咽，以免诱发上消化道出血。当通过饮食不能维持患者的营养时，则可遵医嘱静脉补充白蛋白、氨基酸、高渗葡萄糖溶液等。

（二）病情观察

观察肝硬化患者的生命体征、精神状态，观察有无腹痛、腹胀、腹膜刺激征，注意有无感染、休克、肝性脑病的发生；观察呕吐和排便情况，注意有无上消化道出血发生；观察有无肝脏进行性肿大、持续性肝区疼痛和腹水增多等情况，注意有无并发肝癌；注意患者有无少尿、无尿，检查血尿素氮和肌酐的水平及尿常规情况，以便早期识别肝肾综合征；观察有无顽固性低氧血症和呼吸困难，注意有无肝肺综合征；动态监测血常规、肝肾功能、电解质、血氨等。

（三）腹水护理

1.体位　取适宜的体位，腹水量少时可取平卧位，以增加肝、肾血流灌注，改善肝细胞营养；大量腹水时取半卧位，有利膈肌下降，减少对胸腔压迫，有利于呼吸运动，减轻呼吸困难；长时间卧床时可抬高下肢，减轻水肿。阴囊水肿者用托带托起阴囊，有利于水肿消退。

2.限制水钠摄入　食盐宜控制在1.2~2.0g/d，少食咸肉、酱菜、酱油、罐头等食品；每天入水量在1 000mL内，当血钠＜125mmol/L时，每天需限制水在500mL以内。

3.避免腹内压骤增的因素　如打喷嚏、剧烈咳嗽、用力排便等。

4.观察腹水和下肢水肿的消长情况　监测患者的腹围、体重，记录24小时出入量，并注意观察水、电解质和酸碱度的变化。

5.用药护理　使用利尿药时，利尿速度不宜过快，以免诱发肝肾综合征或肝性脑病等并发症，以每天体重减轻不超过0.5kg为宜，有下肢水肿者每天体重减轻不超过1kg，并注意避免发生水、电解质和酸碱平衡紊乱。遵医嘱小量多次静脉输注血浆或清蛋白，促进腹水消退；对实施腹腔穿刺放腹水治疗的患者，应协助做好腹腔穿刺的操作前准备、术中配合及操作后护理；对接受腹水浓缩回输治疗的患者，应观察回输时和回输后患者出现的反应。

6.皮肤护理　肝硬化患者的皮肤多有干燥、水肿，黄疸时出现瘙痒、局部抵抗力低下，特别易受损和继发感染。因此在护理过程中需要保持床铺清洁、平整、干燥，防止水肿部位皮肤受压和破损，定时翻身，以免发生压力性损伤。

（四）用药护理

禁用一切损害肝脏的药物。

利尿剂：使用利尿剂期间应严密监测有无水、电解质及酸碱平衡紊乱。每日记录尿量、腹围和出入液量。补充含钾丰富的食物，如鲜橙汁、番茄汁、香蕉、枣、杏、花菜等，必要时补充钾盐。利尿剂有效的观察指标为：①尿量大于1 500mL/d，若小于1 000mL/d视为无效。②体重逐渐减轻，每周不超过2kg。③腹围日益减小。

（五）心理护理

多与患者交谈，鼓励患者倾诉，给予支持和安慰；向患者讲述成功病例，提高患者治疗的信心和依从性；向家属介绍病情，指导家属发挥支持系统的作用，给予患者生理和心理上的支持；使患者重拾生活的勇气，保持愉快的心情，安心并积极配合治疗和护理，促使身心康复。

（六）健康指导

1. 疾病知识指导　向患者及家属讲解肝硬化的有关知识和自我护理方法，消除思想顾虑和精神压力，克服经济压力，把治疗与护理计划落实到日常生活中，重振生活勇气。

2. 生活方式指导

（1）休息与活动指导：向患者和家属说明身心休息对疾病康复的重要性，指导患者合理安排工作及生活，保持充足的睡眠，不宜进行重体力劳动及高强度体育锻炼。代偿期患者无明显不适时，可适当参加轻体力劳动或工作，注意劳逸结合，避免过度劳累，午后尽量卧床休息1~2小时；失代偿期患者以卧床休息为主，酌情进行适量活动，如散步、练太极拳等，活动量以活动后不加重疲劳感为宜。

（2）饮食指导：指导患者遵循饮食治疗原则和计划，以高热量、高蛋白质、高维生素、易消化的食物为宜。早期多吃豆制品、水果、新鲜蔬菜，适当进食糖类、鸡蛋、鱼类、瘦肉；血氨偏高者，限制蛋白质的摄入；食管静脉曲张者，避免辛辣、粗糙、坚硬、生冷食物，亦不宜进食过热食物，进食不宜过多、过快；注意补充富含维生素的水果和蔬菜，以减少肠道毒素吸收，保持大便通畅。

（3）皮肤护理指导：患者因黄疸、皮肤干燥、水肿易出现皮肤瘙痒，同时因长期卧床，皮肤受压，易发生皮肤受损，因此指导患者及家属防止患者水肿部位长期受压，保持床单位清洁、干燥，必要时可用气垫床；沐浴时避免水温过高及使用有刺激性的皂液和沐浴液；皮肤瘙痒处给予止痒处理，叮嘱患者勿搔抓，以免皮肤损伤。

（4）预防感染：居室要通风，注意良好的个人卫生，避免受凉和进食不洁饮食引起感染。

3. 用药指导　遵医嘱严格用药，禁忌盲目和滥用药物，以免加重肝脏负担；向患者及家属详细介绍所用药物的名称、剂量、给药时间和方法，教会其观察药物疗效和不良反应。例如，服用利尿剂者，应记录尿量，出现软弱无力、心悸等症状时，提示低钠、低钾血症，应及时就医。定期门诊随诊。

4. 照顾者指导　指导家属理解和关心患者，给予精神支持和生活照顾。及早识别病情化，如肝性脑病的前驱症状是性格、行为改变。告知上消化道出血等并发症的表现，及时就诊。

【护理评价】

1. 能否保证每天所需营养物质的摄入，营养状况是否得到改善。
2. 腹水和水肿程度是否减轻或消失。
3. 情绪是否平稳，能否积极配合治疗及护理。
4. 能否积极配合，采取措施预防或减少感染的发生。
5. 有无并发症发生；发生并发症能否被及时发现，并得到及时处理。

第七节　原发性肝癌患者的护理

原发性肝癌简称肝癌，指肝细胞或肝内胆管上皮细胞发生的恶性肿瘤，为我国常见恶性肿瘤之一。据统计，目前肝癌的死亡率为20.37/10万，在恶性肿瘤死亡顺位中占第2位，在城市中仅次于肺癌，农村中仅次于胃癌。本病可发生于任何年龄，以40～49岁年龄组最高，男性多于女性，男女之比为5∶1。

【病因及发病机制】

原发性肝癌病因及发病机制迄今尚未完全阐明，其发生可能与肿瘤基因的激活和肿瘤抑制基因的失活有关，是多种因素综合作用的结果。

1. 病毒性肝炎　在我国，乙型病毒性肝炎是肝癌的重要病因。近年来研究发现，在欧洲及日本，肝癌患者中丙型肝炎病毒感染率显著高于普通人群。由此可见，乙型肝炎和丙型肝炎均为肝癌的促发因素。肝癌患者常有急性病毒性肝炎→慢性肝炎→肝硬化→肝癌的病史。

2. 肝硬化　原发性肝癌合并硬化者占50%～90%，每年约3%的肝硬化患者发展成肝癌，肝硬化在肝癌的发生中起促进作用。在我国，肝癌常发生在HBV、HCV感染后的肝硬化。在欧美国家，肝癌常发生在酒精性肝硬化的基础上。

3. 饮食饮水　黄曲霉素的代谢产物黄曲霉素B_1有强烈的致癌作用，粮油、食品受黄曲霉素B_1污染严重的地区，肝癌发病率较高；除此之外，长期进食含亚硝胺的食物、食物中缺乏微量元素、长期大量饮酒和饮用藻类毒素污染的水等，均与肝癌的发生密切相关。

4. 其他因素　有机氯农药、亚硝胺类、偶氮芥类化学物质、寄生虫感染、遗传因素等可能与肝癌发生有关。

【护理评估】

（一）健康史

询问患者有无肝炎、肝硬化和寄生虫感染病史；有无长期食用含黄曲霉素、亚硝胺类的食物；有无长期酗酒；有无长期饮用污染水；有无长期接触有机氯类农药；有无遗传史等。

（二）身体状况

原发性肝癌起病隐匿，早期缺乏典型临床表现，或在慢性肝病随访、体检或者普查时偶然发现。经甲胎蛋白异常检查出的早期病例无任何症状、体征，称为亚临床肝癌。通常出现症状而就诊者，大多数已进入中晚期。

1. 症状

（1）肝区疼痛：是肝癌的常见症状，同时也是最早出现的症状，半数以上的患者有肝区疼痛，呈持续性胀痛或钝痛，疼痛由癌肿生长过快、肝包膜被牵拉或肿瘤坏死刺激被膜所致。若肿瘤生长缓慢，通常无痛或仅有轻微钝痛；病变侵犯横膈时，右肩或右背部有牵涉痛；肝表面的癌结节破裂时，可突然引起剧痛，并迅速延及全腹，如出血量大可引起晕厥和休克。

（2）消化道症状：如食欲减退、消化不良、恶心、呕吐、腹胀、腹泻等。

（3）全身症状：发热、乏力、进行性消瘦，甚至恶病质等。发热为低热或中度热，与肿瘤坏死产物、代谢产物的吸收或合并感染有关。少数患者由于癌肿本身代谢异常，而致患者的内分泌或代谢异常，出现自发性低血糖、红细胞增多症等全身表现，临床称为伴癌综合征。也可有高血钙、高血脂、类癌综合征等，但极为少见。

（4）转移灶症状：肺转移和骨转移等多见。肺转移出现咳嗽和咯血；胸腔转移以右侧多见，出现胸痛和血性胸腔积液；骨转移出现局部压痛或神经受压、椎体破坏引起截瘫等；颅内转移可有相应的神经定位症状和体征。

2. 体征

（1）肝脏肿大：进行性肝脏肿大为肝癌最常见的特征性体征之一。肝脏质地坚硬，表面凹凸不平，可触及大小不等的结节或巨块，边缘钝而不整齐，有不同程度的压痛。癌肿突出于右肋弓下或剑突下时，上腹呈现局部隆起或饱满；癌肿位于膈面时，表现为膈抬高而肝下缘不下移。

（2）黄疸：肝癌晚期，可出现黄疸。多数是由于癌肿压迫或侵犯胆管，或肝门转移性淋巴结肿大后压迫胆管而引起阻塞性黄疸，少数是因合并慢性肝炎、肝硬化或癌组织肝内广泛浸润引起为肝细胞性黄疸。

（3）肝硬化征象：肝癌伴肝硬化门脉高压者，可有脾大、静脉侧支循环形成、腹水等表现。腹水一般为漏出液，也可出现血性腹水。

3. 伴癌综合征　是由于癌肿本身代谢异常、癌组织对机体影响而引起内分泌代谢异常的一组综合征，以自发性低血糖症、红细胞增多症较常见。其他还有高钙血症、高脂血症、类癌综合征、异常纤维蛋白原血症等。

4. 分型和转移途径

（1）分型：按大体形态可分为：①块状型：癌肿直径在5cm以上。②结节型：最常见，直径一般不超过5cm。③弥漫型：最少见，与肝硬化不易区分，癌结节米粒或黄豆大小。按组织学可分为：①肝细胞型：占90%以上，癌细胞由肝细胞发展而来。②胆管细胞型：少见，癌细胞由胆管细胞发展而来。③混合型：最少见，为上述两型同时存在。

(2) 转移途径：肝癌主要转移方式为血行转移、淋巴转移、种植转移。其中最早、最常见的转移方式是肝内血行转移，也是肝癌切除术后早期复发的主要原因。也可发生肝外血行转移，最常见的是转移至肺脏，也可转移至胸、肾、肾上腺、骨等部位。

5.并发症

(1) 肝性脑病：提示预后不良，是原发性肝癌终末期最严重的并发症。

(2) 上消化道出血：约占肝癌死亡原因的15%。常因肝硬化或门静脉、肝静脉癌栓导致门静脉高压，引起食管胃底静脉曲张破裂出血；晚期肝癌可因胃肠道黏膜糜烂及凝血功能障碍引起出血。

(3) 肝癌结节破裂出血：约10%的肝癌患者因肝癌结节破裂出血致死。破裂局限于肝包膜下，可产生局部疼痛或压痛性血肿，甚至引起休克或死亡。

(4) 继发感染：患者因长期肿瘤消耗、化疗或放疗等，导致抵抗力减弱，加之长期卧床等因素，容易并发肺炎、败血症、肠道感染、压力性损伤等。

(三) 心理-社会状况

肝癌患者与其他癌症患者一样心理状态较为复杂，常常出现否认、愤怒、磋商、抑郁、接受等几个心理反应阶段。最初表现为对诊断的质疑，拒绝承认和相信癌肿的现实甚至到处求诊；确诊后恐惧、暴躁易怒或情绪低落、悲观失望，甚至因绝望而轻生。评估患者及家属对疾病的认识，以及家庭和工作单位能否提供足够的生理心理和经济支持。

(四) 辅助检查

1.肿瘤标志物检查 ①甲胎蛋白（AFP）：是原发性肝癌的血清标志物，有助于发现无症状的早期肝癌，是目前诊断原发性肝癌最常用、最重要的方法。现已广泛用于普查，也是反映病情、判断疗效、预测复发的最敏感指标。AFP大于400μg/L，为诊断肝癌的条件之一。②其他：γ肽谷氨酰转肽酶同工酶Ⅱ（GGT2）、异常凝血酶原、血清岩藻糖苷酶等，有助于AFP阴性肝癌的诊断和鉴别诊断。

2.影像学检查 ①B超检查：是肝癌筛查中最常用、最有效的首选检查方法。可发现直径为1cm以上的肿瘤，超声显像表现为癌实质性暗区或光团，肝癌坏死液化时，对应部位可出现液性暗区。AFP结合B超检查是早期诊断肝癌的主要方法。②增强CT检查或MRI检查：是诊断和确定治疗方案的重要手段，可发现直径1cm左右的肿瘤。③选择性肝动脉造影：普通的影像学检查未能发现病灶但怀疑肝癌时，使用肝动脉造影检查。

3.肝活组织检查 是确诊肝癌最可靠的方法。在B超、CT引导下行细针穿刺活组织检查，有助于肝癌的确诊和组织分型，但有出血、癌肿针道转移或全身扩散等危险。

(五) 治疗原则及主要措施

早发现、早治疗是改善肝癌预后的主要措施，也是提高肝癌生存率的关键。对早期肝癌和小肝癌应尽量采用手术治疗，对中、晚期肝癌或大肝癌可采用综合治疗。

1.手术治疗　手术切除是目前根治原发性肝癌的首选方法。对诊断明确、有手术指征者应及早手术。

2.局部治疗

（1）肝动脉化疗栓塞治疗：是肝癌非手术疗法中的首选方案，可明显提高患者的3年生存率。方法是经皮穿刺股动脉，在X线透视下将导管插至固有动脉或其分支，注射抗肿瘤药物和栓塞剂，常用栓塞剂有碘化油和吸收性明胶海绵碎片。现临床多采用抗肿瘤药物和碘化油混合后注入肝动脉，发挥持久的抗肿瘤作用。一般6~8周重复1次，经2~5次治疗，许多肝癌明显缩小，再进行手术切除。

（2）经皮无水酒精注射疗法：经皮无水酒精注射疗法是在B超或CT引导下，将适量的无水酒精直接注入肿瘤内，使肿瘤坏死。适用于肿瘤直径小于3cm、结节数在3个以下，伴有肝硬化而不能手术治疗者。

（3）射频消融术：在B超引导下或开腹条件下，将电极插入肝癌组织内，通过电流热效应，使肿瘤坏死。

3.放射治疗　主要适用于肝门区肝癌的治疗。

4.全身化疗　主要适用于肝外转移者或肝内播散严重者。常采用联合化疗方案，常用化疗药物有顺铂（DDP）、5-氟尿嘧啶（5-FU）、丝裂霉素C（MMC）、阿霉素（ADM）等。

5.生物和免疫治疗　手术切除或放疗、化疗杀灭大量癌细胞后，使用生物和免疫治疗可巩固和增强疗效。

6.综合治疗　目前已成为中晚期肝癌主要的治疗方法，可改善预后，提高生存率。中医可调整机体的抗肿瘤能力，与手术、化疗、放疗合用，可起到改善症状、减少不良反应、提高疗效的作用。

7.肝移植　是一种有效的治疗方法，主要适用于肝癌合并肝硬化，且未侵犯血管及发生远处转移者。

【常见护理诊断/问题】

1.疼痛　与肿瘤迅速增大引起肝包膜张力增高或手术、肝动脉栓塞术后产生栓塞综合征等有关。

2.营养失调（低于机体需要量）　与恶性肿瘤对机体造成的慢性消耗、食欲下降、化疗所致的胃肠道反应等有关。

3.焦虑　与担忧疾病预后不良有关。

4.潜在并发症　肝性脑病、上消化道出血、肝癌结节破裂出血、感染等。

【护理目标】

1.疼痛减轻。

2.营养状况改善，体重未再继续下降。

3.情绪稳定，焦虑减轻，能配合治疗和护理。

4.未发生并发症，或发生后能被及时发现并得到及时处理。

【护理措施】

（一）一般护理

1.休息与活动　根据体力情况合理安排工作和生活，注意休息，体力允许时可适当参加活动或部分工作，保证充足的睡眠，避免劳累。

2.饮食护理　肝癌患者应给予高蛋白质、高维生素、适当热量、清淡易消化食物，向患者解释维持良好的营养状态对疾病恢复的意义，避免高脂、高热量、刺激性食物，戒烟、酒；鼓励患者进食肉类、鱼、蛋、乳类等优质蛋白质，以及富含维生素的蔬菜、水果等；保持就餐环境安静、舒适，提供患者喜爱的食物，促进其食欲；若无法进食或进食量少，遵医嘱静脉补充营养。腹水严重者应限制水的摄入量，给予低钠饮食。伴有肝衰竭或肝性脑病的患者应限制蛋白质的摄入量，甚至禁食。

3.疼痛护理　轻度疼痛者，保持环境安静、舒适，减少不良刺激，缓解心理压力；教会患者放松和转移注意力的技巧，如深呼吸、听音乐等。中、重度疼痛者，根据WHO癌症三阶梯止痛法，遵医嘱使用镇静、止痛药等。

（二）病情观察

观察肝区疼痛的部位、性质、程度、持续时间及伴随症状；观察患者有无腹水、发热、黄疸、恶心、呕吐等；观察肝脏的大小变化，有无肿瘤转移表现，如胸痛、咳嗽、咯血、血性胸腔积液、局部压痛等；观察有无并发症征象，如意识状态的变化等肝性脑病征象，呕血、便血等上消化道出血征象。突发剧烈腹痛、急性腹膜炎和内出血表现应考虑癌结节破裂出血。

（三）肝动脉化疗栓塞治疗的护理

1.化疗前护理　①术前向患者及家属解释肝动脉栓塞化疗的必要性、方法和效果，使其积极配合治疗。②做好术前准备，如生命体征、血常规、出凝血试验、肝肾功能、心电图、B超等检查；做碘过敏试验，如碘过敏试验阳性可用非离子型造影剂；备皮。③术前1天给易消化饮食，术前6小时禁食禁水，术前半小时遵医嘱给予镇静剂。

2.化疗中护理　①询问患者的感受，给予心理支持，使其放松。②监测生命体征、血氧分压等；注射造影剂时，观察患者有无恶心、呕吐、心慌、胸闷、皮疹等过敏症状，出现异常及时报告医生。③注射化疗药物后，观察有无恶心、呕吐，一旦出现相应症状，立即将患者头偏向一侧，做深呼吸，如胃肠道反应明显，遵医嘱给予止吐药，观察上腹部腹痛情况，如出现轻微腹痛，安慰患者，转移注意力；如疼痛剧烈，患者不能耐受，则遵医嘱给予对症处理。

3.化疗后护理　术后由于肝动脉血供突然减少，可产生腹痛、发热、恶心、呕吐、人血白蛋白降低、肝功能异常等栓塞后综合征。

（1）压迫止血：穿刺部位压迫止血15分钟再加压包扎，沙袋压迫6～8小时，穿刺侧肢体保持伸直24小时。3日内密切注意观察穿刺部位有无血肿及渗血，以及被压迫肢体远端皮肤的颜色、温度、动脉搏动及肢体活动情况等，防止包扎过紧、压迫过重引起缺血、缺氧。

（2）病情监测及对症护理：观察并记录生命体征，注意有无发热、呕吐、腹痛、肝性脑病等表现，发现异常及时报告医生并配合处理。多数患者由于机体对肿瘤坏死组织重吸收，手术后4～8小时体温升高，持续1周左右。发热者可给予冰袋或吲哚美辛栓剂肛塞处理。肝动脉栓塞后48小时内常因肝脏水肿、肝包膜张力增大出现腹痛，腹痛剧烈者可遵医嘱使用止痛药物。

（3）饮食及补液：术后禁食2～3日，从流质饮食开始，摄入清淡易消化的饮食并少量多餐，以减轻恶心、呕吐。栓塞术1周后，因肝缺血影响肝糖原储存和蛋白质合成，遵医嘱静脉补充葡萄糖液和白蛋白。准确记录液体出入量，作为补液依据，注意维持水、电解质平衡。

（四）心理护理

与患者建立良好的护患关系，积极了解患者的情绪变化，鼓励其倾诉自己的想法和担忧，进行心理疏导，稳定患者情绪，使其树立战胜疾病的信心。

（五）健康指导

1. 疾病知识指导　指导患者规律的生活，注意劳逸结合，避免情绪剧烈波动和劳累。指导患者保持乐观情绪，建立健康的生活方式，有条件者可参加社会性抗癌组织活动，增加精神支持，以提高机体抗癌能力。指导患者合理进食，以高蛋白质、适当热量、多种维生素为宜，避免摄入高脂、高热量和刺激性食物，戒烟、戒酒，避免加重肝脏负担。如有肝性脑病倾向，应减少蛋白质摄入。

2. 定期复查　指导患者定期复查AFP、肝功能、B超、CT等，以利于监测病情变化和调整治疗方案；嘱患者和家属注意观察，一旦出现体重减轻、出血倾向、黄疸或疲倦等异常情况时，及时就医。对于肝动脉栓塞化疗术后的患者，强调CT检查的必要性和重要性。

3. 治疗指导　指导患者遵医嘱服药，忌服对肝脏有损伤的药物，坚持化疗和其他后续治疗，定期随访。

4. 预防指导　积极宣传及普及肝癌的预防知识：接种病毒性肝炎疫苗，预防肝炎；保护水源，防止污染；注意饮食卫生，妥善保管粮食，不吃霉变食品；不饮烈性酒，不酗酒；减少与各种有毒有害物质的接触；对高发地区及高危人群定期进行普查，以做到早发现、早诊断、早治疗。普查方法是AFP和B超检查。

【护理评价】

1. 疼痛是否逐渐减轻。
2. 营养状况是否得到改善，体重是否无继续下降。
3. 是否情绪稳定，焦虑减轻，能配合治疗和护理。
4. 有无并发症发生；发生并发症能否被及时发现，并得到及时处理。

第八节　肝性脑病患者的护理

肝性脑病是指由严重肝病或门-体分流引起的、以代谢紊乱为基础的中枢神经系统功能失调综合征。轻者临床表现仅有轻微的智力损害，严重者可表现为意识障碍、行为失常和昏迷。

【病因及发病机制】

（一）病因

1.肝硬化　是引起肝性脑病最常见的原因之一，可发生于各型肝硬化，以病毒性肝炎后肝硬化最常见。

2.门体分流术　是引起肝性脑病的另一常见原因。

3.其他　如重症病毒性肝炎、药物性肝炎及中毒性肝炎，暴发性肝衰竭，原发性肝癌，妊娠期急性脂肪肝，严重胆道感染等。

（二）诱发因素

1.上消化道出血　是常见诱因，以肝硬化食管胃底静脉曲张破裂多见。一方面，由于肠道内大量积血，血液中的蛋白质经肠道细菌作用生成大量氨，由肠壁扩散到血液循环，引起血氨增高；另一方面，出血导致血容量减少，门静脉血流量减少，肝细胞缺血缺氧，加重了肝细胞损害，并进一步增加脑细胞对毒物的敏感性。

2.高蛋白质饮食　大量蛋白质分解后使肠道内产氨增多，引起血氨升高。

3.药物　①大量排钾利尿引起低钾性碱中毒，体液中H^+减少，NH_4^+容易变成NH_3，通过血-脑屏障，对大脑产生毒性作用；血容量减少，引起门静脉淤血，加重了肝脏缺血，加速了肝性脑病。②麻醉药和镇静催眠药可直接抑制大脑和呼吸中枢，造成缺氧，加重了肝脏损害。③含氮药物可引起血氨增高。④抗结核等药物可加重肝损害，诱发肝性脑病。

4.感染　感染增加了肝脏的负荷，使组织分解代谢增强，产氨增多，血氨升高；通气过度发生呼吸性碱中毒，增加了氨通过血-脑屏障的弥散能力；同时，发热致脑组织能量消耗增加，对氨及其他毒性物质的敏感性增加；细菌和毒素也可直接损伤肝细胞。

5.其他　如便秘、放腹水治疗、尿毒症、外科手术、低血糖等，也可促使肝性脑病的发生。

（三）发病机制

其发病机制至今尚未完全明了。一般认为，肝性脑病的病理生理基础是在肝衰竭或门体静脉分流情况下，正常能被肝脏有效代谢的产物未经肝脏解毒，直接进入大脑引起大脑功能紊乱。目前主要有以下几种学说。

1.氨中毒　氨是促发肝性脑病最主要的神经毒素。血氨升高是肝性脑病的临床特征之一。临床资料表明，80%～90%的肝性脑病患者血氨升高。

（1）氨的形成与代谢：消化道是氨产生的主要部位。在生理状况下，胃肠道每日产氨4g，氨的主要吸收部位是结肠，当结肠内pH＞6时，有毒的NH_3大量入血，当pH＜6时，相对无毒的NH_4^+从血液转至肠道，随粪便排出。此外，肾脏和骨骼肌也能少量产氨。机体清除血氨最主要的途径是在肝脏，经鸟氨酸循环代谢转变为无毒的尿素经肾脏排出；另外，在肝、肾、脑等组织消耗氨合成谷氨酸和谷氨酰胺；机体血氨过高时，也有少量氨由肺呼出。

（2）肝性脑病时血氨升高的原因：当血氨产生过多或清除过少时，血氨升高，导致肝性脑病。①血氨产生过多：摄入大量高蛋白饮食或含氮药物；上消化道大出血时，淤积在肠道内的血液被分解成氨，被吸收入血。②血氨清除不足：当肝功能严重障碍时，肝脏利用氨合成尿素的能力降低，引起血氨升高。③门-体分流：肠道内的氨未经肝脏解毒直接进入体循环，使血氨升高。

（3）氨对中枢神经系统的毒性作用：高含量的血氨能通过血脑屏障进入脑组织，产生对中枢神经系统的毒性。主要影响为：①干扰脑细胞三羧酸循环，使大脑的能量供应不足。②增加了脑对中性氨基酸如酪氨酸、苯丙氨酸、色氨酸的摄取，这些物质对脑功能具有抑制作用。③脑内氨浓度升高，星形胶质细胞合成谷氨酰胺增加。谷氨酰胺是一种很强的细胞内渗透剂，其增加可导致星形胶质细胞与神经元细胞肿胀，这是肝性脑病脑水肿发生的重要原因。④氨还可直接干扰神经的电活动。

2.神经递质变化

（1）假性神经递质：神经冲动的传导是通过递质来完成的。神经递质分兴奋和抑制两类，兴奋性神经递质有儿茶酚胺中的多巴胺和去甲肾上腺素、乙酰胆碱、谷氨酸和天冬氨酸等；抑制性神经递质有5-羟色胺、氨基丁酸等。肝衰竭时，食物中的芳香族氨基酸如苯丙氨酸和酪氨酸等在肝内清除障碍，β-羟酪胺和苯乙醇胺进入脑组织，其化学结构与正常的兴奋性神经递质去甲肾上腺素和多巴胺极为相似，但无法传递神经冲动或作用很弱，故称之为假性神经递质。假性神经递质取代正常神经递质时，神经传导发生障碍，兴奋冲动不能正常地传至大脑皮质，大脑皮质被异常抑制，出现意识障碍或昏迷。

（2）γ氨基丁酸/苯二氮䓬（GABA/BZ）神经递质：γ氨基丁酸是哺乳动物大脑的主要抑制性神经递质，大脑神经元表面γ氨基丁酸受体、苯二氮䓬受体和巴比妥受体紧密相连，组成γ氨基丁酸/苯二氮䓬复合体，共同调节氯离子通道。肝衰竭和门-体分流时，弥散入脑的氨可使脑星形胶质细胞BZ受体表达上调，氯离子内流，神经传导被抑制而引起肝性脑病。

（3）色氨酸：正常情况下色氨酸和白蛋白结合不易进入血-脑屏障，肝衰竭时，白蛋白合成降低等因素，游离色氨酸增多，透过血脑屏障，在大脑中代谢后生成抑制性神经递质（5-羟色胺、5-羟吲哚乙酸），参与肝性脑病的发生。

【护理评估】

(一) 健康史

询问患者有无肝硬化、重症病毒性肝炎、中毒性肝炎、药物性肝炎、原发性肝癌、妊娠期急性脂肪肝、严重胆道感染等病史；有无行门体分流术、外科手术；有无上消化道出血、大量排钾利尿、放腹水；有无酗酒、摄入过多含氮食物；有无不恰当地使用镇静安眠、麻醉药、含氮药物及损肝药物；有无感染、低血糖、严重创伤、尿毒症、便秘等。

（二）身体状况

肝性脑病临床表现常因原有的肝病性质、肝细胞损害程度及诱因不同而表现不同。急性肝衰竭所致肝性脑病可无明显诱因，进展迅速，在起病数周内即进入昏迷直至死亡。慢性肝性脑病常有明显诱因。一般根据意识障碍程度、神经系统表现和脑电图改变，将肝性脑病由轻到重分为5期（表4-8-1）。

表4-8-1 肝性脑病患者的临床分期

分期	意识障碍程度	神经系统表现	脑电图改变
0期（潜伏期）	无	心理或智力测试轻微异常	正常
1期（前驱期）	轻度性格改变和行为失常为主，如欣快、激动、焦虑、淡漠、睡眠倒错、健忘，对答尚准确，吐词不清，衣冠不整或随地便溺	有扑翼样震颤	多数正常
2期（昏迷前期）	以意识错乱、睡眠障碍、行为异常为主：嗜睡、言语不清、书写障碍、定向力障碍、昼睡夜醒、衣冠不整、随地大小便等	有扑翼样震颤、腱反射亢进、肌张力增高、踝阵挛及Babinski征阳性等	异常
3期（昏睡期）	以昏睡和精神错乱为主：大部分时间呈昏睡状态，可以唤醒，偶可应答，常有神志不清和幻觉	扑翼样震颤仍可引出，上述各种神经体征持续或加重，肌张力增高，锥体束征阳性	明显异常
4期（昏迷期）	昏迷，神志完全丧失，不能唤醒	浅昏迷：对疼痛等强刺激和不适体位尚有反应，腱反射和肌张力仍亢进；深昏迷：各种反射消失，肌张力降低，扑翼样震颤无法引出，可出现阵发性惊厥、踝阵挛和换气过度	明显异常

肝性脑病各期的分界不是很清楚，前后期可有重叠。肝功能严重受损患者常有黄疸、肝臭、肝肾综合征、出血倾向、脑水肿等，且易并发各种感染，使病情更为严重和复杂。

（三）心理-社会状况

本病常发生在严重肝病的基础上，随着病情的发展加重，患者逐渐丧失工作和生活自理能力。肝性脑病前驱期患者有轻度的精神异常，出现焦虑、淡漠、欣快、昼夜颠倒等表现时，家属往往不能及时发现，甚至责备患者；确诊后，家属常出现焦虑、恐惧等心理问题和应对能力不足。评估患者及家属对疾病的认识程度，家庭经济状况和家属应对能力，是否有照顾者角色困难等。

（四）辅助检查

1. 血氨 慢性肝性脑病，尤其是门-体分流性脑病者，血氨多增高；急性肝性脑病者，血氨可正常。

2. 脑电图 脑电图改变是本病的特征之一，脑电图有明显的脑功能改变，对判断肝性脑病预后有重要价值。肝性脑病患者脑电图的典型改变为节律性慢波，2至3期患者可出现4~7次/秒δ波或三相波；昏迷时为高波幅的δ波，<4次/秒，对轻微肝性脑病和1期肝性脑病无诊断价值。此外，可通过诱发电位或临床视觉闪烁频率检查来诊断轻微肝性脑病。

3. 心理智能测验 方法有多种，一般将木块图试验、数字连接试验及数字符号试验联合使用。但测试结果受年龄、教育程度的影响。对诊断早期肝性脑病或轻微肝性脑病最有价值。

4. 影像学检查 做CT或MRI检查，急性肝性脑病者可发现有脑水肿，慢性者可发现不同程度的脑萎缩。

（五）治疗原则及主要措施

尚无特效疗法，常采用综合治疗措施。

1. 及早消除诱因 控制感染；及时清除上消化道出血后肠道内的积血；避免高蛋白饮食；预防和控制感染；避免快速利尿和大量放腹水；纠正低血糖；缓解便秘；停用镇静安眠、麻醉止痛及损伤肝功能的药物，纠正水、电解质和酸碱平衡紊乱等。

2. 减少肠内氮源性毒物的生成和吸收 ①乳果糖或乳梨醇：口服乳果糖或乳梨醇，可以降低肠道内pH，抑制肠道细菌的生长，减少肠道细菌产氨，从而减少氨的吸收，促进氨的排出。②灌肠或导泻：用生理盐水或弱酸性溶液灌肠，如生理盐水100~150mL加用食醋30mL，急性门-体分流性脑病患者首选66.7%的乳果糖500mL加水500mL灌肠；或口服乳果糖或乳梨醇，从小剂量开始，达到排便2~3次/日，粪便pH维持在5~6为宜。禁忌用肥皂水等碱性溶液灌肠，以免增加氨的吸收。用25%硫酸镁30~60mL口服或鼻饲导泻，可清除肠内积食、积血或其他含氮物，减少毒性物质的吸收。③抗生素：感染一方面可加重肝吞噬、免疫和解毒的负荷，另一方面使组织分解代谢提高而增加机体产氨和耗氧量。故发生感染时，应遵医嘱及时、准确地应用抗生素，以有效控制感染。口服新霉素、甲硝唑、利福昔明等肠道不易吸收的抗生素，可抑制肠道产尿素酶的细菌的生成，减少氨的生成。④益生菌：用含双歧杆菌、乳酸杆菌的微生态制剂维护肠道内正常菌群，抑制有害菌群，减少氨的生成。

3. 降氨药物

（1）L-鸟氨酸-L-天冬氨酸：是目前最常用的有效降氨药，其作用是促进体内的鸟氨酸循环合成尿素，降低血氨。

（2）鸟氨酸-酮戊二酸：降氨机制同L-鸟氨酸-L-天冬氨酸，但疗效稍差。

（3）谷氨酸钠、谷氨酸钾、精氨酸：曾在临床广泛使用，但疗效尚无肯定证据。

4. 调节神经递质药物 GABA/BZ复合受体拮抗药（如氟马西尼）通过抑制GABA/BZ受体发挥作用。支链氨基酸制剂可竞争性抑制芳香族氨基酸进入大脑，减少假性神经递质生成，同时有助于恢复患者的正氮平衡。

5.基础疾病治疗

(1) 人工肝：用活性炭、树脂等进行血液灌流，清除血氨，对于肝性脑病有一定疗效。此外，还可采用血浆置换、血液透析、分子吸附再循环及生物人工肝等治疗方法。生物人工肝近年来研究进展较快，有望在体外代替肝的部分生物功能。

(2) 肝移植：是治疗终末期肝病的有效手段，适用于肝衰竭引起的严重和顽固性肝性脑病且有肝移植指征者。

(3) 阻断肝脏外门-体分流：对于肝硬化门脉高压所致的严重侧支循环开放，可通过TIPS术联合曲张静脉的断流术，阻断异常的肝脏外门-体分流。极少部分的TIPS术后引起的肝性脑病可行减少分流道直径的介入术。

6.对症治疗　纠正水、电解质和酸碱失衡，维持有效循环血容量；使用冰帽降低颅内温度，保护脑细胞功能；保持呼吸道通畅，深昏迷者做气管切开；静脉输入高渗葡萄糖、甘露醇等脱水剂，防治脑水肿。

【常见护理诊断/问题】

1.急性意识障碍　与血氨增高对神经系统有毒性作用和影响神经传导有关。

2.营养失调（低于机体需要量）　与肝衰竭、消化吸收障碍及限制蛋白摄入等有关。

3.有感染的危险　与长期卧床、营养不良、机体抵抗力下降有关。

4.知识缺乏　缺乏预防、护理肝性脑病的有关知识。

【护理目标】

1.意识状态逐渐恢复正常。

2.营养状态得到改善，体重不下降。

3.未发生感染，或发生感染后得到及时处理。

4.能够复述预防、护理疾病的相关知识。

【护理措施】

(一) 一般护理

1.休息与安全　肝性脑病患者以卧床休息为主，昏迷患者应取仰卧位，头偏向一侧，安排呼吸道专人护理；意识恢复清醒者，加强巡视，去除病房内的不安全因素，及时发现异常；烦躁不安者，加用床栏，必要时用约束带。

2.饮食护理

(1) 高热量：重视葡萄糖摄入，其目的是减少蛋白质分解产生氨，促进氨与谷氨酸结合形成谷氨酰胺而降低血氨，每日供给热量5.0~6.7kJ（1 195~1 600 kcal）。因脂肪可延缓胃排空，尽量减少脂肪类食物；而糖类可促使氨转变为谷氨酰胺，有利于降低血氨，应以糖类为主要食物。昏迷患者可鼻饲或静脉补充葡萄糖。低血糖时能量减少，脑内去氨能力下降，增加氨的毒性，所以禁食或限食者，要避免发生低血糖。

（2）控制蛋白质：①急性起病1～2期的患者可限制在20g/d之内，急性起病3～4期的患者发病数日内禁食蛋白质，以葡萄糖为主要热量来源，可口服或鼻饲蜂蜜、葡萄糖、果汁、稀饭等，神志清醒后可从20g/d开始逐步恢复蛋白质摄入。②慢性肝性脑病者无禁食蛋白质必要。③蛋白质的摄入量为1.0～1.5g/（kg·d）。以植物蛋白（如大豆蛋白）为主，因植物蛋白含支链氨基酸较多，含蛋氨酸、芳香族氨基酸较少。此外，植物蛋白可提供纤维素，有利于维持结肠的正常菌群及酸化肠道，减少氨的吸收。

（3）其他：补充足够的维生素，如维生素C、维生素A、维生素D、维生素K，但不宜用维生素B_6，因它使多巴在周围神经处转为多巴胺，影响多巴进入脑组织，减少中枢神经系统的正常传导递质。显著腹水患者应限钠、限水，钠应250mg/d，每天入液量约为前一天尿量加1 000mL。

（二）病情观察

观察生命体征、意识、瞳孔、尿量及精神状态；观察有无肝性脑病的早期表现，如焦虑、欣快、激动、淡漠、睡眠倒错、不讲卫生、反应较迟钝、行为异常、理解力下降、记忆力减退以及扑翼样震颤等征象；监测血氨、肝肾功能、电解质的变化。

（三）用药护理

1. 葡萄糖　大量输注后要密切观察有无低血钾、心力衰竭的发生。

2. 乳果糖　从小剂量开始，注意观察有无因产气较多，产生腹胀、腹绞痛、恶心、呕吐及电解质紊乱。

3. 新霉素　长期服用新霉素的患者可引起听力或肾损害，故服药时间不宜超过1个月，用药期间注意监测听力和肾功能。

4. 谷氨酸钾、谷氨酸钠　碱中毒者禁用。使用前应先注射3～5g维生素C。水肿明显、腹水、脑水肿等，禁用或慎用谷氨酸钠；肾功能不全、尿少者，禁用或慎用谷氨酸钾。

（四）对症护理

1. 昏迷患者护理　①患者取仰卧位，头略偏向一侧以防舌后坠阻塞呼吸道。②保持呼吸道通畅。保证氧气的供给，深昏迷患者应做气管切开以排痰。③做好基础护理，保持床褥干燥、平整，定时协助患者翻身，防止压力性损伤。做好口腔、眼的护理，对眼睑闭合不全、角膜外露的患者可用生理盐水纱布覆盖眼部。④尿潴留患者给予留置导尿，并详细记录尿量、颜色、气味。⑤给患者做肢体的被动运动，防止静脉血栓形成及肌肉萎缩。

2. 预防和控制感染　失代偿期患者易发生感染，应密切观察病情，及时发现感染征象，遵医嘱应用有效抗生素。但避免大量输液，过多液体可引起低血钾、稀释性低钠血症、脑水肿等，加重肝性脑病。

（五）心理护理

因病情重、病程长、久治不愈、经济压力重等原因，患者常出现烦躁、焦虑、悲观等情绪，护士应本着理解的心态与患者及家属沟通，耐心解释、劝导，减轻其心理负担，增强战胜疾病的信心；注意分辨患者是因疾病而产生了心理问题还是出现了精神障碍的表现，尊重患者的人格，不嘲笑患者的异常行为，向家属解释病情经过，让其了解本病的特点，给予患者充分的关照和支持。肯定和承认照顾者的角色和价值，增强其照顾信心。

（六）健康指导

1.疾病知识指导　向患者和家属介绍肝性脑病的相关知识，指导患者和家属认识肝性脑病的各种诱发因素并避免其诱发因素，如预防和控制上消化道出血；避免摄入高蛋白食物（肉、蛋、乳类等）；避免擅自使用镇静、安眠、麻醉、止痛药和对肝功能损害的药物等；防寒保暖，预防上呼吸道感染；保证供给热量或及时补充热量，避免发生低血糖；保持大便通畅；不滥用损害肝脏的药物，戒除烟酒等。

2.生活方式指导

（1）休息指导：①根据病情和体力适当活动，保证充足的睡眠。提供舒适、安静的休养环境，保持室内清洁、通风、空气新鲜；患者以卧床休息为主，有利于肝细胞再生，减轻肝脏负担。②意识清醒者，根据患者的兴趣爱好，提供电视、收音机、报纸等环境刺激，鼓励家属多探视，陪伴和安慰患者，不责怪患者的异常行为。

（2）饮食指导：①供给充足的热量，选择口服蜂蜜、葡萄糖、果汁、米饭、稀饭、面包、小麦粉、通心面等食物。②选择摄入植物蛋白，植物蛋白中最好的是大豆，大豆中含35%的蛋白质，容易被吸收。尽量少吃高脂肪的食物，如核桃、芝麻、花生、油炸食品、肥肉、动物内脏、奶油制品等。④不宜多吃富含维生素B_6的食物，维生素B_6在酵母粉、米糠或白米中含量较多，其次是肉类、家禽、鱼、马铃薯、甜薯、蔬菜等，进食时要权衡利弊。

3.用药指导　指导患者严格按医嘱服药，不能随便停药、减药、换药，了解药物的不良反应，注意观察，定期随访。

4.照顾者指导　让家属意识到肝性脑病的严重性，指导其识别肝性脑病的早期征象，及时到医院就诊；指导家属给予患者精神支持和良好的生活照顾，帮助患者树立战胜疾病的信心，积极配合治疗。

【护理评价】

1.意识状态是否逐渐恢复正常。

2.营养状况是否逐渐改善。

3.是否发生感染等并发症；发生并发症能否被及时发现并得到处理。

4.是否能掌握预防肝性脑病的措施及保健措施。

第九节　急性胰腺炎患者的护理

急性胰腺炎是多种病因导致胰腺分泌的胰酶被激活后引起胰腺及其周围组织自身消化的化学性炎症，是消化系统常见急症之一。临床主要表现为急性上腹痛、发热、恶心、呕吐、血和尿淀粉酶增高等，重症常继发感染、腹膜炎和休克等多种并发症。本病任何年龄都可发病，但以青壮年居多。

【病因及发病机制】

（一）病因

引起急性胰腺炎的病因很多，常见的有胆道疾病、大量饮酒和暴饮暴食。

1.胆石症与胆道疾病　是国内急性胰腺炎最常见病因，50%以上急性胰腺炎并发胆石症、胆道感染、胆道蛔虫等胆道疾病，称胆源性胰腺炎。引起胆源性胰腺炎的机制：①胆石、感染、蛔虫等因素致Oddi括约肌水肿、痉挛，使十二指肠壶腹部出口梗阻，胆道内压力高于胰管内压力，胆汁逆流入胰管，引起急性胰腺炎。②胆石在移行过程中损伤胆总管、壶腹部或胆道感染引起Oddi括约肌松弛，使富含肠激酶的十二指肠液反流入胰管，引起急性胰腺炎。③胆道感染时，细菌毒素、游离胆酸、非结合胆红素等可通过胆胰间淋巴管交通支扩散到胰腺，激活胰酶，引起急性胰腺炎。

2.酗酒、暴饮暴食　在西方国家，酗酒是急性胰腺炎的主要原因。暴饮暴食刺激胰液和胆汁分泌，短时间内大量食糜进入十二指肠，引起Oddi括约肌痉挛和十二指肠乳头水肿，胰液排出受阻，造成急性胰腺炎。

3.胰管阻塞　胰管结石、狭窄、肿瘤或蛔虫等均引起胰管阻塞，胰管内压力增高，导致胰管小分支及胰腺腺泡破裂，胰液与消化酶渗入至间质引起急性胰腺炎。

4.其他　急性传染病，如急性流行性腮腺炎、传染性单核细胞增多症；腹部外伤及腹腔手术；经内镜逆行胰胆管造影（ERCP）检查；噻嗪类利尿药、糖皮质激素、四环素、磺胺类等药物；内分泌疾病以及高脂血症或高钙血症等代谢异常也可引起急性胰腺炎。临床上约有5%~25%的急性胰腺炎病因不明，称之为特发性胰腺炎。

（二）发病机制

急性胰腺炎的发病机制尚未完全阐明。急性胰腺炎可由多种病因引起，但有共同的病理生理过程，即胰腺的自身消化。正常胰腺分泌的消化酶有2种形式：一种是有生物活性的酶，如淀粉酶、脂肪酶等；另一种是以酶原形式存在的无活性的酶，如胰蛋白酶原、糜蛋白酶原等。正常分泌以无活性的酶原占绝大多数，这是胰腺避免自身消化的生理性防御屏障。急性胰腺炎发生是在各种病因作用下，一方面胰腺腺泡内酶原激活，发生胰腺自身消化的连锁反应，另一方面胰腺导管内通透性增加，活性胰酶渗入胰腺组织，加重胰腺炎症。两者在急性胰腺炎发病中可能为序贯作用。

【分类】

1. **根据病变损害程度分类** 分为轻症急性胰腺炎（MAP）和重症急性胰腺炎（SAP）。临床上以轻症急性胰腺炎多见，其主要病理改变为胰腺水肿，病情常呈自限性，症状较轻，预后良好。重症急性胰腺炎病理变化为胰腺出血坏死、继发感染、腹膜炎和休克等多种并发症，病情危重，病死率高。

2. **根据病理变化分类** 分为急性水肿型胰腺炎及急性出血坏死型胰腺炎。前者病变累及部分或整个胰腺，可见胰腺肿大，分叶模糊，间质充血、水肿及类细胞浸润，无明显的胰实质坏死及出血。后者病理表现为胰腺分叶结构消失，有新鲜的出血区。可出现钙皂斑，即较大范围的脂肪坏死灶，散落在胰腺及胰腺周围组织。病程较长者可有假性囊肿、脓肿或瘘管形成。

【护理评估】

（一）健康史

询问患者有无胆石症、胆道感染或胆道蛔虫等病史；有无腹部手术或外伤；有无行ERCP检查；是否有内分泌疾病和代谢疾病，如糖尿病昏迷、妊娠、尿毒症、高钙血症或高脂血症等；有无急性传染病史；发病前是否服用过噻嗪类利尿药、糖皮质激素、磺胺类、四环素等药物；是否存在酗酒和暴饮暴食等诱因。

（二）身体状况

其临床表现及病情轻重取决于病因、病理类型。

1. 症状

（1）腹痛：为本病的主要表现和首发症状，常在暴饮暴食或大量饮酒后突然发生，疼痛剧烈且呈持续性、阵发性加剧。呈钝痛、绞痛或者刀割样疼痛。腹痛部位多在中上腹，向腰背部呈带状放射，弯腰屈膝位可减轻腹痛，进食后疼痛加重，一般胃肠解痉药不能缓解。轻症者腹痛3～5日即可缓解，重症者则腹痛剧烈，持续时间较长，并发腹膜炎时可引起全腹痛。极少数高龄体弱患者仅有轻微腹痛，甚至无腹痛。

（2）恶心、呕吐及腹胀：起病后多数患者出现恶心、呕吐，有时频繁且持久，呕吐物为食物、胆汁或咖啡渣样液体，呕吐后患者腹痛感不减轻。同时伴有腹胀，后期出现麻痹性肠梗阻。

（3）发热：一般持续3～5日，多数患者有中度发热。如发热持续不退或逐渐升高，伴有白细胞升高，应怀疑有胆道炎症或胰腺脓肿等继发感染。

（4）水、电解质及酸碱平衡紊乱：多有轻重不等的脱水、低血钾，呕吐频繁时，患者可出现代谢性碱中毒；重症者有严重脱水和代谢性酸中毒，伴血镁、血钙降低。低钙血症是由于胰腺分泌的脂酶将脂肪组织分解成脂肪酸，后者与钙离子结合形成不溶性的脂肪酸钙（钙皂），消耗了大量的钙，出现手足抽搐，为预后不良的表现。部分患者可有血糖增高，偶可发生糖尿病酮症酸中毒或高渗昏迷。

（5）低血压和休克：常见于急性坏死型胰腺炎，主要原因为胰腺大片坏死，释放心肌抑制因子，导致心肌收缩不良、有效循环血容量不足、周围血管扩张及并发消化道出血等。少数患者可在数小时突然发生休克，甚至发生猝死。

2. 体征

（1）轻症急性胰腺炎：腹部体征较轻，出现不同程度的肠鸣音减弱，上腹部轻压痛，无腹肌紧张及反跳痛。

（2）重症急性胰腺炎：患者呈急性重病面容，表情痛苦，脉搏加快，呼吸急促，血压下降，上腹部压痛明显。若并发急性腹膜炎，出现腹肌紧张，全腹压痛、反跳痛明显，肠鸣音减弱或消失，可出现移动性浊音，腹水为血性。少数严重患者由于胰酶或坏死组织液沿腹膜后间隙与肌层渗入腹壁皮下，致两侧腰部皮肤呈暗灰蓝色，称Grey-Turner征（图4-9-1），或脐部周围皮肤出现青紫色，称Cullen征（图4-9-2）。如形成胰腺脓肿或假性囊肿，上腹可扪及肿块。胰头水肿压迫胆总管或继发于胆道疾病时，可出现黄疸。低血钙时有手足抽搐，提示预后不良。

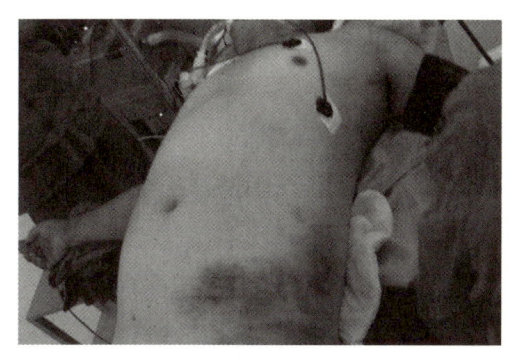

图4-9-1　急性胰腺炎（Grey-Turner征） 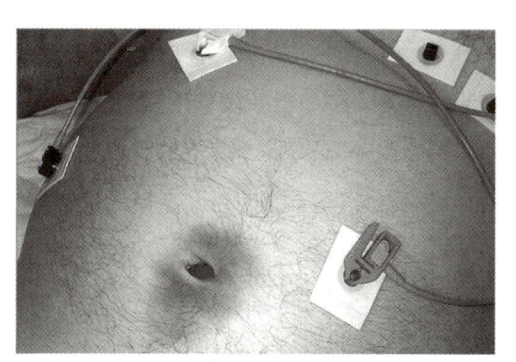　　　　图4-9-2　急性胰腺炎（Cullen征）

3. 并发症　主要见于重症急性胰腺炎。局部并发症为胰腺脓肿和假性囊肿。全身并发症常在起病后数日出现，如急性肾衰竭、急性呼吸窘迫综合征、心力衰竭、消化道出血、弥散性血管内凝血、高血糖、败血症、胰性脑病等，病死率极高。

（三）心理-社会状况

由于急性胰腺炎起病急、疼痛剧烈等特点，患者易出现烦躁不安、紧张等情绪。出血坏死型患者因病情凶险，预后差，易使患者及家属产生不良心理，表现为焦虑、恐惧等，甚至感到死亡的威胁。应评估患者紧张、焦虑等不良情绪反应；评估患者及家属对疾病的认识程度、应对能力以及社会支持情况。

（四）辅助检查

1. 血常规检查　白细胞计数多增高，中性粒细胞核左移。
2. 淀粉酶测定　血、尿淀粉酶常明显升高。血清淀粉酶一般在起病后6～12小时开始升高，48小时后开始下降，持续3～5天。血清淀粉酶超过正常值3倍即可确诊为本病，但淀粉酶的高低不一定反应病情的轻重，重症者的淀粉酶值可正常或低于正常。尿淀粉酶升高较血清淀粉酶稍晚，于发病后12～14小时开始升高，持续1～2周，但尿淀粉酶易受患者尿量的影响。

3.血清脂肪酶测定　血清脂肪酶在起病后24~72小时开始升高，持续7~10天，对就诊较晚的患者有诊断价值，且特异性也较高。

4.血液生化检查　重症急性胰腺炎患者有血钙降低和血糖增高。血钙降低的程度与临床严重程度相匹配，若低于1.5mmol/L，则预后不佳；暂时性血糖升高较常见，若空腹血糖持久高于10mmol/L，反映胰腺坏死。

5.C反应蛋白（CRP）　CRP是组织损伤和炎症的非特异性标志物，在胰腺坏死时CRP明显升高，有助于判断急性胰腺炎的严重性。

6.影像学检查　①腹部B超可见胰腺肿大，胰及胰周围回声异常，有助于了解胆囊及胆道是否有病变，以及帮助诊断并发的胰腺脓肿或假性囊肿。②腹部X线平片检查若见"哨兵袢"和"结肠切割征"，为胰腺炎的间接指征，也可发现是否存在腹水及肠麻痹或肠梗阻。③腹部增强CT可明确胰腺坏死前置位与面积。

（五）治疗原则及主要措施

治疗原则为抑制胰液分泌、解痉止痛、补充血容量，纠正水、电解质和酸碱平衡紊乱，预防并治疗并发症。多数患者为轻症急性胰腺炎，经3~5日积极治疗后多可治愈。重症者应积极抢救，采取综合治疗。

1.轻症急性胰腺炎治疗　①禁食及胃肠减压：目的在于减少胃酸分泌，进而减少胰液分泌，减轻腹痛及腹胀。②静脉输液：静脉补充血容量，维持水、电解质和酸碱平衡。③吸氧：予鼻导管、面罩给氧，保证患者动脉氧饱和度在95%及以上。④止痛：腹痛剧烈者可予哌替啶。⑤抗感染：因我国大多数急性胰腺炎与胆道疾病有关，故多应用抗生素。⑥抑酸治疗：静脉给予H_2受体拮抗药或质子泵抑制药。

2.重症急性胰腺炎治疗　除上述治疗措施外，还应采取如下措施：①监护：转入重症监护病房（ICU）进行病情监测。②防止水、电解质紊乱：积极补充液体和电解质，维持有效循环血容量。重症患者应给予白蛋白、鲜血或血浆代用品。③营养支持：早期一般采用全胃肠外营养（TPN），如无肠梗阻，尽早过渡到肠内营养（EN），以增强肠道黏膜屏障。④抗感染治疗：重症患者常规使用抗生素，以预防胰腺坏死并发感染，常用药物有环丙沙星、氧氟沙星、克林霉素、甲硝唑及头孢菌素类等，选用对肠道移位细菌敏感且对胰腺有较好渗透性的抗生素。⑤减少胰液分泌：生长抑素具有抑制胰液和胰酶分泌，抑制胰酶合成的作用，尤以生长抑素和奥曲肽疗效较好，生长抑素剂量为250~500μg/h，奥曲肽为25~50μg/h，持续静脉滴注，疗程3~7天。⑥抑制胰酶活性：仅用于早期重症胰腺炎，常用药物有抑肽酶20万~50万U/d，分2次溶于葡萄糖溶液静脉滴注，加贝酯100~300mg溶于500~1 500mL葡萄糖溶液中，以每小时25mg/kg速度给予静脉滴注。

3.并发症治疗　对急性出血坏死型胰腺炎伴腹腔内大量渗液者，或伴急性肾损伤者，可采用腹膜透析治疗；并发急性呼吸窘迫综合征者除药物治疗外，可气管切开和应用呼吸机治疗；并发糖尿病者可使用胰岛素。

4.其他治疗

（1）急诊内镜：治疗性ERCP适用于胆总管结石性梗阻、急性化脓性胆管炎、胆源性败血症等胆源性急性胰腺炎。内镜下Oddi括约肌切开术、取石术等可降低胰管内高压，还可迅速控制感染。

（2）中医治疗：对急性胰腺炎有一定疗效。主要药物有柴胡、黄芩、黄连、厚朴、枳实、木香、白芍、芒硝、大黄（后下）等，随症加减。

（3）外科治疗：①腹腔灌洗可清除腹腔内细菌、内毒素、胰酶、炎性因子等。②对于急性出血坏死型胰腺炎经内科治疗无效，或胰腺炎并发脓肿、弥漫性腹膜炎、假性囊肿、肠穿孔、肠梗阻及肠麻痹坏死时，需实施外科手术治疗。

【常见护理诊断/问题】

1.疼痛　与急性胰腺炎所致的胰腺及周围组织水肿有关。

2.体温过高　与胰腺炎症、坏死和继发感染有关。

3.有体液不足的危险　与禁食、呕吐、胃肠减压或胰腺出血有关。

4.潜在并发症　休克、急性腹膜炎、急性呼吸窘迫综合征、急性肾衰竭等。

【护理目标】

1.疼痛减轻或缓解。

2.体温下降或恢复正常。

3.体液摄入充足，无脱水征及休克征。

4.未发生并发症，或并发症能被及时发现并得到及时处理。

【护理措施】

（一）一般护理

1.休息与活动　患者绝对卧床休息，保证充足的睡眠，有利于减轻胰腺负担，增加对胰腺组织的供血，降低机体代谢率，促进组织修复与体力恢复，改善病情；协助患者取弯腰、屈膝侧卧位，以缓解疼痛；对于疼痛剧烈、辗转不安者，应保证患者安全，防止坠床，避免周围放置危险物品。

2.饮食护理　需禁食禁饮1～3天，必要时给予胃肠减压，防止食物与胃液进入十二指肠，刺激胰液分泌。若病情严重，则延长禁食及胃肠减压时间，以减轻呕吐、腹胀与腹痛。禁食或胃肠减压期间给予胃肠外营养，补液3 000mL/d以上，同时补充电解质，防止水、电解质紊乱。患者口渴时可含漱或湿润口唇，并做好口腔护理。待呕吐和腹痛消失后，进少量低糖流质饮食，再逐步恢复正常饮食，但应避免高脂、油腻食物，防止复发。每天进食25g左右的优质蛋白质食物，以利于胰腺功能恢复。避免酗酒和暴饮暴食。

（二）病情观察

1.密切观察患者生命体征及神志变化，监测血氧情况，以及血、尿淀粉酶、血清电解质、血钙和血糖的变化。

2.观察呕吐物及胃肠减压引流物的量及性质，准确记录24小时出入量，观察尿量变化，观察皮肤黏膜的弹性及色泽改变，判断是否出现脱水征及失水程度。若患者出现低血容量性休克，如血压下降、神志不清、尿量减少、面色苍白、皮肤湿冷等表现时，及时报告医生，并积极配合医生抢救。

3.重症者转入重症监护病房，及早发现多脏器功能衰竭的征象。若疼痛持续且伴高热，应考虑并发胰腺脓肿；如疼痛剧烈，腹部触诊有腹肌紧张、明显的压痛和反跳痛，提示并发急性腹膜炎，应立即通知医生。

（三）用药护理

使用抗生素时应注意过敏反应。腹痛者遵医嘱给予止痛药，观察疗效及不良反应。如使用阿托品时，注意有无心动过速、口干、尿潴留等表现；哌替啶可致药物成瘾，避免反复使用。禁用吗啡，防止引起Oddi括约肌痉挛，加重病情。

（四）对症护理

禁食期间应每日做好口腔护理，保持口腔清洁、舒适；口渴患者含漱或用水湿润口唇，以缓解不适与口腔干燥；发热患者给予物理降温，必要时遵医嘱使用药物降温，观察降温的效果并做好记录；指导患者应用减轻疼痛的各种方法，如皮肤针刺疗法、松弛疗法等。

（五）心理护理

经常巡视患者，了解并尽量满足患者的需要。耐心倾听患者的感受，向患者及家属解释疼痛的原因，指导缓解疼痛的方法，减轻患者的紧张、焦虑情绪，树立战胜疾病的信心。抢救患者时，应做到有条不紊，减轻患者及家属的恐惧。

（六）健康指导

1.疾病知识指导　向患者和家属介绍急性胰腺炎的主要病因、诱因、发生及发展过程、治疗方法及预后，指导患者积极预防和治疗各种胆道疾病。

2.生活方式指导　指导患者养成良好的生活方式和规律进食的习惯，注意饮食卫生。出院后半年内，以低脂软食为主，如较稠的稀饭、馒头、软面条等；用植物油炒青菜，限制动物油；进食少量含蛋白质食物，如鸡蛋、豆制品、肉松等；餐后进食新鲜水果，每日控制主食量。半年后进普食，避免进食浓茶、咖啡、辣椒等刺激性食物，少吃产气或引起腹胀的食物，如红薯、大豆等；避免进食高脂食物及暴饮暴食，注意劳逸结合，戒烟戒酒，以防本病复发。

【护理评价】

1.疼痛是否减轻或缓解。

2.体温是否下降或恢复正常。

3.液体是否摄入充足，有无脱水征及休克征象。

4.有无并发症发生；发生并发症能否被及时发现，并得到及时处理。

第十节　上消化道大量出血患者的护理

上消化道大量出血指屈氏（Treitz）韧带以上的消化道，包括食管、胃、十二指肠和胰、胆等病变引起的出血，以及胃空肠吻合术后的空肠病变出血。出血的病因可为上消化道疾病或全身性疾病。

上消化道大出血一般指在数小时内失血量超过1 000mL或循环血容量的20%，主要临床表现为呕血和（或）黑便，常伴有血容量减少而引起急性周围循环衰竭，严重者导致失血性休克，如不及时抢救，可危及生命，死亡率约为10%；在老年人、伴有严重疾患的患者，死亡率可达25%～30%。

【病因】

消化系统疾病及全身性疾病均可引起上消化道出血，如消化性溃疡、食管胃底静脉曲张破裂、急性胃黏膜损害和胃癌等，占上消化道出血的80%～90%。其中消化性溃疡最为常见。

（一）上消化道疾病

1.食管疾病和损伤　如食管炎（反流性食管炎、食管憩室炎）、食管癌和食管损伤（物理损伤、化学损伤）。

2.胃、十二指肠疾病和损伤　如消化性溃疡（最常见病因）、急性糜烂出血性胃炎、慢性胃炎、胃癌、促胃液素瘤、胃黏膜脱垂、胃扭转、十二指肠憩室炎、胃手术后病变（吻合口溃疡、吻合口或残胃黏膜糜烂、残胃癌）、胃或十二指肠克罗恩病以及诊疗操作引起的损伤等。

3.空肠疾病　如空肠克罗恩病、胃肠吻合术后空肠溃疡。

（二）门静脉高压引起的食管胃底静脉曲张破裂

1.肝硬化　各种病因引起的肝硬化。

2.门静脉阻塞　门静脉炎、门静脉血栓形成门静脉受邻近肿块压迫。

（三）上消化道邻近器官或组织的疾病

1.胰腺疾病　累及十二指肠，如胰腺癌、急性胰腺炎并发脓肿破溃。

2.胆道出血　胆囊或胆管结石、胆道蛔虫、胆囊或胆管癌等，术后胆总管引流管受压坏死、肝脓肿、肝血管瘤或肝癌破入胆道等。

3.其他　纵隔肿瘤、主动脉瘤破入食管。

（四）全身性疾病

1.血管性疾病　如遗传性出血性毛细血管扩张、过敏性紫癜。

2.血液病　如血小板减少性紫癜、白血病、血友病、弥散性血管内凝血。

3.应激性溃疡　使用糖皮质激素、严重感染、大手术、脑血管意外、烧伤、休克等引起的应激状态，导致急性胃黏膜损伤。

4.其他　如系统性红斑狼疮等风湿性疾病、尿毒症、流行性出血热。

【护理评估】

（一）健康史

询问患者有无消化性溃疡、肝硬化、胃癌、胆道、胰腺疾病等病史；有无服用肾上腺糖皮质激素、非甾体抗炎药等损伤胃黏膜的药物史，有无酗酒史；出血前有无进食粗硬或刺激性食物、酗酒、过度劳累、精神紧张等；近期是否有重大创伤、脑血管意外、严重心力衰竭、休克等应激史；有无全身血液系统疾病、急性感染性疾病等。

（二）身体状况

上消化道出血的临床表现主要取决于出血部位、性质、出血量及出血速度。

1.呕血与黑便　是上消化道出血的特征性表现。上消化道出血之后有黑便，但不一定有呕血。①出血部位在幽门以上者，常伴有呕血。②幽门以下部位若出血量大、出血速度快，因血反流入胃而表现为呕血。③出血量较少、出血速度慢者，仅见黑便。

呕血与黑便的颜色与性状取决于出血量及血液在胃或肠道内停留的时间。①若出血量大，在胃内停留的时间短，则呕血颜色呈鲜红色或暗红色。②若在胃内停留时间长，因血红蛋白和胃酸作用生成酸化正铁血红蛋白，则呕血颜色为棕褐色，呈咖啡渣样。③上消化道出血时，由于血红蛋白中的铁在肠道内与硫化物作用形成黑色的硫化铁，则粪便呈黏稠而发亮的柏油样。④当出血量大时，血液在肠道内停留时间短，粪便可呈暗红或鲜红色。

2.失血性周围循环衰竭　急性大量失血时，由于循环血容量迅速减少，导致周围循环衰竭，表现为头晕、心悸、乏力，突然起立可发生晕厥、出汗、四肢厥冷等。严重者呈休克状态，表现为面色苍白、血压下降、脉搏细速、呼吸急促、烦躁不安或意识不清等。

3.氮质血症　可分为肠源性、肾前性和肾性氮质血症。上消化道大量出血后，引起血中尿素氮浓度暂时增高，其原因是大量血液进入肠道，血液中蛋白质的消化产物在肠道内被吸收，故称其为肠源性氮质血症。一般于大出血后数小时血尿素氮开始上升，24~48小时达高峰，3~4日后降至正常，不超出14.3mmol/L（40mg/dL）。大量出血导致周围循环衰竭，使肾血流量和肾小球滤过率减少，以致氮质潴留，是血尿素氮增高的肾前性的因素。

4.发热　多数患者在上消化道大量出血后24小时内出现低热，一般不超过38.5℃，持续3~5日。引起发热的原因不明，可能与周围循环衰竭，导致体温调节中枢的功能障碍或出现失血性贫血等因素有关。

5.血象变化　急性大量出血后均有失血性贫血，在3~4小时后出现。①出血早期：红细胞计数、血红蛋白浓度及血细胞比容无明显改变。②急性出血：为正细胞正色素性贫血，出血后骨髓明显代偿性增生，暂呈大细胞性贫血。③慢性失血：为小细胞低色素性贫血。④出血24小时内：网织红细胞即可增高，随着出血停止，逐渐降至正常。⑤上消化道大量出血后：白细胞计数出现轻至中度升高，止血后2~3日即恢复正常。但肝硬化合并脾功能亢进者，白细胞不增高。

（三）心理-社会状况

由于患者大量呕血，黑便次数增多，甚至出现周围循环衰竭，易产生烦躁、焦虑、恐惧等负性情绪；慢性病或全身性疾病导致反复出血者易对治疗失去信心；部分患者家庭经济条件差，出现悲观、沮丧的心理反应；医护人员进行抢救时，也会引起患者及家属恐惧的心理。

（四）辅助检查

1. **实验室检查** 红细胞、血红蛋白、网织红细胞、白细胞及血小板计数、肝功能、肾功能、粪便隐血试验、血尿素氮等，对于估计出血量及动态观察活动性出血、进行病因诊断等有帮助。

2. **内镜检查** 是上消化道出血病因诊断的首选检查方法。出血后24～48小时内进行急诊内镜检查，可直接观察出血部位，明确出血病因，同时对出血灶进行止血治疗。

3. **X线钡餐造影检查** 主要适用于有胃镜检查禁忌者及不愿行胃镜检查者，或胃镜检查未能发现出血原因者。消化道出血急性期不宜进行钡餐检查。

4. **其他** 内镜检查无阳性发现或不宜做内镜检查者，行选择性动脉造影检查。

（五）治疗原则及主要措施

上消化道出血是临床急症，因病情急、变化快，严重者危及生命，应积极采取抢救措施，迅速补充血容量、纠正水电解质失衡、抗休克、止血治疗等。同时，积极进行病因诊断，必要时手术。

1. **一般抢救措施** 卧位休息，保持呼吸道通畅，避免呕血时因误吸引起窒息，必要时吸氧。活动性出血期间禁止饮食。

2. **补充血容量** 立即查血型、配血，等待配血时先输入平衡液或葡萄糖盐水、右旋糖酐或其他血浆代用品，尽早输入浓缩红细胞或全血，以尽快恢复和维持血容量及改善周围循环，防止微循环障碍引起脏器功能衰竭。紧急输注浓缩红细胞的指征为：①收缩压<90mmHg，或较基础收缩压降低幅度＞30mmHg。②心率增快（>120次/分）。③血红蛋白<70g/L，或血细胞比容<25%。输血量以使血红蛋白达到70g/L为宜。输液量可根据估计的失血量来确定。

3. **止血措施**

（1）药物止血：①消化性溃疡及急性胃黏膜损伤引起出血者，给予H_2受体拮抗剂或质子泵抑制剂，减少胃酸分泌。②食管胃底静脉曲张破裂出血者，使用垂体后叶素，但冠心病、高血压、妊娠者禁用。生长抑素及其类似物，如奥曲肽等，止血效果较好，且短期内使用无严重不良反应，因此，该类药物为临床治疗食管胃底静脉曲张破裂出血的常用药物。

（2）内镜直视下止血：在进行内镜检查过程中，若见活动性出血或暴露血管的溃疡，可行内镜直视下止血，方法有高频电灼、热探头、微波、激光、注射疗法等。食管胃底静脉曲张破裂出血者，在进行急诊内镜检查的同时，可注射硬化剂或组织黏合剂至曲张静脉，或用皮圈套扎曲张静脉，既能达到止血目的，还可有效预防再出血。

(3)气囊压迫止血:适用于食管胃底静脉曲张破裂出血。一般能获得良好的止血效果,但目前仅限于药物不能控制出血时,作为暂时的止血措施。

(4)手术治疗:大量出血内科治疗无效且危及生命时,行外科手术。

(5)介入治疗:既无法行内镜治疗,又不能耐受手术者,行血管栓塞治疗。

【常见护理诊断/问题】

1. 体液不足　与上消化道大出血有关。
2. 活动无耐力　与上消化道大出血引起失血性周围循环衰竭有关。
3. 有窒息的危险　与血液反流入气管有关。
4. 恐惧　与突然发生上消化道大出血及害怕其对生命有威胁有关。
5. 潜在并发症　休克。

【护理目标】

1. 体液恢复,无继续出血征象。
2. 日常活动耐力能够增加。
3. 无误吸和窒息出现。
4. 恐惧感减轻或消失。
5. 未发生休克,或发生休克能被及时发现并得到及时处理。

【护理措施】

(一)一般护理

1. **休息与体位**　大出血时绝对卧床休息,取去枕平卧位,下肢略抬高,保证脑部供血,休克时取平卧中凹位;呕血时头偏向一侧,避免误吸或窒息,床边备吸引器,及时清除气道内的血液及呕吐物,保持呼吸道通畅,必要时给予吸氧。

2. **饮食护理**　大量出血者暂禁食;少量出血、无呕吐者,给予温凉流质饮食,待出血停止24~48小时后,进食营养丰富、易消化的半流质饮食或软食,注意少量多餐,逐步过渡到正常饮食。嘱患者定时、定量进餐,避免食用生、冷、硬、粗糙、刺激性的食物,且应细嚼慢咽,防止损伤曲张静脉而再次出血。食管胃底静脉曲张破裂出血者,止血后限制摄入钠和蛋白质食物,以免加重腹水及诱发肝性脑病。

(二)病情观察

1. **观察生命体征**　密切观察患者的生命体征、神志、尿量、皮肤色泽和肢端温度的变化,准确记录24小时出入量,若患者出现烦躁不安、血压下降、心率加快、脉搏细数、面色苍白、出冷汗、皮肤湿冷等,提示微循环血流灌注不足,应及时通知医生,并配合抢救。

2. **出血量估计**　详细询问并观察呕血及黑便的颜色、性状、量及次数,正确估计出血量和速度。成人粪便隐血试验阳性提示出血量超过5~10mL/d;出血量达50~100mL/d出现黑便;胃内积血量在250~300mL以上引起呕血。一次出血量<400mL时,一般不会引起全身症状;若出血量超过400~500mL,可出现头晕、心慌、乏力等全身症状;若短时间内出

血量>1 000mL，可出现急性周围循环衰竭表现，甚至引起失血性休克。

3.判断有无活动性或再次出血　　出现以下情况提示有活动性出血或再次出血：①反复呕血，呕吐物颜色由咖啡色转为鲜红色。②黑便次数及量增加，粪质稀薄，色泽转为暗红，甚至鲜红，伴肠鸣音亢进。③经充分补液、输血后，周围循环衰竭表现仍无改善，或好转后又恶化，血压、脉搏不稳定，中心静脉压仍在下降。④红细胞计数、血红蛋白量、血细胞比容继续下降，而网织红细胞计数持续增高。⑤在尿量正常、补充足够液体的前提下，血尿素氮持续或再次升高。⑥原有门静脉高压、脾大患者，出血后脾暂时缩小，若不见脾恢复肿大，则提示出血未止。

4.原发病观察　　观察消化性溃疡患者腹部疼痛情况，以及肝硬化并发上消化道大量出血患者有无出现肝性脑病。

（三）用药护理

1.补充血容量　　迅速建立静脉通道，尽快补充血容量。输液开始时应快，必要时根据中心静脉压的测定结果调整输液量和速度，避免发生肺水肿，尤其是老年患者及心肺功能不全者。

2.止血药护理　　遵医嘱给予止血药物，观察药物疗效及不良反应。应用垂体后叶素可出现面色苍白、恶心、头痛、心悸、腹痛等不良反应，应减慢输液速度，因其引起冠状动脉及子宫平滑肌收缩，故高血压、冠心病、妊娠者禁用。

（四）对症护理

止血，做好双气囊三腔管压迫止血的护理。使用前检查三腔管的性能，确保食管引流管、胃管、食管囊管、胃囊管通畅并分别做好标记，检查两气囊无漏气后抽尽囊内气体，备用。清洁鼻腔，协助医生为患者做鼻腔、咽喉部局部麻醉，经鼻腔或口腔插管至胃内。将三腔管前端及气囊外面涂上液状石蜡，然后由患者鼻孔慢慢插入，管端到达咽喉部或喉部时嘱患者做吞咽动作。当三腔管插入65cm时，抽胃液证实已达胃腔，可暂做固定。先向胃气囊内注气250~300mL，压力维持在50mmHg（6.7kPa）并封闭管口，缓慢向外牵引管道，使胃囊压迫胃底部曲张静脉。如单用胃囊压迫已止血，则食管囊不必充气。如未能止血，继续向食管下段囊注气约150~200mL，压力维持在40mmHg（5.3kPa）并封闭管口，使气囊压迫食管下段的曲张静脉。管外段以绷带连接0.5kg沙袋，经牵引架做持续牵引。将食管引流管、胃管连接负压吸引器或定时抽吸，观察出血是否停止，并记录引流液的颜色、性状及量；经胃管冲洗胃腔，以清除积血，可减少氨在肠道的吸收，以免血氨增高而诱发肝性脑病。出血停止后，放松牵引，放出囊内气体，保留管道继续观察24小时，未再出血可考虑拔管，对昏迷患者亦可继续留置管道用于注入流质食物和药液。拔管前口服液体石蜡20~30mL，润滑黏膜及管、囊的外壁，抽尽囊内气体，以缓慢、轻巧的动作拔管。气囊压迫一般3~5天为限，继续出血者可适当延长。

（五）心理护理

关心安慰患者，经常与患者及家属沟通。向患者及家属解释发病的原因、各种检查和治疗护理的目的，减轻其紧张、焦虑情绪。经常巡视患者，处理不适症状，使其有安全感。及时清除血迹和污物，减少对患者的不良刺激。抢救过程中应做到有条不紊，缓解患者及家属的恐惧心理。

（六）健康指导

1.疾病知识指导　向患者和家属介绍引起消化道出血的病因、诱因、治疗及预后，减少及避免再次出血。鼓励患者积极治疗原发病，如消化性溃疡患者应遵医嘱抗溃疡治疗，避免服用对胃黏膜有刺激的药物（如阿司匹林、激素类药物等）；食管胃底静脉曲张破裂出血患者应遵医嘱进行降门脉压力治疗。教会患者及家属早期识别出血征象及紧急处理方法。

2.饮食指导

（1）消化性溃疡引起出血者：注意饮食卫生和规律，多进食营养丰富、易消化的食物，避免过饱及进食粗纤维、坚硬、刺激性食物及饮料，以及过冷、过热、产气多的食物，忌烟酒。

（2）食管胃底静脉曲张破裂出血者：给予高热量、高蛋白质、高维生素、低脂、低盐、易消化、无刺激性的半流质饮食或软食，如鱼、虾、蛋、奶、肉、豆制品、新鲜蔬菜、水果等；忌食煎、炸、炒食物和油腻食物，各种含铅、添加剂的食品和不洁食物，产气食物及刺激性调味品，以及粗糙、生硬和粗纤维多的食物，如芹菜、韭菜、黄豆芽、花生、瓜子、带骨刺食物、核桃、苹果等；禁饮酒。

【护理评价】

1.是否有继续出血征象。

2.活动耐力是否增加。

3.是否无误吸和窒息出现。

4.恐惧感是否减轻或改善。

5.是否发生休克；发生休克能否被及时发现并得到及时处理。

案例回顾

1.十二指肠溃疡的发生可能与以下因素有关：①幽门螺杆菌感染。②药物：长期服用非甾体抗炎药、糖皮质激素、化疗药物等可发生溃疡。非甾体抗炎药是导致胃黏膜损伤最常用的药物。③胃酸和胃蛋白酶对黏膜自身消化。④其他：吸烟；遗传因素；胃十二指肠运动异常；长期精神紧张、焦虑或情绪容易波动、过度劳累等。该患者有吸烟史、精神压力较大、幽门螺杆菌感染等危险因素。

2.护理诊断/问题：①疼痛（上腹痛）：与胃酸刺激溃疡面，引起化学性炎症反应有关。②焦虑：与疼痛症状反复出现、病程迁延不愈有关。③知识缺乏：与缺乏有关消化性溃疡病因及预防的知识有关。④潜在并发症：上消化道出血、穿孔、幽门梗阻、癌变。

第五章
泌尿系统疾病患者的护理

章前引言

泌尿系统由肾、输尿管、膀胱、尿道及相关的血管和神经等组成，其主要功能是排泄，排出代谢产物和有毒物质，调节水、电解质及酸碱平衡。

泌尿系统疾病主要是肾脏疾病，包括不同类型的肾炎、肾病综合征、尿路感染、急性肾衰竭和慢性肾衰竭。近年来，慢性肾脏疾病的发病率逐年增长，是我国常见的内科疾病，泌尿系统大多数疾病的最终结局是慢性肾衰竭，是人类健康的重要威胁之一。

学习目标

1. 识记各类泌尿系统疾病的症状或体征、临床表现、护理评估和护理措施。
2. 理解各类泌尿系统疾病的病因、发病机制和相关辅助检查。
3. 理解各类泌尿系统疾病患者的护理诊断/问题、护理目标和护理评价。
4. 学会应用护理程序对泌尿系统疾病患者实施整体护理。
5. 学会正确评估患者的身心状况，能够熟练地为泌尿系统疾病患者进行健康指导。

思政目标

1. 培养学生对待患者的爱心、细心、耐心与责任心。
2. 学会在护理工作中具备人文关怀素养。
3. 理解爱岗敬业、医者仁心的价值观。

案例导入

患者男性，22岁。近1个月头晕、乏力、腰痛不适。体格检查：双下肢凹陷性水肿。实验室检查：尿蛋白（++++），红细胞0～2个/HP，血浆白蛋白22g/L，总胆固醇7.3mmol/L，血尿素氮及肌酐正常。

> **思考题**
> 1. 列出可能的医疗诊断。还需要做哪些检查以确诊？
> 2. 该患者易发生哪些并发症？护士应如何帮助患者预防？
> 3. 应告知患者哪些用药护理常识？

泌尿系统由一对肾、两条输尿管、一个膀胱和一条尿道及相关的血管和神经等组成（图5-0-1）。肾实质分为皮质和髓质，皮质位于表层，主要由肾小体和肾小管曲部构成；肾髓质位于深部，主要由髓袢和集合管组成（图5-0-2）。肾单位是肾脏结构和功能的基本单位，每个肾脏大约有120万个肾单位，肾单位由肾小体和肾小管组成（图5-0-3）。血液流经肾小球时除大分子蛋白质和血细胞，血液中的尿酸、尿素、水、无机盐和葡萄糖等物质通过肾小球和肾小囊内壁的滤过作用，到肾小囊腔中，形成原尿。当原尿流经肾小管时，原尿中对人体有用的全部葡萄糖、大部分水和部分无机盐，被肾小管重新吸收，回到肾小管周围毛细血管的血液里。原尿经过肾小管的重吸收作用，剩下的水和无机盐、尿素和尿酸等就形成了尿液。之后尿液进入肾小盂，经过肾盂的收缩进入输尿管，再经过输尿管的蠕动进入膀胱，最终经尿道排出。

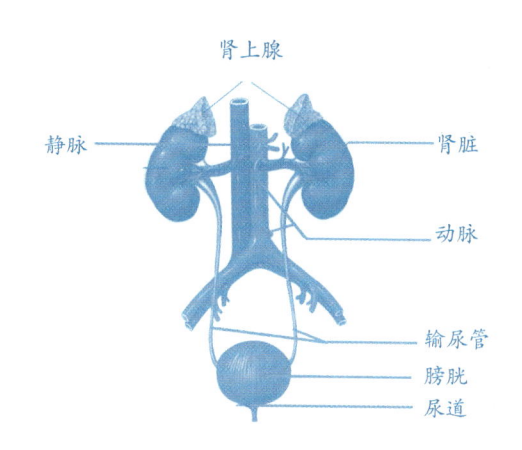

图5-0-1 泌尿系统解剖图

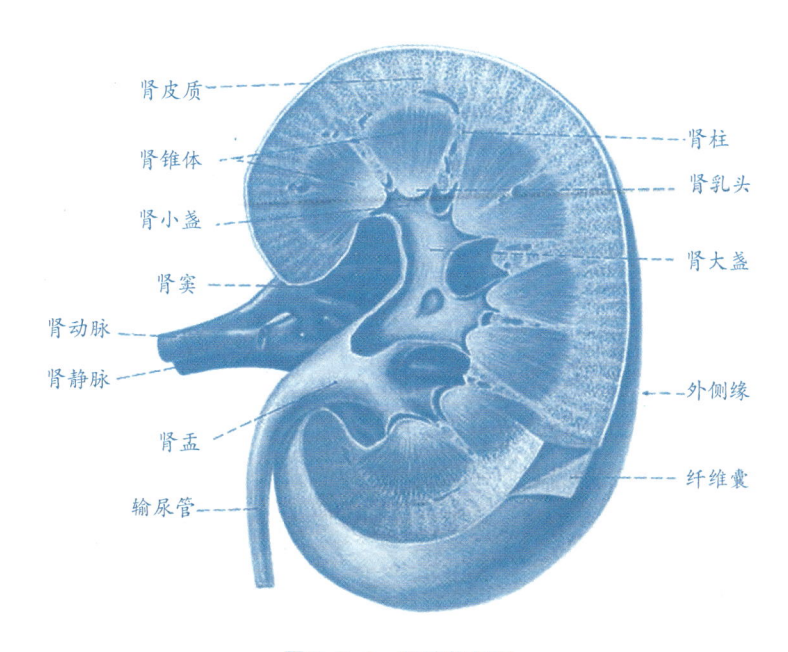

图5-0-2 肾脏解剖图

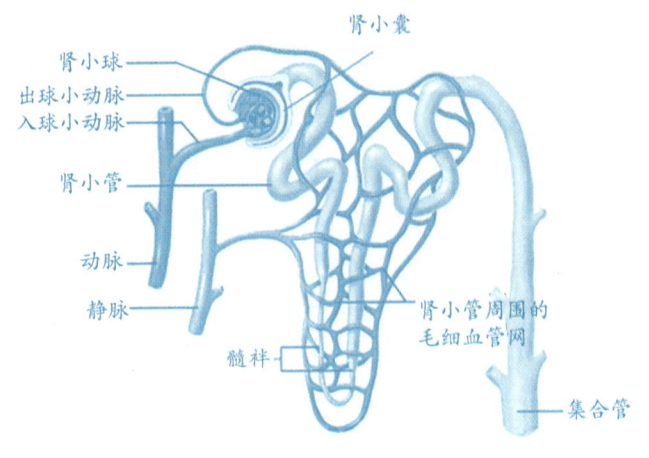

图5-0-3 肾单位结构图

肾脏通过浓缩和稀释尿液，对水发挥着强大的调节功能。肾衰竭时，调节功能发生障碍，引起水潴留或脱水。肾小管通过上皮细胞自身分泌或将血液内的某些物质排泌到尿中，如H^+、NH_3、肌酐和某些药物等，调节机体电解质、酸碱代谢平衡和排出废物。肾脏还具有内分泌功能，分泌肾素、前列腺素、激肽释放酶、1a-羟化酶、促红细胞生成素（EPO）等，参与水钠代谢、骨骼代谢和红细胞形成等过程。

第一节　泌尿系统疾病常见症状或体征的护理

一、肾性水肿

肾性水肿是由肾脏疾病引起人体组织间隙过多液体积聚而导致的组织肿胀，见于各种肾病患者，是肾脏疾病最常见的症状之一。

【护理评估】

（一）健康史

询问患者有无急慢性肾小球肾炎、肾病综合征、肾衰竭等疾病，以及内分泌等疾病病史，询问患者在发病前几周有无上呼吸道感染史。询问水肿出现的始发部位、时间、程度、进展情况等，是否出现全身性水肿，有无尿量减少、乏力、呼吸困难、心悸、腹胀等伴随症状，每天的饮水量、钠盐摄入情况，治疗和用药情况，患者对疾病的认知情况等。

（二）身体状况

1.水肿特点　肾性水肿为全身性水肿，按照发生机制可分为2类。①肾炎性水肿：主要由于肾小球滤过率（GFR）降低，而肾小管重吸收功能基本正常，造成"球管失衡"和肾小球滤过分数下降，导致水钠潴留产生水肿。肾炎性水肿多从眼睑、颜面部开始，指压凹陷不明显，以后可发展为全身性水肿，可伴有血压升高（图5-1-1）。②肾病性水肿：主要由于长期大量蛋白尿导致血浆蛋白降低，血浆胶体渗透压下降而产生水肿。组织间隙蛋白含量低，水肿多从下肢部位开始，水肿显著，常为全身性、体位性，严重时伴有胸腔或腹腔积液（图5-1-2）。

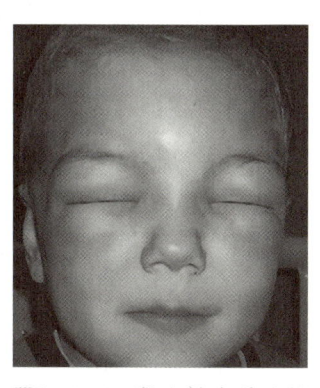

图5-1-1 肾炎性水肿（颜面部水肿） 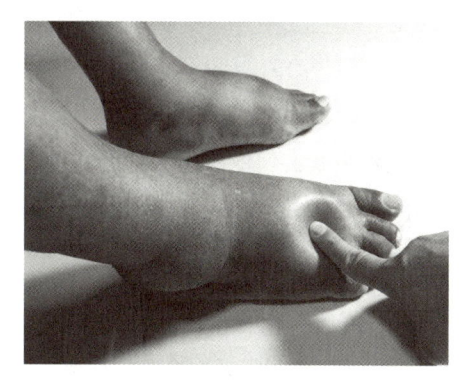　　图5-1-2 肾病性水肿（下肢凹陷性水肿）

2.评估要点　评估患者的精神状况、生命体征、尿量和体重的改变；检查水肿的范围、程度、特点及皮肤完整性；检查有无胸腔积液，腹部有无移动性浊音等腹水体征。

（三）心理-社会状况

肾性水肿严重时会影响患者皮肤以及患者的精神状况，尤其是出现胸腔或腹腔积液时，患者会因呼吸困难而感到紧张、烦躁、焦虑等。病程较长、反复发作者，还会因治疗费用的增加而丧失信心等。

（四）辅助检查

了解尿常规、尿蛋白定性和定量检查、肾功能指标等有无异常，了解患者B超、尿路造影、肾组织活检等检查结果。

【常见护理诊断/问题】

1.体液过多　与肾小球滤过功能下降致水钠潴留或大量蛋白尿导致血浆胶体渗透压下降有关。

2.有皮肤完整性受损的危险　与水肿时皮肤的营养不良有关。

【护理目标】

1.水肿减轻或消退。

2.无皮肤破损或感染发生。

【护理措施】

（一）一般护理

1.生活护理　保持清洁的病区环境，定期做好病室空气的消毒，病室注意保持合适的温度和湿度。严重水肿的患者应卧床休息，以增加肾血流量和尿量，减少水钠潴留。下肢明显水肿者，卧床休息时可抬高下肢，以增加静脉回流，减轻水肿。阴囊水肿者可用吊带托起，胸腔积液者宜取半卧位。水肿减轻后患者可起床活动，但应避免劳累。

2.饮食护理

（1）限制水、盐摄入：轻、中度水肿，尿量>1 000mL/d者，不严格限水。限制钠盐摄入，以2~3g/d为宜。严重水肿且少尿者，量出为入，每天水摄入量不超过前一天24小时尿量加上不显性失水量（约500mL），并给予无盐低钠饮食。

（2）调节蛋白质摄入：肾功能不全者限制蛋白质摄入。严重水肿伴低蛋白血症，如无氮质血症者，给予优质蛋白质0.8~1.0g/（kg·d）；有氮质血症则给予0.6~0.8g/（kg·d）。

（3）补充足够热量：低蛋白质饮食者需补充足够的热量，以免引起负氮平衡。供给热量应不低于30kcal（126kJ）/（kg·d），同时注意补充各种维生素。

（二）皮肤护理

水肿患者皮肤较薄，易发生破损而感染，应做到：①床铺平整、干燥、清洁，内衣裤柔软、宽松、勤换洗。②清洗时动作轻柔，避免擦伤皮肤，避免使用刺激性强的肥皂；活动时注意安全，避免撞伤、跌伤。③用热水袋取暖时，水温不超过50℃，做好保护措施，避免烫伤皮肤。④协助长期卧床患者抬高下肢，增加静脉回流，以减轻水肿的症状，定时翻身，按摩受压部位，严重者使用气垫床，预防压疮。⑤水肿严重的患者应尽量避免肌内注射，可采用静脉途径输入药物。不能避免者拔针后，在穿刺点用无菌干棉签按压穿刺部位，以防液体渗漏。严格无菌操作，必要时遵医嘱使用抗生素，以防感染的发生。

（三）病情观察

观察患者皮肤水肿消长的情况及有无破损、化脓等情况的发生，同时注意患者体温有无异常。如有腹水者应定期测量腹围、体重及尿量，同时注意观察其动态变化。必要时记录24小时出入液量，以便监测尿量的动态变化。定期测体重，监测血压变化，监测尿常规、GFR、血尿素氮、血肌酐、血浆蛋白等。

（四）用药护理

遵医嘱使用利尿药、糖皮质激素或其他免疫抑制剂。观察药物的疗效及不良反应。使用利尿剂者应监测血清电解质和酸碱平衡的情况，注意有无低钾血症和低氯性碱中毒的表现。使用糖皮质激素的患者，应注意治疗效果及不良反应的观察，如水钠潴留、高血压、骨质疏松、继发感染、满月脸、水牛背、多毛、向心性肥胖等不良反应。使用环磷酰胺等免疫抑制剂的患者，容易引起骨髓抑制、肝损害、脱发等。因此对使用激素和免疫抑制剂者，应特别注意交代患者及家属不可擅自加减药量和停药。在用药过程中如果患者出现以上不良反应及时通知医生予以处理。

（五）心理护理

鼓励患者参加适当的社交娱乐活动，培养兴趣爱好，分散注意力，减少不良情绪。向患者和家属解释疾病病程，使其配合治疗和护理，增强战胜疾病的信心。

(六) 健康指导

告知患者水肿的原因，教会患者根据病情合理安排每天的饮水量、钠盐、蛋白质、热量的摄入量，避免进食腌制食品、罐头食品、啤酒等含钠丰富的食物。教会患者正确计算出入液量、测量体重等方法评估水肿变化。向患者介绍常用药物的名称、作用、用法和不良反应等。

【护理评价】

1. 水肿有无减轻或消退。
2. 是否有皮肤损伤或感染发生。

二、肾性高血压

肾性高血压是由于肾实质性疾病、肾动脉主干和分支狭窄或堵塞所引起的血压升高，是肾病的常见症状，也是导致肾功能损害的重要因素。血压升高多呈持续性，是继发性高血压的主要组成部分。

【护理评估】

（一）健康史

询问患者发病前有无急慢性肾小球肾炎、慢性肾盂肾炎及慢性肾衰竭等肾实质性疾病病史，了解有无肾动脉本身病变及肾动脉受压导致肾动脉狭窄。询问患者的发病年龄、血压水平，有无头晕、乏力、心悸、眼花等表现，尿液有无变化。

（二）身体状况

1. 肾性高血压病因与分类

（1）按病因不同：分为肾实质性高血压和肾血管性高血压。前者临床多见，主要由急慢性肾小球肾炎、慢性肾盂肾炎、慢性肾衰竭等肾实质性疾病所引起，终末期肾病伴高血压者超过80%。后者少见，为单侧或双侧肾动脉狭窄所致，其高血压程度较重，容易发展为急进性高血压。

（2）按发病机制不同：分为容量依赖性高血压和肾素依赖性高血压。肾脏疾病所致高血压80%以上为容量依赖性高血压，肾实质损害后，肾脏处理钠、水的能力减退，导致机体内水钠潴留；仅少数为肾素依赖性高血压，与肾实质疾病和肾动脉狭窄等刺激肾素-血管紧张素分泌增加、小动脉收缩及外周血管阻力增加有关。

2. 评估要点 测量血压水平，评估血压分型，评估有无心脏、脑、眼底等并发症，如心脏扩大、心力衰竭、高血压脑病等；监测有无蛋白尿、血尿等表现。

（三）心理-社会状况

患者常因出现高血压或血压突然升高、久治不愈而出现焦虑、烦躁等心理，尤其出现心脏、脑、眼底等严重并发症时，担心病情恶化，丧失对治疗的信心，产生抑郁。

（四）辅助检查

动态监测患者24小时血压变化，心电图有无异常，了解肾功能检查、尿液检查、影像学检查、肾穿刺活体组织检查、肾动脉造影等结果有无异常。

【常见护理诊断/问题】

1. 疼痛（头痛） 与肾性高血压有关。
2. 潜在并发症 心力衰竭、高血压脑病等。

【护理目标】

1. 血压控制在正常范围内，无头痛不适。
2. 无心力衰竭、高血压脑病等并发症。

【护理措施】

（一）一般护理

患者应加强休息，以增加尿量、降低血压。重者卧床休息，轻者适当活动。应给予易消化、热量充足、富含维生素、适量优质蛋白质饮食；对明显水肿的高血压患者要限制水钠摄入。保持排便通畅，防止便秘诱发血压升高。患者应养成良好的、健康的生活方式，正确对待环境压力，保持正常心态，戒烟限酒；减少发生高血压及心血管疾病的危险。

（二）用药护理

遵医嘱使用降压药物，不可随意减量或停药，降压药物应从小剂量开始、联合用药，降压速度不宜过快、过猛，以免重要脏器血供减少和增加肾损害。避免应用损害肾脏的药物，随时监测血压的变化，嘱患者服药后动作适当放慢，避免因快速改变体位导致直立性低血压。

（三）心理护理

向患者说明情绪稳定有助于血压稳定，而紧张、焦虑可导致血压升高。劝慰患者保持良好的心态，正确应对疾病的变化，积极配合治疗。鼓励家属给予患者理解、宽容与支持。

【护理评价】

1. 血压是否平稳，头痛是否减轻或消失。
2. 是否发生心力衰竭、高血压脑病等并发症。

三、尿路刺激征

尿路刺激征是由于膀胱颈和膀胱三角区受炎症或机械刺激而引起的尿频、尿急、尿痛，伴有排尿不尽感及下腹坠痛。尿急指一有尿意须立即排尿，常伴有尿失禁。尿痛指排尿时膀胱区和尿道有疼痛或灼热感。尿频是指单位时间内排尿次数增多。正常成人白天排尿4~6次，夜间0~2次。

【护理评估】

（一）健康史

询问患者有无尿路感染、泌尿系统结石及膀胱肿瘤等疾病；有无泌尿系统畸形、前列腺增生、妇科炎症及妊娠等；有无留置导尿和尿路器械检查史；发作是否与性生活有关；询问起病以来的治疗经过。

（二）身体状况

1. 尿路刺激征特点

（1）膀胱炎导致的尿路刺激征可迅速出现排尿困难伴有尿液浑浊、异味或血尿、一般无全身感染症状。膀胱结核引起者，除尿频外，多伴有尿痛、脓尿、血尿等，后期随膀胱挛缩及纤维化，症状逐渐加重。

（2）肾盂肾炎导致的尿路刺激征，分为急性和慢性：①急性者多见于育龄期女性，全身症状明显，体温多在38℃以上，腰部呈钝痛或酸痛，脊角或输尿管点可有压痛及肾区叩击痛。②慢性者症状不典型，半数以上有急性肾盂肾炎病史，后出现低热、间歇性尿频、排尿不适及夜尿增多、低比重尿等，有时仅表现为无症状性菌尿。

2. 评估要点　评估患者的排尿次数有无增多，排尿时有无疼痛，是否尿急难忍等；有无伴随其他不适，如发热、腰痛等。评估患者的精神、营养状况以及体温有无升高。肾区有无压痛、叩击痛，尿道口有无红肿、渗出物等。

（三）心理-社会状况

由于临床表现明显，患者常感到烦躁不安；涉及外阴及性生活等方面询问时，患者常有害羞感和精神负担；反复发作迁延不愈使患者产生紧张、焦虑。部分患者由于尿失禁而产生自卑心理，出现社交障碍。

（四）辅助检查

了解有无白细胞尿、血尿、蛋白尿和管型尿等；24小时尿量有无异常、有无夜尿增多和尿比重降低；了解患者肾功能的情况；通过影像学检查了解肾脏大小，形态有无异常，尿路有无梗阻或畸形。

【常见护理诊断/问题】

排尿障碍（尿频、尿急、尿痛）：与炎症或理化因素刺激膀胱有关。

【护理目标】

尿路刺激征能够减轻或消失。

【护理措施】

（一）一般护理

1. 休息与活动　为患者提供一个安静、舒适的环境，治疗与护理操作尽量集中进行，不影响患者睡眠。患者应卧床休息，取屈曲位，尽量避免站立或坐直。高热者应注意口腔及皮肤护理。平时注意个人卫生，避免擦便纸污染尿道口，便后清洗外阴。女性患者月经期尤应注意会阴部的清洁。避免劳累，适当运动，以增强机体抵抗力。

2. 饮食护理　在无禁忌的情况下，鼓励患者多饮水、勤排尿，日饮水量不低于2 000mL，保证每日尿量在1 500mL以上，必要时通过静脉输液增加尿量，达到冲洗尿路、促进细菌和炎性分泌物排泄的目的。给予清淡、营养丰富、易消化食物，避免睡前饮水过多，以免影响休息。

(二) 病情观察

观察患者排尿情况、体温和伴随症状的变化,尿频、尿急、尿痛的程度,性质有无改变,分析病情加重或减轻的原因,如泌尿系结核后期尿路刺激征会更明显。密切观察治疗效果。监测血尿、细菌尿、肾脏形态改变,以及肾区、输尿管及尿道口疼痛等。

(三) 用药护理

遵医嘱给予抗生素,注意观察药物的疗效及有无不良反应,勿随意停药。结核患者需要早期全程抗结核治疗。口服碳酸氢钠可碱化尿液,缓解症状。膀胱刺激征明显者,遵医嘱给予阿托品、普鲁本辛等抗胆碱能药物。

(四) 心理护理

向患者解释症状出现的原因,过分紧张可导致症状加重,应保持心情愉快,避免焦虑。指导患者通过听轻音乐、看电视或聊天等形式分散注意力、减轻焦虑,缓解尿路刺激征。说明用药治疗可达临床治愈,鼓励其配合治疗和护理。

(五) 健康指导

向患者讲解尿路刺激征多为尿路感染所致,其诱因常为过度劳累、会阴部不清洁及性生活不卫生等。指导患者积极配合医生正规治疗,避免过度劳累;养成每天清洗会阴部的习惯(平时每日1～2次,女性月经期随时清洗,性生活后及时清洗并排尿);平时多饮水、勤排尿、不憋尿等。加强营养,经常参加运动,增强机体抵抗力。

【护理评价】

尿路刺激征是否减轻或消失。

四、尿异常

尿异常分为尿量异常和尿质异常。尿量异常包括少尿、无尿、多尿和夜尿增多;尿质异常有蛋白尿、血尿、白细胞尿、脓尿、菌尿和管型尿等。

【护理评估】

(一) 健康史

患者常有肾小球肾炎、泌尿系统结石、泌尿系统感染、泌尿系统肿瘤、肾血管病变及泌尿系统先天畸形等疾病病史;过敏性紫癜、风湿病、糖尿病等;使用过对肾脏损害的药物。剧烈运动、发热及饮酒等常可诱发。

(二) 身体状况

1.尿异常特点

(1) 尿量异常:正常成人平均每日尿量为1 000～2 000mL,尿量多少取决于GFR和肾小管重吸收量及两者的比例。若24小时尿量少于400mL,称为少尿;少于100mL称为无尿。少尿或无尿的病因有3类:肾前性(血容量不足或肾血管痉挛等)、肾性(急慢性肾衰竭等)以及肾后性（尿路梗阻等）因素引起。多尿是指24小时尿量超过2 500mL。多尿的病因分为肾性和非肾性两类，肾性多尿见于各种原因所致的肾小管功能不全，非肾性多尿见于糖尿病、尿崩症和溶质性利尿等。夜间尿量超过白天尿量或夜间尿量超过750mL，称为夜尿增多。持续夜尿增多，并且尿比重低而固定，提示肾小管浓缩功能减退。

（2）尿质异常：①蛋白尿：24小时尿蛋白含量持续超过150mg，蛋白质定性试验呈阳性反应，称为蛋白尿。24小时尿蛋白定量超过3.5g，称为大量蛋白尿。蛋白尿多为病理性的，最常见于肾小球肾炎。产生蛋白尿的原因很多，一般可分为4类：生理性蛋白尿、肾小球性蛋白尿、肾小管性蛋白尿和溢出性蛋白尿。②血尿：新鲜尿沉渣每高倍视野红细胞>3个或1小时尿红细胞计数超过10万，称为镜下血尿；1L尿至少含1mL血，尿外观呈血样或洗肉水样为肉眼血尿。③白细胞尿、脓尿和菌尿：新鲜离心尿液每高倍视野白细胞>5个，或新鲜尿液白细胞计数超过40万，称为白细胞尿或脓尿，多见于泌尿系统感染。菌尿指中段尿涂片镜检，每个高倍视野均可见细菌，或细菌培养菌落计数超过10^5/mL，是尿路感染的重要诊断指标。④管型尿：健康人尿中可偶见透明管型，若12小时尿沉渣计数管型超过5 000个，或镜检时发现大量或其他类型管型，称为管型尿。

2.评估要点　评估尿异常的性质、特点及病因等；评估患者有无水肿、心悸、乏力、呼吸困难、腰痛及体重改变等；评估患者的营养状态和精神状态等；评估患者肺部有无湿性啰音。

（三）心理-社会状况

尿异常尤其是少尿、无尿、肉眼血尿及出现伴随症状等，常使患者产生焦虑不安、恐惧等心理。

（四）辅助检查

尿常规、肾功能、血清电解质、影像学等检查有助于病因诊断。

【常见护理诊断/问题】

1.体液过多　与肾小球滤过率下降和尿量减少有关。
2.有体液不足的危险　与肾衰竭和尿量过多有关。

【护理措施】

（一）一般护理

患者注意适当休息，不能过于劳累，严重者应卧床休息，改变体位时速度宜慢，对自理能力下降患者，应协助其生活护理。

（二）病情观察

准确记录患者24小时出入液量和尿量，观察生命体征的变化和有无脉压缩小、心率增快、面色苍白及出冷汗等休克先兆表现；有无脱水；采集血标本，监测肾功能、电解质及血气分析，观察有无高血钾、低血钾、高血钠、低血钠和代谢性酸中毒等电解质和酸碱平衡紊乱征象，一旦发现及时报告医生并配合处理。

（三）用药护理

患者迅速建立静脉通道，原则上根据24小时出入量决定补液量，如大量补液后患者尿量不增加，肢体凹陷性水肿，脉率增快，提示心或肾功能受损，应报告医师处理。

（四）心理护理

给予患者心理支持，做好疏导工作，让其了解病情，坚持治疗，掌握放松技巧，听音乐、缓慢深呼吸，参加娱乐活动等，保持良好的心情。

（五）健康指导

指导患者学会自我护理知识，如合理饮食，不吸烟、饮酒，适当锻炼，增强体质，不擅自用药，特别是庆大霉素、阿米卡星和链霉素等，避免呕吐、腹泻、感染、劳累、妊娠等其他能加重肾损伤的因素。教会患者自我观察病情，如出现少尿、无尿等现象能及时就医。

【护理评价】

尿异常现象是否减轻或消失。

第二节 肾小球疾病患者的护理

肾小球疾病是指一组有相似临床表现（血尿、蛋白尿、水肿、高血压和不同程度肾功能损害）的肾脏疾病，但病因、发病机制、病理改变、病程和预后不尽相同，病变主要累及双肾肾小球。根据病因分为原发性、继发性和遗传性三大类，其中原发性肾小球疾病占肾小球疾病的绝大多数，是我国引起慢性肾衰竭的最主要疾病，本节主要介绍原发性肾小球疾病中的慢性肾小球肾炎和肾病综合征。

【原发性肾小球疾病的分型】

1.临床分型　①急性肾小球肾炎。②急进性肾小球肾炎。③慢性肾小球肾炎。④无症状性血尿和（或）蛋白尿（隐匿性肾小球肾炎）。⑤肾病综合征。

2.病理分型　根据世界卫生组织（WHO）1995年制订的分类标准，分为：①轻微型肾小球病变。②局灶性节段性病变。③弥漫性肾小球肾炎（又分为膜性肾病、增生性肾小球肾炎、硬化性肾小球肾类3类）。④未分类的肾小球肾炎。

【发病机制】

目前认为多数肾小球疾病是免疫介导性炎症疾病，但在慢性进展过程中也有非免疫非炎症因素参与。

1.免疫反应　包括体液免疫和细胞免疫。

（1）体液免疫：通过下列两种途径致病。①循环免疫复合物沉积：某些外源性或内源性抗原能刺激机体产生相应抗体，并在血液循环中形成免疫复合物（CIC）沉积于肾小球而致病。②原位免疫复合物形成：是指血液循环中游离抗体或抗原与肾小球中的某些固有抗原（如肾小球基膜抗原）或种植于肾小球的外源性抗原刺激机体产生抗体，在肾小球局部形成原位免疫复合物而发病。

（2）细胞免疫：近年来，细胞免疫在某些类型肾炎发病机制中的重要作用得到肯定。但细胞免疫可否直接诱发肾炎，长期以来一直未得到肯定回答。

2. 炎症反应　免疫反应激活炎症细胞（如中性粒细胞、单核细胞、血小板等），使之释放炎症介质（如补体激活物质、凝血及纤溶因子、生物活性肽等），炎症介质又能反作用于炎症细胞，两者的共同参与及相互作用导致肾小球的损伤。

3. 非免疫非炎症　在肾小球疾病慢性进展过程中，存在着非免疫非炎症致病机制。如肾小球内高压、高灌注及高滤过，可促进肾小球硬化。此外，高脂血症也是加重肾小球损伤的重要因素之一。

一、慢性肾小球肾炎

慢性肾小球肾炎（CGN）简称慢性肾炎，是以蛋白尿、血尿、高血压和水肿为主要表现，起病方式不同，病情迁延，病变进展缓慢，可有不同程度的肾功能减退，最终将发展成慢性肾衰竭的一组肾小球疾病。本病可发生于任何年龄，以中青年男性多见。

【病因及发病机制】

大多数慢性肾炎是由各种原发性肾小球疾病迁延不愈发展而来，少数患者是由急性肾炎发展而来。一般认为本病的起始因素为免疫介导性炎症，但随疾病的进展，也有非免疫非炎症性因素参与，如肾内动脉硬化加重肾实质缺血性损害，肾小球内的高灌注、高滤过、高压力状态等，可促使肾小球进一步硬化。此外，疾病过程中出现的高凝状态、高脂血症及感染、脱水、劳累、妊娠，以及使用肾毒性药物等均可加重肾功能损害。

【护理评估】

（一）健康史

询问患者有无急性链球菌感染后急性肾炎病史，有无高血压、糖尿病、系统性红斑狼疮等病史，有无长期服用对肾脏有害的药物。询问患者有无排尿异常、食欲减退等表现。

（二）身体状况

CGN多数起病缓慢，临床表现多样，早期患者可有乏力、疲倦、食欲缺乏、腰部疼痛等不适，部分患者可无症状。主要表现如下。

1. 蛋白尿　是本病必有的表现，尿蛋白定量常在1~3g/d。大多数患者有持续性蛋白尿。

2. 血尿　多有镜下血尿，也可出现肉眼血尿及管型。

3. 水肿　为本病多数患者的首发症状。轻、中度水肿，多发生于眼睑、颜面水肿和（或）下肢凹陷性水肿。

4.高血压　是本病常见特征之一，多数为轻、中度高血压，呈持续性。

5.贫血　与肾分泌促红细胞生成素减少有关。

6.肾功能损害　呈慢性进行性损害，可因感染、劳累、血压升高或使用肾毒性药物而急剧恶化，去除诱因后肾功能可在一定程度上恢复。

7.并发症

（1）感染：因免疫功能低下，易并发呼吸道感染和尿路感染。

（2）心脏损害：由于持续性高血压、动脉硬化、水钠潴留等多因素导致心脏损害，包括心肌肥大、心律失常、心功能不全。

（三）心理-社会状况

患者常因病程迁延、反复发作、治疗效果不理想、预后不良而产生焦虑、悲观等心理。评估患者社会支持状况，如家属的关心支持、医疗费用的来源等。

（四）辅助检查

1.血液检查　血常规早期检查正常或轻度贫血，晚期血红蛋白含量与红细胞数量下降。肾功能不全的患者可有内生肌酐清除率下降，血肌酐、血尿素氮增高。部分患者可有血脂升高，血浆白蛋白降低。

2.尿液检查　尿蛋白定性+至+++，尿蛋白定量常在1~3g/d。镜下可见多型红细胞，也可出现肉眼血尿及管型。

3.B超检查　双肾可有结构紊乱，晚期缩小，肾皮质变薄。

4.肾活组织检查　可以确定慢性肾炎的病理类型。常见系膜增生性肾炎、系膜毛细血管性肾炎、膜性肾病等类型。

（五）治疗原则及主要措施

慢性肾炎治疗目的在于防止或延缓肾功能进行性恶化、改善症状及防治严重并发症，而不以消除蛋白尿和血尿为目标，注意休息、避免剧烈运动、限制蛋白质和磷的摄入、控制高血压、避免感染等加重肾损伤的诱因。主要治疗如下。

1.低蛋白低磷饮食　肾功能减退氮质血症患者应限制蛋白质和磷的摄入，低蛋白质及低磷饮食可减轻肾小球内高压力、高灌注及高滤过状态，延缓肾小球的硬化。给予优质低蛋白饮食。

2.控制高血压　高血压可加快肾小球硬化、促进肾功能恶化，严重影响慢性肾炎的预后，应积极控制。①利尿药：有明显水钠潴留的容量依赖型高血压患者选用噻嗪类利尿药，如氢氯噻嗪、呋塞米。②血管紧张素转换酶抑制剂（ACEI）：对肾素依赖型高血压首选血管紧张素转换酶抑制剂，如卡托普利等。近年研究证实，ACEI除具有降压作用外，还有减少尿蛋白和延缓肾功能恶化的肾保护作用。③其他：钙通道阻滞剂（硝苯地平）和β受体阻滞剂（普萘洛尔）。

3.应用抗血小板药　大剂量双嘧达莫（300~400mg/d）、小剂量阿司匹林（40~80mg/d）有抗血小板聚集作用，长期服用此类药物可改善微循环，延缓肾功能减退。

4.避免诱因　劳累、感染、妊娠、使用肾毒性药物等可使肾炎加重，导致肾功能恶化，应避免。

【常见护理诊断/问题】

1.营养失调（低于机体需要量）　与摄入蛋白减少、尿蛋白丢失、代谢紊乱有关。

2.体液过多　与肾小球滤过率下降导致水钠潴留等因素有关。

3.有感染的危险　与皮肤水肿、营养失调、应用糖皮质激素等致机体抵抗力下降有关。

4.潜在并发症　慢性肾衰竭。

【护理目标】

1.营养状况能够逐步改善。

2.水肿程度能够减轻或消失。

3.无感染发生，或能及时发现并控制感染。

【护理措施】

（一）一般护理

1.休息与活动　急性发作期及高血压、水肿严重伴有肾功能不全者，应绝对卧床休息，病情好转后可逐渐增加活动。

2.饮食　给予低盐、低脂、优质低蛋白质、低磷、丰富维生素饮食。糖类和脂类在饮食热量中的比例适当增加，以达到机体能量需要，防止负氮平衡。高血压和水肿者应限制盐的摄入，给予低盐饮食1~3g/d，高度水肿者应忌盐。高脂血症患者，应限制食物中脂肪摄入，尤其是限制大量不饱和脂肪酸的摄入。

3.定期做好病室空气的消毒，减少病区的探视人数，严格遵守无菌技术操作原则，以防止感染发生，保护好水肿部位的皮肤。

（二）病情观察

密切观察患者的生命体征，尤其是血压的变化。准确记录24小时出入液量，监测患者尿量及肾功能变化，及时发现肾衰竭。观察水肿的消长情况及有无胸腔积液、腹水的征象。

（三）用药护理

使用利尿剂应注意患者有无电解质紊乱；服用降压药时，嘱患者活动时动作要缓慢，如起床后应该稍坐几分钟，然后缓慢站起，以防直立性低血压；应用血管紧张素转换酶抑制剂降压时，应监测电解质，防治高血钾；应用血小板解聚药（如双嘧达莫、阿司匹林）时，注意观察患者有无出血倾向，监测出、凝血时间等；应用激素或免疫抑制剂，应注意观察患者有无继发感染、上消化道出血、水钠潴留、血压升高、肝功能损害、骨质疏松及骨髓抑制等。

（四）心理护理

本病病程长，病情反复，患者会面临生活、工作、家庭负担等问题，长期服药不良反应大，预后不良，患者易产生悲观、焦虑等不良情绪。应积极主动与患者沟通，与亲属一起做好患者的疏导工作，使患者保持良好的心态接受治疗。

（五）健康指导

1. 疾病知识指导 向患者及家属讲解慢性肾小球肾炎的病程，需定期随访的重要性，解释如何监测病情变化，防止疾病恶化，病情加重时及时就诊。

2. 用药指导 介绍各类药物的疗效，指导患者正确用药，掌握利尿药、降压药等各种药物的使用方法，学会观察药物治疗的效果和药物的不良反应，不用对肾功能有害的药物，如氨基糖苷类抗生素等。

【护理评价】

1. 水肿程度是否减轻或消失。
2. 营养状况是否得到改善。
3. 是否发生感染；发生感染能否被及时发现，并得到及时处理。

二、肾病综合征

肾病综合征（NS）是各种肾脏疾病所致的一组临床综合征，其共同表现为：①大量蛋白尿（尿蛋白定量>3.5g/d）。②低蛋白血症（血浆白蛋白<30g/L）。③水肿。④高脂血症。

【病因及发病机制】

肾病综合征分为原发性和继发性。原发性肾病综合征指原发于肾小球本身病变，如各种肾小球肾炎、肾小球肾病等，占肾病综合征的75%。原发性肾病综合征由于免疫介导性炎症，导致肾小球滤过屏障损伤，大量蛋白从肾小球滤过屏障滤出，进而引起低蛋白血症、水肿和高脂血症等。继发性肾病综合征是指继发于全身系统性疾病或先天遗传性疾病，如糖尿病、系统性红斑狼疮、过敏性紫癜等。

【护理评估】

（一）健康史

患者有急性肾炎、急进性肾炎及慢性肾炎等病史，或有糖尿病、系统性红斑狼疮、过敏性紫癜、肾淀粉样变、淋巴瘤及多发性骨髓瘤等病史。

（二）身体状况

1. 典型表现

（1）大量蛋白尿：尿蛋白>3.5g/d，其发生机制是肾小球滤过屏障受损时，肾小球对血浆蛋白（多以清蛋白为主）的通透性增加，当原尿中蛋白含量超过肾小管重吸收量时，形成蛋白尿。

（2）低蛋白血症：血浆清蛋白<30g/L，主要是大量蛋白尿从尿中丢失所致。此外，胃黏膜水肿致蛋白质摄入与吸收减少、蛋白质分解增加、肠道排泄过多及肝代偿性合成、清蛋白不足也是低蛋白血症的原因。

（3）水肿：是最突出的体征。其发生与低蛋白血症和血浆胶体渗透压下降，使水分从血管内渗入组织间隙有关。严重水肿者可出现胸腔、腹腔和心包积液。

（4）高脂血症：以高胆固醇血症最为常见，三酰甘油、低密度脂蛋白及极低密度脂蛋白也可增高，其发生与肝脏合成脂蛋白增加和脂蛋白分解减少有关。

2.并发症

（1）感染：是肾病综合征常见的并发症，也是本病复发和疗效不佳的主要原因之一。与大量蛋白尿和低蛋白血症导致患者营养不良、免疫功能紊乱和激素治疗有关。以呼吸道、尿路和皮肤感染最常见。

（2）血栓、栓塞：由于有效循环血容量减少、血液浓缩及高脂血症使患者血液呈高凝状态，患者可发生血栓和栓塞，以肾静脉血栓最多见。

（3）急性肾损伤：因水肿导致有效循环血容量减少，肾血流量不足，引起肾前性氮质血症，经扩充血容量和利尿治疗后多可恢复；肾间质高度水肿压迫肾小管和大量蛋白管型堵塞肾小管，形成肾小管腔内高压，引起肾小球滤过率骤然减少，诱发肾小管上皮细胞损伤、坏死，导致急性损伤。

（4）其他：长期低蛋白血症导致营养不良及小儿生长发育迟缓等；高脂血症还可增加心血管系统的并发症，加重肾损害。

（三）心理-社会状况

本病病程长、易复发、部分类型预后差，因全身不同程度的水肿，或长期服用肾上腺皮质激素等药物引起容貌及体形变化，患者易出现悲观情绪、少言寡语、社交障碍，对事业、人生失去信心。

（四）辅助检查

1.尿液检查　尿蛋白+++～++++，尿蛋白定量>3.5g/d；尿中有红细胞、管型等。

2.血液检查　血浆清蛋白<30g/L，血中胆固醇、三酰甘油、低及极低密度脂蛋白增高；肾衰竭时血尿素氮、血肌酐升高。

3.肾穿刺活体组织检查　明确病理类型，指导治疗和判断预后。

4.B超检查　双肾正常或缩小。

（五）治疗原则及主要措施

治疗目的为去除病因和诱因，消除水肿，降低血压，使尿蛋白减少乃至消失，提高血浆蛋白，降低血脂，保护肾功能，避免复发。

1.一般治疗　有严重水肿、低蛋白血症者需卧床休息；给予正常量0.8～1.0g/（kg·d）优质蛋白质（富含必需氨基酸的动物蛋白质）饮食。要充分保证热量，水肿时应低盐（<3g/d）饮食。少摄入富含饱和脂肪酸（动物油脂）的饮食，以减轻高脂血症。

2.利尿消肿　卧床和限制水钠摄入为基本措施，先提高血浆胶体渗透压扩充血容量，提高肾小球滤过率，再用利尿剂可获较好的利尿效果。

3.糖皮质激素的应用　糖皮质激素为治疗本病的主要药物。使用原则：①起始足量：常用泼尼松1mg/（kg·d），口服8周，必要时延长至12周。②缓慢减药：足量治疗后每2～3周减原用量的10%，当减至20mg/d左右时症状易反复，应缓慢减量。③长期维持：以较小有效剂量（10mg/d）再维持半年左右。激素可采取全日量顿服或在维持用药期间两日量隔日一次顿服，以减轻激素的不良反应。

4.免疫抑制剂　一般不作为首选药物或单独应用。在激素治疗效果欠佳时加用，常用的免疫抑制剂有环磷酰胺，不良反应主要有骨髓抑制（如白细胞减少）、脱发、肝损害、出血性膀胱炎、睾丸损害等。

5.防治并发症

（1）感染：在激素治疗时无须应用抗生素预防感染。一旦发现感染，应及时选用对致病菌敏感、强效无肾毒性的抗生素治疗，有明确感染灶者应尽快去除。

（2）血栓及栓塞：当血液出现高凝状态时，给予抗凝剂如肝素治疗，辅以抗血小板药，如双嘧达莫或阿司匹林口服。已发生血栓、栓塞者应尽早给予溶栓、抗凝治疗。

（3）急性肾衰竭：给予袢利尿药冲刷阻塞肾小管的管型。利尿无效且达到透析指征者，应进行血液透析。

6.中医药治疗　中医中药治疗本病有一定疗效，如雷公藤具有抑制免疫、抑制肾小球系膜细胞增生，改善肾小球滤过膜通透性从而降低尿蛋白的作用。

【常见护理诊断/问题】

1.营养失调（低于机体需要量）　与大量蛋白尿、摄入不足及吸收障碍有关。

2.体液过多　与低蛋白血症致血浆胶体渗透压下降等有关。

3.潜在并发症　感染、血栓与栓塞、急性肾衰竭等。

【护理目标】

1.营养状况能够逐步改善。

2.水肿程度能够减轻或消失。

3.无并发症发生，或能及时发现并控制并发症。

【护理措施】

（一）一般护理

1.休息与活动　慢性肾炎患者应保证充分休息和睡眠，适度活动；病情加重或伴有血尿、心力衰竭及并发感染者，应限制活动。有重度水肿伴胸腹腔积液者需绝对卧床休息，取半坐卧位。下肢水肿者应抬高肢体，减轻水肿。卧床期间应督促和协助患者做肢体活动，防止肢体血栓形成。待水肿消失、一般情况好转后，可起床适当活动，避免剧烈运动。

2.饮食护理　①供给充足热量，不少于126～147kJ（30～35kcal）/（kg·d）。②给予正常量的优质蛋白质（富含必需氨基酸的动物蛋白质），按0.8～1g/（kg·d）供给；肾功能不全时，选用优质蛋白质0.6～0.8g/（kg·d）；肾功能严重受损时，优质蛋白质

0.3~0.4g/（kg·d）。③少食富含饱和脂肪酸的食物，如动物油脂，多吃富含不饱和脂肪酸的食物，如植物油及鱼油，以及富含可溶性纤维的食物，如燕麦、米糠、豆类等，控制高脂血症。④水肿时低盐（<3g/d）饮食，勿食腌制食品。补充各种维生素及微量元素，如钙、铁、锌等。

（二）病情观察

详细记录患者生命体征及24小时出入液量，特别是尿量变化。中、重度水肿患者应严格控制水的摄入，饮水原则为前一日尿量加500mL，并给予低盐饮食。观察有无发热、咳嗽、皮肤感染等感染征象。观察水肿部位、程度和水肿消长情况。定期测量血浆白蛋白、血红蛋白等，反映机体营养状态；监测血脂及血液黏稠度，判断发生血栓、栓塞的危险；监测患者少尿、无尿及血BUN、血肌酐升高等，判断肾衰竭。

（三）预防感染

保持病房环境清洁，定期空气消毒，用消毒药水拖地板、湿擦桌椅等；尽量减少探视；保持皮肤清洁、干燥，避免水肿皮肤长时间受压，防止水肿皮肤受损，注射完后压迫一定时间，避免医源性皮肤损伤；指导和协助患者做好口腔黏膜、皮肤的清洁。出现感染情况时，遵医嘱使用有效抗生素，观察药物疗效及不良反应。

（四）用药护理

1. 利尿药　用药期间应准确记录24小时出入液量，定期复查电解质、酸碱平衡，注意补钾，防止低钾血症，肾衰竭者禁用保钾利尿药。

2. ACEI降压药　监测电解质，防止高血钾，观察有无持续性干咳等不良反应，告诉患者停药后即可消失。

3. 血小板解聚药　观察有无出血倾向，监测血液常规，出现异常立即停药。

4. 环孢素　长期使用可出现肝肾毒性、多毛、牙龈增生、血压升高和高尿酸血症等。用药过程中应定期进行血液、尿液、肝肾功能和血生化检查，注意监测血药浓度。

5. 糖皮质激素　长期使用可出现水钠潴留、感染、向心性肥胖、骨质疏松等不良反应，告诉患者遵医嘱服药，不可随意停服、漏服及随意增减药量。

（五）心理护理

多与患者沟通，让患者对治疗及预后有所了解，引导患者多说话，缓解悲观情绪，树立战胜疾病的信心，鼓励家属给予患者安慰、关心和支持，解决患者的后顾之忧，保持良好的心态，积极配合治疗与护理。

（六）健康指导

1. 疾病知识　向患者及家属讲解本病相关知识。指导患者注意个人卫生，加强口腔黏膜和会阴部护理，每日早晚刷牙2次，预防口腔炎，刷牙时选用软毛刷，动作轻柔，防止损伤牙龈及口腔黏膜。饭后用苏打水漱口，每日2~3次，预防真菌感染。寒冷季节注意保暖，避免着凉；减少到公共场所等人多的地方，预防感染。指导患者根据病情适度休息与活动，避免出现肢体血栓等并发症；根据病情合理安排饮食，选择合适摄入量的优质蛋白质，低盐饮食。

2.用药指导　掌握利尿药、降压药及糖皮质激素等药物的使用方法、不良反应和注意事项，坚持遵医嘱服药，尤其使用激素时，勿自行减量或停药，以免引起反跳；避免使用对肾功能有害的药物，如氨基糖苷类抗生素、抗真菌药等。

【护理评价】

1.水肿程度是否减轻或消失。

2.营养状况是否得到改善。

3.是否发生并发症；发生并发症能否被及时发现，并得到及时处理。

第三节　尿路感染患者的护理

尿路感染是指各种病原微生物在尿路中生长、繁殖而引起的尿路感染性疾病。尿路感染根据感染发生部位，可分为上尿路感染（肾盂肾炎、输尿管炎）和下尿路感染（膀胱炎、尿道炎）。根据临床有无症状，可分为有症状尿感和无症状尿感。

本病以女性多见，多见于育龄女性、老年人、免疫功能低下及患有泌尿系统其他疾病者。老年男性因前列腺肥大，其发生率增加，但多为无症状性细菌尿。

【病因及发病机制】

1.致病菌　本病多为细菌直接引起的尿路炎症，最常见致病菌为大肠埃希菌（革兰阴性杆菌），占尿路感染的80%～90%，其次为变形杆菌、克雷伯杆菌；有5%～10%的尿路感染由革兰阳性菌引起。

2.感染途径

（1）上行感染：是最常见的感染途径。病原菌经由尿道上行至膀胱、输尿管、肾盂引起感染，约占尿路感染的95%。

（2）血行感染：指病原菌通过血运到达肾脏和尿路引起的感染，此种感染途径少见，多见于慢性疾病或免疫抑制剂治疗者，常见病原菌为金黄色葡萄球菌、沙门菌属等。

（3）其他感染途径：直接感染和淋巴道感染。

3.易感因素

（1）尿路梗阻：如结石、前列腺增生、狭窄、肿瘤等，任何使尿液流出不畅的因素，均使尿液潴留，导致细菌在局部大量繁殖引起感染。

（2）膀胱-输尿管反流：尿液从膀胱逆流到输尿管甚至肾盂，导致细菌在局部定植，发生感染。

(3) 机体免疫力低下：如长期使用糖皮质激素或免疫抑制剂、糖尿病、长期卧床、严重的慢性病和艾滋病等。

(4) 性别和性活动：女性尿道短直而宽、开口于阴唇下方、距离肛门较近，是易发尿路感染的重要因素；性生活时，将尿道口周围的细菌挤压入膀胱引起尿路感染；前列腺增生是中老年男性尿路感染的重要原因；包茎、包皮过长，是男性尿路感染的诱发因素。

(5) 医源性因素：导尿或留置导尿管、膀胱镜和输尿管镜检查、逆行性尿路造影等，可致尿路黏膜损伤，引发尿路感染。

4.细菌致病力　细菌进入膀胱后，是否引起尿路感染，与其对尿道上皮细胞的吸附力有很大关系。

5.机体防御功能　尿路感染的发生，除与细菌的数量、毒力有关外，还取决于机体的防御功能。正常情况下，前尿道和尿道口周围定居着少量细菌，如链球菌、乳酸菌、葡萄球菌和类白喉杆菌等，但不致病；性生活、尿路梗阻、医源性操作、生殖器感染等可破坏机体防御功能，易导致感染。

【护理评估】

（一）健康史

询问患者身体其他部位是否有感染病灶，有无尿路感染史；有无泌尿系统结石、狭窄、肿瘤、畸形、前列腺增生等，有无导致膀胱-输尿管反流的因素存在；了解患者有无长期使用糖皮质激素或免疫抑制剂、糖尿病、长期卧床、严重的慢性病和艾滋病等导致机体免疫力低下的情况；了解患者性生活情况；有无泌尿系统器械检查及留置导尿等。

（二）身体状况

1.膀胱炎　占尿路感染的60%以上。①泌尿系统症状：患者主要表现为尿频、尿急、尿痛、排尿不适、下腹部疼痛等，部分患者迅速出现排尿困难。②全身症状：一般无全身感染症状，少数出现腰痛、发热，但体温不超过38.0℃。③尿液改变：尿液常混浊，有异味，约30%出现血尿。

2.肾盂肾炎

(1) 急性肾盂肾炎：育龄女性最常见。①全身症状：起病急，常有畏寒、发热、头痛、全身酸痛、恶心、呕吐等，体温在38.0℃以上，多为弛张热或间歇热。②泌尿系症状：常有尿频、尿急、尿痛等膀胱刺激征，多伴有排尿困难、下腹部疼痛、腰痛等。腰痛程度不一，多为钝痛或酸痛；部分患者下尿路症状不典型或缺如。③体征：一侧或两侧肋脊角或输尿管点压痛和（或）肾区叩击痛。④尿液改变：尿液浑浊，常有白细胞尿或血尿，甚至可见肉眼血尿。

(2) 慢性肾盂肾炎：全身及泌尿系统局部表现均不典型，50%以上患者可有急性肾盂肾炎病史。

3.无症状细菌尿　又称隐匿型尿路感染，指患者有细菌尿，而无尿路感染的症状，或仅有低热、乏力和腰痛。多见于老年人和孕妇,可发展为急性肾盂肾炎。

(三) 心理-社会状况

症状较轻者,对疾病认识不足,或重视程度不够,遵医嘱行为差;症状严重者,干扰了日常生活,患者易产生紧张、焦虑心理。评估家属对患者心理、经济等方面的支持程度。

(四) 辅助检查

1. 尿液检查

(1) 尿常规检查和尿白细胞计数:尿沉渣内白细胞显著增多,白细胞尿对尿路感染诊断意义较大;部分患者有镜下血尿,极少数急性膀胱炎者可见肉眼血尿;蛋白尿多为阴性或微量。

(2) 尿细菌学检查:具有诊断意义。①涂片细菌检查:初步确定致病菌,对及时选择有效抗生素有重要参考价值。②细菌培养:采用清洁中段尿或膀胱穿刺尿做细菌培养。中段尿细菌定量培养$\geq 10^5$/mL,为真性菌尿,确诊尿路感染;$10^4 \sim 10^5$/mL,为可疑阳性,需复查;$< 10^4$/mL,可能是污染。膀胱穿刺尿培养结果最可靠,耻骨上膀胱穿刺尿细菌定性培养有细菌生长,即为真性菌尿。

2. 血液检查 急性肾盂肾炎时,白细胞升高,血沉可增快。慢性肾盂肾炎肾功能受损时,可出现GFR下降、血肌酐升高等。

3. 影像学检查 做B超、X线腹平片、静脉肾盂造影(IVP)、逆行性肾盂造影等检查,可发现尿路有无结石、梗阻、反流、畸形等致病因素。注意:尿路感染急性期不宜做IVP,可做B超检查。

(五) 治疗原则及主要措施

药物治疗原则:①选用肾毒性小、不良反应少、致病菌敏感的抗生素。首选对革兰阴性杆菌有效的抗生素,如用药3天无改善,应按药敏结果调整用药。②单一药物治疗失败、严重感染、混合感染、耐药菌株出现时,应联合用药。

1. 急性膀胱炎 选用磺胺类、喹诺酮类、头孢类等抗生素,任选一种,连用3天,约90%患者治愈。

2. 急性肾盂肾炎 首次发病者,首选对革兰阴性杆菌有效药物,3天显效者无须换药;否则应按药敏结果更改抗生素。

(1) 病情较轻者:常用药物有喹诺酮类(氧氟沙星、环丙沙星)、半合成青霉素类(阿莫西林)、头孢菌素类(头孢呋辛)等,口服10~14天。如尿菌仍阳性,参考药敏试验选用有效抗生素继续治疗4~6周。

(2) 严重感染全身中毒症状明显者:住院治疗,静脉给药。常用药物有氨苄西林、头孢噻肟钠、头孢曲松钠、左氧氟沙星等,必要时联合用药。如治疗后好转者,退热后继续用药3天,再改为口服抗生素2周。如治疗3天无好转,按药敏结果更换抗生素,疗程不少于2周。如仍持续发热,应注意有无肾盂积脓、肾周脓肿、感染中毒症等并发症。

3.慢性肾盂肾炎　积极寻找并祛除易感因素。急性发作时治疗同急性肾盂肾炎。

4.无症状细菌尿　一般不需要治疗,但有下述情况者应予以治疗:①妊娠期无症状细菌尿。②学龄前儿童。③曾出现有症状感染者。④肾移植、尿路梗阻及其他尿路有复杂情况者。根据药敏结果选择有效抗生素,多采用短疗程用药,复发者可选用长程低剂量抑菌疗法。

【常见护理诊断/问题】

1.排尿障碍(尿频、尿急、尿痛)　与炎症刺激膀胱有关。

2.体温过高　与急性肾盂肾炎发作有关。

3.焦虑　与膀胱刺激征引起的不适及尿路感染反复发作有关。

4.潜在并发症　肾乳头坏死、肾周脓肿、中毒性休克等。

【护理目标】

1.尿路刺激症状减轻或消失。

2.体温逐渐恢复正常。

3.患者焦虑减轻,情绪稳定。

4.未发生并发症;发生并发症能被及时发现,并得到及时处理。

【护理措施】

(一) 一般护理

详见本章第一节第三部分"尿路刺激征"。

(二) 病情观察

监测生命体征尤其是体温变化,密切观察泌尿系统症状和体征,注意腰痛的性质、部位及程度,监测尿液细菌学检查结果,观察治疗及护理的效果。如出现高热不退、腰痛加剧或血压降低、脉搏速弱、皮肤湿冷等异常表现,应警惕并发症的发生。关注相关实验室检查结果。

(三) 对症护理

体温超过39℃时可采用冰敷、乙醇擦浴等措施进行物理降温,必要时可遵医嘱药物降温。出现肾区或膀胱区疼痛时,采用屈曲位卧床,尽量不要弯腰、站立或坐位,指导患者膀胱区热敷或按摩,必要时遵医嘱用碳酸氢钠碱化尿液或应用抗胆碱能药物。

(四) 用药护理

1.磺胺类药物易引起胃肠道反应,宜饭后服;口服期间应多饮水,同时服用碳酸氢钠,以增强疗效、减少磺胺结晶形成。

2.喹诺酮类药物可引起轻度消化道反应、皮肤瘙痒等,儿童及孕妇忌用。

3.氨基糖苷类抗生素,如妥布霉素或庆大霉素,对肾和听神经有损害,可引起听力下降和肾功能减退,对老年人和儿童应减少剂量,定期检查听力及肾功能。

(五) 心理护理

患者因对疾病认识不足和膀胱刺激症状不适,出现紧张、焦虑等不良情绪。应主动关心患者，耐心向患者解释疾病基本情况和防治知识，对患者进行心理疏导，鼓励患者多参加一些有兴趣的活动，以分散注意力，减轻疾病带来的不适。鼓励家属理解和支持患者，配合治疗和护理。

（六）健康指导

1. **疾病知识指导** 向患者及家属讲解尿路感染的病因、临床表现及治疗方法等相关知识，指导患者病情加重或尿液检查结果异常时及时就诊。指导患者正确留取尿标本。指导患者严格遵医嘱用药，提高治疗的依从性，并学会观察药物治疗的效果和药物的不良反应。

2. **生活方式指导** 告知患者保持生活规律的重要性，坚持体育运动，避免劳累，增加机体免疫力。多饮水、勤排尿是预防尿路感染最有效的措施。注意个人卫生，保持会阴部及肛周皮肤的清洁，女性月经期、妊娠期、产褥期应增加清洗外阴的次数。与性生活有关的反复发作者，注意性生活后立即排尿。膀胱-输尿管反流者，养成"二次排尿"习惯，即每一次排尿后数分钟，再排尿一次。女性患者急性期治愈后1年内应避免妊娠。

【护理评价】

1. 尿路刺激症状是否逐步得到改善和痊愈。
2. 体温是否逐渐恢复正常。
3. 患者焦虑是否减轻，情绪是否稳定。
4. 是否发生并发症，或并发症是否得到及时发现和控制。

第四节　肾衰竭患者的护理

肾衰竭是指各种肾脏疾病发展到后期引起的肾功能部分或全部丧失的一种病理状态。按其发作之急缓分为急性和慢性2种，急性肾损伤（以往称为急性肾衰竭，近年来研究证实轻度肾功能急性减退即可导致患者病死率明显增加，故将急性肾衰竭改称为急性肾损伤）的病情进展快速，因肾脏血流供应不足（外伤或烧伤）、肾脏因某种因素阻塞造成功能受损，或是毒物伤害而致；慢性肾衰竭主要为长期的肾脏病变导致肾功能逐渐下降造成。

一、慢性肾衰竭

慢性肾衰竭指多种慢性肾脏病（原发性或继发性），进行性发展引起的肾小球滤过率（GFR）下降和肾功能损害，出现以代谢产物潴留，水、电解质和酸碱平衡紊乱和全身各系统症状为主要表现的临床综合征。我国根据肾功能损害程度和肾小球滤过率降低的程度，将慢性肾衰竭分为以下4期（表5-4-1）。

表5-4-1　我国慢性肾衰竭的分期

分　期	肌酐清除率（mL/min）	血肌酐（μmol/L）	临床表现
肾功能代偿期（肾储备能力下降期）	50～80	133～177	无临床症状
肾功能失代偿期（氮质血症期）	20～50	178～450	无明显临床症状，可有轻度贫血、多尿或夜尿增多
肾功能衰竭期（尿毒症前期）	10～20	451～707	有全身各系统症状，贫血较明显，夜尿增多，水、电解质失调，有轻度消化道、心血管及中枢神经系统症状
尿毒症期（肾衰竭晚期）	<10	≥707	全身各系统症状明显

【病因及发病机制】

（一）病因

任何能破坏肾脏正常结构和功能的泌尿系统疾病，均可导致肾衰竭。常见病因依次为：原发性肾小球肾炎、糖尿病肾病、高血压肾小动脉硬化、狼疮性肾炎、梗阻性肾病、多囊肾等。在西方国家，糖尿病肾病、高血压肾小球硬化是慢性肾衰竭的主要病因，而在我国，以IgA肾病为主的原发性肾小球肾炎最为多见。

（二）发病机制

1.残余肾单位排泄代谢废物的负荷不断增加，肾小球出现高灌注、高滤过，高灌注和高滤过促进系膜细胞增殖和基质增加，导致微动脉瘤的形成、内皮细胞损伤和血小板集聚增强、炎性细胞浸润、系膜细胞凋亡等，是导致肾小球硬化的重要原因之一。

2.肾小管高代谢可引起残余肾单位内氧自由基生成增多，进而导致细胞和组织的损伤，使肾单位进一步丧失。

3.某些生长因子（如白介素-1、TGFβ）和血管活性物质（如血管紧张素Ⅱ）在慢性肾衰竭进展中也起到了一定的作用。

4.肾脏内分泌功能障碍，如促红细胞生成素（EPO）分泌减少引起肾性贫血；骨化三醇[1，25-$(OH)_2D_3$]产生不足，导致肾性骨病。

【护理评估】

（一）健康史

1.询问有无肾脏疾病病史，如肾小球肾炎、慢性肾盂肾炎、肾小管间质疾病、遗传性肾病、肾血管病等；有无其他全身性疾病引起的肾脏病变，如糖尿病、高血压、SLE等。

2.有无导致慢性肾衰竭渐进性发展的危险因素，如蛋白尿（包括微量蛋白尿）、低蛋白血症、高血糖控制不满意、高血压、吸烟等。

3.有无导致慢性肾衰竭急性加重的危险因素,如累及肾的疾病复发或加重、血容量不足、肾局部血供急剧减少、严重高血压未能控制、肾毒性药物、泌尿道梗阻、严重感染等,其中血容量不足或肾局部血供急剧减少是导致肾功能急剧恶化的主要原因。

(二) 身体状况

肾衰竭早期仅表现为基础疾病的症状,或仅有乏力、腰酸、夜尿增多等轻度不适;当残余肾单位不能调节适应机体的最低要求时,表现为各器官功能失调,甚至危及生命。

1.水、电解质和酸碱平衡失调　表现为水肿或脱水、高钠或低钠血症;高钾或低钾血症;代谢性酸中毒;低钙血症、高磷血症、高镁或低镁血症等。以代谢性酸中毒和水钠平衡紊乱最为常见。

2.代谢障碍　表现为蛋白质代谢产物蓄积(氮质血症)、必需氨基酸缺乏等,可出现糖耐量减低、低血糖、高三酰甘油血症、高胆固醇血症,蛋白质合成减少、分解增加及负氮平衡。

3.心血管系统表现　是慢性肾衰竭最常见的并发症和最主要的死因。

(1) 高血压和左心室肥厚:以高血压最为常见,大部分患者存在不同程度的高血压。长期高血压可引起动脉硬化、左心室肥厚和心力衰竭。

(2) 心力衰竭:尿毒症患者最主要的死亡原因,诱因常为水钠潴留,与高血压、心律失常、尿毒症心肌病变等亦相关。

(3) 心包和心肌病变:心包积液较常见,其原因多与尿毒症毒素蓄积、低蛋白血症、心力衰竭等有关。晚期出现尿毒症性心肌病,与代谢毒素潴留和贫血等因素有关。

(4) 血管钙化和动脉粥样硬化:由于高磷血症、钙分布异常和血管保护性蛋白(如胎球蛋白A)缺乏,致血管钙化。动脉粥样硬化进展迅速,患者常有三酰甘油和胆固醇升高。

4.呼吸系统症状　出现气短、气促,严重酸中毒可致呼吸深长,因体液过多、酸中毒、心力衰竭引起肺水肿或胸腔积液导致。尿毒症毒素诱发肺泡毛细血管渗透性增加,可引起尿毒症肺水肿,肺部X线检查可见"蝴蝶翼"征。

5.消化系统症状　是患者最早、最常见的症状,主要表现为食欲减退、恶心、呕吐、口腔有氨味,以及消化道出血,与体内潴留的毒性代谢产物刺激胃肠黏膜有关。

6.血液系统表现　贫血为必有症状,表现为肾性贫血和出血倾向。多数患者有轻、中度贫血,其主要原因是EPO缺乏减少,故称为肾性贫血;如同时伴有缺铁、营养不良、出血等因素,可加重贫血程度。晚期慢性肾衰竭者有出血倾向,与血小板功能降低、凝血因子缺乏有关,表现为皮下或黏膜出血点、瘀斑,重者发生胃肠道出血、脑出血等。

7.神经肌肉系统症状　早期有疲乏、失眠、注意力不集中,其后出现性格改变、抑郁、记忆力下降。尿毒症时,出现反应淡漠、谵妄、惊厥、昏迷等。周围神经病变以肢端袜套样分布的感觉神经障碍为主,也可有肢体麻木、烧灼感或疼痛感、深反射迟钝或消失。患者还可出现神经肌肉兴奋性增加导致的肌肉震颤、痉挛、不宁腿综合征、肌无力等。

8. **内分泌功能紊乱和免疫功能障碍**　出现多种内分泌功能紊乱，如雌雄激素水平下降，催乳素、黄体生成素水平升高，导致女性闭经、不孕，男性阳痿、不育等；部分出现继发性甲状旁腺功能亢进（血PTH升高），约1/4患者有轻度甲状腺功能减退。免疫功能障碍主要与各种免疫球蛋白降低、白细胞功能异常等因素有关。机体抵抗力差，易合并呼吸、泌尿系统和皮肤感染。感染是该病主要死亡原因之一。

9. **骨骼病变**　肾性骨营养不良，即肾性骨病，包括纤维囊性骨炎（高转化性骨病）、骨再生不良、骨软化症（低转化性骨病）及骨质疏松症。晚期可发生骨痛、关节畸形、病理性骨折等。

（三）心理-社会状况

患者对慢性肾衰竭的预后、接受透析疗法等存在恐惧感和绝望，加之治疗费昂贵，常导致患者及家属思想负担及经济负担过重，产生焦虑、精神紧张、烦躁不安、失眠、恐惧等心理，甚至对治疗失去信心。并发症出现后，对治疗失去信心，产生悲观绝望。

（四）辅助检查

1. **血液检查**　红细胞数下降，血红蛋白含量降低，多在80g/L以下。血浆清蛋白、血钙降低，血磷增高，血钾、钠、镁增高或降低，有代谢性酸中毒等。

2. **尿液检查**　尿沉渣中可见红细胞、白细胞、颗粒管型、蜡样管型等。夜尿增多，尿渗透压下降。

3. **肾功能检查**　内生肌酐清除率降低，血肌酐、尿素氮水平增高。

4. **影像学检查**　B超及CT提示双肾缩小。

（五）治疗原则及主要措施

1. **早中期防治**　治疗原发病和纠正加重肾衰竭的可逆因素是关键。坚持病因治疗，如合理治疗高血压、糖尿病肾病、肾小球肾炎等。避免或消除慢性肾衰竭急剧恶化的危险因素，阻断或抑制肾单位损害渐进性发展的各种途径，保护健存肾单位。

2. **营养疗法**　给予优质低蛋白、低盐、低磷、热量充足饮食，必要时加用必需氨基酸，并补充多种维生素，可减轻蛋白质分解和体内蛋白库的消耗。

3. **药物治疗**

（1）纠正酸中毒和水、电解质紊乱，调节水钠失调、控制高钾血症，以及治疗钙、磷失调和肾性骨病等。

（2）及时、有效地控制高血压：血管紧张素转化酶抑制剂（ACEI）、血管紧张素Ⅱ受体拮抗剂（ARB）、钙通道拮抗剂（CCB）的应用较为广泛。首选ACEI和ARB，有效降压目标为130/80mmHg以下，尿蛋白尽可能到<0.5g/d。

（3）贫血的治疗：应用重组人促红细胞生成素（EPO）治疗肾性贫血，多采用皮下注射。同时补充铁剂，直至血红蛋白上升为正常值。

（4）低钙血症、高磷血症和肾性骨病：常应用磷结合剂口服，以碳酸钙较好，餐中服用。明显低钙血症患者，要口服骨化三醇。

(5) 促进肠道清除尿毒症毒素：口服吸附剂（氧化淀粉或活性炭）、导泻剂（大黄制剂或甘露醇）促进毒素排泄，主要用于透析前慢性肾衰竭的辅助治疗。

(6) 防治感染：选用肾毒性小的抗生素。

4.替代治疗 是终末期肾衰竭患者唯一有效的治疗方法。血液透析和腹膜透析疗法，可部分替代肾脏的排泄功能，但不能代替其内分泌和代谢功能。待病情稳定后，可进行肾移植术。

【常见护理诊断/问题】

1.体液过多 与慢性肾衰竭所致的肾小球滤过功能受损有关。

2.营养失调（低于机体需要量） 与患者食欲减退、限制蛋白质摄入、透析等有关。

3.活动无耐力 与营养不良、全身各系统受损致全身衰竭有关。

4.绝望 与肾功能进行性恶化、症状重及担心预后等因素有关。

【护理目标】

1.患者维持体液和电解质平衡。

2.患者不发生营养失调。

3.患者活动耐力逐渐增强，生活能自理。

4.患者对所患疾病有正确的认知，能保持情绪稳定，治疗信心增强，绝望感消失。

【护理措施】

(一) 生活护理

1.休息与活动 以休息为主，避免劳累。重者绝对卧床，定期翻身，防止压疮。对能活动的患者，鼓励其生活自理。

2.饮食护理

(1) 蛋白质：给予优质低蛋白饮食，降低血尿素氮，降低血磷，减轻酸中毒，并减轻尿毒症症状。对非透析治疗的患者，当GFR＜50mL/min时应限制蛋白质摄入，且至少有60%应是优质蛋白质，如鸡蛋、牛奶、瘦肉等。当GFR＞20mL/min时，摄入蛋白质量为0.7g/（kg·d）；当GFR在10~20mL/min时，摄入蛋白质量为0.6g/（kg·d）；当GFR在5~10mL/min时，摄入蛋白质量为0.4g/（kg·d）；当GFR＜5mL/min，蛋白质摄入量为0.3g/（kg·d），同时给予必需氨基酸。

(2) 热量：要摄入足量热量，一般为126~147kJ（30~35kcal）/（kg·d），以使低蛋白质饮食的氮得到充分的利用，减少蛋白质分解和体内蛋白质的消耗。

(3) 钠水的摄入：为防止水钠潴留及控制血压，要限制钠摄入量，特别是慢性肾衰竭合并高血压患者。一般NaCl摄入量不超过8g/d。有明显水肿、高血压者，钠摄入量2~3g/d（NaCl摄入量5~7g/d），个别严重病例可限制为1~2g/d（NaCl摄入量2.5~5g/d）。少尿且水肿明显者，限制水的摄入量，饮水量一般为500~600mL加上前一日的尿量再减去当日输液量。

(二) 病情观察

1.**观察慢性肾衰竭症状、体征的变化** 如贫血貌、尿毒症面容、呼气尿臭味、皮肤瘀点等。了解意识状态、呼吸的深度和频率、血压是否升高、心律是否规则。

2.**电解质平衡失调的观察** 密切观察高钾血症的征象，如脉搏不规律、肌无力、心电图改变等。观察低钙血症的症状，如手足麻木、易激惹、腱反射亢进、抽搐等。密切关注检验结果，出现异常立即报告并积极协助医生抢救。

3.**水肿的观察** 测量体重1次/日，准确记录24小时出入液量，有腹水者定期测量腹围。密切观察体液量过多的症状和体征，如有无出现水肿或水肿加重、短期内体重迅速增加、血压升高、意识改变、心率加快等。

4.**观察有无感染** 如体温升高、肺部湿啰音、尿路刺激征、血白细胞增高等。

(三) 用药护理

1.**纠正酸中毒和水、电解质平衡失调**

(1) 代谢性酸中毒：口服或静脉输入碳酸氢钠。对有明显心力衰竭的患者，输入速度宜慢，以免心脏负荷加重。

(2) 水钠失衡：限制钠摄入量、应用利尿剂以防止出现水钠潴留。严重肺水肿、急性左心衰竭者，常需及时血液透析或持续性血液滤过。

(3) 高钾血症：首先应积极预防高钾血症的发生。严重高钾血症（血清钾>6.5mmol/L）需及时治疗抢救：应用碳酸氢钠纠正酸中毒；给予袢利尿剂增加尿液排钾；应用葡萄糖-胰岛素溶液输入（葡萄糖4~6g加胰岛素1u）增加钾的利用；口服聚磺苯乙烯增加肠道钾排出；对严重高钾血症且伴有少尿、利尿效果欠佳者，及时进行血液透析治疗。

2.**贫血** 一般在患者Hb<100g/L或Hct<30%时即给予重组人红细胞生成素（EPO）治疗。注意观察有无头痛、高血压和癫痫等药物不良反应。

3.**静脉输入必需氨基酸** 应注意输液速度，若有恶心、呕吐，减慢输液速度，遵医嘱给予止吐剂。切勿在氨基酸内加入其他药物，以免引起不良反应。

(四) 对症护理

1.**维持电解质和液体平衡** 有少尿、水肿、高血压和心力衰竭者，应限制饮水量及盐的摄入量。有高钾血症时，应限制含钾量丰富的食物，如白菜、萝卜、梨、桃、葡萄、西瓜等，忌输库存血。磷摄入量一般<800mg/d；严重高磷血症患者，同时应用磷结合剂。

2.**减轻恶心、呕吐**

(1) 于夜间睡前饮水1~2次，以防止因夜间脱水引起的尿毒素浓度升高，而导致早晨恶心、呕吐。

(2) 及时清除呕吐物，保持口腔清洁、湿润。

(3) 顽固性呕吐者可按医嘱给予氯丙嗪肌内注射。

(4) 采用透析疗法，以清除血液中的代谢废物及有毒物质，可有效地减轻恶心、呕吐。

透析间期的体重增长不能超过3kg，预防透析中过多过快脱水引起低血压。

3.防治感染　做好病室内的清洁和空气消毒，加强口腔护理，按时协助患者更换体位，予以叩背、鼓励咳嗽与排痰，各项护理操作严格遵守无菌原则。

4.皮肤护理　保持皮肤清洁干燥，勤用温水擦洗，忌用肥皂和酒精。做好会阴部皮肤的清洁，内衣裤应柔软、宽松、勤换洗。皮肤瘙痒不适时应避免用力搔抓，可外用炉甘石洗剂止痒。水肿患者易发生压疮，应注意预防。协助患者做好口腔护理。

（五）心理护理

关心、同情、积极鼓励患者。向患者介绍慢性肾衰竭治疗护理的相关进展，讲解病情控制良好的病例，使其树立坚持治疗的信心。向需要做透析治疗的患者讲解透析疗法的重要性，以减轻其对预后悲观的心理压力，稳定情绪，积极配合治疗。

（六）健康指导

1.指导患者对已有的肾疾患或可能引起肾损害的因素进行及时有效的避免和治疗，防止引发肾功能的急剧恶化；指导患者避免或消除慢性肾衰竭急剧恶化的危险因素。

2.指导患者定期复查肾功能、血清电解质等，监测每日的尿量、血压、体重，使血压、血糖、尿蛋白定量、血肌酐、GFR等指标控制在理想范围。

3.指导患者坚持饮食治疗，避免劳累。

4.指导患者防止感冒，预防各种病原体的感染。

5.告知患者遵医嘱用药，注意药物的不良反应。避免使用肾毒性药物，如氨基糖苷类抗生素等。

【护理评价】

1.患者是否维持体液和电解质平衡。

2.患者是否维持足够的营养。

3.患者活动耐力是否逐渐增强，生活能否自理。

4.患者能否保持情绪稳定，治疗信心是否增强，绝望感是否消失。

二、急性肾损伤

急性肾损伤（AKI）是由各种原因引起的肾功能在短时间内（数小时或数周）急剧减退而出现的临床综合征，表现为肾小球滤过率下降，同时伴有含氮代谢废物潴留，水、电解质和酸碱平衡紊乱，重者出现全身各系统并发症。

急性肾损伤以往称为急性肾衰竭，AKI的提出是将肾功能严重受损并需要肾脏替代治疗的阶段扩展至肾功能标志物轻微改变的早期阶段，体现了对疾病早期诊断和早期干预的重视。急性肾损伤有广义和狭义之分，广义为肾前性、肾性和肾后性3类，狭义仅指急性肾小管坏死（ATN）。

【病因及发病机制】

（一）病因

1. **肾前性** 又称肾前性氮质血症，指肾脏本身无器质性病变，由各种原因引起肾血流灌注不足所致的缺血性肾损伤，是ATN最常见病因。常见原因有有效血容量不足、心排血量减少、周围血管扩张、肾血管收缩及肾自主调节反应障碍等。若在6小时内，肾灌注减少得到纠正，肾功能可迅速恢复。

2. **肾性** 是指肾脏器质性损害引起的急性肾衰竭。以急性肾小管坏死为最常见，占75%~80%。引起急性肾小管坏死最常见的原因是缺血性病变，其他还包括某些药物中毒、血管内溶血等。引起肾实质性损害的疾病还有急性肾炎、急进性肾炎、急性间质性肾炎、多发性小血管炎等。

3. **肾后性** 是指因肾以下尿路梗阻所致，及时解除梗阻常可使肾功能迅速恢复正常。梗阻可发生于从肾盂到尿道任何部位，如前列腺增生、肿瘤、输尿管结石、腹膜后肿瘤压迫等。

（二）发病机制

尚未完全阐明，可能与肾血流动力学改变、肾毒素或肾缺血-再灌注所致的肾小管上皮细胞损伤及脱落、管型形成和肾小管阻塞等有关。

【护理评估】

（一）健康史

询问有无循环血容量不足、心排血量减少等导致肾血流灌注不足的疾病，有无接触毒素、药物、造影剂等可能导致肾小管损伤的因素，有无尿路结石、前列腺肥大等尿路梗阻病史，评估肾功能减退情况。

（二）身体状况

AKI的临床表现差异很大，与病因和所处病程不同阶段有关，包括原发疾病、AKI所致代谢紊乱以及并发症3个方面。ATN是肾性AKI最常见类型，其临床病程可分为3期。

1. **起始期** 此期尚未发生明显的肾实质损伤，患者常无明显临床症状，一般持续数小时至数天。在此阶段，如能及时采取有效措施，常可阻止病情进展。随着肾小管上皮损伤的逐步加重，肾小球滤过率逐渐下降则进入维持期。

2. **维持期** 又称少尿期。典型者持续7~14天，也可长达数月。出现少尿或无尿，也可没有少尿，称非少尿型急性肾损伤，其病情较轻，预后较好。

（1）全身表现：①消化系统：为首发症状，食欲减退、恶心、呕吐、腹胀、腹泻等，严重者可发生消化道出血。②呼吸系统：主要是容量过多导致的呼吸困难、咳嗽、憋气、胸闷等急性肺水肿表现。③循环系统：心力衰竭是本病的主要死因之一。多因尿少、水钠潴留出现高血压、心力衰竭、肺水肿表现；或因毒素滞留、电解质紊乱、贫血及酸中毒，引起各种心律失常及心肌病变。④神经系统：可出现意识障碍、躁动、谵妄、抽搐、昏迷等尿毒症脑病症状。⑤血液系统：可有出血倾向及贫血。⑥感染（如肺部、尿路感染）是常见而严重的并发症，也是AKI的主要死因之一。如同时合并多个脏器衰竭，死亡率可高达70%。

（2）水、电解质和酸碱平衡失调：①高钾血症：最严重的并发症，是起病第1周内最常见的死亡原因。其发生与肾排钾减少、感染、高分解状态、酸中毒等因素有关。其心电图改变可先于临床表现出现，故心电图监护尤为重要。②代谢性酸中毒：因酸性代谢产物排出减少引起，同时急性肾损伤合并高分解代谢状态，使酸性产物明显增多。③其他：低钠血症、高磷血症、低钙血症等。

3.恢复期　少尿者开始利尿，尿量达3~5L/d或更多，一般持续1~3周，逐渐恢复正常，BUN和SCr下降，接近正常。肾小球滤过功能多在3~12个月内恢复，部分患者肾小管浓缩功能的完全恢复需要6~12个月。

（三）心理-社会状况

因起病急、病情重，患者常感焦虑、担忧和恐惧，由于不了解疾病的转归和治疗护理知识而产生悲观、绝望情绪。透析及各项治疗使患者家庭经济负担加重，进一步加重了患者及家人的心理负担。

（四）辅助检查

1.血液检查　少尿期有轻、中度贫血；血清钾浓度常>5.5mmol/L，血钠、血钙可降低，血磷升高。

2.尿液检查　尿蛋白+~++，尿沉渣检查可见肾小管上皮细胞、少许红细胞、上皮细胞管型、颗粒管型等；尿比重多在1.015以下。

3.肾功能检查　血尿素氮、血肌酐进行性升高；内生肌酐清除率下降。

4.其他　尿路超声可帮助排出尿路梗阻。肾活检是进一步明确病因的重要手段。

（五）治疗原则及主要措施

1.起始期　纠正可逆性病因，预防损伤。治疗严重外伤、心力衰竭、急性失血等病因（扩容以纠正有效血容量不足，处理休克和感染），停用影响肾灌注或肾毒性的药物。

2.维持期　调节水、电解质和酸碱平衡，控制氮质潴留，供给足够营养和治疗原发病。①纠正高钾血症等水、电解质和酸碱平衡紊乱。②透析疗法。③控制心力衰竭，防治感染。

3.多尿期　维持水、电解质和酸碱平衡，控制氮质血症，防治各种并发症。透析者应维持透析，当症状明显改善后，逐渐减少透析，直至病情稳定。

4.恢复期　定期复查肾功能，避免使用肾毒性药物。

【常见护理诊断/问题】

1.体液过多　与肾小球滤过率功能受损有关。

2.营养失调（低于机体需要量）　与长期限制蛋白质摄入、消化功能紊乱等因素有关。

3.有感染的危险　与限制蛋白质饮食、透析、机体抵抗力降低等有关。

4.潜在并发症　高血压脑病、心力衰竭、多脏器衰竭等。

【护理目标】

1. 维持体液和电解质平衡。

2. 营养状况能够逐渐改善和恢复正常。

3. 未发生感染；发生感染能及时发现并得到及时处理。

4. 未发生并发症，或出现并发症能及时发现并得到及时处理。

【护理措施】

（一）一般护理

1. 生活护理　症状较重或有心肺疾病者，绝对卧床休息，减少探视。病情稳定者，以休息为主，鼓励其适当活动，避免过度劳累。

2. 饮食护理

（1）蛋白质：根据GFR调整蛋白质摄入量（见慢性肾衰竭）。血液透析者，摄入量为1.0～1.2g/(kg·d)；腹膜透析为1.2～1.3g/(kg·d)。

（2）热量：每日摄取足够热量，防止体内蛋白质过度分解。多尿期患者不必过度限制。

（二）病情观察

1. 严密监测生命体征和体重变化　如短期内体重迅速增加、血压升高、意识改变、肺底湿音、颈静脉怒张等；每日定时测量体重、尿量，准确记录出入液量。

2. 观察有无并发症表现　如高血压脑病、心力衰竭、尿毒症性肺炎及电解质代谢紊乱和酸碱平衡失调等；严密监测感染征象。

（三）用药护理

见本节"慢性肾衰竭"。

（四）对症护理

见本节"慢性肾衰竭"。

（五）心理护理

医护人员以热情、关切的态度，减轻患者的恐惧、焦虑心理，增强治疗的信心。帮助患者意识到自身价值，积极接受疾病的挑战。鼓励家属和社会支持系统，帮助患者早日走出震惊和伤感期，积极配合医疗护理。

（六）健康指导

1. 预防指导　积极治疗原发病，如高血压、糖尿病等疾病。避免肾损害的高危因素，如高血脂、高龄、肥胖等。肾脏病变者；避免加速肾功能减退的各种因素，如血容量不足、使用肾毒性药物、尿路梗阻等。

2. 用药指导　遵医嘱用药，避免使用氨基糖苷类抗生素等肾毒性较大的药物。

3. 病情监测　指导患者学会准确记录尿量、测量体重、监测血压；出现异常及时就诊。定期随访，监测肾功能等。

4.预防感染　注意个人清洁卫生，注意保暖，防止受凉，注意预防呼吸道、皮肤感染。

5.生活指导　注意劳逸结合，避免劳累和重体力活动；严格遵守饮食治疗的原则，注意水钠限制和蛋白质的合理摄入。

【护理评价】

1.体液和电解质是否维持平衡。

2.营养状况是否改善和恢复正常。

3.是否发生感染；发生感染能否被及时发现，并得到及时处理。

4.有无并发症发生；发生并发症能否被及时发现，并得到及时处理。

案例回顾

1.可能的医疗诊断是肾病综合征。尚需进行24小时尿蛋白定量测定，若其>3.5g，加上血浆白蛋白<30g/L可确诊。

2.易并发感染。常见呼吸道、泌尿系统及皮肤感染等。应做好患者口腔、皮肤清洁，每天冲洗会阴一次，水肿处皮肤擦洗时要轻柔，以防破损；病室空气、地面要定期清毒。

3.应用糖皮质激素可通过抑制免疫和炎症，抑制醛固酮和抗利尿激素分泌，而达到减少蛋白尿和利尿消肿的作用。该药可引起库欣综合征，用药时应向患者解释，停药后可完全恢复原有体型。另外，该药还易引起血糖、血压增高，消化道出血及感染，要定期监测血糖、血压、大便潜血、体温及白细胞计数等指标。

第六章
血液系统疾病患者的护理

章前引言

血液系统由血液和造血器官组成。其主要生理功能是结合与输送氧和二氧化碳，参与机体免疫和止凝血。

血液系统疾病是指原发于和主要累及血液和造血器官的疾病，包括红细胞疾病、白细胞疾病、造血干细胞疾病、出血性疾病等。血液系统疾病可引起其他许多系统或器官的异常改变，而其他系统疾病也可导致血液和造血器官的异常。随着现代工业化进程的加快、环境污染的加重，血液系统疾病的发生率有逐年增高的趋势。

学习目标

1. 识记各类血液系统疾病的症状或体征、护理评估和护理措施。
2. 识记各类血液系统疾病的病因、发病机制及治疗原则。
3. 理解各类血液系统疾病患者的护理诊断/问题。
4. 理解各类血液系统疾病患者的护理目标和护理评价。
5. 学会应用护理程序对血液系统疾病患者实施整体护理。
6. 学会正确评估患者的身心状况,能够熟练地为血液系统疾病患者进行健康指导。

思政目标

1. 培养学生的职业态度,规范学生的职业道德。
2. 理解并践行"整体护理"的理念,彰显护理人文精神。
3. 理解爱岗敬业、医者仁心的价值观。

案例导入

患者男性,31岁。近1个月头晕、乏力、反复鼻出血,并逐渐加重,近1周咽痛、咳嗽、发热,最高体温达39℃。体格检查:重度贫血貌,四肢皮肤广泛的瘀点、瘀斑,咽充血,双侧扁桃体Ⅱ度肿大,充血明显。实验室检查:血常规见白细胞$1.9×10^9$/L,中性粒细胞$0.7×10^9$/L,淋巴细胞$1.0×10^9$/L,红细胞$1.74×10^{12}$/L,血红蛋白54g/L,血小板$17×10^9$/L。

思考题

1. 患者可能的医疗诊断是什么?还需要做哪些检查以确诊?
2. 该患者易发生哪些并发症?护士应如何帮助患者预防?

血液系统疾病是指原发于和主要累及血液和造血器官的疾病。血液系统疾病的共同特点表现为骨髓、脾、淋巴结等器官的结构和功能异常，外周血液细胞成分质和量的改变以及出凝血机制的障碍，机体免疫功能低下。血液系统疾病的常见致病原因有化学、物理、生物、遗传、免疫、污染等因素。

血液系统的主要生理功能是结合与输送氧和二氧化碳，参与机体免疫和止凝血。血液与人体各种组织器官存在着特殊的解剖和生理关系，人体的各种组织器官内都有血液存在，并相互依存和相互影响，血液系统疾病可引起其他许多系统或器官的异常改变，而其他系统疾病也可导致血液和造血器官的异常。

血液系统由血液和造血器官组成。血液由血浆及血细胞组成，血浆占血液容积的55%，为淡黄色的透明液体；血细胞成分约为45%，包括红细胞、白细胞和血小板，来源于骨髓内生成的造血干细胞。造血器官包括骨髓、脾、淋巴结以及分散在全身各处的淋巴和单核-吞噬细胞系统。胚胎时期，造血干细胞主要在胎肝，胎肝是主要的造血器官；出生4周后，造血干细胞主要在骨髓，骨髓成为主要造血器官。但当大出血或溶血等机体需要造血功能代偿活跃时，肝、脾和长骨可恢复部分造血功能，即髓外造血。任何因素导致造血干细胞受损或骨髓的造血微环境异常，均可引起血液系统疾病。

第一节 血液系统疾病常见症状或体征的护理

一、贫血

贫血是指人体外周血红细胞容量减少，低于正常范围下限，不能运输足够的氧至组织细胞而产生的综合征。由于红细胞容量测定较复杂，临床上常以血红蛋白（Hb）浓度来代替。我国血液病学家认为在我国海平面地区，成年男性Hb＜120g/L，成年女性（非妊娠）Hb＜110g/L，孕妇Hb＜100g/L就是贫血。贫血的严重度划分标准：①轻度：血红蛋白＞90g/L。②中度：60～90g/L。③重度：30～59g/L。④极重度：＜30g/L。贫血的实验室诊断标准见表6-1-1。

表6-1-1 贫血的实验室诊断标准

性　别	红细胞计数	血红蛋白浓度	血细胞比容
男	＜4.5×10^{12}/L	＜120g/L	0.42
女	＜4.0×10^{12}/L	＜110g/L	0.37
妊娠女性	＜3.5×10^{12}/L	＜100g/L	0.30

【护理评估】

（一）健康史

询问患者有无与贫血相关的病因或促成因素。红细胞生成减少、红细胞破坏过多、红细胞丢失过多（失血）是贫血的三大常见原因。

1. 红细胞生成减少　某些理化、免疫、生物等因素可导致造血干细胞或红系定向干细胞减少，或破坏造血微环境，引起再生障碍性贫血；造血原料铁、叶酸和维生素B_{12}缺乏时，可使红细胞成熟障碍、血红蛋白量减少，呈现缺铁性贫血和巨幼细胞贫血。此外，红细胞生成素减少、骨髓纤维化或被异常细胞浸润都可致红细胞生成减少。

2. 红细胞破坏过多　红细胞内在缺陷、理化因素、感染因素、机械因素、免疫因素、脾大等均可使红细胞破坏过多，引起各种溶血性贫血。如遗传性球形细胞增多症、葡萄糖-6-磷酸脱氢酶缺乏、自身免疫性溶血性贫血、阵发性睡眠性血红蛋白尿等。

3. 红细胞丢失过多　急、慢性失血可丢失大量的红细胞，是临床上引起贫血最常见的病因。见于消化性溃疡、月经过多及痔出血等所致的失血性贫血。

（二）身体状况

1. 贫血的特点

（1）皮肤黏膜苍白：是贫血最直观的表现、最突出的体征，以睑结膜、口唇、甲床、手掌皮肤皱纹处等部位明显而可靠。

（2）神经系统表现：神经肌肉缺氧可致头痛、头晕、耳鸣、眼花、疲倦、乏力、精神委靡、记忆力减退、注意力不集中，其中疲倦、乏力、精神委靡是贫血最常见和最突出的症状。严重贫血者可有低热和基础代谢率增高，也可出现晕厥、意识模糊、精神异常。

（3）呼吸系统表现：由于血氧含量降低和二氧化碳含量增高，中度和重度贫血患者可有呼吸增快、气短。

（4）循环系统表现：缺氧使心脏代偿增强、循环加快而出现活动后心悸、气短，是循环系统最常见表现。体检可有心率加快、脉压增大，二尖瓣区或肺动脉瓣区可听到柔和的收缩期杂音；严重和长期贫血可引起心脏增大、心绞痛和心力衰竭。

（5）消化系统表现：缺氧可使消化液分泌减少、胃肠功能紊乱，出现食欲减退、胃肠胀气、腹泻或便秘等，部分患者有舌炎或舌乳头萎缩。

（6）泌尿生殖系统表现：肾脏和生殖系统缺氧可出现多尿、低比重尿、蛋白尿和肾功能障碍，女性可有月经不调，男性可有性功能减退。

（7）其他：缺氧可致皮肤干燥、毛发无光泽，部分患者可出现下肢水肿。

2.贫血的类型 贫血的病因学及形态学分类见表6-1-2。

表6-1-2 贫血的病因学分类

类　型	病　因	常见疾病
红细胞生成减少	造血干细胞异常	再生障碍性贫血、白血病、骨髓增生异常综合征
	造血微环境受损	白血病、淋巴瘤、多发性骨髓瘤慢性病性贫血
	造血原料不足或利用障碍	缺铁性贫血、巨幼细胞贫血
红细胞破坏过多	红细胞内在缺陷	葡萄糖-6-磷酸脱氢酶缺乏、地中海贫血、遗传性球形红细胞增多症
	红细胞外在因素	自身免疫性溶血性贫血、脾功能亢进
红细胞丢失过多	出血性疾病	特发性血小板减少性紫癜、血友病
	非出血性疾病	消化性溃疡、痔疮、功能性子宫出血

（三）心理-社会状况

了解患者及其家属的心理反应、对贫血的认识与理解程度。部分难治性贫血，由于治疗难度大、费用高及预后不良，患者及家属精神和经济负担较大。

（四）辅助检查

1.血液检查 血常规、血涂片检查，可判断贫血的性质与形态学类型（表6-1-3）。准确的血红蛋白测定是贫血最简便而可靠的诊断方法；外周血液涂片检查可观察红细胞的大小、形态和染色情况，网织红细胞计数有助于了解骨髓红细胞增生情况。

表6-1-3 贫血的形态学分类

分　类	血涂片 平均红细胞体积（MCV）	平均红细胞血红蛋白浓度（MCHC）	常见疾病
大细胞性贫血	>100fl	32%～35%	巨幼细胞贫血
正常细胞性贫血	80～100fl	32%～35%	再生障碍性贫血、急性失血性贫血、溶血性贫血
小细胞低色素性贫血	<80fl	<32%	缺铁性贫血

2.骨髓检查 骨髓穿刺液涂片或活检是诊断贫血类型的重要手段，有助于观察骨髓细胞质和量的变化，对贫血的病因诊断有重要意义。根据骨髓增生情况，可将贫血分为增生性贫血和增生不良性贫血。再生障碍性贫血属增生不良性贫血，而缺铁性贫血、巨幼细胞贫血、溶血性贫血、失血性贫血等均属增生性贫血。

3.其他检查 如缺铁性贫血时血清铁及铁蛋白测定可有异常，阵发性睡眠性血红蛋白尿酸溶血试验（Ham试验）阳性等。

【常见护理诊断/问题】

1. 营养失调（低于机体需要量） 与摄入不足、需要量增加、丢失过多、吸收障碍等有关。
2. 活动无耐力 与贫血引起组织缺氧有关。

【护理目标】

1. 造血营养素的缺乏得到纠正。
2. 患者的缺氧症状减轻或消失，活动耐力恢复正常。

【护理措施】

（一）一般护理

1. 休息与活动 指导患者合理休息与活动，减少机体的耗氧量。轻度贫血者，无须做太多限制，但要注意休息，避免过度疲劳。中度贫血者，增加卧床休息时间，但若病情允许，应鼓励其生活自理，活动量应以不加重症状为度；并指导患者在活动中进行自我监控。若自测脉搏≥100次/分或出现明显心悸、气促时，应停止活动。必要时，在患者活动时给予帮助，防止跌倒。重度贫血者多伴有贫血性心脏病，缺氧症状明显，应予舒适体位（如半坐卧位）卧床休息，用以达到减少回心血量、增加肺泡通气量的目的，从而缓解患者的呼吸困难或缺氧症状。待病情好转后可逐渐增加活动量。

2. 饮食护理 给予高蛋白质、高热量、高维生素、含铁丰富、易消化的饮食，并告知患者及家属此种饮食的重要性，强调食物多样性，均衡饮食，适宜的进食方法与良好习惯。根据不同的病因，有针对性地添加患者缺乏的营养成分，或避免进食某些特定的可能诱发或加重病情的食物，如缺铁性贫血患者宜多补充富含铁的食物，巨幼细胞贫血患者宜多补充富含叶酸和维生素B_{12}的食物，葡萄糖-6-磷酸脱氢酶缺乏症者应禁食新鲜蚕豆。

（二）病情观察

密切观察患者的神志、生命体征、贫血进展的程度，注意皮肤、黏膜、尿色、尿量的变化，有无头痛、恶心、呕吐、四肢酸痛等表现。监测实验室检查指标，如红细胞计数、血红蛋白浓度、网织红细胞计数等，以评价贫血程度及治疗效果。

（三）对症护理

1. 给氧 对严重贫血缺氧患者，应给予2~4L/min间断吸氧，以改善组织缺氧。
2. 输血 对重度贫血或急性大失血患者应做好输血准备，遵医嘱输注浓缩红细胞或全血，缓解机体缺氧和减轻贫血症状；输血过程中加强监测，对长期输血患者，注意铁超负荷的表现。

（四）心理护理

给予患者心理支持，做好疏导工作，让其了解病情，坚持治疗，掌握放松技巧，听音乐、缓慢深呼吸、参加娱乐活动等，指导家属给予心理支持，保持良好的心情。

（五）健康指导

1. 预防感染 日常生活中要注意增减衣服，避免受凉。做好个人卫生，保持皮肤清洁，勤洗澡、更衣、剪指甲。居室定时通风，少出入公共场所，外出时戴口罩。注意口腔卫生，餐后睡前漱口。注意肛周清洁，女患者注意会阴清洁。若出现咽痛、咳嗽、流涕、尿痛、牙龈肿痛、红肿等，应及时到医院治疗，以便早期处理。

2. 预防出血　根据病情适当活动，活动时防止滑倒或外伤，以免伤后出血。禁止用硬毛牙刷刷牙、牙签剔牙。进食宜慢，避免口腔黏膜及牙龈受损。预防鼻腔黏膜干燥，必要时涂油剂保护，禁止挖鼻孔，以免损伤鼻腔黏膜，引起出血。注意小便颜色，女患者注意月经量及时间。若出现头痛、头晕、恶心等，应及时告知医护人员，以防致命的脑出血。

3. 生活照顾　饮食上要避免辛辣、刺激、过冷、过硬食物。宜进食清淡易消化、富含维生素的食物。保持大便通畅。日常生活要有规律，情绪稳定，适当活动，避免劳累。避免接触有害物质、辐射及服用对骨髓有影响的药物。贫血、出血较重时，要卧床休息，减少活动。

4. 用药指导　严格遵医嘱服药，不能自行调整或减量。定期复查血常规及肝、肾功能。

【护理评价】

1. 造血物质缺乏是否得到纠正。

2. 日常活动耐力是否增强，贫血状况是否得到纠正和改善。

二、出血与出血倾向

出血倾向指止血和凝血功能障碍而引起自发性出血或轻微创伤后出血不止的一种表现。出血倾向是血液病的常见症状，出血部位可遍布全身，以皮肤黏膜、齿龈及鼻出血最多见，还可发生关节腔、肌肉和眼底出血；内脏出血提示病情严重，患者可因颅内出血而死亡。

【护理评估】

（一）健康史

血液系统疾病的出血主要是由血小板数量或功能异常、血管因素异常、凝血因子异常所致。出血的主要发病因素如下。

1. 血小板数量或功能异常　血管受损时，血小板通过黏附、聚集及释放反应参与止血过程，血小板数量改变和黏附、聚集、释放反应等功能障碍均可引起出血。如特发性血小板减少性紫癜、再生障碍性贫血、白血病、药源性血小板减少症及血小板增多症等，均为血小板数量异常所致的出血性疾病。血小板无力症则为血小板功能障碍所致的出血性疾病。

2. 血管因素异常　包括血管壁先天性和获得性异常引起的出血。如遗传性毛细血管扩张症、过敏性紫癜、维生素C缺乏症等。

3. 凝血因子异常　包括先天性和获得性凝血因子异常。如血友病、维生素K缺乏症等。

（二）身体状况

1. 出血特点

（1）出血部位与症状：根据出血部位、出血量的大小不同，可有相应的临床表现。

1）皮肤黏膜出血：轻度出血主要发生在皮肤、黏膜、齿龈，多表现为瘀点、紫癜及瘀斑，也可有关节腔出血和软组织血肿。

2）内脏出血：消化道出血可有呕血、便血、头晕、乏力、心悸、出冷汗；泌尿系统出血可有血尿；严重者有颅内出血，表现为剧烈头痛、恶心、呕吐、视物模糊、意识障碍等。

(2) 出血程度：根据伴随的身体状况可估计内脏出血量，判断出血的程度。

1）轻度出血：出血量＜500mL。可有头晕、乏力、怕冷、脉搏及血压可随体位而改变。

2）中度出血：出血量在500～1 000mL。可有眩晕、烦躁不安、心悸、尿少，并有焦虑、紧张的情绪反应，脉搏增快，血压下降，收缩压＜90mmHg。

3）重度出血：出血量＞1 000mL。可有烦躁不安、出汗、四肢厥冷、尿少或尿闭、意识障碍，脉搏细速弱，常在120次/分以上，血压明显下降，收缩压＜75mmHg。

2．评估要点　观察皮肤黏膜瘀点和瘀斑的数目、大小与分布情况；评估有无鼻腔黏膜与牙龈出血，有无伤口渗血；观察关节有无肿胀、压痛、畸形及功能障碍等。对主诉头痛，怀疑颅内出血的患者，应注意观察瞳孔的大小、形状、对光反射，有无意识障碍、脑膜刺激征等。

（三）心理-社会状况

患者出血后常会发生焦虑、恐惧心理，尤其是大出血患者可出现焦虑、恐惧；而慢性出血患者因病情反复，影响正常的工作、生活，易产生抑郁、悲观等心理。

（四）辅助检查

血小板计数、出凝血时间、凝血因子等有关凝血化验数据。

【常见护理诊断/问题】

1．组织完整性受损　与皮肤、黏膜出血有关。

2．恐惧　与出血量大、反复出血有关。

3．潜在并发症　颅内出血。

【护理目标】

1．能够减少或避免出血。

2．恐惧感减轻或消失。

3．未发生颅内出血；发生颅内出血能及时发现，并得到及时处理。

【护理措施】

（一）一般护理

1．休息与活动　适当休息，保证充足睡眠，避免增加出血的危险或加重出血，根据患者血小板计数调整休息与活动。血小板＜$50×10^9$/L时易出现自发性出血，应减少活动，严重出血不止者应卧床休息，协助患者做好日常生活护理。

2．饮食护理　饮食宜高热量、高蛋白质、高维生素、易消化；有内脏出血者宜进软食，不宜进食过硬、粗糙及辛辣刺激性食物；大量呕血者禁食8～24小时。

3．保持大便通畅　避免用力排便诱发内脏出血或颅内出血，便秘时遵医嘱使用开塞露或缓泻剂。

4.环境与清洁　病房环境应安静、温暖,保持皮肤清洁卫生,定期洗澡,不可用力揉搓皮肤。

(二) 病情观察

密切观察生命体征和意识状态的改变,监测血红蛋白浓度、出凝血时间等。观察皮肤黏膜出血的部位、大小、时间、数目,及时发现新出血点和重症出血。观察患者有无内脏出血的表现,尤其应密切观察有无颅内出血的表现,以便及时处理。

(三) 对症护理

1.皮肤出血的预防与护理

（1）减少活动量,避免过度负重、肢体碰撞或易致创伤的运动。

（2）定期检查皮肤出血部位及范围,剪短指甲,避免搔抓皮肤;使用刺激性小的沐浴液,保持皮肤清洁,水温不可过高,擦洗时不可用力;保持床单平整,被褥衣服松软,避免皮肤摩擦和肢体受压。

（3）尽量减少注射用药,必须注射或穿刺时,应严格执行无菌操作,操作快速、准确,局部加压时间延长;静脉输液时,止血带结扎不宜过紧和过久,避免用力拍打皮肤,长期输液者宜经常更换注射部位,以防局部血肿形成。

（4）高热患者禁用酒精或温水擦浴降温。

2.鼻出血的预防与护理

（1）保持室内空气湿度适宜,为55%~65%;鼻腔干燥时使用棉签蘸少许液状石蜡或抗生素软膏。轻轻涂擦,防止鼻黏膜干裂出血。

（2）嘱患者不要用手挖鼻痂,避免用力擤鼻。

（3）少量鼻出血时,用消毒棉球或0.1%肾上腺素棉球填塞鼻腔止血,也可局部冷敷或将冰袋放在后颈部,促进血管收缩止血。

（4）鼻出血不止,应协助医生用凡士林油纱条做后鼻腔填塞术,压迫出血部位,术后保持鼻腔黏膜湿润,定时用无菌液状石蜡油滴入,3天后取出油纱条;若仍有出血,需更换油纱条再次填塞。

3.口腔出血的预防与护理

（1）嘱患者用软毛牙刷刷牙,忌用牙签剔牙,少吃坚硬食物,如煎炸食物、坚果、骨头、过硬的水果等,防止牙龈损伤。

（2）保持口腔清洁,定时使用生理盐水或0.02%醋酸氯己定溶液漱口。

（3）齿龈有渗血时,局部用肾上腺素棉片或明胶海绵贴敷止血,或局部涂抹三七粉、云南白药。

4.关节腔出血或深部组织血肿的预防与护理

（1）尽量减少活动,避免过度负重和创伤;有关节腔出血或深部组织血肿时,立即停止活动,卧床休息。

（2）对关节腔出血者,应抬高患肢,并置受累关节于功能位置。

(3) 出血初期，局部用冰袋冷敷，使出血局限，也可采用绷带压迫止血；出血停止后改为局部热敷，促进淤血消散。

5.内脏出血的预防与护理

(1) 根据出血部位安置患者于适宜体位。

(2) 遵医嘱应用止血药物或使用器械止血，并做好相应护理。

(3) 内脏大出血时，应迅速建立静脉通路，配血并做好输血准备及输血的护理。

6.颅内出血的预防与护理

(1) 保证充分的睡眠，避免排便用力。

(2) 有颅内出血征象时，立即去枕平卧，头偏向一侧，头部放置冰袋或冰帽。

(3) 观察并记录患者的病情变化，如生命体征、意识状态、瞳孔、尿量等。

(4) 保持呼吸道通畅，随时吸出呕吐物或口腔分泌物。

(5) 吸氧流量（2~4L/min）。

(6) 遵医嘱用药，给予脱水药物，如20%甘露醇、50%葡萄糖、呋塞米等降低颅内压。

(7) 对因颅内压增高而躁动不安者，应做好安全防护，防止摔伤、碰伤和舌咬伤。

（四）用药护理

1.输血及血制品　遵医嘱输入浓缩血小板、新鲜血、新鲜血浆时，输注前严格进行查对；血小板取回后，应尽快输入，新鲜血浆最好于采集后6小时内输完。输注后注意观察有无输血反应及过敏反应。

2.止血药物　遵医嘱合理使用止血药物，如血管壁异常所致出血者，常用维生素C、卡巴克洛、垂体后叶素；凝血成分缺乏者，常补充维生素K_1、凝血因子等；抗纤溶亢进药物有6-氨基己酸、抑肽酶等。

（五）心理护理

关心同情患者，避免不良刺激的影响，耐心倾听及时沟通，给予必要的解释和疏导。

（六）健康指导

指导患者预防出血，用软毛牙刷刷牙，禁用手挖鼻孔。勿用手搔抓皮肤，保持大便通畅，勿用力排便。

【护理评价】

1.出血是否减轻或缓解。

2.恐惧感是否减轻或消失。

3.是否发生颅内出血；出现颅内出血能否被及时发现，并得到及时处理。

三、继发感染

继发感染是指由于血液系统疾病导致白细胞成熟障碍或数量减少，加之贫血、化疗等因素造成患者营养不良，机体抵抗力下降，易受病原微生物侵袭而反复出现感染症状，是血液系统疾病最常见的死亡原因之一。发热是继发感染的典型表现，具有持续时间长、热型不一、抗生素治疗效果不佳等特点。

【护理评估】

（一）健康史

询问患者症状出现的急缓、热度及其热型的特点，注意询问相关的病因、诱因或有关因素，如过劳、受凉与感冒等；有无感染相关的临床表现，如咳嗽、压痛、腹痛、肛周疼痛等。

（二）身体状况

观察患者的生命体征，尤其是体温，发热是感染最常见的症状；观察感染征象，皮肤、黏膜有无溃疡，咽部和扁桃体有无充血肿大及化脓；肺部有无啰音；腹部有无压痛等。感染以局部炎症多见，常见感染部位为口腔黏膜、咽峡、肛门黏膜、尿道及皮肤等。当机体抵抗力低下、侵入的致病菌量大且毒力极强时，可引起全身性感染，形成败血症。继发感染是再生障碍性贫血和白血病常见的死亡原因。

（三）心理-社会状况

患者因发热感染会出现焦虑症状，担心疾病预后。

（四）辅助检查

血、尿、粪三大常规，X线检查，血培养，分泌物细菌涂片或培养等。了解白细胞计数及分类计数情况，根据感染部位分泌物、渗出物或排泄物的涂片或细菌培养加药敏试验有助于判断感染的病原体并指导用药。

【常见护理诊断/问题】

体温过高：与感染有关。

【护理目标】

体温维持正常。

【护理措施】

（一）一般护理

1. 生活护理　保持病室整洁，定时通风，保持空气流通，温度在18～22℃，湿度在60%，定时消毒。限制陪伴和探视人员人数，患有感冒的人员勿探视，防止交叉感染。及时更换汗湿的衣服及床单。患者白细胞计数<1×10^9/L，粒细胞绝对值<0.5×10^9/L，应实行保护性隔离，宜将患者安排在特殊病房如超洁净单人病房或者层流洁净病房内。医护人员进入特殊病房前应先洗手，穿消毒过的工作衣裤和拖鞋，戴无菌帽和口鼻罩，接触患者时戴无菌手套。医护人员应定期做咽鼻拭子细菌培养，细菌培养阳性或已患感冒者不得进入特殊病房。高热患者可进行物理降温或遵医嘱给予药物降温；有出血倾向者禁用酒精擦浴，以防局部血管扩张诱发或加重出血。必要时遵医嘱药物降温，药物降温过程中若患者出汗过多，应及时擦干皮肤，随时更换衣物，避免受凉。

2.饮食护理　鼓励患者进食，保证营养摄入。食物以高热量、高维生素、高蛋白质、易消化、无刺激为宜。多饮水，每日2 000～3 000mL，必要时给予静脉营养支持。

（二）病情观察

监测体温变化，每日测体温4～6次，以及早发现感染征象。发热时，观察患者有无畏寒、咽痛、咳嗽等伴随症状。

（三）用药护理

合理使用抗生素，做护理操作时严格遵守无菌原则。慎用解热镇痛药，以免影响血小板数量及功能而诱发出血。

（四）心理护理

关心同情患者，耐心倾听及时沟通，给予必要的解释和疏导。

（五）健康指导

指导患者养成良好的个人卫生习惯，注意用物清洁。注意保暖，防止受凉感冒；少去公共场合，避免交叉感染。

【护理评价】

1.体温是否下降或正常。

2.是否发生感染；发生感染能否被及时发现，并得到及时处理。

第二节　贫血性疾病患者的护理

贫血是由多种原因或疾病引起的一种病理状态。血液病所致贫血最常见的原因是造血原料不足或利用障碍以及造血干细胞异常等。我国贫血的患病率高于西方国家，学龄前儿童患病率最高，女性明显高于男性，老年人和儿童高于青壮年。

一、缺铁性贫血

当机体对铁的需求与供给失衡，导致体内贮存铁耗尽，继之红细胞内铁缺乏，最终引起缺铁性贫血。缺铁性贫血是铁缺乏症的最终阶段，表现为缺铁引起的小细胞低色素性贫血及其他异常。

【病因及发病机制】

铁是人体生理过程中不可缺少的微量元素，正常情况，体内铁的吸收和排泄维持动态平衡。人体一般不会缺铁，贮存铁很少被动用。只有在铁的需要量增加、铁的摄入不足及丢失过多的情况下，才会导致缺铁。

（一）病因

1. **铁的需要量增加而摄入不足**　正常成人每天铁的需要量为1～2mg，育龄妇女、婴幼儿、青少年铁的需要量增加，尤其是早产儿、孪生儿体内储存铁量明显不足更易缺铁。铁主要来源于食物，如长期食物中铁的含量不足，则使体内储存铁缺乏而引起缺铁性贫血。

2. **铁的吸收不良**　胃大部切除或胃全切术后、萎缩性胃炎、小肠黏膜病变、肠道功能紊乱、服用抗酸药以及H_2受体拮抗剂等，均可影响铁的吸收。

3. **慢性失血**　是缺铁性贫血最常见的原因。消化道慢性失血如消化性溃疡、消化道肿瘤、食管胃底静脉曲张出血、钩虫病、痔出血等是引起缺铁性贫血的常见病因，而女性则以月经过多为常见。反复多次小量出血可丧失大量的铁，使体内贮存铁逐渐消耗。

（二）发病机制

铁是主要的造血原料，红细胞合成血红蛋白需要铁原卟啉和珠蛋白，当体内储存铁缺乏时，可因血红蛋白合成减少而致小细胞低色素性贫血。除了参与血红蛋白的合成，铁还参与体内的一些生物化学过程，包括细胞线粒体的电子传递、儿茶酚胺的代谢及合成。因此缺铁时，除有贫血的症状外，还会造成其他方面的功能紊乱，如严重缺铁时，细胞含铁酶及铁依赖酶的活性降低，可影响人的精神、行为及免疫功能，幼儿期可影响智力发育；缺铁还可导致黏膜病变和外胚叶组织营养障碍。

【护理评估】

（一）健康史

询问患者饮食状况，有无偏食、挑食等不合理的饮食习惯；询问患者有无导致铁丢失过多的基础疾病，有无影响铁吸收的消化系统疾病。注意患者的年龄，是否处于特殊的生命周期，评估铁需求与铁摄入是否平衡。

（二）身体状况

缺铁性贫血多数起病缓慢，其临床表现与贫血的程度、病程进展的速度有关，主要表现为原发病症状体征、贫血及组织缺铁症状。

1. **贫血的原发病表现**　如消化性溃疡、肿瘤、痔疮等导致的黑便或鲜血便、腹部不适；肠道寄生虫感染所致的腹部疼痛、大便性状改变；月经过多，血管内溶血导致的血红蛋白尿等。

2. **贫血共有的表现**　主要有皮肤黏膜苍白、头晕、乏力、眼花、耳鸣、心悸、活动后气促等，长期严重贫血可引起贫血性心脏病，出现心脏增大甚或心力衰竭。伴有冠状动脉硬化者可促发心绞痛，女性患者可有月经不调、闭经、不孕等。

3. **组织铁缺乏的表现**　因为铁与指甲、毛发、黏膜等的营养有关，缺铁时，组织含铁酶及铁依赖酶的活性降低，组织营养障碍，可出现一系列表现。

（1）皮肤、毛发营养缺乏：皮肤干燥、角化、萎缩、无光泽，毛发干枯易脱落，指（趾）甲扁平、不光整、有条纹、脆薄易裂，甚至呈钩状甲（亦称反甲）。

(2) 黏膜损害：表现为口角炎、舌炎、舌乳头萎缩，严重时引起吞咽困难（称为Plummer-Vinson综合征），其特点为吞咽时感觉有食物黏附在咽部。

(3) 精神、神经异常：容易兴奋、注意力不集中、烦躁易怒或淡漠。儿童、青少年生长发育迟缓，体力及耐力下降、智商低。少数患者有异食癖，喜食生米、泥土、石子等。约1/3患者出现神经痛、末梢神经炎等。

（三）心理-社会状况

由于缺乏有关缺铁性贫血的相关知识，患者可不同程度的存在焦虑和恐惧心理。

（四）辅助检查

1. **血象** 小细胞低色素性贫血。血涂片可见红细胞体积较正常小，大小不等，形态不一，染色浅淡，中心淡染区扩大。

2. **骨髓象** 骨髓增生活跃，以红系增生为主，中、晚幼红细胞数量增多，体积较小，核染色质致密，胞质少且偏蓝色，边缘不整齐，血红蛋白形成不良，呈"核老浆幼"现象；粒细胞系和巨核细胞系无明显变化；骨髓铁粒幼细胞减少或消失，为缺铁的可靠诊断依据。

【常见护理诊断/问题】

1. 营养失调（低于机体需要量） 与铁摄入不足、需要量增加、丢失过多、吸收障碍有关。
2. 活动无耐力 与缺铁性贫血引起组织缺氧有关。
3. 潜在并发症 贫血性心脏病、心力衰竭。

【护理目标】

1. 铁摄入不足得到纠正。
2. 缺氧症状减轻或消失，活动耐力恢复正常。
3. 未发生贫血性心脏病、心力衰竭并发症。

【护理措施】

（一）一般护理

1. **休息与活动** 贫血患者多见面色苍白、乏力、头晕、头痛、注意力不集中等症状，在贫血状况未得到纠正前，要指导患者加强休息，减少机体的耗氧量。与患者一起制订适合其自身的休息与活动计划，逐步提高其自理能力，增加其活动的耐力。活动的原则为循序渐进，以不加重症状为限。重度贫血者应严格卧床休息，限制活动，避免跌倒受伤，取合适体位；必要时予以吸氧，缓解患者缺氧症状。

2. **饮食护理**

(1) 指导患者多食用含铁丰富的食物，如动物肝脏、瘦肉、动物血、蛋黄、大豆、紫菜、海带、木耳等。动物性食物中的铁含量高，且易吸收，不受膳食组成成分影响；植物中的铁含量少，容易受膳食组成成分影响，吸收率低，但膳食中维生素C含量高及存在还原性物质，利于铁的吸收。因此，饮食中要注意荤素搭配，进食柑橘等富含维生素C的果汁饮料。

（2）进食高蛋白质的食物可促进铁的吸收，同时要进食一定糖类、脂类，补充能量，保证蛋白质的有效利用，所以饮食要高蛋白质、高热量，但不可高脂饮食，因其会影响胃酸分泌，不利于铁的吸收。

（3）茶叶中的鞣酸能与铁结合成不容沉淀物，使铁难以吸收，所以餐后不宜立即饮茶水；菠菜中的草酸、柿子中的鞣酸都能降低铁的吸收率，注意避免食用；多钙类食物会影响铁的吸收。

（4）减少刺激性强的食物的摄入。指导患者养成良好的进食习惯，不挑食，定时、定量、细嚼慢咽。宜用铁锅炒菜，以吸收无机铁。指导家长在小儿出生后4个月添加蛋黄及含铁辅食，注意根据不同年龄段喂养含铁丰富的食物。

（二）病情观察

观察患者原发病是否控制，致缺铁的病因是否去除；有无心悸、气促加重及心脏增大、心力衰竭等并发症出现；补铁后面色、口唇、甲床等颜色有无改善，自觉症状是否减轻，有无严重不良反应、能否耐受等。

（三）用药护理

1. 口服铁剂

（1）口服铁剂应在饭后服用，首先饭后服用可以减少胃肠道症状。其次，食物可以延长铁剂在肠道的时间，使其充分被吸收。再者，饭后30～40分钟是胃酸分泌的最活跃时期，此时服用铁剂吸收效果最佳。

（2）小剂量、长时间：以小剂量服用，满足治疗贫血所需，不至于发生不良反应，同时要长时间服用，至血红蛋白恢复正常后3～6个月。

（3）口服铁剂时加服维生素C，促进铁的吸收，减少不良反应，避免与浓茶、咖啡、牛奶同服，也要避免同时服用抗酸药和H_2受体拮抗剂。

（4）服用液体铁剂可以使用吸管，减少其在口腔停留时间，避免牙齿染黑。

（5）铁剂在肠道内与硫化氢结合会使大便颜色呈现黑色，要告知患者，消除焦虑。另外，因铁剂使肠蠕动减慢，易致便秘，应嘱多食膳食纤维食物。

（6）坚持服用，按计量、疗程服用，定期检查，保证疗效的同时避免过量引起中毒。

2. 注射铁剂

（1）首次使用注射铁，需用0.5mL试验剂量进行试验性用药，同时备好抢救用品（肾上腺素）以备抢救。

（2）当试验无过敏反应后方可常规剂量用药，剂量需准确，因为铁剂不经肠黏膜吸收直接入血，故剂量要准确，避免过量引起急性铁中毒。

（3）注射方法为深部肌内注射，以利吸收，同时避免局部疼痛和硬结形成；需长时间注射，应左右交替，经常更换注射部位。采用"Z"形肌内注射法，避免药液溢出引起皮肤发黑。注意不要在皮肤暴露部位注射。

(4) 观察处理注射铁剂的不良反应：主要不良反应有局部肿痛、面色潮红、恶心、头痛、腹痛、肌肉痛、荨麻疹、低血压等，严重者可发生过敏性休克，注射时应备好肾上腺素以便急救。少数可出现尿频、尿急，应嘱患者多饮水。

(四) 心理护理

给患者讲解缺铁性贫血的相关知识，尤其要告诉患者原发病治疗的重要性，讲解解除病因是治愈疾病的重要环节，但是又要让患者对疾病有一个正确的认识，树立战胜疾病的信心，使其配合治疗和护理的相关工作。

(五) 健康指导

1. 疾病知识指导　告诉患者及家属缺铁性贫血疾病的相关知识，使患者对疾病有一定的认识，使之更加积极主动地配合治疗和护理。

2. 指导自我护理　注意休息，加强营养，均衡饮食，多摄取富含铁的食物，荤素搭配，纠正不良生活习惯，不挑食、偏食；建议使用铁锅，增加无机铁的吸收；注意个人卫生，避免感染。

3. 高危人群指导　婴幼儿生长发育快，注意指导辅食添加铁剂；妊娠后期、哺乳期妇女给予小剂量铁剂；生长发育期青少年也要注意食用含铁丰富的食物。

4. 自我监测病情　如发现心率加快、呼吸困难、不能平卧、尿量减少等，应该及时就医。

【护理评价】

1. 活动耐力是否增强。

2. 铁缺乏是否得到纠正。

3. 有无并发症发生；发生并发症能否被及时发现，并得到及时处理。

二、巨幼细胞性贫血

巨幼细胞性贫血是指叶酸或维生素B_{12}缺乏或某些影响核苷酸代谢的药物导致细胞核脱氧核糖核酸（DNA）合成障碍所致的贫血。在我国，以叶酸缺乏为主，多见于较少进食新鲜蔬菜、肉类的人群。而欧美国家则以维生素B_{12}缺乏及体内产生内因子抗体所致的恶性贫血多见。

【病因及发病机制】

1. 食物营养不够　叶酸或维生素B_{12}摄入不足。

2. 吸收不良　胃肠道疾病、药物干扰和内因子抗体形成（恶性贫血）。

3. 代谢异常　肝病、某些抗肿瘤药物的影响。

4. 需要量增加　哺乳期、孕妇。

5. 利用障碍　嘌呤、嘧啶自身合成异常或化疗药物影响等。

【护理评估】

（一）健康史

询问患者有无胃肠道疾病、肝病、肿瘤性疾病等病史，用药史及患者的饮食习惯。

（二）身体状况

1.血液系统表现　起病缓慢，除一般贫血表现外，严重者因全血细胞减少可致反复感染和（或）出血；少数患者出现轻度黄疸。

2.消化系统表现　早期胃肠道黏膜萎缩引起食欲减退、恶心、腹胀、腹泻或便秘。口腔黏膜、舌乳头萎缩，舌面呈"牛肉样舌"，伴舌痛；部分患者发生口角炎、舌炎，出现局部溃烂、疼痛。

3.神经精神症状

（1）神经症状：出现对称性远端肢体麻木，深感觉障碍，如振动觉和运动觉消失；共济失调或步态不稳；锥体束征阳性、肌张力增加、腱反射亢进；味觉、嗅觉降低，视力下降，黑蒙征等。

（2）精神症状：叶酸缺乏者，出现易怒、妄想等；维生素B_{12}缺乏者，有抑郁、失眠、记忆力下降、谵妄、幻觉、妄想，甚至精神错乱、人格变态等。

（三）心理-社会状况

由于缺乏有关巨幼细胞性贫血的相关知识，患者可不同程度的存在焦虑和恐惧心理。

（四）辅助检查

1.血象　典型血象呈大细胞性贫血。血涂片红细胞大小不等、以大椭圆形细胞为主，可见点彩红细胞，中性粒细胞呈多分叶现象。红细胞与血红蛋白减少不成比例，网织红细胞计数正常或略高，重症者白细胞和血小板减少。

2.骨髓象　骨髓增生活跃，以红细胞系增生显著；可见各阶段巨幼红细胞，表现为胞体大，细胞核发育晚于细胞质，呈"核幼质老"现象；粒细胞系、巨核细胞系也可见巨变。骨髓铁染色常增多。

3.血清叶酸和维生素B_{12}浓度测定　是诊断叶酸和维生素B_{12}缺乏最重要的指标。血清叶酸低于6.8nmol/L（3ng/mL），红细胞叶酸低于227nmol/L（100ng/mL），血清维生素B_{12}低于74pmol/L（100ng/mL），均有诊断意义。

【常见护理诊断/问题】

1.活动无耐力　与贫血有关。

2.营养失调（低于机体需要量）　与叶酸、维生素B_{12}缺乏有关。

【护理目标】

1.贫血得到有效治疗，活动耐力恢复正常。

2.叶酸、维生素B_{12}缺乏得到改善。

【护理措施】

（一）一般护理

1. 休息与活动　评估患者贫血的程度，嘱患者适当休息，严重贫血者应绝对卧床休息。更换体位时，动作不宜过快，预防直立性低血压引起晕厥和跌伤。

2. 饮食护理　给予富含维生素B_{12}和叶酸丰富的食物，叶酸含量丰富的食物主要有绿叶蔬菜、水果、谷物和动物肉类等，维生素B_{12}含量丰富的食物主要有动物肉类、动物肝肾、禽蛋及海产品等，并及时纠正偏食及挑食的习惯。注意烹饪方法，烹调时温度不宜过高、时间不宜过长，以减少营养素的破坏。

（二）病情观察

1. 观察患者的贫血程度，皮肤黏膜变化，有无乏力、心悸、气促、头晕等症状。

2. 观察有无消化系统及神经系统症状，如舌炎、口腔黏膜溃疡、腹胀腹泻、食欲不振及肢体麻木、软弱无力、共济失调等表现。

（三）用药护理

使用维生素B_{12}治疗中可出现低钾血症，需密切观察患者缺钾症状，及时补充。输血时密切观察有无输血反应。

（四）心理护理

向患者讲解巨幼细胞性贫血的相关知识及治疗目的。告诉患者如及时治疗，认真配合治疗，恢复很快，预后良好。鼓励患者表达自身感受，耐心倾听患者诉说，帮助患者建立战胜疾病的信心。鼓励患者家属和朋友给予患者关心和支持。

（五）健康指导

嘱患者改善膳食质量，改变烹调习惯，勿将蔬菜烹调时间过长，改变偏食及挑食习惯，对婴幼儿合理喂养。对于胃肠道疾患及素食者，应定时补充维生素B_{12}及叶酸，以防巨幼细胞性贫血的发生。

【护理评价】

1. 治疗是否有效，患者活动耐力是否恢复正常。
2. 叶酸、维生素B_{12}缺乏是否得到改善。

三、再生障碍性贫血

再生障碍性贫血（AA）简称再障，是由多种原因导致造血干细胞的数量减少和（或）功能障碍引起的一类贫血，又称骨髓造血功能衰竭症。临床主要表现为骨髓造血功能低下，进行性贫血、出血、感染和全血细胞减少。再障可发生于各年龄段，以青壮年居多，男性略高于女性，原发性多于继发性。

【病因及发病机制】

（一）病因

按病因是否明确可将再障分为原发性和继发性2种，约半数以上的患者找不到明确的病因，称为原发性再障。继发性再障的发生可能和下列因素有关。

1.化学因素　包括各类可以引起骨髓抑制的药物和化学物质。

（1）药物：抗菌药，最常见的是氯霉素，其他如磺胺类、四环素、异烟肼等；抗肿瘤药，如氮芥、阿糖胞苷、甲氨蝶呤、阿霉素、柔红霉素等；抗癫痫药，如苯妥英钠、卡马西平、乙琥胺；抗甲状腺药，如甲巯咪唑、甲（丙）硫氧嘧啶；解热镇痛抗风湿药，如保泰松、安乃近、吲哚美辛、吡罗昔康；其他，如西咪替丁、异烟肼、甲苯磺丁脲等。

（2）化学物质：苯及其衍化物最重要的骨髓抑制毒物，在染料、油漆、塑料、皮革制品黏合剂、杀虫剂等物质中含量较高。

2.物理因素　电离辐射、核辐射、放射线等（如X线、γ射线、镭）均影响DNA的复制，抑制细胞的有丝分裂，干扰骨髓细胞生成，使造血干细胞减少。

3.生物因素　主要是病毒感染。EB病毒、肝炎病毒、微小病毒、带状疱疹病毒等均可引起再障，特别是肝炎病毒与再障关系明确，主要是丙型肝炎，其次是乙型肝炎，临床上称为病毒性肝炎相关性再障，病情严重，病死率高。

4.其他因素　如免疫因素，部分再障可继发于系统性红斑狼疮、类风湿关节炎、胸腺瘤等；遗传因素，先天性再障多有家族史；其他疾病的演变，如慢性肾衰竭、阵发性睡眠性血红蛋白尿、严重甲状腺功能减退症等偶可引起再障。

（二）发病机制

尚未完全明了，上述病因可能通过3种机制导致骨髓造血干细胞的再生、分化能力减弱或消失，引起外周血液全血细胞减少。

1.造血干细胞缺陷　包括造血干细胞质的异常和量的减少。临床实验室检查表明，造血干细胞数量减少是各型再障的必有表现。

2.造血微环境异常　再障患者骨髓活检发现除了造血细胞减少外，骨髓还出现了"脂肪化"及局部结构的病理变化，如静脉窦壁水肿、出血、毛细血管坏死等。骨髓基质细胞受损是再障患者造血干细胞移植不成功的原因。

3.免疫异常　免疫异常是再障的主要发病机制。再障患者外周血及骨髓中淋巴细胞比例增高，T细胞亚群分布异常；细胞毒性T细胞分泌穿孔素直接杀伤造血干细胞，导致骨髓造血功能衰竭。

【护理评估】

（一）健康史

患者的居住、工作环境是否接触有害物质如苯类、药物治疗史如氯霉素及感染史。

（二）身体状况

再障的主要临床表现有进行性贫血、出血和反复继发感染，肝、脾、淋巴结多无肿大。根据患者的临床表现、血象、骨髓象及预后，可分为重型再障和非重型再障。

1.重型再障　起病急，进展快，早期主要表现为出血与感染，随着病程的进展出现贫血，且进行性加重。急性再障少见而严重，治疗效果不佳，颅内出血和严重感染是急性再障患者的主要死亡原因。

（1）广泛而严重的出血：几乎所有的患者均有出血倾向，出血的主要原因是血小板减少。出血部位较广泛，常见有严重的皮肤、黏膜出血，如皮肤瘀点、瘀斑、牙龈出血、鼻腔出血；可有消化道出血、持续阴道出血或月经过多等内脏出血，甚至可发生颅内出血而危及生命。

（2）感染及发热：再障患者在病程中几乎均有发热，系感染所致，感染的主要原因是粒细胞数量减少。感染的菌种以革兰阴性杆菌、金黄色葡萄球菌和真菌为主，常有呼吸道感染、皮肤感染、口咽部和肛门感染，以呼吸道感染最常见，严重者可发生肺炎和败血症。

（3）进行性加重的贫血：贫血的主要原因是红细胞生成减少，其次是出血造成红细胞丢失过多。病初贫血常不明显，随病程进展出现进行性贫血，伴明显的头晕、乏力、心悸等。

2.非重型再障　较多见。起病及进展较缓慢，以贫血为首发和主要表现，出血症状较轻，多局限于皮肤黏膜，内脏出血少见，较少出现感染发热，经恰当治疗可长期缓解或完全恢复。个别病例可发展为重型再障，病情恶化，预后差。

（三）心理-社会状况

再障患者多数病情较重，病情复杂，躯体不适多，预后差，经济负担重，患者可不同程度存在焦虑、恐惧，甚至悲观、绝望心理。

（四）辅助检查

1.血象　特点是全血细胞减少，可呈四少一多，即红细胞计数、网织红细胞计数、白细胞计数、血小板计数均减少，白细胞分类淋巴细胞相对增多。各系列细胞减少的程度不一定呈平行关系，重型较非重型全血细胞减少程度更为严重。贫血多呈正细胞正色素性，也可有大细胞性贫血。再障的诊断指标应符合下列3项中的2项：①血红蛋白<100g/L。②中性粒细胞绝对值<$1.5×10^9$/L。③血小板<$50×10^9$/L。

2.骨髓象　重型再障骨髓增生低下或极度低下，粒系、红系、巨核系三系细胞增生受抑；造血细胞数量明显减少，巨核细胞和幼红细胞减少更甚，非造血细胞成分如淋巴细胞、浆细胞、组织嗜碱细胞增多。非重型骨髓增生减低或有灶性增生，即使有灶性增生但巨核细胞仍明显减少。

3.其他　骨髓放射性核素检查，放射性摄取减少甚至消失，可间接反映造血组织减少的程度和部位。

（五）治疗原则及主要措施

1.去除病因　去除及避免周围环境中的致病因素，禁用对骨髓造血抑制的药物。

2.对症及支持治疗

(1)防治感染:做好个人卫生和环境的清洁消毒,减少感染机会。发生感染时,早期用强而有效的抗生素,注意长期使用抗生素可诱发真菌感染和肠道菌群失调,必要时输注白细胞悬液。

(2)控制出血:根据病情选用不同的止血方法或药物。合并血浆纤溶酶活性增高者,用抗纤溶药,如氨基己酸;月经过多者,用丙酸睾酮或达那唑;对颅内出血、消化道出血或血尿等有内脏出血或出血严重,或血小板低于$20×10^9/L$者,可输浓缩血小板或新鲜冷冻血浆。

(3)纠正贫血:重度贫血伴缺氧明显时,考虑输注全血或浓缩红细胞。输血是主要的支持治疗,但输血不当可引起多种不良反应,多次输血可致继发性血色病,因此应严格掌握输血的适应证。

3.免疫抑制疗法 常用药物有抗淋巴细胞球蛋白(ALG)和抗胸腺细胞球蛋白(ATG),两者均能够抑制T淋巴细胞或非特异性自身免疫反应,是治疗重型再障的主要药物。也可选用环孢素(CsA)选择性作用于T淋巴细胞,解除骨髓抑制,用于各型再障,疗程长于1年。

4.促进骨髓造血疗法

(1)雄激素:是治疗非重型再障的首选药物。雄激素可直接刺激骨髓造血干细胞,促进造血干细胞的增殖和分化,还可刺激肾脏产生更多的促红细胞生成素,刺激巨噬细胞产生粒细胞-巨噬细胞集落刺激因子,促进红细胞和粒细胞的生成。雄激素必须在有一定量的造血干细胞基础上才能发挥作用,故对重型再障效果不佳。多选用口服制剂,常用药物有司坦唑醇2~4mg,口服,每天3次;也可选用十一酸睾酮和达那唑。注射剂可选用丙酸睾酮,每天100mg,肌内注射。疗程及剂量应根据治疗效果和不良反应调整,切忌突然停药和减量过快,以免导致病情复发。

(2)造血生长因子:适用于重型再障。常用药物有粒细胞集落刺激因子(G-CSF)、粒细胞-巨核细胞集落刺激因子(GM-CSF)、重组人促红细胞生成素(EPO)。

(3)造血干细胞移植:40岁以下、无感染及其他并发症、有合适供体的重型再障者,可考虑造血干细胞移植,包括骨髓移植、外周血干细胞移植和脐血干细胞移植。

【常见护理诊断/问题】

1.活动无耐力 与贫血引起全身组织缺氧有关。

2.有感染的危险 与粒细胞减少有关。

3.有出血的危险 与血小板减少有关。

4.悲伤 与治疗效果差、经济负担有关。

5.潜在并发症 颅内出血。

【护理目标】

1.活动耐力增强。

2.无感染发生,或感染能够得到有效的控制。

3.减少或避免出血。

4.减轻或消除悲伤情绪。

5.未发生并发症;发生并发症能被及时发现,并得到及时处理。

【护理措施】

(一)一般护理

1.休息与活动　轻度贫血和血小板(20~50)×10^9/L时减少活动,卧床休息。重度贫血Hb<50g/L及血小板<20×10^9/L时应绝对卧床休息。病房保持空气流通,限制陪伴探视,避免交叉感染。医护人员严格无菌操作,对白细胞明显减少或粒细胞缺乏者应行保护性隔离,加强室内消毒。

2.饮食护理　嘱患者进食高热量、高维生素、高蛋白质、易消化的饮食,避免食物过烫、过硬、刺激性强,以免引起口腔及消化道的出血。

3.发热的护理　定时测量体温,保持皮肤清洁干燥,及时更换汗湿的衣物、床单、被套。给予物理降温如温热水擦浴,冰袋放置大动脉处,不用乙醇液擦浴,以免引起皮肤出血。协助患者多饮水,遵医嘱使用降温药和抗生素。

(二)病情观察

密切观察患者生命体征及病情,皮肤、黏膜、消化道及内脏器官有无出血倾向,有无颅内出血征象;监测生命体征,警惕败血症。

(三)用药护理

1.向患者讲解应用雄激素、环孢素的治疗作用及不良反应(向心性肥胖、水肿、毛发增多、女性男性化等)。长期肌内注射丙酸睾酮可引起局部硬结,注射部位要交替进行,可进行局部热敷,避免硬结产生。

2.应用免疫抑制剂的护理　用药期间应给予保护性隔离,加强支持疗法,防止出血及感染加重。淋巴细胞球蛋白和抗胸腺细胞球蛋白可出现猩红热样皮疹、发热、关节痛等超敏反应和血清病等不良反应,用药前需做过敏试验,如有发生应遵医嘱给予氢化可的松治疗。应用环孢素应监测血药浓度及不良反应,常见多毛症及皮肤色素沉着,其次为牙龈增生,可在停药后自行消退;少数患者转氨酶及肌酐值升高,减量后可恢复,长期使用者应监测肝、肾功能。

(四)心理护理

向患者及家属讲解疾病的病因、临床表现及预后,取得患者及家属的信任。增加与患者的沟通与交流,了解患者真实想法。介绍一些治疗效果及心态良好的患者与其交谈,使患者正确面对疾病,树立战胜疾病的信心,积极配合治疗护理。

(五)健康指导

1.向患者及家属介绍本病的常见病因、临床症状及体征。指导患者养成良好的生活习惯及卫生习惯,预防各种出血。教会患者自我观察出血及感染的临床表现,及时报告医生。向患者讲解骨髓移植的有关知识。

2.长期接触有毒物质或放射性物质的人，应提高个人防护意识，做好防护工作，严格遵守操作规则制度，定期体检。妊娠合并再障的患者，应劝其早日终止妊娠。

【护理评价】

1.活动耐力是否增强。

2.是否发生感染；发生感染能否被及时发现，并得到及时处理

3.出血是否减轻或缓解。

4.悲伤情绪是否减轻或消除。

5.有无并发症发生；发生并发症能否被及时发现，并得到及时处理。

第三节　出血性疾病患者的护理

出血性疾病是指由于正常的止血机制发生缺陷或异常，而引起的自发性出血或轻微损伤后出血不止的一组有出血倾向的疾病。引起出血性疾病的病因主要有：毛细血管壁异常、血小板数量减少或功能异常、凝血功能异常。

一、特发性血小板减少性紫癜

特发性血小板减少性紫癜（ITP）又称为原发免疫性血小板减少症，是因免疫机制异常导致的血小板过度破坏和血小板生成受抑制而引起的一种的出血性疾病，也是最常见的血小板减少性疾病。其临床表现主要为皮肤、黏膜或内脏出血、血小板减少、骨髓巨核细胞发育、成熟障碍。可分为急性型和慢性型，前者多见于儿童，后者多见于成年人，且女性多于男性。

【病因及发病机制】

本病的病因尚未完全明了，一般认为与下列因素有关。

1.感染因素　　ITP的发生与细菌或病毒感染关系密切。研究发现大多数的急性ITP患者发病前2周左右有上呼吸道感染史或其他诱发因素，如水痘、风疹、麻疹、细菌感染（如幽门螺杆菌）或新近预防接种等；慢性ITP患者常因感染而使病情加重；病毒感染后发生ITP的患者，血液中可发现抗病毒抗体或免疫复合物。

2.免疫因素　　感染不能直接导致ITP的发病，免疫因素的参与可能是ITP发病的重要原因。在50%～70%的ITP患者血清中，可以检测出血小板相关抗体（PAIg），血小板生存周期明显缩短；由于患者对自身血小板抗原的免疫失耐受，产生体液免疫和细胞免疫介导的血小板过度破坏和血小板生成受抑，最终导致TTP。

3.肝、脾与骨髓因素　　肝、脾与骨髓不但是血小板抗体和抗血小板抗体产生的主要部位，

也是血小板破坏的主要场所，以脾脏为最重要，人体约1/3的血小板储存于脾脏，且脾内相关抗体水平最高。

4.其他因素 慢性型女性患者在青春期与绝经期前易发病，故雌激素与本病的发病有一定的关系；ITP的发生还可能与遗传因素有关。

【护理评估】

（一）健康史

详细询问有无明确诱因，发病前有无上呼吸道感染、水痘、风疹、麻疹等病毒感染史；患者出血的主要表现形式、发生急缓、主要部位与范围；有无内脏出血及其严重程度；女性患者应评估月经情况，有无月经过多；有无出血性疾病家族史；有无诱发颅内出血的危险因素及颅内出血的早期表现。

（二）身体状况

1.急性型 主要临床特点如下。

（1）多见于儿童，多数患者发病前有上呼吸道感染或其他病毒感染。

（2）起病急骤，常有畏寒、寒战、发热。

（3）皮肤和黏膜出血为主要症状，多为散在性针状的皮内或皮下出血点，形成瘀点或瘀斑；也可为全身性出血斑或血肿，常先出现于四肢，尤以下肢多见，躯干次之，可有鼻出血、牙龈出血和口腔黏膜出血，损伤或注射部位可渗血不止或形成大片瘀斑。当血小板低于 $20\times10^9/L$ 时，可有内脏出血，如消化道、泌尿道、阴道出血。颅内出血是致死的主要原因。

（4）急性期出血较为严重，病程多为自限性，常在4~6周内恢复。

2.慢性型 多见于青、中年女性。起病隐匿，多无前驱症状，出血症状轻而局限，病程常持续多年甚至终身。主要表现为反复发作的皮肤及黏膜出血，如瘀点、瘀斑及鼻出血、牙龈出血或月经过多等，严重内脏出血少见。反复发作者可有贫血和轻度脾大。10%~15%的患者经长期治疗能得到缓解。急性型与慢性型ITP临床表现的区别见表6-3-1。

表6-3-1 急性型与慢性型ITP临床表现的区别

鉴别要点	急性型 ITP	慢性型 ITP
年龄	儿童，2~6岁多见	成人，20~40岁多见
性别	无差异	F：M=4：1
起病	急骤	缓慢、隐匿
发病前感染史	前2周左右常有上感	通常无
出血	皮肤黏膜和内脏出血（颅内出血是致死的主要原因）	以皮肤黏膜出血为主，月经量增多
血小板计数	$<20\times10^9/L$	$(30\sim80)\times10^9/L$

（三）心理-社会状况

急性出血者易出现恐惧、焦虑心理；慢性出血易反复发作，患者出现烦躁易怒、抑郁、悲观等心理反应。

（四）辅助检查

1.血象 主要为血小板计数减少，急性型常低于$20×10^9$/L，慢性型常为$(30～80)×10^9$/L，可有血小板形态异常。白细胞计数及分类多正常，严重出血者可有红细胞计数减少。

2.骨髓象 主要表现为巨核细胞成熟障碍。巨核细胞数量增加或正常，幼稚型或颗粒型增多，成熟巨核细胞减少；红细胞系、粒细胞系、单核细胞系正常。

3.血小板相关抗体和相关补体检测 血小板相关抗体（PAIgG、PAIgM、PAIgA）和相关补体（PAC_3）升高。

4.其他 束臂试验阳性，出血时间延长，血块收缩不良，血小板黏附与聚集功能减弱。

（五）治疗原则及主要措施

ITP的治疗应个体化，治疗原则是防止创伤，减少血小板的破坏，支持治疗及止血。

1.糖皮质激素 是治疗ITP的首选药物，可减少血小板抗体生成、抑制血小板破坏、降低毛细血管的通透性、刺激骨髓造血。常用泼尼松1mg/（kg·d），分次或顿服，血小板接近正常后开始减量，维持治疗3～6个月。严重者用地塞米松或甲泼尼龙短期静脉滴注，待病情好转后改为泼尼松口服。一般用药后数日即可改善出血症状，但停药过早易复发。

2.脾切除 能减少血小板抗体的产生及血小板的破坏。术后并发症主要有栓塞、出血和感染等，一般不作为首选治疗措施。脾切除的适应证：①不能使用激素治疗。②激素使用3～6个月无效者。③激素维持量大于30mg/d。④^{51}Cr扫描脾区放射指数增高。禁忌证：①年龄小于2岁。②妊娠期。③不能耐受手术者。

3.免疫抑制剂 不宜作为首选药物，可用于糖皮质激素治疗和脾切除无效或疗效较差的患者。常用药物有长春新碱、环磷酰胺、硫唑嘌呤、环孢素等，长春新碱是常用药物，环孢素主要用于难治性ITP。与激素合用可提高疗效和减少激素用量，疗程一般为4～6周。

4.急重症处理 对血小板低于$20×10^9$/L、出血严重而广泛者、疑有或已发生颅内出血者、分娩者、脾切除术前或其他需紧急手术的患者，应进行紧急处理。治疗方法有：①输注血小板。②大剂量甲泼尼龙静脉注射。③静脉输入免疫球蛋白：是目前ITP紧急救治最有效的方法之一。④血浆置换。

5.中西医结合治疗 有研究发现，中西医结合治疗ITP能提高疗效、减少西药的用量，又能避免激素、脾切除及免疫抑制剂等治疗的不良反应。

【常见护理诊断/问题】

1.有损伤的危险 出血与血小板减少有关。

2.有感染的风险 与大剂量使用糖皮质激素有关。

3.恐惧 与血小板过低，随时有出血的危险有关。

4.潜在并发症　消化道出血、颅内出血等脏器出血。

【护理目标】

1.患者无损伤和出血发生。

2.患者无感染发生。

3.患者恐惧感减轻或消失。

4.未发生消化道或颅内出血；发生出血能及时发现，并得到及时处理。

【护理措施】

（一）一般护理

1.休息与活动　急性型或慢性型急性发作期应卧床休息，减少活动；血小板低于$20\times10^9/L$时应绝对卧床休息，避免创伤。

2.饮食护理　给予高蛋白质、高维生素、少渣、易消化饮食，依病情选用流质、半流质饮食。多食新鲜蔬菜、水果和粗纤维食物，防止便秘；避免吃油炸、坚硬、带刺食物，防止引起消化道出血；避免剧烈咳嗽，以免诱发内脏出血。

（二）病情观察

观察出血的部位、范围、出血量、速度及止血情况；观察患者病情变化、生命体征及神志，有无颅内出血的发生；监测血小板计数、出凝血时间改变；治疗中应观察有无药物不良反应的出现；观察患者的情绪变化，是否存在恐惧、焦虑等心理问题。

（三）对症护理

出血的预防及护理参见本章第一节第二部分"出血与出血倾向"。

（四）用药护理

1.糖皮质激素　糖皮质激素能引起身体外形变化、出血和感染、骨质疏松、高血压、胃肠道反应等，应嘱患者饭后服药，并监测患者血压、粪便颜色、骨密度等，预防各种感染。

2.免疫抑制剂　如长春新碱可引起骨髓造血功能抑制、末梢神经炎，应定期检查血象及骨髓象；环磷酰胺可导致出血性膀胱炎，应嘱患者多饮水，观察尿量及颜色；使用免疫抑制剂和大剂量免疫球蛋白时，易出现头痛、寒战、发热及静脉炎，应减慢输液速度，保护局部血管，预防和及时处理静脉炎。

3.输血的护理　遵医嘱输血小板时应做好相应护理。血小板取回后应尽快输入，输注前要认真核对相关信息，密切观察输血中、输血后有无输血反应。

4.其他　避免使用减少血小板数量和抑制血小板功能等药物。

（五）心理护理

向患者和家属介绍本病的相关知识及药物治疗时可能出现的不良反应，使其能正确认识疾病；观察患者情绪变化，是否存在焦虑和恐惧等心理问题，与其建立良好的护患关系，介绍效果较好的成功案例，增强患者战胜疾病的信心，以主动配合治疗和护理。

（六）健康指导

1. 疾病知识指导　向患者和家属介绍ITP的相关知识，正确认识疾病。避免接触诱发因素，做好自我防护。指导患者做好病情监测，识别出血征象和常用止血方法。定期复查血小板。

2. 生活指导　保证充足的休息、加强营养，勿食用坚硬、粗糙、有刺的食物；注意保暖，预防感冒和各种感染发生；可以适当参加一些舒缓性锻炼，如散步、慢跑、太极拳等，增强机体抵抗力，特别要注意外伤的发生，以免诱发和加重出血。女性患者注意经期卫生，并观察月经量。

3. 用药指导　指导患者正确使用糖皮质激素和免疫抑制剂，按医嘱用药，不可自行减量或停药；避免使用能引起血小板减少或加重出血的药物。监测不良反应，定期门诊复查，出现皮肤黏膜出血及时就医。

【护理评价】

1. 有无损伤和出血发生。
2. 有无感染发生。
3. 恐惧感有无减轻或消失。
4. 未发生消化道或颅内出血；发生出血能及时发现，并得到及时处理。

二、过敏性紫癜

过敏性紫癜是一种常见的毛细血管变态反应性疾病。以皮肤紫癜和黏膜出血为主要临床表现，常伴随有关节肿胀疼痛、腹痛及肾脏损害，少数患者还伴有皮疹及血管神经性水肿等表现，血小板计数及凝血功能检查正常。本病多为自限性，春、秋季发病居多，多见于儿童及青少年，男性略多于女性。

【病因及发病机制】

（一）病因

1. 感染　为最常见的病因和疾病复发原因，由细菌、病毒及寄生虫等感染所致。细菌感染中以溶血性链球菌感染最多见，病毒则可由麻疹、水痘和风疹病毒等感染引起，寄生虫感染多见钩虫、蛔虫等。

2. 药物　如抗生素类（青霉素、链霉素、氯霉素及头孢菌素类等）、解热镇痛药（水杨酸类、吲哚美辛、保泰松等）、磺胺类、异烟肼、巴比妥类等。

3. 食物　主要是机体对某些动物性食物中的异体蛋白质过敏所致，如鱼、虾、蟹、蛋、牛奶等。

4. 其他　昆虫叮咬、花粉吸入、疫苗接种、寒冷刺激和精神因素等。

（二）发病机制

本病的发病机制尚不十分明确。上述致敏因素可使敏感体质者产生速发型变态反应或免疫复合物型变态反应，发生广泛的毛细血管炎和小动脉炎，损害小血管，使血管壁通透性和脆性增加，导致一系列出血表现，可累及皮肤、黏膜、胃肠道、关节及肾脏。

【护理评估】

（一）健康史

详细询问患者出血的主要表现形式、发生急缓、主要部位与范围；有无明确诱因；有无内脏出血及其严重程度；有无食物或药物过敏史。

（二）身体状况

起病可急可缓，多数患者发病前1～3周有上呼吸道感染史。常有低热、乏力、食欲减退等前驱症状。皮肤紫癜常最先出现，但也可在腹痛、关节痛等之后出现。根据病变主要累及部位的不同，可有相应的临床表现。主要类型如下。

1. 单纯型（紫癜型） 是最常见的类型，多突然发生，主要表现为反复出现的皮肤紫癜、瘀斑。多见于双下肢及臀部，常分批出现，对称性分布，大小不等，初呈深红色，压之不褪色，可融合成瘀斑，以后逐渐变成紫色、黄褐色。可同时伴有皮肤水肿、荨麻疹，经1～2周后逐渐消退。

2. 腹型 是最具潜在危险和最易误诊的临床类型。除皮肤紫癜外，主要表现为脐周或下腹部阵发性绞痛或持续性钝痛，可伴有恶心、呕吐、腹泻、便血。发作时可有腹部压痛、肠鸣音亢进，有的可诱发肠套叠，易误诊为外科急腹症。

3. 关节型 多见于青年患者，除皮肤紫癜外，以关节肿胀、疼痛和功能障碍为主，多累及膝、踝、肘、腕等大关节，呈游走性，反复发作。关节症状一般在数月内消失，不留后遗症。

4. 肾型 多见于儿童及少年，为病情最为严重且预后较差的一种临床类型，常在紫癜发生1～2周后出现血尿、蛋白尿和管型尿等肾脏损害的表现，可出现水肿、高血压。病情多在数周内恢复，少数患者可发展为慢性肾炎或肾病综合征。

5. 混合型 具备2种或以上类型临床表现者称为混合型。个别病例可累及中枢神经系统和呼吸系统，并出现相应症状。

（三）心理-社会状况

一些患者的过敏源难以迅速找到，所以心理上产生负担；反复出血，尤其是大出血，患者出现焦虑、恐惧等心理反应；腹型、肾型患者，因病情复杂或长期慢性出血，不易根治，患者易产生抑郁、悲观等心理反应。

（四）辅助检查

本病缺乏特异性实验室检查。

1. 血液检查 血小板计数、出血时间、凝血时间正常，白细胞计数正常或增多。有寄生虫感染时嗜酸粒细胞可偏高，失血过多时可有贫血。

2. 骨髓检查 正常。

3. 尿液检查 肾型患者可有血尿、蛋白尿和管型尿。

4. 粪常规检查 部分患者可见寄生虫虫卵，腹痛患者红细胞潜血实验阳性。

5.其他　半数患者束臂试验阳性；肾活组织检查有助于肾型的临床诊断、病情预后判断及指导治疗。

（五）治疗原则及主要措施

1.病因治疗　寻找并消除变应原，停用可能引起过敏的药物和食物，是治疗过敏性紫癜的关键。

2.抗组胺类药物　一般轻症病例可选用异丙嗪、氯苯那敏、苯海拉明、氯雷他定、特非那定等口服，也可选用10%葡萄糖酸钙静脉注射。

3.糖皮质激素　对关节型、腹型和单纯型疗效较好，对肾型无效。常用泼尼松口服，症状缓解后逐渐减量。重症患者可先用氢化可的松或地塞米松静脉滴注，待病情好转后再改为泼尼松口服，疗程2～3周，一般不超过30天。

4.免疫抑制剂　对于肾型或使用糖皮质激素疗效不佳者，可试用硫唑嘌呤、环磷酰胺等免疫抑制剂。

5.对症治疗　腹痛较重者可用阿托品或山莨菪碱等解痉剂；频繁腹泻有脱水者应补充水、电解质及维生素；上消化道出血者应禁食、制酸与止血，必要时输血。

6.其他　中医中药治疗可作为慢性反复发作者或肾型患者的辅助疗法。

【常见护理诊断/问题】

1.皮肤完整性受损（出血）　与血管通透性和脆性增加有关。

2.疼痛（腹痛、关节痛）　与腹型紫癜和关节型紫癜有关。

3.有感染的危险　与长期使用激素、抵抗力下降有关。

3.潜在并发症　慢性肾炎、肾病综合征。

【护理目标】

1.患者皮肤受损好转。

2.疼痛减轻或消失。

3.患者未发生感染。

3.未发生并发症；发生并发症能被及时发现，并得到及时处理。

【护理措施】

（一）一般护理

1.休息与活动　急性出血或发作期应卧床休息，对关节肿痛明显者，应注意置受累关节于合适位置，保护患病部位，尽量减少活动，以减轻疼痛、避免外伤。

2.饮食护理　合理饮食，避免食用容易引起过敏的异体蛋白质食物，如蛋、奶、海鲜类食物；发作期应根据病情选择清淡、易消化、少刺激饮食。出现腹痛时应禁食，必要时胃肠减压，腹痛缓解后逐步恢复进食。肾型紫癜患者应给低盐饮食。

（二）病情观察

主要观察紫癜的部位及范围，有无消化道症状、关节表现和肾脏受累，在治疗中应观察有无药物不良反应的出现。

（三）对症护理

1. 出血的预防及护理　参见本章第一节"血液系统疾病常见症状或体征的护理"。

2. 腹痛、便血的护理　卧床休息，禁食，禁止腹部热敷，以防肠出血。注意大便性状，便血者应记录出血，及时监测生命体征；

3. 关节肿痛的护理　协助患者采取舒适体位，注意局部关节的制动与保暖；疼痛明显者遵医嘱使用解痉剂或消炎止痛药物。

（四）用药护理

应用糖皮质激素和免疫抑制剂的护理参见本节"特发性血小板减少性紫癜"。

（五）心理护理

向患者和家属介绍本病的相关知识，使其能正确认识疾病，消除恐惧心理，减轻心理负担，能积极配合治疗，树立战胜疾病的信心。

（六）健康指导

1. 疾病知识指导　向患者介绍本病的有关知识，使其正确认识疾病。避免应用能引起过敏的药物，预防和控制感染。

2. 生活指导　避免进食易致敏的食物；注意休息，适当进行锻炼，避免劳累；注意气候变化，及时增减衣物，预防感冒；避免花粉吸入，防止昆虫叮咬；保持情绪稳定，避免各种不良刺激。

3. 用药指导　患者正确使用糖皮质激素和免疫抑制剂，按医嘱用药，不可自行减量或停药，监测不良反应，定期门诊复查。在疾病未痊愈前，不要接种各种预防疫苗，痊愈后3~6个月才能进行预防接种，避免疾病复发。

【护理评价】

1. 出血是否减轻或缓解。

2. 疼痛是否减轻或消失。

3. 有无感染发生。

3. 有无发生慢性肾炎、肾病综合征；发生并发症能否被及时发现，并得到及时处理。

三、血友病

血友病是一组遗传性凝血因子缺乏而引起的出血性疾病，包括血友病A、血友病B和遗传性凝血因子FⅩⅠ缺乏症。其中以血友病A最为常见，约占80%，遗传性凝血因子FⅩⅠ缺乏症最少见。血友病的主要特征为有家族史、幼年发病、自发或轻微外伤后出血不止、血肿形成及关节出血。我国血友病的发病率为（5~10）/10万，婴儿发生率约为1/5 000。

【病因及发病机制】

血友病A和B均为典型的性染色体（X染色体）连锁隐性遗传性疾病，存在一定的遗传规律（图6-3-1）。血友病A缺乏凝血因子Ⅷ（FⅧ），血友病B缺乏凝血因子Ⅸ（FⅨ），均为女性遗传，男性发病；遗传性FⅨ缺乏症为常染色体隐性遗传，男女均可遗传，女子均可发病。部分血友病患者无家族遗传史，发病原因不明，可能由于基因突变或隔代遗传所致。由于缺乏凝血因子，可造成机体内源性凝血途径正常运行的原料缺乏，凝血活酶生成减少，凝血酶原激活受限，最终导致凝血功能障碍，发生出血或出血倾向。

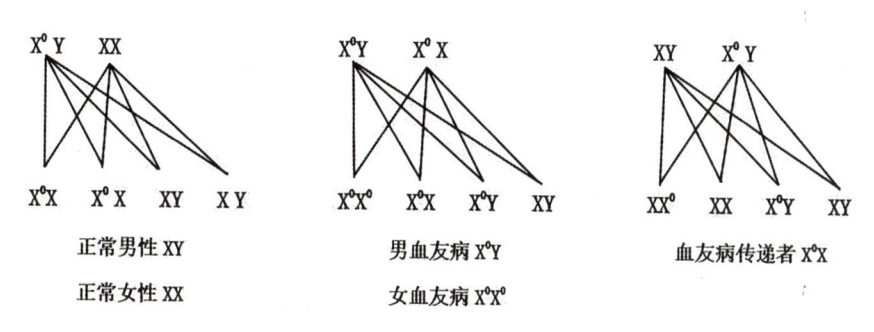

图6-3-1 血友病遗传规律示意图

【护理评估】

（一）健康史

询问患者起病年龄，是否有染色体隐性遗传家族史；对于有家族史的患者，询问是否做婚前或产前检查，是否咨询过血友病遗传史。

（二）身体状况

血友病的临床表现取决于血友病的类型及相关凝血因子缺乏的程度，主要表现为出血及出血所致的压迫症状。

1.出血 是血友病患者最主要的临床表现。出血多为自发性或轻微外伤、小手术后（如拔牙）出现局部延迟性，缓慢而持久性渗血，急性大出血极为罕见。其中血友病A较重，血友病B较轻。其特征如下。

（1）幼年起病，伴随终生。

（2）常表现为四肢关节、软组织和深部肌肉内血肿。

（3）负重关节（如膝、踝关节）反复出血，最终形成血友病关节，表现为关节肿胀、僵硬、畸形，同时伴有骨质疏松、关节骨化及肌肉萎缩。

（4）内脏出血较为少见，一旦出现则后果严重，颅内出血是患者死亡的主要原因。

2.血肿压迫的表现 血肿压迫周围神经，可有局部疼痛、麻木；压迫血管可造成相应部位组织的淤血、水肿或坏死；压迫呼吸道，可致呼吸困难，甚至窒息；压迫输尿管，可引起排尿障碍。

（三）心理-社会状况

由于关节等部位出血、不适，影响学习、工作及社交活动，患者产生烦躁、易怒等心理反应。由于治疗难度大、费用高及预后不良，给患者及家属带来严重的精神和经济负担。

（四）辅助检查

1. 血液检查　红细胞、白细胞及血小板计数、出血时间、凝血酶原时间基本正常，活化部分凝血活酶时间（APTT）延长，但无法鉴别血友病类型。

2. FⅧ：C或FⅨ：C活性检测　FⅧ：C和FⅨ：C分别是凝血因子FⅧ和FⅨ的凝血活性部分，其活性水平与血友病的出血程度密切相关，可用于血友病A或B的确诊及严重程度分型（表6-3-2）。

3. 基因确诊试验　主要用于携带者和产前诊断。

表6-3-2　血友病的诊断及严重程度分型

严重程度分型	FⅧ：C或FⅨ：C活性（%）	临床表现
亚临床型	25~45	严重外伤或大手术可有出血
轻型	5~25	轻度外伤或手术可有严重出血
中型	1~5	小手术后可有严重出血，偶有自发出血
重型	<1	肌肉或关节腔内自发性出血，血肿形成

（五）治疗原则及主要措施

1. 替代疗法　补充缺失的凝血因子，是防治血友病出血的重要措施。常用制剂有基因重组的纯化FⅧ、FⅧ浓缩剂、冷沉淀物、基因重组的纯化FⅨ、FⅨ浓缩剂、凝血酶原复合物、新鲜冰冻血浆等。

2. 局部出血的处理　深部组织出血应避免活动，早期采用加压冷敷或绷带压迫止血；关节出血可抬高和固定患肢；肌肉出血常为自限性，不主张进行血肿穿刺，以免感染。局部血肿消失后可适当活动。

3. 其他药物治疗　去氨加压素是一种半合成的抗利尿激素，可促进内皮细胞等释放凝血因子的作用，可用于轻型血友病A的治疗；达那唑、糖皮质激素、抗纤溶药物均有止血作用；

4. 其他治疗　如外科治疗、基因治疗等。对于关节强直、畸形的患者，可在补充足量相应凝血因子的基础上行关节成型术或置换术。基因治疗在临床试验中已取得成功，临床应用有待于进一步研究和探索。

【常见护理诊断/问题】

1. 有出血的危险　与凝血因子缺乏有关。
2. 有废用综合征的危险　与反复多次关节腔出血有关。
3. 恐惧　与担心出血不止危及生命有关。
4. 潜在并发症　颅内出血。

【护理目标】

1. 减少或避免出血。
2. 避免或延缓失用综合征的发生。

3.减轻或消除恐惧心理。

4.未发生颅内出血;发生颅内出血能被及时发现,并得到及时处理。

【护理措施】

(一)一般护理

1.休息与活动　注意休息,坚持适当活动,活动中注意避免外伤。避免过度负重或进行剧烈的接触性运动;急性出血应卧床休息。

2.饮食护理　提供高蛋白质、高维生素、易消化的清淡饮食,增强机体抵抗力。

(二)病情观察

观察皮下组织、肌肉、关节腔的出血情况,定期监测患者血压、脉搏;观察有无呕血、咯血等内脏出血的征象,及时发现颅内出血等急重症表现;观察有无关节畸形、局部有无压痛、关节活动功能有无异常,并判断其程度;在治疗中应观察有无药物不良反应的出现。

(三)对症护理

1.出血的预防及护理　尽量避免或减少各种注射或穿刺,必须时,拔针后局部压迫5分钟以上;尽量避免手术治疗,必须手术时,应根据手术大小调节补充凝血因子的用量;不使用静脉留置套管针,以免针刺点出血;加强口腔护理,防止龋齿;遵医嘱用药,避免使用阿司匹林等降低凝血功能的药物。其余参见本章第一节"血液系统疾病常见症状或体征的护理"。

2.关节的护理　关节腔积血导致关节不能正常活动时,协助患者采取舒适体位,局部制动并保持肢体于功能位;肿胀未完全消退、肌肉力量未恢复之前切勿使患肢负重。关节腔出血控制、肿胀消退后,帮助患者循序渐进进行主动或被动关节活动,向患者及家属解释功能锻炼的目的是防止关节挛缩、强直、肌肉萎缩和功能丧失,与患者一起制订活动计划,使其主动配合。指导患者进行股四头肌收缩功能锻炼,有助于局部肌力的恢复。

(四)用药护理

1.正确输注各种凝血因子　做好常规血液制品检查、核对;避免异型输血;凝血因子取回后,应立即输注;输注冷冻血浆或冷沉淀物前,应将血制品置于37℃温水的水箱中解冻、融化,并快速输入(以患者可耐受的速度为度);输注过程中密切观察有无输血反应;治疗前后配合医生做好血浆凝血因子水平检测的标本采集及送检工作。

2.去氨加压素应用的护理　快速静注去氨加压素可出现头痛、心率加快、血压升高、颜面潮红、少尿等不良反应。应密切观察,遵医嘱处理。

(五)心理护理

关爱患者,提供血友病有关防治信息,鼓励患者树立战胜疾病的信心。克服悲观、绝望情绪,积极配合治疗和护理。

(六)健康指导

1.疾病知识指导　向患者及家属介绍本病的原因、遗传特点、主要表现、诊断与治疗的主要方法等,说明本病为遗传性疾病,需终身治疗,并应做好出血的预防;指导患者及家属预防出血相应的措施；使其正确认识疾病，积极配合治疗和康复。

2.生活指导　指导患者合理安排工作，避免从事可能引起损伤的工作和剧烈运动，进行日常适度的运动，如游泳、散步、骑自行车等；不穿硬底鞋或赤脚走路；注意口腔卫生，预防龋病（龋齿），避免拔牙；不食带骨、带刺以及油炸的食物，避免刺伤消化道黏膜。

3.出血紧急救助指导　教给患者及家属出血的急救处理方法，有出血时及时就医。患者外出远行时，应携带写明血友病的病历卡，以备意外时可得到及时救助。

4.疾病预防指导　本病目前尚无根治方法，因此预防更为重要。开展遗传咨询、严格婚前检查和加强产前检查，是减少血友病发病率的重要措施。

【护理评价】

1.出血是否减轻或缓解。

2.废用综合征的发生是否延缓或避免。

3.恐惧感是否减轻或消失。

4.是否发生颅内出血；发生颅内出血能否被及时发现，并得到及时处理。

第四节　白血病患者的护理

白血病是一类原因未明的造血干细胞恶性克隆性疾病，其特点为克隆中的白血病细胞增殖失控、分化障碍、凋亡受阻，而停滞在细胞发育的不同阶段，在骨髓和其他造血组织中白血病细胞大量增生累积，抑制正常造血并浸润其他器官和组织。

在我国，白血病发病率为（3~4）/10万，低于欧美国家，接近于其他亚洲国家。以急性白血病多见，在恶性肿瘤疾病的致死率中，白血病居第6位（男性）和第7位（女性），但在儿童及35岁以下成年人中居第1位。

【分类和分型】

1.根据白血病细胞成熟程度和自然病程分类

（1）急性白血病（AL）：起病急，进展快，病程短，仅为数月。骨髓及外周血中以异常的原始及幼稚细胞为主，一般超过20%。

（2）慢性白血病（CL）：起病缓，进展慢，病程长，可为数年。骨髓及外周血中以异常的较成熟细胞为主，其次是幼稚细胞，原始细胞常不超过10%~15%。

2.根据主要受累细胞系列分类　将急性白血病分为急性淋巴细胞白血病（ALL）（简称急淋）、急性髓系白血病（AML）2类。ALL按原始淋巴细胞的大小及形态分为L_1、L_2和L_3 3种亚型；AML分为M_0至M_7 8种亚型。慢性白血病分为慢性淋巴细胞白血病（CLL）（简称慢淋）、慢性粒细胞性白血病（CML）（简称慢粒）、慢性粒单核细胞性白血病（CMML）等类型。

一、急性白血病

急性白血病（AL）骨髓中大量白血病细胞增殖并抑制正常造血，广泛浸润肝、脾、淋巴结等各种器官。临床表现为贫血、发热、出血和浸润等征象。

【病因及发病机制】

（一）病因

1. 生物因素　包括病毒感染和自身免疫功能异常。人类T淋巴细胞病毒Ⅰ型能引起T细胞白血病/淋巴瘤（ATL）。病毒感染机体后在某些理化因素的激发下或直接致病。此外，EB病毒、HIV病毒与淋巴系统恶性肿瘤相关。某些自身免疫病，因其免疫功能异常而致白血病的危险度增加。

2. 物理因素　包括X线、γ射线、电离辐射等。日本广岛和长崎原子弹爆炸后的幸存者、英国强直性脊柱炎患者接受放疗后，以及宫颈癌放疗者，其白血病发病率明显高于普通人群。大剂量、大面积的电离辐射可抑制骨髓功能和降低机体免疫力，诱发白血病。

3. 化学因素　包括苯及其衍生物和某些药物。职业接触苯及其衍生物的人群白血病发病率高于一般人群；某些药物如氯霉素、保泰松、烷化剂及细胞毒药物等，可能诱发白血病。

4. 遗传因素　遗传因素与白血病发病有关。一个家族中通常有多个白血病患者发生；有染色体异常的遗传性疾病，如21-三体综合征、先天性再生障碍性贫血（Fanconi综合征）等较易发生白血病。

5. 其他　某些血液病最终可能发展为白血病，如骨髓增生异常综合征、淋巴瘤、多发性骨髓瘤等。

（二）发病机制

白血病发病机制复杂，可能是人体在上述各种因素作用下，导致遗传基因突变，机体免疫功能缺陷，不能识别及消灭恶性细胞，使其得以繁殖而导致白血病。

【护理评估】

（一）健康史

详细询问患者有无反复的病毒感染史；是否接触过放射性物质或化学毒物，如苯、油漆、橡胶、染料或亚硝胺类物质；是否用过诱发本病的药物，如氯霉素、保泰松、抗肿瘤药物，如患类风湿关节炎数十年，经常服用保泰松，若患白血病则可能与保泰松有关；了解患者职业、工作与居住环境及家族史，是否患有其他血液系统疾病。

（二）身体状况

多数起病急骤，突然高热或有明显出血倾向；也有疲乏、低热等缓慢起病。

1. 发热　多数患者早期出现发热，高热说明有继发感染。感染的主要原因为成熟粒细胞缺乏，其次是免疫力低下，感染常见部位是口腔、咽喉、肺部及肛周等，严重时导致菌血症或败血症。

2. 出血　半数患者有出血表现，其主要原因是正常血小板减少。出血程度轻重不一，部位可遍及全身，常见皮肤瘀点、瘀斑、鼻出血、齿龈出血、口腔血肿、子宫出血；甚至颅内出血而死亡。

3. 贫血　多呈正常色素性贫血，是急性白血病的早期表现，进行性加重，其主要原因是正常红细胞生成减少。常表现为面色苍白、头晕、疲乏、困倦和无力。

4. 白血病细胞增殖浸润表现

（1）骨骼和关节疼痛：四肢骨骼、关节疼痛，尤其胸骨下端局部疼痛，提示骨髓腔内白血病细胞过度增生。

（2）肝、脾及淋巴结肿大：白血病细胞浸润多发生在肝、脾及淋巴结，肝、脾轻至中度肿大，淋巴肿大多见于ALL，以颈、腋下和腹股沟淋巴结肿大多见。

（3）中枢神经系统白血病（CNSL）：儿童、ALL及M_5患者多见，表现为头痛、头晕、恶心、呕吐、颈强直，甚至抽搐、昏迷。多数化疗药物难以通过血-脑屏障，不能有效杀灭隐藏在中枢神经系统中的白血病细胞，因而引起CNSL。CNSL可发生在疾病的各个时期，尤其是治疗后缓解期，以ALL最常见。

（4）其他：①皮肤：表现为蓝灰色斑丘疹或皮肤粒细胞肉瘤，局部皮肤隆起呈紫蓝色皮肤结节。②口腔：牙龈增生、肿胀。③眼部：部分AML伴粒细胞肉瘤（绿色瘤），累及眼眶骨膜，引起眼球突出、复视或失明。④睾丸：表现为无痛性肿大，多为一侧，多见于ALL化疗缓解后的幼儿及青年，是仅次于CNSL的白血病髓外复发的部位。⑤其他组织器官，如肺、心、消化道、泌尿生殖系统等均可受累。

（三）心理-社会状况

本病为血液系统恶性肿瘤，患者确诊后心理负担极重，容易产生悲观、愤怒和绝望等心理问题；因病房限制探视，使患者感到孤独；化疗药物不良反应所引起的身体极度不适，使患者拒绝或恐惧治疗。应评估患者对疾病的了解程度、心理承受能力，有无恐惧、绝望情绪；评估家庭主要成员对疾病的认识及其对患者的态度，家庭经济状况，亲友、工作单位及医疗保障系统的支持等。

（四）辅助检查

1. 血象　多数患者白细胞增多，最高者可达$100 \times 10^9/L$。血涂片分类检查可见数量不等的原始细胞及幼稚细胞；正常细胞性贫血；半数患者血小板低于$60 \times 10^9/L$，晚期明显减少。

2. 骨髓象　骨髓穿刺检查是诊断急性白血病的必查项目和确诊的主要依据，对临床分型、指导治疗、估计预后等具有重大意义。骨髓增生明显活跃或极度活跃，主要细胞为白血病原始细胞和幼稚细胞，若原始细胞占全部骨髓有核细胞的30%以上，作为急性白血病的诊断标准。正常粒细胞系、红细胞系及巨核细胞系均显著减少。

3. 其他　细胞化学、免疫学、染色体和基因检查等，主要用于白血病分型诊断与鉴别诊断。此外，患者血清尿酸浓度及尿液中尿酸排泄均增加，化疗期间显著，是由于大量白血病细胞被破坏所致。

（五）治疗原则及主要措施

急性白血病的治疗主要是以化疗为主的综合治疗。

1. 化学药物治疗　简称化疗，是目前白血病治疗最主要的方法，也是造血干细胞移植的基础。分为诱导缓解和缓解后治疗2个阶段。应早诊断、早治疗，同时早期预防中枢神经系统白血病。

（1）诱导缓解：指从化疗开始到完全缓解（CR）。主要通过联合化疗，最大程度杀灭组织、外周血及骨髓内的白血病细胞，从而达到缓解。即白血病的症状、体征消失；外周血中性粒细胞绝对值≥$1.5×10^9$/L，血小板≥$100×10^9$/L，外周血分类中无白血病细胞；骨髓中原始+幼稚白血病细胞≤5%，红细胞系、巨核细胞系正常；无髓外白血病。第一次缓解越早、越彻底，则缓解期越长，生存期也越长。白血病常用化疗药物见表6-4-1。

表6-4-1　白血病常用化疗药物

药物分类	药物名称	英文缩写	主要不良反应
生物碱类	长春新碱	VCR	末梢神经炎、脱发、消化道反应
	高三尖杉酯碱	H	骨髓抑制、心脏毒性、消化道反应
	依托泊苷	VP-16	骨髓抑制、脱发、消化道反应
抗代谢类	巯嘌呤	6-MP	骨髓抑制、消化道反应、肝功能损害
	氟达拉滨	FLU	神经毒性、骨髓抑制
	阿糖胞苷	Ara-C	消化道反应、骨髓抑制、肝功能损害
	羟基脲	HU	消化道反应、骨髓抑制
	甲氨蝶呤	MTX	口腔及胃肠道黏膜溃疡、骨髓抑制、肝功能损害
激素类	泼尼松	P	库欣综合征、易感染、高血压、药物性糖尿病、溃疡病
烷化剂	环磷酰胺	CTX	骨髓抑制、心脏损害消化道反应
	白消安	BUS	皮肤色素沉着、骨髓抑制
抗生素类	柔红霉素	DNR	骨髓抑制、心脏损害消化道反应
	阿霉素	ADM	骨髓抑制、心脏损害消化道反应
酶类	天冬酰胺酶	L-ASP	肝损害、高尿酸血症、过敏反应
细胞诱导分化剂	维A酸/全反式维A酸	ATRA	皮肤黏膜干燥、消化道反应、头晕、关节痛、肝功能损害
酪氨酸激酶抑制剂	伊马替尼	IM	骨髓抑制、消化道反应、肌肉痉挛、肌肉骨骼痛、水肿、头痛、头晕
	尼洛替尼		骨髓抑制、一过性间接胆红素升高症和皮疹

297

VCR和P组成VP方案，是ALL的基本方案。VP方案能使50%成年患者获得完全缓解，80%~90%患儿获得完全缓解；在VP方案的基础上加上DNR，组成DVP方案，完全缓解率可提高到70%，DVP再加上L-ASP组成DVLP方案，是目前ALL常采用的诱导缓解治疗方案。

IA方案（I指IDA，去甲氧柔红霉素）和DA方案，是治疗AML（非APL）的最常用方案。完全缓解率为50%~80%，也可采用HOAP（高三尖杉酯碱、长春新碱、阿糖胞苷、泼尼松）方案，近年来常用HA（高三尖杉酯碱、阿糖胞苷）方案，完全缓解率为60%~65%。但急性非淋巴细胞白血病治疗总的缓解率不如急性淋巴细胞白血病，而且在诱导过程中一定要通过粒细胞极度缺乏期后，才能进入缓解期。

全反式维A酸与蒽环类药物联合使用是APL患者常用的诱导方案，有报道指出，其缓解率可达90%，小剂量砷剂能诱导APL细胞分化，大剂量砷剂诱导其凋亡，3种亦可联合使用。

（2）缓解后治疗：达到完全缓解后，体内仍残留一定数量的白血病细胞，必须继续应用化疗药物，消灭残留的白血病细胞，达到长期无病生存乃至彻底治愈的目标。

AIL的强化治疗多采用原诱导方案进行间歇重复化疗，定期给予其他强化方案的治疗。如高剂量甲氨蝶呤、Ara-C、6-MP和L-ASP。维持期可口服6-MP和MTX，并间断给予VP方案化疗。巩固维持治疗的疗程一般为2~3年。

AML患者可根据病情选择异基因造血干细胞移植或大剂量Ara-C，也可选择常规剂量的不同药物组成化疗方案轮换巩固维持。APL者可采用化疗、ATRA及砷剂等药物交替维持治疗。

2.对症治疗 防治感染，积极控制出血及纠正贫血。

（1）防治感染：重症者卧床休息，将患者安置在隔离病室或无菌层流室进行治疗。有发热的患者应及时进行细菌培养和药敏试验，合理选择有效抗生素。体温下降不明显者，应考虑真菌感染，加用两性霉素B、氟康唑等抗真菌药物。病毒感染者行抗病毒感染。酌情使用细胞因子。

（2）改善贫血：严重贫血可吸氧，输注浓缩红细胞，维持Hb>80g/L。但出现白细胞淤滞症时，则不宜立即输注红细胞，以免进一步加重血液黏稠度。

（3）防治出血：血小板低可输单采血小板悬液，保持血小板>$20×10^9$/L，并发DIC时，则应做相应处理。

（4）高白细胞血症的紧急处理：当循环血液中白细胞数极度增高（>$200×10^9$/L）时，发生血细胞淤滞症，特点是血栓栓塞与出血并存，表现为呼吸急促、头晕、反应迟钝、言语不清、颅内出血等。一旦出现，紧急使用血细胞分离机，单采清除过高的白细胞，同时给以水化和化疗；预防白血病细胞溶解诱发的高尿酸血症、电解质紊乱、凝血异常等并发症。

（5）高尿酸血症肾病的防治：由于白血病细胞大量破坏，化疗时更甚，血清及尿液中的尿酸浓度明显增高，产生尿酸肾结石，引起肾小管阻塞而发生高尿酸血症肾病。患者应多饮水或给予静脉补液，保证尿量>$150mL/(m^2·h)$，口服别嘌醇，以抑制尿酸的合成。当出现少尿、无尿、肾功能不全时，按急性肾衰竭处理。

(6)营养支持：注意补充营养，监测及维持水、电解质平衡，予以高蛋白质、高热量、易消化食物，必要时经静脉补充营养。

3.髓外白血病的治疗

（1）中枢神经系统白血病的防治：由于化疗药物很难通过血-脑屏障，隐藏在中枢神经系统内的白血病细胞是白血病复发的最主要根源。因此，鞘内注射甲氨蝶呤或阿糖胞苷等药物，可预防复发。颅脊椎照射仅在CNSL发生时使用。

（2）睾丸白血病治疗：需进行双层照射治疗和全身化疗。

4.造血干细胞移植　其方法是先用全身照射、化疗和强烈的免疫抑制剂，尽量将患者体内的白血病细胞全部杀灭，充分抑制患者的免疫功能，然后植入正常人的造血干细胞，使患者恢复正常的造血功能。近年来，临床试用自体骨髓移植或自体外周血干细胞移植，其结果使部分患者无病生存时间明显延长。

【常见护理诊断/问题】

1.活动无耐力　与白血病引起贫血、化疗药物不良反应等有关。

2.有感染的危险　与正常粒细胞减少、免疫力低下有关。

3.有出血的危险　与血小板过低致皮肤、黏膜等部位出血有关。

4.恐惧　与白血病治疗效果差、死亡率高有关。

5.潜在并发症　化疗药物不良反应。

【护理目标】

1.日常活动耐力逐渐恢复。

2.未发生感染，或发生感染能被及时发现，并得到及时处理。

3.减少或避免出血。

4.恐惧感减轻或消失。

5.未发生药物不良反应；或发生药物不良反应能被及时发现，并得到及时处理。

【护理措施】

（一）一般护理

1.休息与活动　适当限制患者活动量，病情较重者，应绝对卧床休息。加强生活方面的护理，将常用物品置于易取处，避免因体力消耗而加重心悸、气短症状。

2.环境　保持病室安静，光线柔和，减少探视；操作应相对集中，动作轻巧，防止过多干扰患者；粒细胞缺乏者（成熟粒细胞绝对值≤$0.5×10^9$/L），采取保护性隔离，条件允许者宜住无菌层流室。

3.饮食护理　给予高热量、高蛋白质、高维生素、适量纤维素、清淡易消化饮食。以半流质饮食为主，少量多餐。尽可能满足患者的饮食习惯或对食物的要求，良好的进餐环境，以增加食欲，保证足够营养，以保证顺利进行化疗。必要时，遵医嘱给予止吐药物。鼓动患者多饮水，化疗期间饮水量3 000mL/d以上，预防尿酸性肾病。

4.口腔护理 对白血病患者应加强口腔护理,密切观察口腔黏膜的改变,如口腔溃疡、感染、出血等。使用广谱抗生素时,因口腔pH下降,易发生真菌感染,表现为口腔有白膜,常难以剥离,痰呈拉丝状,可选用3%碳酸氢钠进行护理。

(二) 病情观察

密切观察生命体征,口腔、鼻腔、皮肤有无出血,有无咽喉、肺部感染和贫血加重及颅内出血征兆;询问患者进食情况及有无恶心、呕吐,疲乏无力感有无改善;监测尿量、血常规、血尿酸和骨髓象变化,发现异常及时报告医生,并协助处理。

(三) 对症护理

1.防治感染 当粒细胞绝对值≤$0.5×10^9$/L时,实施保护性隔离,置患者于单人病房或无菌层流室;谢绝亲友探视;严格执行消毒制度和无菌技术操作。若患者出现感染征象,协助医生做好血液、咽部、粪便、尿液或伤口分泌物的培养,遵医嘱应用抗生素。

2.出血及贫血的护理 参见本章第一节"血液系统疾病常见症状或体征的护理"。

(四) 用药护理

1.静脉炎及组织坏死的防护 化疗药物对组织刺激大,多次注射引起静脉炎及周围组织炎症,表现为局部血管出现红色条索状改变,甚至血管闭塞;若注射时药液渗漏,还会引起局部组织坏死。

(1) 化疗时应注意:①合理选择静脉:首选中心静脉置管,如外周穿刺中心静脉导管、植入式静脉输液港。如果用外周浅静脉,应选择有弹性且粗直的大血管。②静脉给药前用生理盐水冲管,确定针头在血管内再给予化疗药物;输入过程中速度要慢;输液完毕后,再用生理盐水冲管,减轻药物对局部血管的刺激。③联合化疗时,先输注对血管刺激性小的药物,再输入刺激性、发疱性药物。

(2) 发生外渗的处理:①一旦药物外渗,立即停止药物输入。②边回抽边退针。③局部用生理盐水加地塞米松皮下注射或用相应的解毒剂解毒。④予以利多卡因局部封闭治疗。⑤局部24小时冰袋间断冷敷,但植物碱类化疗药除外,例如长春新碱、长春碱、依托泊苷(足叶乙苷)等化疗药不宜冰敷,宜局部间断热敷24小时。⑥其他:抬高受累部位,以促进局部外渗药液的吸收;局部血管禁止静脉注射,避免患侧卧位,勿压患处。

(3) 静脉炎的处理:发生静脉炎的局部血管禁止静脉注射,患处勿受压,尽量避免患侧卧位。使用多磺酸黏多糖乳膏等药物外敷,鼓励患者多做肢体活动,或红外线仪理疗以促进血液循环。

2.骨髓抑制的防护 化疗药物在杀伤白血病细胞的同时,也损害正常细胞。在化疗过程中,定期查血象,必要时进行骨髓象检查,观察疗效及骨髓受抑制情况。一旦发生骨髓抑制,加强贫血、感染和出血的预防、观察和护理,并遵医嘱用药。

3.胃肠道反应的防护 某些化疗药物引起恶心、呕吐、食欲减退等消化道症状。为患者提供安静、舒适、通风良好的休息与进餐环境,避免饭后立即平卧。建议患者在胃肠道症状最轻的时间进餐，避免化疗前后2小时内进食。出现恶心及呕吐时，暂缓或停止进食；及时清除呕吐物，保持口腔清洁；在停止呕吐后，指导患者深呼吸和有意识吞咽，以减轻恶心症状。必要时，遵医嘱在治疗前1小时给予止吐药物。

4.脱发护理　化疗前向患者说明化疗的必要性及化疗可能导致的脱发现象，但绝大多数患者在化疗结束后，头发会再生，使患者有充分的心理准备；出现脱发后，指导患者戴假发或帽子，鼓励亲友共同支持患者，鼓励患者参与正常的社交活动。

5.口腔溃疡的护理　减少口腔溃疡的感染，促进溃疡愈合。白血病细胞易浸润口腔黏膜，应用甲氨蝶呤化疗患者更易出现口腔溃疡，应加强口腔护理。指导患者正确含漱漱口液及掌握局部溃疡用药的方法。①漱口液含漱：一般选用生理盐水、复方硼砂含漱液等交替漱口；若疑为厌氧菌感染可选用1%～3%过氧化氢溶液，真菌感染可选用1%～4%碳酸氢钠溶液、制霉菌素溶液或1∶2 000的氯已定溶液。每次含漱15～20分钟，每天至少3次。②局部溃疡用药：三餐后及睡前用漱口液含漱后，将药涂于溃疡处，涂药后2～3小时后方可进食饮水。常用药物有碘甘油10mL加蒙脱石散剂1包与地塞米松5mg，调配成糊状；还可选用溃疡贴膜、外用重组人表皮生长因子衍生物、锡类散、新霉素、金霉素甘油等。此外，四氢叶酸钙对大剂量甲氨蝶呤化疗引起的口腔溃疡效果显著。

6.心功能损害的防护　柔红霉素、阿霉素、高三尖杉酯碱类药物可引起心肌及心脏传导损害，要缓慢静脉滴注，滴速小于40滴/分；用药前、后监测心率、心律及血压，一旦出现毒性反应，立即报告医生，并配合处理。

7.肝功能损害的防护　巯嘌呤、甲氨蝶呤、天冬酰胺酶对肝功能有损害作用，用药期间应注意患者有无黄疸，并定期监测肝功能；门冬酰胺酶可引起过敏反应，用药前做药物过敏试验。

8.尿酸性肾病的防护　①鼓励患者多饮水，化疗期间每天饮水量达到3 000mL以上，以利于尿酸和化疗药物降解产物的稀释和排泄，减少对泌尿系统的化学刺激。必要时给予静脉补充。②遵医嘱口服别嘌醇，以抑制尿酸形成；静脉输入5%碳酸氢钠，碱化尿液。③化疗前后遵医嘱给予利尿药，及时稀释并排泄降解的药物。

9.鞘内注射化疗药物的护理　协助患者采取头低抱膝侧卧位，协助医生做好穿刺点的定位和局部消毒与麻醉；推注药物速度宜慢；拔针后局部给予消毒纱布覆盖、固定，嘱患者去枕平卧4～6小时，注意观察有无头痛、呕吐、发热等化学性脑膜炎及其他神经系统等症状。

10.其他　长春新碱能引起末梢神经炎、手足麻木感，停药后可逐渐消失。环磷酰胺引起脱发及出血性膀胱炎，有血尿者必须停药。维A酸治疗急性早幼粒细胞白血病，可引起维A酸综合征，治疗期间密切观察病情，发现异常及时报告医生，并协助处理。

（五）心理护理

耐心倾听患者的诉说，鼓励患者表达内心的悲伤情感；向患者说明长期情绪低落、焦虑及抑郁等可引起食欲减退、失眠及免疫功能下降，进而加重病情，帮助患者认识不良的心理状态对身体康复不利。指导其进行自我心理调节；向患者介绍成功病例，或组织病友进行沟通与交流，帮助患者树立信心；帮助患者寻求家属、亲友及社会的支持，为患者创造一个安静、舒适、愉悦、宽松的环境，以利于疾病康复。

（六）健康指导

1.**疾病知识指导** 向患者及家属讲解疾病的基本知识，说明白血病治疗进展快、效果好，应该争取在早期达到完全缓解，缓解后体内仍然存在白血病细胞，应长期坚持治疗。避免接触对造血系统有损害的理化因素，如电离辐射、亚硝酸类物质、染发剂、油漆等含苯物质，保泰松、氯霉素等药物。定期查血象及骨髓象，密切观察病情变化，出现原因不明的发热、骨痛、贫血、出血加重及脾脏迅速肿大，应立即就诊，及早治疗。

2.**日常生活指导** 指导患者加强营养，避免辛辣刺激食物，多饮水，多食新鲜蔬菜、水果，保持大便通畅。保证充足的休息和睡眠，养成良好的生活方式，适当健身。注意个人卫生，不去人多拥挤的地方；经常检查口腔、咽部有无感染；每天至少饭后漱口，教会患者漱口液的含漱方法及局部溃疡用药的方法。不用手挖鼻孔、不用力擤鼻涕，不用牙签剔牙，宜用软毛牙刷，不吃带骨、带刺及过热食物，不着粗糙、紧束服饰及用指甲搔抓皮肤，避免创伤。化疗间歇期，鼓励患者做力所能及的家务，以增强自信心。

3.**用药指导** 向患者说明急性白血病缓解后仍应坚持定期巩固强化治疗，以延长疾病的缓解期和生存期；向患者说明药物的不良反应，如伊马替尼出现恶心、呕吐、皮疹及血象下降等，应定期查血象，严重者遵医嘱减量或暂时停药；α干扰素有发热、恶心、头痛，肝肾功能损害，骨髓抑制，故应定期检查肝肾功能及血象。

【护理评价】

1.出血是否减轻或缓解。

2.活动耐力是否逐渐恢复。

3.恐惧感是否减轻或消失。

4.是否发生感染；发生感染能否被及时发现，并得到及时处理。

二、慢性粒细胞白血病

慢性粒细胞白血病（简称慢粒）主要涉及髓系，是一种造血干细胞恶性骨髓增生性疾病，病情发展缓慢，外周血中粒细胞显著增多并伴不成熟，表现为发热、贫血、脾大等，按照自然病程可分为慢性期、加速期、急变期。

【病因及发病机制】

慢粒有较明确的致病因素，即大剂量的放射线照射。大部分慢粒患者中可发现有Ph染色体，产生BCR-ABL1融合基因，转录成融合mRNA，编码生成具有很强酪氨酸蛋白激酶活性的融合蛋白p210，抑制细胞凋亡，使细胞生长增殖过度。

【护理评估】

(一) 健康史

参见本节第一部分"急性白血病"。

(二) 身体状况

1. **慢性期** 起病缓慢,早期无自觉症状,持续数年。常以乏力、消瘦、低热、多汗或盗汗等代谢亢进为表现。以脾大为最显著体征,往往就诊时已达脐或脐以下,可引起左上腹不适。随病情进展,脾脏逐渐增大,少数患者因脾梗死而出现左上腹疼痛。多数患者胸骨中下段压痛。白细胞极度增高时,可发生白细胞淤滞症。

2. **加速期** 主要表现为原因不明的发热,骨、关节痛,贫血、出血加重,脾脏迅速肿大,原来有效药物变成无效,此期持续几个月至数年。

3. **急变期** 急变期表现与急性白血病相似,有严重贫血、出血、发热等症状;多数为急粒变,少数为急淋变。其预后极差,多在数月内死亡。

(三) 心理-社会状况

本病为血液系统恶性肿瘤,患者确诊后心理负担极重,容易产生悲观、愤怒和绝望等心理问题;评估患者对疾病的了解程度、心理承受能力,有无恐惧、绝望情绪;评估家庭主要成员对疾病的认识及其对患者的态度,家庭经济状况,亲友、工作单位及医疗保障系统的支持等。

(四) 辅助检查

1. **血象** 慢性期白细胞计数高于 $20×10^9/L$,部分患者在 $100×10^9/L$ 以上;各阶段中性粒细胞均显著增多,以中幼和晚幼、杆状核粒细胞为主,原始细胞<10%,嗜酸、嗜碱性粒细胞增多;血红蛋白早期正常,血小板计数正常或增多,晚期血红蛋白及血小板明显下降。

2. **骨髓象** 骨髓明显增生或极度活跃,以粒细胞为主,中幼粒、晚幼粒细胞明显增多,粒红比例明显增高;慢性期原始粒细胞<10%,急变期明显增高达30%~50%或更高;嗜酸、嗜碱性粒细胞增多;红细胞系相对减少;巨核细胞系正常或增多,晚期减少。

3. **染色体检查** 95%以上的慢粒患者发现特征性Ph染色体。

4. **生化检查** 血清及尿中尿酸浓度增高,中性粒细胞碱性磷酸酶活性减低或呈阴性反应。

(五) 治疗原则及主要措施

CML治疗应在慢性期早期开展,避免疾病转化,力争细胞遗传学和分子生物学水平的缓解;一旦进入加速期和急变期,则预后不良。

1. **化学治疗** 羟基脲是目前首选的化学药,起效快,但持续时间短,用药后2~3天白细胞数下降,停药后很快回升。白细胞数降至 $20×10^9/L$ 时,剂量减半;降至 $10×10^9/L$ 时改用小剂量维持,使白细胞数维持在 $(4~10)×10^9/L$。其次为白消安,起效慢,但作用时间长,白细胞数为 $(10~15)×10^9/L$ 或血小板数<$100×10^9/L$ 时则需停药。停药后作用仍可持续2周。其他药物包括高三尖杉酯碱、阿糖胞苷、环磷酰胺等。

2.靶向治疗　酪氨酸激酶抑制剂伊马替尼（格列卫）对于慢粒的慢性期、加速期和急变期均有显著疗效，如条件允许，应作为首选治疗。

3.干扰素　早期皮下注射α干扰素，完全血液学缓解率达70%；推荐联合应用小剂量阿糖胞苷，可进一步提高细胞遗传性反应率。

4.造血干细胞移植　是目前根治性的标准治疗，宜在慢性期待血象和症状控制后尽早进行。HLA相合同胞间移植后，患者3～5年无病生存率为60%～80%。

5.其他　白细胞淤滞症者，单采清除过高的白细胞；口服别嘌醇防止高尿酸血症肾病；脾放射治疗用于脾大伴有胀痛、化疗效果不佳者。

【常见护理诊断/问题】

1.疼痛　与脾大、脾梗死有关。

2.活动无耐力　与贫血有关。

3.潜在并发症　尿酸性肾病。

【护理目标】

1.疼痛缓解。

2.日常活动耐力逐渐恢复。

3.未发生并发症；或发生并发症能被及时发现，并得到及时处理。

【护理措施】

（一）一般护理

1.休息与活动　嘱患者卧床休息，尤其贫血、脾大者尽量卧床休息减少活动，左侧卧位可以减轻胀痛，避免弯腰和撞击腹部，以免引起脾破裂。

2.饮食护理　给予患者高蛋白质、高维生素、高热量、清淡易消化饮食。尽量多饮水，保证尿量在2 500mL以上。加强口腔护理。

（二）病情观察

注意观察患者有无发热等感染症状，监测脾大小、质地、有无压痛等。观察脾栓塞和脾破裂的表现，如突发脾区疼痛拒按、发热、休克等，应及时报告医生，并配合处理。化疗期间监测白细胞数量、尿酸浓度，记录24小时液体出入量。

（三）对症护理

1.感染的护理　参见本章第一节"血液系统疾病常见症状或体征的护理"。

2.缓解脾胀痛　置患者于安静、舒适的环境中，尽量卧床休息，慢粒患者脾脏肿大显著，为减轻不适感，嘱患者取左侧卧位；进食宜少量多餐，以减轻腹胀；尽量避免弯腰和碰撞腹部，以免脾破裂。

（四）用药护理

遵医嘱给予化疗药物，严密观察白消安、干扰素等药物的不良反应。化疗时碱化尿液，遵医嘱口服别嘌醇，防治高尿酸血症肾病。

（五）健康指导

1. **疾病知识指导** 向患者及家属介绍本病的相关知识，指导患者积极配合治疗和护理工作。指导患者家属给患者提供精神、物质、心理等方面的良好支持。

2. **生活指导** 建立良好生活习惯，保证充足营养和休息，适当活动，注意劳逸结合，避免过度劳累。饮食宜清淡、营养丰富、易消化，平时注意多饮水。保持室内空气清新，温、湿度适宜。保持乐观的情绪，注意个人卫生。

3. **用药指导** 指导患者遵医嘱合理用药，自我监测药物不良反应。

4. **定期复查** 定期监测患者化疗效果及并发症，积极控制病情发展。出现贫血加重、发热、脾脏短期内增大明显时，应及时就诊。

【护理评价】

1. 疼痛是否缓解。

2. 日常活动耐力是否恢复。

3. 是否发生并发症；或发生并发症是否被及时发现，并得到及时处理。

案例回顾

1. 可能的医疗诊断是慢性再生障碍性贫血。还需要行骨髓细胞学、骨髓病理学、骨髓染色体核型分析等检查确诊。如多部位骨髓细胞学、骨髓病理学证实骨髓造血功能低下，造血细胞无病态造血，无异常染色体核型可确诊。

2. 易并发感染、出血、晕倒。感染部位多见于呼吸道、肛周。应指导患者养成良好的个人卫生习惯，注意用物清洁，做好患者口腔清洁，每天冲洗会阴一次；注意保暖，防止受凉感冒；少去公共场合，避免交叉感染；保持病室整洁，定时通风，保持空气流通，温度在18~22℃，湿度在60%，定时消毒；限制陪伴和探视人数，患有感冒的人员勿探视，防止交叉感染。出血往往以皮肤、黏膜出血为主，也可能并发重要脏器出血，如颅内出血，危及生命。注意指导患者预防出血，进软食，用软毛牙刷刷牙，禁用手挖鼻孔；勿用手搔抓皮肤，保持大便通畅，勿用力排便；避免剧烈咳嗽、情绪激动、保证睡眠。重度贫血患者易头晕发生跌倒，应绝对卧床休息，保持病室的安静及床单元的舒适；慢性贫血及中度贫血的患者应增加卧床休息的时间，减少活动。与患者共同制订活动计划，循序渐进，提高患者生活自理能力。

第七章
内分泌与代谢性疾病患者的护理

章前引言

　　内分泌系统由人体内分泌腺及具有内分泌功能的脏器、组织及细胞组成。内分泌疾病是由于激素分泌的不足或过多导致的内分泌功能紊乱，代谢性疾病是由于新陈代谢某个环节障碍为主所致的疾病。该系统疾病绝大多数病因不明，需终身治疗，不能治愈，又因个体差异大，治疗效果较差。

　　内分泌与代谢性疾病种类繁多，本章重点讨论腺垂体功能减退、库欣综合征、甲状腺功能亢进症、糖尿病及痛风等。

学习目标

1. 识记各类内分泌与代谢性疾病的症状、护理评估和护理措施。
2. 理解各类内分泌与代谢性疾病患者的护理诊断/问题。
3. 理解各类内分泌与代谢性疾病患者的护理目标和护理评价。
4. 学会应用护理程序对内分泌与代谢性疾病患者实施整体护理。
5. 学会正确评估患者的身心状况，能够熟练地为内分泌与代谢性疾病患者进行健康指导。

思政目标

1. 培养学生对待患者的爱心、细心、耐心与责任心。
2. 学会在护理工作中具备人文关怀素养。
3. 理解爱岗敬业、医者仁心的价值观。

案例导入

患者男性，61岁。20年前因多饮、多食、多尿，诊断为"糖尿病"，长期接受胰岛素治疗与饮食控制，血糖控制良好。12年前发现有高血压，并逐渐出现双下肢水肿，加用硝苯地平与利尿剂治疗，血压下降速度很慢。近2年夜尿量增多，血糖也较高，对胰岛素用量进行了调整，每天给予28u。近1周因装修新房，进餐不规律，上午注射胰岛素后1小时突然感觉全身乏力、心悸、多汗，伴饥饿感，并出现昏迷，即来院急诊。体格检查：身高159cm，体重70kg，体温37.2℃，脉搏116次/分，呼吸22次/分，血压206/103mmHg。昏迷，无自主运动，对声、光刺激无反应，角膜反射存在；两肺阴性；心率116次/分，律齐，无病理性杂音，腹软，无压痛与反跳痛，双下肢水肿，巴宾斯基征（-），膝、腱反射减弱。实验室检查：血糖1.7mmol/L，尿糖（-），血酮0.9mmol/L，尿酮（-），血pH 7.35。尿常规：蛋白（++），红细胞0~2个/HP，白细胞0~1个/HP，未见管型。

思考题

1. 该患者昏迷的原因是什么？如何进行紧急处理？
2. 如何进行预防？

内分泌系统由人体内分泌腺（下丘脑、垂体、靶腺器官）及具有内分泌功能的脏器、组织及细胞组成，包括下丘脑、垂体、靶腺器官（甲状腺、甲状旁腺、肾上腺、性腺、胰岛）等，如图7-0-1所示。常见疾病有：①抗利尿激素分泌不足引起的尿崩症。②甲状腺激素分泌过多可引起甲状腺功能亢进症，分泌不足可引起成年型甲状腺功能减退症、幼年型甲状腺功能减退症。③生长激素分泌过多引起的巨人症和肢端肥大症，生长激素缺乏所致侏儒矮小症。④肾上腺皮质分泌过多的糖皮质激素所致的库欣综合征，肾上腺皮质激素分泌不足所致的艾迪森病。⑤胰岛细胞瘤所致的胰岛素分泌增多，分泌不足或作用缺陷所致的糖尿病。⑥尿酸排泄减少或尿酸生成增多所致的痛风等。

内分泌与代谢性疾病根据病理生理，分为内分泌腺功能亢进和功能减退。根据病变发生部位，分为原发性和继发性。内分泌腺功能亢进的常见原因有：①内分泌腺肿瘤：如垂体各种肿瘤、甲状腺瘤、胰岛素瘤、嗜铬细胞瘤、多囊卵巢综合征等。②异位内分泌综合征：由非内分泌组织肿瘤分泌过多激素或类激素所致。③医源性内分泌紊乱：如长期应用糖皮质激素引起库欣综合征。④自身免疫：如促甲状腺激素（TSH）受体抗体刺激甲状腺功能增强。导致内分泌腺功能减退的常见原因有：①内分泌腺破坏：因自身免疫病（如1型糖尿病、桥本甲状腺炎）、肿瘤、出血、梗死、炎症、坏死、放射损伤、手术切除等引起。②内分泌腺激素合成缺陷：如生长激素基因缺失或突变、激素合成过程中的酶基因缺陷。③激素缺乏：发生在激素、激素受体、转录因子、酶的基因突变。

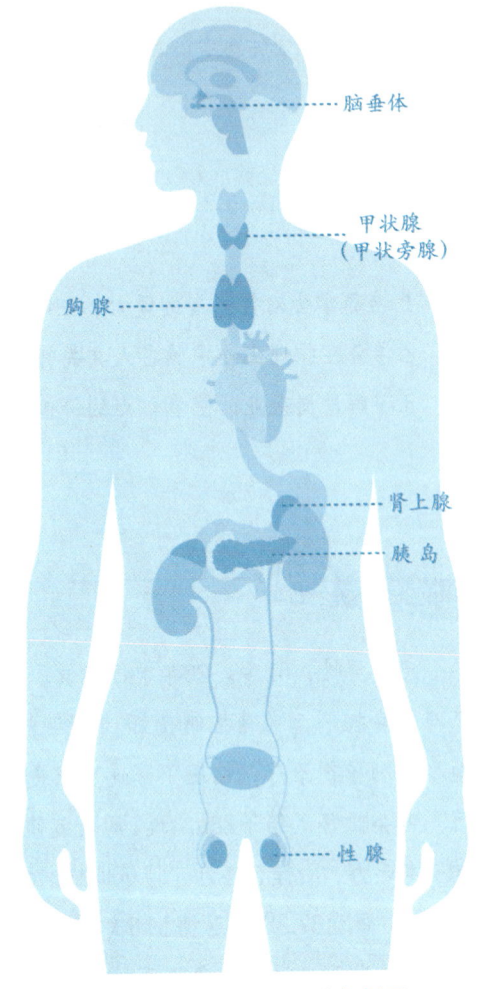

图7-0-1 内分泌系统解剖图

第一节 内分泌与代谢性疾病常见症状的护理

一、身体外形改变

身体外形改变与脑垂体、甲状腺、甲状旁腺、肾上腺疾病或部分代谢性疾病有关。

【护理评估】

(一) 健康史

评估患者引起身体外形改变的原因，发生改变的时间，是否用药治疗及有无效果等。

(二) 身体状况

1. 身体外形改变特点

(1) 身材过高与矮小：身材矮小见于侏儒症、呆小症患者；身材过高见于巨人症患者。

(2) 肥胖与消瘦：①肥胖：指实际体重超过标准体重的20%或体重指数（BMI）$>25kg/m^2$。分为单纯性肥胖和继发性肥胖，继发性肥胖多见于下丘脑疾病、库欣综合征、2型糖尿病（肥胖型）、性腺功能减退症、甲状腺功能减退症、代谢综合征等。②消瘦：指实际体重低于标准体重的20%或体重指数（BMI）$<18.5kg/m^2$。常见甲状腺功能亢进症、1型与2型糖尿病（非肥胖型）、肾上腺皮质功能减退症、内分泌腺的恶性肿瘤等。

(3) 毛发改变：全身性多毛见于先天性肾上腺皮质增生、库欣综合征等；全身性毛发减少或脱落可见于睾丸功能减退、肾上腺皮质和卵巢功能减退、甲状腺功能减退等。

(4) 面容改变：甲状腺功能亢进症表现为眼球突出、颈部增粗，库欣综合征常有满月脸、痤疮和多血质貌，呆小症表现为面色苍白或蜡黄、鼻短上翘、鼻梁塌陷等。

(5) 皮肤改变：①皮肤、黏膜色素沉着：多见于原发性肾上腺皮质功能减退、先天性肾上腺皮质增生、异位促肾上腺皮质素（ACTH）综合征、ACTH依赖性库欣综合征，以摩擦处、掌纹、乳晕、瘢痕处明显。②皮肤紫纹和痤疮：紫纹是库欣综合征的特征之一，病理性痤疮见于库欣综合征、先天性肾上腺皮质增生。

2. 评估要点　评估患者的体型、毛发，有无满月脸、皮肤紫纹、痤疮和色素沉着等变化，有无突眼，甲状腺是否肿大等。

(三) 心理-社会状况

由于患者身体外形改变，影响人际交往和社交活动，疾病需要长期治疗，费用昂贵，甚至无法治愈，患者容易产生焦虑、自卑、抑郁等心理反应。评估患者对疾病的认知程度，是否给日常生活和工作带来影响，给家庭增加精神与经济压力，以及家庭对患者的支持状况等。

(四) 辅助检查

了解甲状腺功能、肾上腺皮质功能、垂体功能有无异常，胰岛素水平有无异常等。

【常见护理诊断/问题】

体像紊乱：与疾病引起身体外形改变等因素有关。

【护理目标】

患者逐渐适应身体外形的变化。

【护理措施】

1. 心理支持，多与患者沟通，鼓励患者表达其内心感受，交谈时语言要温和，耐心倾听。讲解疾病相关知识，向患者说明身体外形的改变是疾病发生、发展过程的表现，只要积极配合检查和治疗，部分改变可以恢复正常，安排与治疗成功的病友进行交流，消除其紧张情绪，树立自信心，关注患者的心理状态和行为，预防自杀行为，必要时请心理医生给予心理疏导。

2.指导患者恰当修饰，可以增加自信心和美感。指导患者改变自身形象，如甲亢患者外出时戴深色眼镜，指导肥胖、侏儒和巨人症患者选择合体的衣服，毛发稀疏者戴帽子等。

3.获得家属和社会的支持，鼓励家属主动与患者沟通，参与对患者的护理，减轻患者的焦虑和抑郁情绪。鼓励患者积极参加各种社交活动，教育周围人群勿歧视患者，避免伤害其自尊心。

【护理评价】

患者是否逐渐适应身体外形的变化。

二、生殖发育及性功能异常

生殖发育及性功能异常是指生殖器官发育迟缓或过早、性欲减退或丧失。女性表现为月经紊乱、溢乳、闭经或不孕，男性表现为勃起功能障碍（ED）或乳房发育。

【护理评估】

（一）健康史

评估患者性功能异常的发生原因、主要症状、性欲改变情况，女性患者的月经和生育史，男性患者有无勃起功能障碍等。

（二）身体状况

1.生殖发育及性功能异常的特点　　下丘脑综合征者，出现性欲减退或亢进，女性月经失调，男性阳痿不育，自儿童期起的腺垂体生长激素缺乏或性激素分泌不足，导致青春期性器官不发育，第二性征缺如，青春期前开始的性激素或促性腺激素分泌过早、过多，则为性早熟。

2.评估要点　　评估皮肤、毛发改变，有无女性月经紊乱、闭经、溢乳，男性乳房发育，以及外生殖器的发育是否正常。

（三）心理-社会状况

由于患者性功能异常影响性生活和生育，疾病需要长期治疗，效果不一定理想，易引起患者焦虑、自尊心受伤、夫妻不和等；评估患者有无焦虑、抑郁、悲观等心理反应，是否对治疗充满信心。评估家属对疾病的认知、对患者的态度以及对患者的支持状况等。

（四）辅助检查

测定性激素水平有无异常。

【常见护理诊断/问题】

性功能障碍：与内分泌功能紊乱有关。

【护理目标】

患者能够正确认识性问题，性功能逐渐恢复。

【护理措施】

1. 提供心理支持，多与患者接触和交流，鼓励患者表达其感受，耐心倾听。讲解疾病有关知识，给患者提供有关疾病资料，向患者说明身体外形的改变是疾病发生、发展过程的表现，只要积极配合检查和治疗，部分改变可恢复正常，消除紧张情绪，树立自信心。必要时还可以安排心理医生给予心理疏导。

2. 恰当修饰，指导患者改善自身形象，如甲状腺亢进症突眼症的患者外出可戴深色眼镜；肥胖、侏儒和巨人症患者可指导其选择合身的衣服，毛发稀疏的患者外出可戴帽子等。恰当的修饰可以增加心理舒适和美感。

3. 建立良好的家庭互动关系，鼓励家属主动与患者沟通并参与对患者的护理，促进患者与家人之间的互动关系，以减轻患者内心的抑郁感。

4. 促进患者社会交往，鼓励患者加入社区中的各种社交活动；教育周围人群不歧视患者，避免伤害其自尊。

【护理评价】

患者性功能是否逐渐恢复。

第二节　腺垂体功能减退症患者的护理

腺垂体功能减退症是由多种病因所致的一种或多种腺垂体激素减少或缺乏的一组临床综合征，主要累及的腺体为性腺、甲状腺及肾上腺皮质。20~40岁女性多见，最常见的病因是产后垂体缺血性坏死及垂体腺瘤。

【病因及发病机制】

各种损伤、下丘脑、下丘脑-垂体通路及垂体的疾病均能引起本病。垂体缺血性坏死：妊娠期间垂体生理性肥大，体积为孕前的2~3倍，代谢旺盛，对缺血、缺氧极为敏感。若分娩时出现大出血、循环衰竭，可导致供应腺垂体的动脉痉挛而闭塞，使垂体大部分缺血坏死，或因弥散性血管内凝血（DIC）致垂体梗死，临床称为希恩综合征。血管病变，如糖尿病、海绵窦血栓形成等也可导致垂体缺血性坏死。垂体区肿瘤：垂体腺瘤是成人腺垂体功能减退最常见的原因，分为功能性，如泌乳素（PRL）瘤、生长激素（GH）瘤、促肾上腺皮质激素（ACTH）瘤，以及非功能性腺瘤（无生物作用，但有激素前体产生）。遗传因素基因缺陷或基因突变导致腺垂体激素合成障碍或无生物活性激素产生。如pit-1基因突变导致先天性GH、PRL、促甲状腺素（TSH）缺乏；腺垂体特异性配对的同型结构域转录因子-1基因突变，引起多种腺垂体激素缺乏；垂体切除、鼻咽部或蝶鞍区放射治疗、垂体瘤切除可导致垂体组织损伤；放疗也可损坏下丘脑和垂体，引起垂体功能减退。颅脑创伤：严重颅脑创伤引起颅骨骨折，累及颅底或垂体窝，使垂体柄损毁或垂体门脉供血中断。

【护理评估】

（一）健康史

询问患者有无分娩时大出血病史，有无下丘脑、垂体部位肿瘤史，有无脑膜炎、脑炎等感染病史，有无白血病、淋巴瘤等全身性疾病史，有无颅脑创伤、手术史及鼻咽部或蝶鞍区放射治疗史，有无家族遗传史等。

（二）身体状况

起病隐匿，取决于垂体受损程度，一般腺垂体组织破坏50%以上才出现症状，破坏75%以上症状明显，破坏95%有严重垂体功能减退。症状与病因有关，如垂体瘤除有腺垂体功能减退症状外，还有头痛、视力障碍、视盘水肿等压迫症状；下丘脑肿瘤有肥胖、嗜食、尿崩等。

1.性腺功能减退 由促性腺激素（Gn、PRL）不足所致。女性患者出现产后无乳、闭经、性欲减退、性器官萎缩等表现；男性表现为第二性征退化、性欲减退、阳痿、睾丸萎缩等。两性均有生育功能减退或丧失，阴毛、腋毛脱落。

2.甲状腺功能减退 由TSH分泌不足引起。临床表现较原发性甲状腺功能减退症轻，常无甲状腺肿大，严重者出现黏液性水肿。

3.肾上腺皮质功能减退 由ACTH缺乏所致，患者常感乏力、食欲减退、恶心、呕吐、体重减轻、血压降低、低血糖、低血钠等。皮肤因缺乏ACTH和黑素细胞刺激素（MSH），表现为面色苍白、皮肤色素减退、乳晕变淡，与原发性肾上腺皮质功能减退中黑色素沉着截然不同。

4.垂体危象 在全垂体功能减退基础上，各种应激（如感染、手术、创伤）、疲乏、饥饿、麻醉及镇静催眠药等，均可诱发垂体危象。表现为高热型（体温>40℃）、低体温型（体温<30℃）、低血压型、低血糖型、低钠血症型、水中毒型。各种类型伴有相应症状，突出表现为高热、出汗、恶心、呕吐、循环衰竭、头痛、神志不清、谵妄、抽搐，甚至昏迷。

（三）心理-社会状况

腺垂体功能减退症需终身药物治疗，身体外形改变、性功能障碍给家庭和患者带来痛苦和精神压力，患者常有精神紧张、焦虑、忧郁等不良情绪。评估患者患病后的精神和心理变化，对日常生活、学习、工作和家庭的影响，对疾病的认知程度，以及家庭对患者的支持状况等。

（四）辅助检查

1.血液检查 包括血糖、血清胆固醇、血电解质、生殖激素测定，女性血雌二醇水平降低，男性血睾酮水平降低或正常低值。

2.甲状腺功能测定 血清总甲状腺素（TT$_4$）或血清游离甲状腺素（FT$_4$）均降低，而血清总三碘甲状腺原氨酸（TT$_3$）或血清游离三碘甲状腺原氨酸（FT$_3$）正常或降低。

3.腺垂体激素测定 如尿促卵泡素（FSH）、黄体生成激素（LH）、TSH、ACTH、PRL、GH等水平都有不同程度降低。

4.肾上腺皮质功能测定 24小时尿17-羟皮质类固醇及游离皮质醇排出量减少,血浆皮质醇浓度降低。

5.其他 GnRH、TRH、CRH等兴奋试验,可测定垂体贮备功能;X线、CT、MRI检查,可了解病变部位、大小、性质及对邻近组织的影响。

(五)治疗原则及主要措施

用激素替代治疗和病因治疗,病情可获得明显好转。在发生并发症或昏迷时,应积极抢救。

1.激素替代治疗 ①糖皮质激素:一般选用氢化可的松片,应激状态下需适当增加用量。②甲状腺激素:常用左甲状腺素片或甲状腺片,合并冠心病者或老年患者,宜从最小剂量开始,缓慢递增剂量。③性激素:女性育龄者行人工周期治疗,恢复第二性征及性功能;男性肌内注射丙酸睾酮,改善性功能。

2.病因治疗 本病由多种病因引起,应针对病因积极治疗。

(1)垂体危象处理:静脉注射50%葡萄糖40~60mL,继以10%葡萄糖溶液静脉输液,液体中需加氢化可的松,第1个24小时用量200~300mg,解除急性肾上腺功能减退现象。

(2)循环衰竭者按休克原则治疗;发热感染者积极采用有效抗生素治疗;水中毒者除应用糖皮质激素外,加强利尿,严格控制入液量;低温者采取保温措施,给予小剂量甲状腺激素;高热者用物理和化学降温法,及时去除诱因。

【常见护理诊断/问题】

1.性功能障碍 与促性腺激素分泌不足有关。

2.潜在并发症 垂体危象。

【护理目标】

1.达到患者希望的生殖发育和性功能状态。

2.避免并发症的发生,如果发生能够得到及时有效处理。

【护理措施】

(一)一般护理

1.休息与活动 保持病室安静,光线柔和,减少探视,避免劳累,保证休息和预防感染。垂体危象时需绝对卧床休息;血压过低时变换体位宜缓慢,以免发生晕厥;精神失常或意识不清者,加强安全防护。

2.饮食护理 给予高热量、高蛋白质、高糖类(碳水化合物)、高维生素饮食,适量补充钠盐。鼓励进食高纤维食物,如新鲜蔬菜、水果、粗粮、豆制品,以预防便秘。

(二)病情观察

观察体温、心率、血压的变化及用药后的疗效。观察患者有无心慌、饥饿、手抖、出冷汗等低血糖症状。如果出现高热、腹泻、恶心呕吐、头痛、面色苍白、四肢厥冷、嗜睡等,立即报告医生并协助处理。

（三）用药护理

严格遵医嘱按时、按量用药，不随意增减药物剂量或停药，强调终身服药的必要性及随意停药的危险性。①糖皮质激素上午8时服用全日量的2/3，下午2时服用余下的1/3，服用过量易出现欣快感、失眠等。②左甲状腺素片于每天清晨空腹服用，服用过量易出现心跳加快、体重减轻等。

（四）垂体危象护理

1.避免诱因　避免感染、腹泻、呕吐、饥饿、寒冷、手术、外伤、麻醉及使用镇静剂等诱发因素，遵医嘱服用糖皮质激素和甲状腺激素。

2.对症护理　一旦发生垂体危象，应绝对卧床休息，密切观察生命体征及意识状态，遵医嘱使用激素，维持水电解质酸碱平衡，准确记录24小时出入液量。加强基础护理及安全防护，高热者做好降温护理；低体温、低血压、营养不良时易诱发感染，注意保暖，保持室温28~32℃，使用热水袋等保暖时，避免烫伤。

（五）心理护理

多与患者沟通，鼓励患者表达其内心感受，耐心倾听，对于患者焦虑的问题，给予解释和心理疏导；鼓励家属主动与患者沟通，减轻患者的忧郁感；关于性功能问题，鼓励配偶一起参加性健康教育及阅读有关性教育的材料；指导患者适当修饰自己，改善自身形象，鼓励患者参与社交活动，保持乐观情绪。

（六）健康指导

指导患者避免诱因，如注意生活规律，避免过度劳累、饥饿和寒冷；少到公共场所和人口密集的地方去，以防发生感染；更换体位和动作时宜缓慢，以免发生晕厥；如出现高热、腹泻、恶心、呕吐、头痛、外伤、极度疲乏，甚至昏迷等，立即就诊。提供可能的信息咨询服务，如专业医师、心理咨询师、性咨询门诊等。

【护理评价】

1.是否达到患者希望的生殖发育和性功能状态。

2.是否避免并发症的发生，如果发生是否能够得到及时有效处理。

第三节　甲状腺功能亢进症患者的护理

甲状腺毒症是指血液循环中甲状腺激素过多，引起以神经、循环、消化等系统兴奋性增高和代谢亢进为主要表现的一组临床综合征。根据甲状腺功能状态，甲状腺毒症分为甲状腺功能亢进症型和非甲状腺功能亢进症型。甲状腺功能亢进症简称甲亢，是指甲状腺腺体本身产生的甲状腺激素（TH）过多而引起的甲状腺毒症。甲亢的患病率为1%，其中80%以上是格雷夫斯病（GD）引起。格雷夫斯病亦称毒性弥漫性甲状腺肿，欧洲多称为Basedow病或Parr病，是一种伴TH分泌增多的自身免疫性甲状腺疾病，典型表现为高代谢综合征、甲状腺肿和眼症等。多见于成年女性，男性与女性之比为1∶4～1∶6，GD约占所有甲亢的80%～85%，各年龄段均可发病，以20～40岁最多见。

【护理评估】

（一）健康史

询问患者有无家族史；在临床症状出现之前，有无明显的精神刺激或精神创伤史，有无感染等因素。

（二）身体状况

多数起病较缓慢，少数在精神创伤和（或）感染等应激后急性起病。典型表现为高代谢综合征、甲状腺肿和眼征等，老年和儿童表现不典型。

1.高代谢综合征　由于甲状腺激素（TH）分泌过多和交感神经兴奋性增高，患者常有疲乏无力、怕热多汗、皮肤潮湿、低热（危象时有高热）、易饥多食、体重下降等表现。

2.甲状腺肿　多数患者有不同程度的甲状腺肿大，呈弥漫性、对称性肿大，质软，吞咽时上下移动，肿大程度与甲亢病情轻重无明显关系。甲状腺上、下极可触及震颤，闻及血管杂音。

3.眼征　眼部改变分为非浸润性突眼和浸润性突眼。

（1）非浸润性突眼：①轻度突眼：突眼度在18mm以内。②瞬目减少或凝视（Stellwag征）：眼神炯炯发亮。③上眼睑挛缩，眼裂增宽（Dalrymple征）。④上眼睑移动滞缓（von Graefe征）：双眼向下看时，上眼睑不能随眼球下落，显现白色巩膜。⑤Joffroy征：向上看时，前额皮肤不能皱起。⑥两眼内聚减退或不能（Mobius征）：两眼看近物时，眼球辐辏不良。

（2）浸润性突眼：患者有明显自觉症状，常有畏光、流泪、复视、视力减退、眼部肿痛、异物感等。检查发现视野缩小，斜视，眼球活动受限，甚至固定；眼球明显突出，突眼度超过正常值上限在3mm（中国人群突眼度：女16mm，男性18.6mm），两侧可不对称。

4.精神神经系统　易激动、失眠、紧张、多猜疑等。

5.心血管系统　出现心悸、胸闷、气促，活动后明显；重者有心律不齐、心脏扩大、心力衰竭等甲亢性心脏病，心动过速是最早、最突出的表现，心律失常以房性期前收缩最为常见。

6.甲状腺危象　又称甲亢危象，是由于全身疾病，与蛋白质结合的激素过多转化为游离激素所致，也与交感神经兴奋或反应性增高有关。多发生于老年患者，由并存其他疾病所诱发。主要诱因：精神刺激、感染、手术前准备不充分等。早期表现：原有甲亢症状加剧，伴发热、体重锐减、恶心、呕吐，体温可达40℃或更高，心动过速在160次/分以上，出现大汗、腹痛、腹泻，甚至谵妄、昏迷。

（三）心理-社会状况

患者易激动、神经过敏、失眠、多猜疑，易与家人或同事发生争执，加上甲亢治疗疗程长，患者容易产生紧张、焦虑等情绪，对治疗依从性差。评估甲亢对患者日常生活的影响，如睡眠、活动量及活动耐力的改变等，以及家人对患者的支持、情感关怀状况等。

（四）辅助检查

1.血清甲状腺激素测定

（1）血清游离甲状腺素（FT_4）与游离三碘甲状腺原氨酸（FT_3）：FT_4、FT_3不受血中甲状腺结合球蛋白（TBG）变化的影响，直接反映甲状腺功能状态，是临床诊断甲亢的首选指标。

（2）血清总甲状腺素（TT_4）：是甲状腺功能最基本的筛选指标，受TBG等结合蛋白量和结合力变化的影响。

（3）血清总三碘甲状腺原氨酸（TT_3）：受TBG的影响，为早期GD治疗中疗效观察、停药后复发的敏感指标，亦是诊断T3型甲亢的特异指标。老年人淡漠型甲亢或久病者可正常。

2.促甲状腺激素（TSH）测定 血清TSH浓度变化是反映甲状腺功能最敏感的指标，广泛应用于甲亢筛查、诊断、病情追踪、药效评价和预后判定，对亚临床型甲亢和亚临床型甲状腺功能减退（甲减）的诊断具有重要意义。

3.TSH受体抗体（TRAb）测定 易出现假阴性和假阳性结果。未经治疗的GD患者，血TSAb阳性检出率可达80%～100%，有早期诊断意义，可用于判断病情活动、是否复发，还可作为治疗后停药的重要指标。

4.促甲状腺激素释放激素（TRH）兴奋试验 正常人静脉滴注TRH后血清TSH水平增高。甲亢时血TT_3、TT_4增高，反馈抑制TSH，故TSH不受TRH兴奋的影响。

5.甲状腺摄取^{131}I率 不能反映病情严重程度与治疗中的变化，但可用于鉴别不同病因的甲亢，目前已被激素测定技术所替代。

6.影像学检查 B超、放射性核素扫描、CT、MRI有助于诊断。

（五）治疗原则及主要措施

目前尚无针对GD的病因治疗。主要采用的治疗方法有抗甲状腺药物（ATD）、^{131}I治疗及手术治疗3种，各有优、缺点。

1.抗甲状腺药物 常用药物ATD分为硫脲类和咪唑类两类。硫脲类有甲硫氧嘧啶及丙硫氧嘧啶等，咪唑类有甲巯咪唑和卡比马唑等。

2.^{131}I治疗 利用甲状腺高度摄取和浓聚碘的能力及^{131}I释放出β射线对甲状腺的生物效应，放射线在组织内的射程约2mm，电离辐射仅限于甲状腺局部而不累及邻近组织，破坏甲状腺滤泡上皮而减少TH的分泌。^{131}I治疗具有安全、简便、疗效迅速等优点，在许多国家已作为GD甲亢的首选治疗。其并发症为：①甲状腺功能减退。②放射性甲状腺炎。③个别患者可诱发甲状腺危象。④有时加重浸润性突眼。

3.手术治疗　甲状腺次全切除术的治愈率达70%以上。

4.甲状腺危象治疗

（1）迅速减少甲状腺激素的合成和释放：①大剂量抗甲状腺药物，丙硫氧嘧啶（PTU）在周围组织中减少T4转化为T3，作为首选药物。②复方碘溶液阻断激素分泌，于抗甲状腺药物治疗后1～2小时静脉滴注或口服。③在无心衰情况下，口服普萘洛尔。④氢化可的松或地塞米松静脉滴注。⑤上述效果不满意时，选用血液透析、腹膜透析、血浆置换等措施，迅速降低血TH浓度。

（2）对症治疗：有感染者使用抗生素、吸氧，高热者给予药物降温或物理降温，纠正水、电解质紊乱及心力衰竭。

5.格雷夫斯眼病治疗　有效控制甲亢是治疗格雷夫斯眼病的关键。严重者给予甲基强的松龙加入生理盐水中静脉滴注，继以口服大剂量泼尼松4周左右，待病情缓解后逐渐减至维持量。如上述疗效欠佳，采用眶放射治疗、眶减压术等。

【常见护理诊断/问题】

1.营养失调（低于机体需要量）　与代谢率增高导致代谢需求大于摄入有关。

2.活动无耐力　与甲亢性心脏病、肌无力等有关。

3.潜在并发症　甲状腺危象。

【护理目标】

1.患者体重恢复正常。

2.患者活动耐力逐渐增加。

3.患者未发生甲状腺危象，或甲状腺危象被及时发现并得到及时处理。

【护理措施】

（一）一般护理

1.休息与活动　适当增加休息时间，保证充足睡眠，活动时以不疲劳为度；病情重、伴心力衰竭或严重感染时，应严格卧床休息。

2.环境　病室环境安静，通风良好，光线略暗，夏天使用空调，保持舒适的温湿度；避免嘈杂，减少探视人员。

3.饮食护理　给予高热量、高蛋白质、高维生素饮食，禁浓茶、咖啡等兴奋性饮料及含碘高的食物，如海带、紫菜、淡菜、海鲜等，不宜使用含碘盐；腹泻患者不宜进食粗纤维含量高的食物；伴糖耐量减退或合并糖尿病者，给予糖尿病饮食，注意血糖变化；突眼严重者限盐限水。

4.眼部护理　睡觉或休息时高枕卧位，双眼覆盖生理盐水湿纱布；外出时戴深色眼镜或眼罩；突眼严重眼睑不能闭合者，遵医嘱使用利尿剂，白天用眼药水，夜间睡眠时用眼药膏等。

（二）病情观察

观察有无体温升高、脉搏加快、脉压增宽等表现；观察有无甲状腺危象的表现，如高热、脉率在160次/分以上、恶心、呕吐、不明原因腹泻、突眼加重等。

（三）用药护理

1.遵医嘱用药，不可擅自增减剂量或突然停药。禁用含碘药物，如胺碘酮、中药中的海藻等。不宜使用含碘造影剂。

2.药物不良反应及护理措施见表7-3-1所列。

表7-3-1　抗甲状腺药物的不良反应及护理措施

药物分类	主要不良反应	护理措施
硫脲类、咪唑类	①粒细胞减少，严重时可致粒细胞缺失症。②药疹：多为轻型。③药物性肝炎：出现血清肝酶升高或胆汁淤积性黄疸。	①用药前检测血常规、肝功能，以后每周检测血常规1次，每2周检测肝功能1次。②观察患者有无发热、咽喉疼痛等症状出现。③外周血白细胞低于$3.0×10^9/L$或中性粒细胞低于$1.5×10^9/L$，或出现其他不良反应时，考虑停药。
β受体阻滞剂	①对心脏β受体的阻滞作用，易出现心脏功能抑制的表现，有哮喘、严重心功能不全者禁用。②增加胰岛素抵抗，糖尿病患者慎用。	①监测心率，心率＜60次/分时，停药。②合并糖尿病患者，应监测血糖。
复方碘溶液	①不宜用于甲状腺毒性腺瘤和毒性多结节性甲状腺肿的治疗。②碘溶液对黏膜有腐蚀作用。	不可直接服用，应将碘溶液滴于饼干或面包上再服用。

（四）甲状腺危象护理

1.避免诱因，如精神刺激、感染、手术前准备不充分等可诱发甲状腺危象，因此，预防和控制感染，充分做好术前准备。

2.严密监测生命体征，高热患者迅速降温；观察神志、精神状态、呕吐、腹泻等有无改善；绝对卧床休息，对谵妄、躁动者使用床档，防止坠床；稳定患者情绪，必要时使用镇静剂；加强基础护理，防止各种并发症。

3.迅速建立静脉通路，遵医嘱按时给药，密切观察药物疗效和不良反应。

（五）心理护理

鼓励患者表达内心感受，理解患者，让患者了解其情绪和性格改变是暂时的，及时治疗可得到改善；与患者共同探讨控制情绪和减轻压力的方法，指导和帮助患者正确处理生活中的突发事件；向患者家属及朋友解释患者病情，提高他们对疾病的认知水平，多关心和支持患者。

（六）健康指导

1.疾病知识　指导患者及家属护理突眼的方法和技巧，外出时戴有色眼镜或眼罩，避免光线刺激；卧位休息时垫高枕头，双眼覆盖生理盐水湿纱布等；正确处理生活中的突发事件，保证充分休息，避免感染。

2.饮食指导　避免进食含碘丰富的食物，如海带、紫菜等海产品，食用无碘盐；减少食物中粗纤维的摄入；避免饮用浓茶、咖啡等兴奋性饮料和食物；增加摄入奶类、蛋类、瘦肉类等优质蛋白质，以及新鲜的蔬菜和水果。

3. **用药指导** 遵医嘱正确用药，不得擅自停药或随意增减剂量，甲亢药物治疗一般疗程为1.5~2年。服药期间，每周复查血常规，每2周左右查肝功能，每1~2个月查甲状腺功能。

4. **病情监测** 指导患者每日清晨起床前自测脉搏，定期测量体重，脉搏减慢、体重增加是治疗有效的标志。若出现高热、恶心、呕吐、不明原因腹泻、突眼加重等，应警惕甲状腺危象，及时就诊。

【护理评价】

1. 体重逐渐恢复正常。
2. 活动耐力逐渐增加。
3. 未发生甲状腺危象，或甲状腺危象被及时发现并得到及时处理。

第四节 库欣综合征患者的护理

库欣综合征又称皮质醇增多症，是各种病因引起肾上腺分泌过量的糖皮质激素（主要是皮质醇）所致病症的总称。临床表现主要由于皮质醇分泌过多，引起代谢紊乱和多器官功能障碍，以及对感染抵抗力降低所致，表现为满月脸、向心性肥胖、皮肤紫纹、痤疮等，伴有高血压和骨质疏松等。库欣综合征多见于女性，男女比例为1:2~1:3，其中20~40岁者约占2/3。

【病因及发病机制】

1. **依赖ACTH（促肾上腺皮质激素）的库欣综合征** ①库欣病：是最常见的临床类型，约占70%，即垂体ACTH分泌过多，伴肾上腺皮质增生，多为垂体微腺瘤所致。②异位ACTH综合征：指垂体以外的恶性肿瘤产生大量ACTH，刺激肾上腺皮质增生，以小细胞肺癌最突显。

2. **不依赖ACTH的库欣综合征** ①肾上腺皮质腺瘤：占15%~20%。②肾上腺皮质癌：占5%以下，进展快，病情重。③不依赖ACTH的双侧性肾上腺小结节性增生。④不依赖ACTH的双侧肾上腺大结节性增生等。

3. **医源性库欣综合征** 因大量或长期使用ACTH或糖皮质激素所致。

【护理评估】

（一）健康史

询问患者是否曾患垂体疾病；有无其他部位的肿瘤，如肺癌、胰腺癌及胸腺癌等；了解患者有无激素类药物服用史等。

（二）身体状况

库欣综合征临床表现形式多样，典型表现如下。

1. **外形改变** 患者面圆如满月，呈红润多脂，颈、胸、背、腹脂肪增厚，颈背部隆起似水牛背，腹大似球形，四肢则显得相对瘦小，多血质与皮肤薄，易透见微血管。

2.全身及神经系统表现　全身肌无力，下蹲后起立困难。常出现不同程度的精神及情绪变化，如情绪不稳定、烦躁、失眠；严重者出现精神失常，如偏执狂等。

3.皮肤表现　皮肤薄，微血管脆性增加，轻微外伤即可引起瘀斑。腹下侧、大腿外侧等处有典型的皮肤紫纹。手、脚、指（趾）甲、肛周常出现真菌感染。异位ACTH综合征和较重者，皮肤色素明显加深。

4.心血管表现　常见高血压，易发生动静脉血栓，增加心血管并发症的发生率，长期高血压可致左心室肥大、心力衰竭和脑血管意外。

5.感染　长期皮质醇分泌增多导致抵抗力下降，免疫功能减弱，易发生化脓性细菌、真菌和病毒感染性疾病，严重者发展为败血症、蜂窝织炎、菌血症。因皮质醇增多，抑制发热等机体防御反应，炎症反应往往不显著，常因发热不明显而造成漏诊和严重后果。

6.性功能异常　由于皮质醇抑制垂体促性腺激素及肾上腺雄激素分泌增多，女性患者出现月经减少或停经、痤疮等，若出现明显男性化提示肾上腺癌；男性患者则出现性欲减退、睾丸变软、阴茎缩小等。

7.代谢障碍　大量皮质醇加强肝糖原异生，抑制外周组织对葡萄糖的酵解和利用，拮抗胰岛素作用，使血糖升高，葡萄糖耐量降低，部分患者出现类固醇性糖尿病。有些患者因钠潴留而出现轻度水肿。肾上腺皮质癌和异位ACTH综合征者，有明显低钾低氯性碱中毒，低血钾加重患者乏力。病程久者出现肌肉萎缩和骨质疏松，如脊椎发生畸形压缩，出现佝偻和骨折。

（三）心理-社会状况

患者常因身体外形和身体功能改变，导致自我形象紊乱，患者不敢面对社会，对健康、生活、工作和社交失去信心，或担心丧失工作、生活质量降低，出现抑郁情绪，甚至绝望厌世和自杀倾向等。评估患者及家属对该病的认识及保健知识的掌握程度，以及家属对患者的支持情况等。

（四）辅助检查

1.皮质醇测定　血浆皮质醇水平增高且昼夜节律消失，表现为早晨略高于正常，晚上下降不明显。24小时尿17-羟皮质类固醇升高。

2.地塞米松抑制试验　①小剂量地塞米松抑制试验：尿17-羟皮质类固醇不能降至对照值的50%以下，或尿游离皮质类固醇不能降至55nmol/d以下者，表示不能被抑制。各型库欣综合征均不能被小剂量地塞米松抑制。②大剂量地塞米松抑制试验：尿17-羟皮质类固醇或尿游离皮质类固醇，降至对照值的50%以下，表示被抑制，病变多为垂体性不能被抑制者，可能为原发性肾上腺皮质肿瘤或异位ACTH综合征。

3.ACTH试验　垂体性库欣病和异位ACTH综合征者有反应，原发性肾上腺皮质肿瘤者多数无反应。

4.影像学检查　肾上腺超声检查、蝶鞍区断层摄片、CT、MRI等，可诊断病变部位。

（五）治疗原则及主要措施

采取病因治疗：在病因治疗前，对病情严重者，应对症治疗及改善并发症。①库欣病：

采取手术、放射、药物3种方法，其中经蝶窦切除垂体微腺瘤为治疗本病的首选方法。②肾上腺肿瘤：明确部位后行手术切除根治疗法；肾上腺腺癌尽早手术治疗。③不依赖ACTH小结节性或大结节性双侧肾上腺增生，做双侧肾上腺切除术，术后用激素替代治疗。④异位ACTH综合征：针对原发性恶性肿瘤，根据具体病情进行手术、放疗或化疗等，若不能根治，使用肾上腺皮质激素合成阻滞药，如米托坦（双氯苯二氯乙烷）、美替拉酮、氨鲁米特、酮康唑等。

【常见护理诊断/问题】

1. 体像紊乱　与库欣综合征引起身体外观改变有关。
2. 活动无耐力　与肾上腺皮质功能减退，甲状腺功能低下有关。
3. 潜在并发症　病理性骨折、感染、高血压等。

【护理目标】

1. 身形逐渐改变或恢复正常，患者能有效的调适和建立良好的人际关系。
2. 逐渐改善自身活动状况，使之满足日常生活。
3. 避免并发症发生，如果出现并发症能及时发现并治疗。

【护理措施】

（一）一般护理

1. 休息与活动　取平卧位，抬高双下肢，有利于静脉回流，避免水肿加重。久病出现骨质疏松、关节腰背疼痛者，适当限制运动，做好安全防护及防止骨折。

2. 饮食护理　给予低钠、高钾、高蛋白质、低糖类（碳水化合物）、低热量食物；避免刺激性食物，禁烟酒；多食柑橘类、枇杷、香蕉、南瓜等含钾高的食物，预防和控制水肿、低钾血症和高血糖；鼓励摄取富含钙及维生素D的食物，如牛奶、虾皮、坚果、紫菜等，预防骨质疏松。出现糖尿病症状时，严格执行糖尿病饮食。

（二）病情观察

1. 监测体温、血压、心率、心律、血常规检查等变化情况；观察有无感染征象；有无左心衰竭发生。

2. 监测血钾和心电图变化，观察有无恶心、呕吐、腹胀、乏力、心律失常等低钾血症表现；监测空腹血糖或糖耐量试验的结果，观察有无进食量增多和糖尿病表现。

3. 监测水肿、电解质等变化，观察每日体重及24小时液体出入量有无变化；监测关节痛或腰背痛变化，观察有无骨折等发生。

（三）对症护理

1. 预防感染　当患者抵抗力下降时，易发生各种感染。①保持病室及床单位整洁、病室湿度适宜，避免患者暴露在污染的环境中，减少感染机会。②严格执行无菌操作技术，必要时戴手套和口罩，尽量减少侵入性治疗措施，降低感染及避免交叉感染的危险。一旦发生感染，遵医嘱及早治疗。

2.预防外伤　减少安全隐患，移去环境中不必要的家具或摆设，尤其是浴室铺防滑脚垫，防止患者外伤、滑倒或骨折等；避免过度劳累及剧烈运动；骨质疏松和骨痛患者变换体位时，动作轻柔；护理操作时，动作应轻稳，避免碰击或擦伤皮肤，以防引起皮下出血。

（四）用药护理

使用肾上腺皮质激素合成阻滞药治疗时，注意观察药物疗效及食欲不振、恶心、呕吐、乏力、嗜睡等不良反应；部分药物对肝损害较大，应定期检测肝功能。

（五）心理护理

了解患者的性格特征及社会家庭支持情况，当患者情绪变化时，及时与患者沟通，给予安慰和心理疏导，鼓励患者说出身体外观改变的感受，解释并消除其顾虑，坚定治疗信心。病情稳定后，根据患者的特点，提出合理、规律的生活方式，使其情绪乐观、心态平和；教会患者通过兴趣爱好等方式，进行自我心理调节和自我防护，鼓励社会及家属给予患者宽容理解和情感支持，陪伴患者参加力所能及的社会活动，增强其自尊感和自信心。

（六）健康指导

1.疾病知识　指导告知患者疾病基本知识，指导患者及家属日常生活中预防感染的方法，如学会保持皮肤、外阴、衣着、用具等清洁卫生的方法，减少或避免去公共场所，以免增加感染的机会；避免不良的生活及活动方式，防止外伤、骨折等各种因素加重病情或诱发并发症；定期复诊。

2.用药指导　指导患者学会正确使用药物，观察药物疗效和不良反应；当激素替代治疗时，详细交代药物用法和注意事项，尤其是药物过量及不足的症状和体征，告诫患者不能随意减量或停用，如发现虚弱、发热、头晕、恶心、呕吐等，立即就诊。

【护理评价】

1.身体外形改变逐渐减轻或恢复正常。

2.活动耐力逐渐增加。

3.未发生并发症，或并发症能及时发现并及时得到处理。

第五节　糖尿病患者的护理

糖尿病（DM）是由遗传和环境因素相互作用而引起的一组以慢性高血糖为共同特征的代谢综合征。由于胰岛素分泌缺乏和（或）其作用缺陷导致糖代谢紊乱，同时伴有脂肪、蛋白质、水、电解质等代谢障碍，随着病程的延长，出现多系统损害，导致眼、肾、神经、心脏、血管等组织慢性进行性病变，引起功能缺陷及衰竭，重症或应激时，发生酮症酸中毒、高渗性昏迷等急性代谢紊乱。

随着人口老龄化、人们生活方式的改变和生活水平的提高，糖尿病患患者数正逐年增加，根据国际糖尿病联盟（IDF）统计，2000年全球有糖尿病患者1.51亿，2010年糖尿病患者为2.85亿，2011年已达3.66亿，按目前的增长速度，估计到2030年全球将有近5亿人患糖尿病。在我国，20岁以上的成年糖尿病患病率为9.7%，成人糖尿病总数达9 240万，我国已成为糖尿病患病人数最多的国家。因此，糖尿病已成为严重威胁人类健康的世界性公共卫生问题。

糖尿病分为4型：1型糖尿病、2型糖尿病、妊娠糖尿病和特殊类型糖尿病。1型、2型糖尿病和妊娠糖尿病是临床常见类型，特殊类型糖尿病是病因相对明确的一些高血糖状态。本节将介绍1型、2型糖尿病患者的护理。

【病因及发病机制】

1型糖尿病和2型糖尿病的病因和发病机制有所不同，不同病因导致胰岛B细胞分泌胰岛素缺陷和（或）胰岛素作用缺陷，引起糖类、脂肪、蛋白质等物质代谢紊乱。

1.1型糖尿病　绝大多数患者为自身免疫病，遗传因素和环境因素共同参与其发病过程。某些外界因素作用于遗传易感性个体，激活一系列自身免疫反应，引起胰岛B细胞破坏和衰竭，体内胰岛素分泌不足且进行性加重，导致糖尿病。

2.2型糖尿病

（1）患病有很强的遗传易感性，大部分发病取决于所携带基因。在同卵孪生同胞中，如果一人患糖尿病，另一人患病的概率为90%~100%。

（2）肥胖者发生2型糖尿病的概率比正常体重者高2~3倍，肥胖者脂肪、肌肉及肝细胞上的胰岛素受体数目减少，胰岛素与受体结合能力下降，为维持正常血糖水平，机体代偿性地增加胰岛素分泌，久而久之，胰岛B细胞功能渐渐受损，糖代谢异常，最终发生糖尿病。

（3）神经精神因素、多次妊娠、低体重儿、某些药物及化学品等，抑制胰岛素分泌或具有对抗胰岛素的作用，从而诱发糖尿病。

【护理评估】

（一）健康史

询问患者有无家族史，个人生活方式、饮食习惯及吸烟、饮酒史；有无病毒感染、慢性肝病、胰腺炎等病史；了解妊娠次数，有无分娩巨大儿史等。

（二）身体状况

1.代谢紊乱综合征

（1）典型症状：多尿、多饮、多食、体重减轻。由于血糖升高引起渗透性利尿，导致尿量增多；由于多尿失水，患者烦渴，饮水量及次数增多；由于失糖，糖分不能充分利用，伴高血糖刺激胰岛素分泌，易有饥饿感，食欲常亢进，食量增大；由于体内能量不足，原来储存的脂肪、蛋白质作为能量来源被动员，且消耗增加，患者感到疲乏、虚弱无力，体重日渐减轻。但中年以上2型轻症糖尿病常因多食而肥胖。

（2）皮肤瘙痒：多见于女性患者，因尿糖刺激局部皮肤引起外阴瘙痒；高血糖导致失水后皮肤干燥，亦发生全身皮肤瘙痒，但较少见。

(3) 其他：有四肢酸痛、麻木、性欲减退、阳痿不育、月经失调、便秘、视物模糊等症状。

2.并发症

(1) 急性并发症

1) 糖尿病酮症酸中毒（DKA）：是由于胰岛素不足和拮抗胰岛素激素过多共同作用所致的严重代谢紊乱综合征，临床上以高血糖、酮症和代谢性酸中毒为主要表现。①发病机制：糖尿病代谢紊乱加重时，脂肪动员和分解加速，脂肪代谢的中间产物酮体（乙酰乙酸、β-羟丁酸、丙酮）在血中积聚，超过肝外组织的氧化能力，血酮体升高，称为酮血症；尿中酮体排出增多称为酮尿，临床上统称为酮症。其中，乙酰乙酸和β-羟丁酸为强酸，大量消耗体内储备碱，若代谢紊乱进一步加剧，超过机体的处理能力，则引起酮症酸中毒，出现意识障碍时，即糖尿病酮症酸中毒昏迷。②诱因：1型糖尿病有发生DKA的倾向；2型糖尿病亦可发生。常见诱因有急性感染、胰岛素不适当减量或突然中断治疗、饮食不当、胃肠道疾病、脑卒中、心肌梗死、创伤、手术、妊娠、分娩、精神刺激等。③临床表现：多尿、烦渴多饮和乏力症状加重；随后出现食欲减退、恶心、呕吐，常伴有头痛、烦躁、嗜睡等症状，呼吸深快，呼气中有烂苹果味（丙酮气味）；病情进一步发展，出现严重失水现象，尿量减少、皮肤黏膜干燥、眼球下陷，脉搏细速、血压下降、四肢厥冷；晚期各种反射迟钝甚至消失，患者出现昏迷，少数为腹痛等急腹症表现。

2) 高血糖高渗透压综合征（HHS）：是糖尿病的严重急性并发症之一，临床以严重高血糖而无明显酮症酸中毒、血浆渗透压显著升高、脱水和意识障碍为特征。HHS的发生率低于DKA，且多见于老年2型糖尿病患者。①发病诱因与DKA相似，以炎症感染为主或其他原因，如糖皮质激素、利尿剂等治疗；部分患者因病程早期未确诊糖尿病而输入大量葡萄糖液或饮用大量含糖饮料等诱发。②起病缓慢，先有口渴、多尿，多食不明显，全身无力，失水随病程进展逐渐加重；晚期尿少甚至尿闭，就诊时严重脱水、休克。与DKA相比，失水更严重，神经精神症状更突出，表现为嗜睡、幻觉、定向力障碍、偏瘫等，最后陷入昏迷。

3) 糖尿病低血糖：指糖尿病患者在药物治疗过程中发生的血糖过低现象，导致患者不适，甚至有生命危险。一般将血糖<2.8mmol/L作为低血糖的诊断标准，而接受药物治疗的糖尿病患者只要血糖水平≤3.9mmol/L，就属低血糖范畴。引起低血糖多见于降糖药物使用，其临床表现与血糖水平及血糖下降速度有关，表现为交感神经兴奋（心悸、焦虑、出汗、饥饿感、手抖、视物模糊等）和中枢神经症状（神志改变、认知障碍、抽搐和昏迷）。但老年患者发生低血糖时，表现为行为异常或其他非典型症状。夜间低血糖因难于发现而得不到及时处理，有些患者屡发低血糖后，表现为无先兆症状的低血糖昏迷。

(2) 慢性并发症：糖尿病的主要危害在于慢性并发症，已经成为糖尿病致残、致死的主要原因。

1）大血管病变：①心血管疾病是糖尿病患者死亡的主要原因之一，与非糖尿病患者相比，其发生心血管事件的风险至少高2~4倍；发病年龄较轻，病情进展快，与糖代谢和脂质代谢异常有关，主要表现为动脉粥样硬化。②糖尿病性脑血管病是糖尿病患者致死、致残的主要原因之一，其中脑梗死患病率为非糖尿病患者的4倍，常见脑动脉硬化、急性脑血管病等。

2）微血管病变：①糖尿病视网膜病变（DR）：是失明的主要原因之一。视力改变为DR的主要表现，还可导致黄斑病变、视力减退。②糖尿病肾病（DN）：是糖尿病慢性微血管病变的重要表现，1型患者中约有40%死于DN，2型患者的DN发生率为20%。③糖尿病神经病变：以周围对称性感觉、运动神经病变及自主神经病变最常见。临床上多见远端对称性多神经病变，其早期表现为四肢远端的感觉异常、麻木、触觉敏感性下降；感觉缺失常呈对称性，伴有震动觉、痛觉、温度觉减退；典型者出现烧灼、针刺样疼痛，主要累及下肢，在安静状态下及夜间加重。自主神经病变累及心血管、消化、呼吸、泌尿生殖等系统。

3）糖尿病足：指与下肢远端神经异常和不同程度的周围血管病变相关的足部感染、溃疡和（或）深层组织破坏。主要表现为足部溃疡与坏疽，严重者导致截肢。糖尿病足常见诱因为修脚损伤、冬季取暖不慎烫伤、新鞋磨破伤、足部外伤、趾间或足部皮肤瘙痒而搔抓致皮肤破溃、足部真菌感染等。常用Wagner分级法对糖尿病足严重程度进行分级（表7-5-1）。

表7-5-1 糖尿病足Wagner分级法

分 级	临床表现
0级	有发生足溃疡的危险因素，目前皮肤完整
1级	表面溃疡，临床无感染
2级	较深的感染，常合并软组织炎，无脓肿或骨的感染
3级	深度感染，伴有骨组织病变或脓肿
4级	局限性坏疽
5级	全足坏疽

（三）心理-社会状况

糖尿病为终身性疾病，病程漫长、限制饮食、终身治疗，以及急、慢性并发症等，使患者产生焦虑、恐惧、抑郁等心理问题，对治疗缺乏信心或依从性较差，不能有效应对。评估患者对疾病知识的了解程度和产生的心理问题，家庭成员对糖尿病的认识程度和态度，以及患者所在社区的医疗保健服务状况等。

（四）辅助检查

1. 尿糖测定 尿糖阳性是诊断糖尿病的重要线索，但尿糖受肾糖阈的影响，尿糖阴性也不能排除糖尿病。

2. 血糖测定 是诊断糖尿病的主要依据，也是监测病情变化和治疗效果的主要指标。

3.葡萄糖耐量试验　对于血糖高于正常范围而又未达到糖尿病诊断标准者，须进行葡萄糖耐量试验，包括口服葡萄糖耐量试验（OGTT）和静脉葡萄糖耐量试验（IVGTT），临床上常采用口服葡萄糖耐量试验。试验方法：OGTT应在清晨进行，禁食8～10小时。试验前3天进食碳水化合物量不可少于150g/d，患者无恶心、呕吐，无发热。试验日晨空腹取静脉血后，将75g无水葡萄糖粉溶于250～300mL饮用水中，5分钟内饮完，从服糖的第一口开始计时，分别于服糖后30、60、120和180分钟静脉取血。整个试验期间，禁止进食、吸烟、做消耗体力的运动。馒头餐试验：已确诊为糖尿病且血糖值较高者，为了解胰岛素的储备情况，可以用100g面粉制成的馒头代替葡萄糖行馒头餐试验。试验方法：试验在清晨进行，禁食8～10小时。试验前3天进食碳水化合物量不可少于150g/d，患者无恶心、呕吐，无发热，无酮体阳性。试验日晨空腹取血后将馒头于10分钟内吃完，从进食的第一口开始计时，分别于食后60、120和180分钟静脉取血。

4.胰岛素、C肽释放试验　了解胰岛B细胞的储备功能，在口服葡萄糖耐量或馒头餐试验时，每次测定血糖的同时，测定血胰岛素水平和C肽水平。

5.糖化血红蛋白（GHbAl）测定　GHbAl是葡萄糖与血红蛋白结合的产物，与血糖值相平行，血糖越高，糖化血红蛋白就越高，所以反映血糖控制水平。其中GHbAlc量最大，与血糖关系也最密切，反映血糖测定前8～12周的血糖控制情况。

6.其他　①血脂、肾功能、尿常规、24小时尿蛋白、内生肌酐清除率等检查，可了解病情控制状况。②肌电图、心血管系统B超、泌尿系统B超、眼底检查，可了解糖尿病并发症的发生和发展。③必要时查血气分析、血酮体、血电解质、血渗透压等，以判断DKA或HHS。④糖尿病足病变时，做影像学检查。

（五）诊断要点

多数早期2型糖尿病患者无明显症状。典型病例根据"三多一少"症状，结合实验室检查结果即可诊断。有糖尿病家族史、肥胖、高血压与血脂异常等危险因素患者，单纯空腹血糖正常并不能排除糖尿病的可能，应进行OGTT。

1.糖尿病诊断标准　世界卫生组织（WHO）1999年制订的糖尿病诊断标准见表7-5-2。

表7-5-2　糖尿病诊断标准（WHO，1999）

诊断标准	静脉血浆葡萄糖水平（mmol/L）
糖尿病症状加随机血糖检测	≥11.1
空腹血糖检测	≥7.0
葡萄糖负荷后2小时血糖检测	≥11.1
无糖尿病症状者，需改日重复检测	

2.空腹血浆葡萄糖　正常值为3.9~6.0mmol/L，6.1~6.9mmol/L为空腹血糖受损（IFG）。

3.葡萄糖负荷后2小时　血糖正常<7.8mmol/L，7.8~11.0mmol/L为糖耐量减退（IGT）。

（六）治疗原则及主要措施

其治疗强调早期、长期、综合治疗及治疗方法个体化的原则。综合治疗包括糖尿病教育、饮食治疗、运动治疗、药物治疗和自我监测5个方面，以及降血糖、降血压、调节血脂和改变不良生活习惯4项措施。

1.健康教育　是重要的基础治疗措施之一，包括糖尿病防治专业人员的培训，患者及其家属和公众的卫生保健教育等。良好的健康教育能充分调动患者的主观能动性，使其积极配合治疗，有利于疾病控制达标，预防各种并发症的发生和发展，提高患者的生活质量。

2.饮食疗法　是糖尿病治疗的基础措施，糖尿病自然病程中的任何阶段都需要长期坚持饮食疗法。饮食疗法即调整饮食，并非严格限制饮食品种，而是制订健康的饮食计划。根据患者具体情况，使食谱中总热量和饮食结构更为合理，各种营养成分更加适应生理需要，维持理想体重。

3.运动疗法　与饮食疗法及药物治疗同等重要。合理运动有利于恢复理想体重，增加胰岛素敏感性，改善血糖和脂代谢紊乱，放松紧张情绪等。其原则是适量、规律性和个体化。根据个人的爱好、年龄、体质强弱、病情轻重及有无并发症等，有目的地选择一项或多项运动方式，长期坚持。

4.药物治疗

（1）口服降糖药：根据作用效果不同，分为促胰岛素分泌剂（磺脲类、格列奈类、二肽基肽酶-4抑制剂）和非促胰岛素分泌剂（双胍类、噻唑烷二酮类、α-糖苷酶抑制剂）。常用口服降糖药及其主要作用、适应证见表7-5-3。

（2）胰岛素治疗

1）适应证：①1型糖尿病。②2型糖尿病伴急、慢性并发症或处于应激状态，如急性感染、创伤、围术期，妊娠合并糖尿病。③无明显诱因体重显著下降的2型糖尿病。④初诊高血糖的糖尿病。⑤2型糖尿病经饮食、运动、口服降糖药物治疗，血糖控制不满意者，细胞功能明显减退者。⑥2型糖尿病肝、肾功能不全者。

2）制剂类型：根据来源和化学结构的不同，胰岛素分为动物胰岛素、人胰岛素和胰岛素类似物。根据作用特点的差异，又分为超短效胰岛素类似物、常规（短效）胰岛素、中效胰岛素、长效胰岛素（包括长效胰岛素类似物）和预混胰岛素（包括预混胰岛素类似物）。临床试验证明，胰岛素类似物与人胰岛素控制血糖的能力相似，在模拟生理性胰岛素分泌和减少低血糖发生风险方面，胰岛素类似物优于人胰岛素。常用胰岛素及其作用特点见表7-5-4。

表7-5-3 常用口服降糖药的主要作用及适应证

药物分类	药物名称	主要作用	适应证
双胍类	二甲双胍	通过减少肝葡萄糖输出和改善外周胰岛素抵抗而降低血糖	2型糖尿病，尤其是肥胖、胰岛素水平偏高者；1型糖尿病用胰岛素治疗病情不稳定，加用双胍类药物，减少胰岛素用量
磺脲类	格列本脲、格列美脲、格列齐特、格列吡嗪、格列喹酮	通过刺激胰岛B细胞分泌胰岛素，增加体内的胰岛素水平而降低血糖	有一定胰岛B细胞功能的、单用饮食控制和运动锻炼仍不能满意控制的2型糖尿病
格列奈类	瑞格列奈、那格列奈、米格列奈	通过刺激胰岛素的早期分泌而降低餐后血糖，具有吸收快、起效快和作用时间短的特点	有一定胰岛B细胞功能的、单用饮食控制和运动锻炼仍不能满意控制的2型糖尿病
α-糖苷酶抑制剂	阿卡波糖、伏格列波糖、米格列醇	通过抑制糖类在小肠上部的吸收而降低餐后血糖	适用于以糖类为主要食物成分和餐后血糖升高的患者；1型糖尿病在用胰岛素基础上病情不稳定，合用α-糖苷酶抑制剂，可减少胰岛素的用量
噻唑烷二酮类	罗格列酮、吡格列酮	通过增加靶细胞对胰岛素作用的敏感性而降低血糖	对胰岛素抵抗的肥胖型糖耐量减退的患者、2型糖尿病
二肽基肽酶-4抑制剂（DPP-4）	西格列汀、沙格列汀、维格列汀	通过抑制DPP-4减少胰高糖素样多肽1（GLP-1）在体内失活，增加GLP-1在体内水平，促进胰岛素分泌	2型糖尿病

表7-5-4 常用胰岛素及其作用特点

作用类型	制剂类型	皮下注射起效时间		
速效胰岛素类似物（天冬胰岛素）	10～15分钟	1～2小时	4～6小时
短效胰岛素（RI）	15～60分钟	2～4小时	5～8小时
中效胰岛素（NPH）	2.5～3小时	5～7小时	13～16小时
长效胰岛素类似物（甘精胰岛素）	2～3小时	无峰值	长达30小时
预混胰岛素（HI30R、HI70/30）	0.5小时	2～12小时	14～24小时
预混胰岛素类似物	10～20分钟	1～4小时	14～24小时

5.急性并发症的治疗

（1）糖尿病酮症酸中毒的治疗：①静脉输入生理盐水，纠正失水、恢复肾灌注，有助于降低血糖和清除酮体。根据血压、心率、每小时尿量及周围循环状况，决定输液量和输液速度，补液速度先快后慢，患者清醒后鼓励饮水。②小剂量胰岛素治疗。③纠正电解质紊乱和酸中毒。④防治诱因、治疗并发症，如休克、感染、心力衰竭、心律失常、脑水肿、肾衰竭。

（2）高血糖高渗透压综合征的治疗：同DKA。严重失水时，在静脉补液的同时建议鼻饲或口服温开水，每2小时1次，每次200mL，以减少静脉输液量，因消化道补液比静脉补液安全。当血糖降至13.9mmol/L时，输入5%葡萄糖溶液加短效胰岛素静脉滴注。

【常见护理诊断/问题】

1.营养失调（低于/高于机体需要量）　与胰岛素分泌或作用缺陷有关。

2.有感染的危险　与高血糖、脂代谢紊乱、微循环障碍等有关。

3.潜在并发症　低血糖、糖尿病足、糖尿病酮症酸中毒、高血糖高渗状态。

【护理目标】

1.患者体重恢复正常并保持稳定，血糖、血脂维持理想水平。

2.患者能够采取有效措施预防感染的发生。

3.患者未发生并发症，或并发症被及时发现并得到及时处理。

【护理措施】

（一）一般护理

1.休息与活动　①有糖尿病急性并发症、明显低血糖症、各种心肾等器官严重慢性并发症者，应卧床休息。②病情稳定者，选择适合的运动，如散步、快走、慢跑、爬楼梯、骑自行车、打羽毛球、游泳等。③运动最佳时间是餐后1~2小时，运动频率和时间为每周至少150分钟，如每周5天，每天30分钟。④运动强度为活动时的脉率（次/分）=170-年龄。

2.饮食护理　饮食原则为控制总热量，定时、定量进餐，合理加餐，严格限制各种甜食，多食含纤维素高的清淡食物，避免饮酒。糖尿病肾病者，给予优质低蛋白质饮食。

（1）计算总热量：成人根据标准体重、活动量、生活习惯等因素计算。标准体重（千克）=身高（cm）-105，此值±10%以内均属正常范围。18岁以下的青少年每日每公斤标准体重所需总热量（kcal）=3×年龄；儿童、孕妇、母乳、营养不良和消瘦、伴有消耗性疾病者酌情增加；肥胖者酌减。合理分配营养成分在总热量中的比例：糖类占50%~60%，蛋白质占15%~20%，脂肪占30%。

（2）总热量分配：按三餐分为1/5、2/5、2/5，或1/3、1/3、1/3；按四餐分为1/7、2/7、2/7、2/7。

（二）病情观察

1.监测血糖　观察生活干预及降糖药物的疗效，及时发现低血糖和高血糖，必要时进行动态血糖监测。

2.监测低血糖反应　观察患者有无心慌、出汗、手抖、饥饿感、视物模糊等症状。

3.监测急性并发症　糖尿病原有症状加重，出现食欲减退、恶心、呕吐、头痛、烦躁、嗜睡等症状。

4.病程长者，观察有无胸闷、心前区不适、肢体麻木发凉、间歇性跛行、视物模糊等症状。

（三）用药护理

口服降糖药遵医嘱用药，不可擅自增减药物剂量或停药，用药期间监测血糖，观察药物不良反应，常用胰岛素的贮藏、注射工具和注射方法如下。

1. **注射工具** 胰岛素专用注射器、胰岛素注射笔、胰岛素泵；熟悉各种胰岛素的名称、规格、剂型，使用时选择相匹配的胰岛素专用注射器和胰岛素注射笔。

2. **贮藏** 未开封的胰岛素放于冰箱2~8℃冷藏，开封后的胰岛素在室温下（不超过25℃）保存28天；正在使用的胰岛素不建议冷藏保存，因室温时胰岛素产品稳定性更好，更容易混匀；注射更舒适；胰岛素绝对不能冰冻，发现胰岛素结冰即不能使用，避免受热或阳光照射，防止震荡。

3. **注射方法** ①适合皮下注射的部位是上臂侧面或后侧、腹部（以肚脐为中心，半径5cm外的距离）、大腿前外侧、臀部上端外侧；在任何一个区域内注射时，每次注射点都应间隔至少1cm，避免重复组织损伤。②注射部位要轮换，如不同注射部位间的轮换、同一注射部位内的区域轮换，避免在有瘢痕或硬结的部位注射。③胰岛素专用注射器需捏起皮肤呈45°或90°进针；8mm的胰岛素针头需捏起皮肤垂直进针；4mm、5mm和6mm的胰岛素针头可垂直进针，一般无须捏起皮肤。身材消瘦者，尤其是儿童，使用5mm和6mm的胰岛素针头，需捏起皮肤形成皮褶后再行注射。④使用胰岛素注射笔时，在拇指完全按下按钮后，应在拔出针头前至少停留10秒，确保药物剂量全部注入体内，拔针后立即卸下针头；使用胰岛素专用注射器时，当注射器内塞推压到位后，注射器针头无须在皮下停留即可拔出。

4. **其他** ①使用中效和预混胰岛素之前，将胰岛素水平滚动和上下翻动各10次以上，使瓶内药液充分混匀，直至胰岛素成均匀白色混悬液。②使用过的胰岛素针头和胰岛素专用注射器，应丢弃在专门盛放的利器盒内。③使用胰岛素泵时，4~7天更换储药器、专用导管和注射部位，避免针头堵塞和局部感染，将胰岛素泵放于安全、方便的位置。

（四）常见并发症护理

1. **低血糖护理** 监测血糖，发现低血糖后及时处理：①使用胰岛素或促胰岛素分泌剂时，从小剂量开始，逐渐增加剂量，谨慎调整剂量。②定时、定量进餐，如进餐量减少，则相应减少降糖药物的剂量；有可能误餐时，提前做好准备。③合理安排运动量，运动前增加额外的糖类摄入；如需进行运动，胰岛素应注射在腹部。④乙醇能直接导致低血糖，限制乙醇摄入和避免空腹饮酒。⑤老年患者应适当放宽血糖控制目标。⑥了解低血糖发生原因，给予健康指导，调整用药，避免再次发生。一旦确定低血糖，意识清楚者，口服15~20g糖类食品（葡萄糖为佳）；意识障碍者，给予50%葡萄糖液20~40mL静脉注射，直至纠正低血糖。

2. **糖尿病足护理** ①每天检查双足1次，观察有无水疱、皮肤破损、甲沟炎、脚癣等。②每天洗脚，水温<37℃；洗后用柔软的浅色干毛巾擦干，尤其是足趾间；足部皮肤干燥可使用油脂类护肤品，足趾间不宜涂擦，修剪趾甲应选在洗脚后，水平地剪趾甲。③冬天不宜用热水袋、电热器等物品直接进行足部保暖，使用时移开热源；夏天避免赤脚行走、赤脚穿凉鞋和拖鞋；避免自行修剪或用化学制剂处理趾甲。④穿鞋前检查鞋内有无异物或异常，新鞋试穿半小时后，检查足部有无挤压或受摩擦，之后逐渐增加穿鞋时间；不穿过紧或毛边的袜子或鞋；选择吸水性好、透气的浅色袜子，袜子应每天换洗。⑤指导和协助患者用多种方法促进肢体血液

循环，如步行和腿部运动等；指导患者正确处理小伤口，伤口或局部皮肤有淤血、红肿、发热时，应尽早就医。

（五）糖尿病酮症酸中毒的护理

1.避免诱因　预防各种感染。养成规律的饮食及生活起居习惯，遵医嘱用药，不随意减少胰岛素用量或停用胰岛素；脑卒中、心肌梗死、创伤、手术、妊娠、分娩时，及时给予胰岛素治疗；发生呕吐、腹泻时，保证摄入充足水分；加强生活护理，特别是皮肤和口腔护理；绝对卧床休息，持续低流量吸氧。

2.病情监测　严密观察和记录生命体征、神志，有无恶心、呕吐，评估皮肤弹性及黏膜干燥程度；监测24小时出入液量，以及监测血糖、血酮或尿酮、血电解质、血气分析等。

3.遵医嘱用药　立即建立静脉通路，快速补液，小剂量胰岛素静脉滴注，密切观察疗效和不良反应；根据血糖值及时调整胰岛素给药速度，当血糖低于13.9mmol/L时报告医生。

（六）心理护理

向患者讲解疾病的相关知识和胰岛素治疗的必要性，强调终身治疗的重要性；对于发生过糖尿病低血糖症者，告知诱发因素和处理方法；指导预防糖尿病足及日常自我管理的技巧，增强患者对治疗的信心，有效应对各种问题；根据患者的性格特点和生活方式，教会患者改变不良生活方式的方法和自我心理调节技巧；鼓励家属对患者给予理解、支持和照顾。

（七）健康指导

1.疾病知识指导　①宣传糖尿病的防治知识，如合理膳食、适量运动、戒烟限酒、控制体重、保持心态平衡等；开展糖尿病社区预防，定期进行健康体检，筛查IGT人群，并进行干预性健康指导，提高对糖尿病的知晓率和控制率。②向患者及家属解释高血糖对机体的危害，让患者了解终身治疗的重要性，坚持长期的饮食、运动、药物治疗；强调本病是终身性疾病，定期随访，坚持有效治疗，将血糖、血压、血脂控制在正常范围，预防和延缓慢性并发症的发生和发展。

2.生活方式指导

（1）饮食指导：培养良好的饮食习惯；合理控制总热量，热量摄入以达到和维持理想体重为宜；平衡膳食，食物多样化；放宽对主食类食物的限制，减少或限制双糖及单糖食物；增加摄入膳食纤维、维生素、矿物质；坚持少食多餐，定时、定量；避免油炸食物，少吃坚果类食品和含糖量高的水果；戒烟限酒。

（2）运动指导：适当运动锻炼和体力劳动可增加胰岛素敏感性，有助于控制血糖，达到减肥和维持理想体重的目的。一般采用慢跑、快走、骑自行车、游泳、做体操、打太极拳等运动方式。运动时注意事项：①运动场地需安全，避免运动时受伤。②不宜在空腹时或药物作用高峰时进行运动，防止发生低血糖，随身携带糖果、糕点，出现低血糖时停止运动，及时进食。③运动中若出现胸闷、胸痛、视物模糊等，立即停止运动，及时处理。④运动中需补充水分，运动后做好运动日记，以便观察疗效和不良反应。⑤合并各种急性感染、伴心功能不全且活动后加重、严重糖尿病肾病、严重糖尿病足、严重眼底病变、有明显酮症或酮症酸中毒、频发低血糖、血糖控制不佳等情况，不宜进行运动。

3.用药指导　①向患者解释口服降糖药的名称、剂量、服用时间，教会其观察药物疗效及不良反应。②教会患者及家属掌握注射胰岛素的正确方法和注意事项；了解饮食、运动和服药之间的关系；掌握低血糖发生的危险因素、表现和处理方法，并能采取自救措施。③鼓励和指导患者自我监测血糖，并能根据血糖监测结果和病情，调整胰岛素的剂量，控制血糖变化。

4.病情监测指导　①定期监测血糖，监测频率为：血糖控制平稳者，一般一周测7个点血糖（三餐前后及睡前），可以不放在一天测完；血糖控制较差者，每天测4~7次，直到血糖控制稳定为止；1型糖尿病患者，每天测3次或4次；出现低血糖、生病、感觉不适或血糖升高时，随时测量血糖，并短期内增加血糖监测次数，直到血糖平稳。②血压至少每月测1次，体重每1~3个月测1次。③糖化血红蛋白每3个月检查1次。④尿微量白蛋白每6个月检查1次。⑤血脂正常者每年检查1次，高血脂者每3个月检查1次。⑥眼底检查每6个月1次。⑦全面体检每年1次。

【护理评价】

1.患者体重是否逐渐恢复正常并保持稳定，血糖、血脂是否维持在理想水平。

2.患者是否能够采取有效措施预防感染的发生。

3.患者是否发生并发症，或并发症发生是否被及时发现并得到治疗。

第六节　痛风患者的护理

痛风是慢性嘌呤代谢紊乱和（或）尿酸排泄障碍所致的一组代谢性疾病。其临床特点为高尿酸血症、反复发作的痛风性急性关节炎、痛风石、关节畸形及功能障碍，常累及肾脏引起痛风性肾病和尿酸性肾结石。

痛风遍布于世界各地，发病率有地区及种族之间的差别，5%~25%的患者有痛风家族史。痛风患病率随年龄增长而增多，男性40岁以上人群多见，女性多见于绝经期后；发病高峰在40~50岁，其中男性占95%以上。发病前有漫长的高尿酸血症病史，高尿酸血症中10%~20%发生痛风。近年来随经济迅速发展，我国痛风发病率逐年上升，青年人发病率有上升趋势，尤其在大中城市等地区，已成为常见疾病。

【病因及发病机制】

根据病因不同，痛风分为原发性和继发性两类。原发性痛风者，多有家族遗传史，与肥胖、原发性高血压、异常血脂、动脉粥样硬化、冠心病、糖尿病、胰岛素抵抗等关系密切。继发性痛风者，由肾病、血液病、药物及高嘌呤食物等多种原因引起。本节重点讨论原发性痛风。

（一）病因

1.高尿酸血症为痛风的生化学标志。尿酸是嘌呤代谢的终产物，主要来自细胞代谢分解的核酸、其他嘌呤类化合物及食物中嘌呤经酶作用分解而来，其中内源性嘌呤代谢紊乱比外源性更重要，人体总尿酸的80%主要来自内源性。导致高尿酸血症的原因：①尿酸排泄减少或障碍：是引起高尿酸血症的主要因素，包括肾小球尿酸滤过减少、肾小管重吸收增多、肾小管尿酸分泌下降及尿酸盐结晶在泌尿系统的沉积等，其中以肾小管尿酸分泌减少最为重要。②尿酸生成增多：在嘌呤代谢过程中，均有酶参与各环节的调控，当嘌呤核苷酸代谢酶缺陷或功能异常时，引起嘌呤合成增加而导致尿酸水平升高。

2.痛风发生当血尿酸浓度过高或在酸性环境下，尿酸可析出尿酸盐结晶，沉积在骨关节、肾脏和皮下组织等处，导致该处组织病理学改变，从而发生痛风性关节炎、痛风肾和痛风石等。

（二）诱发因素

摄入大量高嘌呤和高蛋白质食物、饮酒、过度疲劳、关节疲劳或关节受伤、寒冷、手术、感染等。

【护理评估】

（一）健康史

了解患者的年龄、性别；询问患者是否患有高血压、高脂血症、肾病、糖尿病及血液病；有无家族史；有无不良生活习惯及过度活动或疲劳等；有无手术、感染；有无进食高嘌呤食物等。

（二）身体状况

1.无症状期　仅有血尿酸波动性或持续性增高，无症状期长达数年至数十年，甚至终身不出现症状。

2.急性关节炎期　多发生于春秋季，为痛风的首发症状，其特点如下：①常午夜起病，因疼痛而惊醒，突然发生下肢远端单一关节红、肿、热、痛和功能障碍，最容易受累的部位是第一跖趾关节，依次为踝、膝、腕、指、肘等关节。②初次发作呈自限性，经1~2日或数周自行缓解，缓解后关节局部出现特有的脱屑和瘙痒。③伴发热、白细胞增多等全身症状，秋水仙碱有特殊治疗效果，可使关节炎症状迅速缓解。④大多数呈高尿酸血症，部分患者发作时血尿酸水平正常。

3.痛风石及慢性关节炎期　痛风石（图7-6-1）为痛风的特征性损害，是尿酸盐沉积所致。①痛风石存在于任何关节、肌腱和关节周围软组织，导致骨、软骨的破坏及其周围组织的纤维化和变形。②常以多关节及远端关节的损害为主，表现为以骨质缺损为中心的关节肿胀，形状大小各异，关节僵硬、畸形及功能受限，多见于耳轮、跖趾指间和掌指

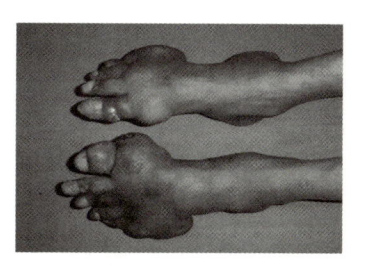

图7-6-1　痛风石

处。③严重时痛风石突出隆起,该处皮肤发亮、菲薄,容易皮肤破溃,排出白色豆渣样尿酸盐结晶,瘘管周围组织呈慢性肉芽肿,不易愈合,少有继发感染。④痛风石形成与高尿酸血症的程度及持续时间密切相关。

4.肾病变期 ①痛风性肾病:是痛风特征性病理变化之一,为尿酸盐结晶沉积引起慢性间质性肾炎,累及肾小球血管床,起病隐匿,早期仅有间歇性蛋白尿,随着病情发展,持续出现蛋白尿、夜尿增多等,进而出现高血压、氮质血症等肾功能不全表现,常因肾衰竭或合并肾结石(为尿酸盐结晶在肾形成的结石),结石较大者出现肾绞痛、血尿等表现。

5.代谢综合征 常伴有肥胖症、原发性高血压、高脂血症、2型糖尿病、高凝血症、高胰岛素血症等。

(三)心理-社会状况

由于疼痛而影响进食和睡眠,疾病反复长期发作导致关节畸形和功能障碍、肾功能损害,使患者丧失劳动能力,患者容易出现焦虑、抑郁、恐惧等心理反应。评估患者及家属对疾病的认识、治疗信心及饮食知识的掌握,以及家属对患者的支持情况等。

(四)辅助检查

1.尿酸测定 男性血尿酸为150~380μmol/L(2.5~6.4mg/dL);女性100~300μmol/L(1.6~5.0mg/dL),更年期后接近男性。男性或绝经后女性血尿酸>420μmol/L,绝经前女性>350μmol/L,可确定高尿酸血症。若限制嘌呤饮食5日后,每日尿酸排出量>3.57mmol/L(600mg),提示尿酸生成增多。

2.滑囊液或痛风石检查 急性关节炎期行关节腔穿刺,抽取滑囊液,在旋光显微镜下,可见白细胞内有双折光现象的针形尿酸盐结晶,是本病确诊依据;痛风石活检也可见此现象。

3.影像学检查 X线检查、CT检查、MRI检查、关节镜检查等均有助于发现骨、关节等相关病变或结石影。

(五)治疗原则及主要措施

治疗原则是迅速终止急性关节炎发作,防止复发;控制高尿酸血症,预防尿酸盐沉积;防止尿酸结石形成和肾功能损害。

1.急性关节炎期的治疗 ①秋水仙碱:为治疗痛风急性发作的特效药,具有消炎、止痛作用。应尽早使用,一般服药后6~12小时症状减轻,24~48小时内90%的患者症状缓解。②非甾体抗炎药(NSAIDs):常用药物有吲哚美辛、双氯芬酸、布洛芬、美洛昔康等,效果不如秋水仙碱,但较温和,发作超过48小时即可应用。禁止同时服用2种以上NSAIDs,症状消退后减量。③糖皮质激素:上述两类药无效或禁忌时使用。该类药物的特点是起效快、缓解率高,但停药后易出现症状反跳,一般尽量不用。

2.发作间歇期和慢性期处理 ①促进尿酸排泄药:常用药物有苯溴马隆、丙磺舒。服药期间多饮水,可同时服用碳酸氢钠以碱化尿液,使尿酸不易在尿中积聚形成结晶。②抑制尿酸合成药,常用药物有别嘌醇,抑制黄嘌呤氧化酶,使尿酸生成减少。③其他:如保护肾功能、关节体疗、手术剔除较大痛风石。

【常见护理诊断/问题】

1. 疼痛　与尿酸盐结晶沉积在关节引起炎症反应有关。

2. 躯体活动障碍　与关节受累、关节畸形有关。

3. 知识缺乏　缺乏与痛风有关的饮食知识。

【护理目标】

1. 患者自述疼痛程度减轻或消失。

2. 患者关节功能够得到恢复。

3. 患者能够复述痛风相关饮食的知识。

【护理措施】

（一）一般护理

1. 休息与活动　根据病情合理安排休息与活动，避免过度劳累。痛风性关节炎急性发作时，应绝对卧床休息，抬高患肢；病情控制后，鼓励患者进行适当活动，以不出现疲劳为度。肥胖者应减轻体重。

2. 饮食护理　饮食原则为控制总热量的摄入、限制高嘌呤食物、促进尿酸排出、调节饮食方式。①严格控制总热量，尤其肥胖患者，总热量限制在1 200~1 500kcal/d，蛋白质控制在1g/（kg·d）。②限制高嘌呤和高蛋白质食物等。③指导进食碱性食物，如牛奶、鸡蛋、马铃薯、新鲜蔬菜、柑橘类水果等，使尿液呈碱性，增加尿酸在尿中的可溶性，促进尿酸的排出。④鼓励多饮水，保证液体摄入总量2 500~3 000mL/d，尿量达2 000mL以上，以稀释尿液，增加尿酸排泄，防止结石形成；为防止尿液浓缩，在睡前或夜间适量饮水。⑤饮食宜清淡、易消化，忌辛辣和刺激性食物，严禁饮酒，酒精使血清尿酸含量明显升高，易使体内乳酸堆积，乳酸对尿酸的排泄有竞争性抑制作用；长期少量饮酒还可刺激嘌呤合成增加，使尿酸水平升高。

（二）病情观察

观察疼痛部位、性质及发作时间，受累关节有无红、肿、热和功能障碍表现；观察诱发因素，如过度疲劳、紧张、潮湿、寒冷、饮酒、饱餐、脚扭伤等；观察痛风石的部位、相应症状及局部皮肤变化等；监测尿酸变化。

（三）对症护理

1. 减轻疼痛　避免受累关节负重，在病床上安放支被架以支托盖被，减少患部受压，疼痛缓解72小时后方可恢复活动。手、腕或肘关节受累时，用夹板固定制动，减轻疼痛，遵医嘱给予冰敷或25%硫酸镁湿敷，消除关节肿胀和疼痛。

2. 皮肤护理　注意保护痛风石局部菲薄皮肤处，保持清洁，避免摩擦、损伤，防止溃疡发生。

（四）用药护理

1. 秋水仙碱口服药的不良反应有恶心、呕吐、厌食、腹胀、水样腹泻、肝细胞损害、骨髓抑制、脱发、呼吸抑制、白细胞及血小板减少等；临床上极少静脉给药，其不良反应严重，引起骨髓抑制、肾衰竭、DIC、肝坏死、脱发等，必须使用时，减慢注射速度，时间>5分钟，切勿漏出血管外，以免组织坏死。

2.排尿酸药物丙磺舒、苯溴马隆的不良反应为皮疹、发热、胃肠道反应等，药物应从小剂量开始逐步递增，用药期间，嘱患者多饮水，服用碳酸氢钠等碱性药。

3.NSAIDs用药期间，注意观察有无活动性消化性溃疡或消化道出血等。

4.别嘌醇的不良反应有皮疹、发热、胃肠道反应、肝损害、骨髓抑制等，肾功能不全者，遵医嘱剂量减半。

5.糖皮质激素观察其疗效，注意症状的反跳现象，若同时口服秋水仙碱，可防止发生反跳现象。

（五）心理护理

及时与患者沟通，给予精神安慰和心理疏导，讲述治疗成功病例，以鼓励和开导患者，帮助患者勇敢面对生活，增强治疗的信心；鼓励家属给予患者情感支持，指导患者在家属的参与和帮助下，从事力所能及的活动或工作。

（六）健康指导

1.疾病知识指导　告知患者该病的诱发因素和治疗方法，指导患者定期自我检查耳轮及手足关节处是否有痛风石，定期复查血尿酸，病情变化及时就诊。

2.生活指导　指导患者劳逸结合，生活规律，保证充足睡眠；指导患者合理膳食，严格控制饮食，限制高嘌呤和高蛋白质食物，肥胖者减轻体重。

3.运动指导　鼓励患者适度运动，掌握保护关节的技巧及注意事项，如运动后疼痛超过1~2小时，应暂停运动；尽量使用大块肌肉完成运动，能用肩部负重不用手提，能用手臂负重不要用手指；轻、重工作交替完成，不用同一肌群持续长时间超重工作；经常改变姿势，保持受累关节舒适，若局部发热和肿胀，尽可能避免活动该关节。

【护理评价】

1.患者疼痛是否减轻或消失。

2.患者关节功能是否恢复。

3.患者是否能复述痛风相关的饮食知识。

案例回顾

1. 该患者昏迷的原因是糖尿病低血糖性昏迷，应立即给予静脉推注50%葡萄糖溶液20～40mL。

2. 预防措施：①根据病情及时调整药物剂量：因胰岛素、口服降糖药物应用过多是低血糖发生的主要原因，故必须严格掌握各种胰岛素的特点及正确的注射技术。②平时生活要有规律：养成良好的生活习惯，戒除烟酒，每天保持基本稳定的摄入量，定时定量，少量多餐，积极采用分餐制，每天至少分为三餐，可适当加餐。③运动疗法：主张轻中度的运动方式，剧烈运动可致低血糖发生，故在剧烈运动或体力活动增加时应及时加餐或酌情减少胰岛素用量。④自我血糖监测：加强自我监测能够明显减少低血糖的发生率。有些患者病情不稳定，常发生夜间低血糖，因此睡前应监测睡前血糖，如果血糖偏低，可在睡前适当加餐。对于无症状的低血糖患者也应加强血糖监测，及时降低胰岛素的剂量，调整饮食和运动治疗方案。⑤外出时随身携带证件。

第八章
风湿性疾病患者的护理

章前引言

　　风湿性疾病简称风湿病，是由各种病因引起的骨、关节及其周围软组织等多器官系统受累的疾病。风湿病病因复杂，主要与机体免疫、感染、代谢、内分泌、环境、遗传等因素有关。

　　风湿病的主要临床表现有关节疼痛、肿胀、功能障碍，病程进展缓慢，发作与缓解交替出现，部分患者可发生脏器功能损害，甚至功能衰竭。本章重点讨论系统性红斑狼疮和类风湿关节炎。

学习目标

1. 识记各类风湿性疾病的症状或体征、护理评估和护理措施。
2. 理解各类风湿性疾病患者的护理诊断/问题。
3. 理解各类风湿性疾病患者的护理目标和护理评价。
4. 学会应用护理程序对风湿性疾病患者实施整体护理。
5. 学会正确评估患者的身心状况，能够熟练地为风湿性疾病患者进行健康指导。

思政目标

1. 培养学生的职业态度，规范学生的职业道德。
2. 培养学生在护理工作中具备细心、耐心、爱心、责任心和人文关怀素养。
3. 理解并践行"整体护理"的理念，彰显护理人文精神。

案例导入

患者女性，33岁，已婚。3个月前出现全身关节疼痛和面部红斑，日晒后明显。护理体检：颜面部蝶形红斑，全身关节有触痛。实验室检查：抗核抗体阳性，血沉加快。

思考题

1. 该患者可能的医疗诊断是什么？
2. 确诊疾病前，还需要进一步收集哪些护理评估资料？
3. 该患者目前最主要的护理问题有哪些？应如何护理？

风湿性疾病是由各种病因引起的骨、关节及其周围软组织等多器官系统受累的疾病。

弥漫性结缔组织病简称结缔组织病，是风湿病中的一大类，以血管和结缔组织的慢性炎症为病理基础，可引起多器官多系统的损害，包括系统性红斑狼疮、类风湿关节炎、多发性肌炎和皮肌炎、原发性干燥综合征等。

结缔组织是人体基本组织之一。由细胞和大量细胞间质构成。细胞主要有巨噬细胞、成纤维细胞、浆细胞、肥大细胞等。细胞间质包括基质、细丝状纤维和不断循环更新的组织液，具有重要功能意义。纤维包括胶原纤维、弹性纤维和网状纤维，具有联系各组织和器官的作用。基质是略带胶黏性的液质，填充于细胞和纤维之间，是物质代谢的媒介。纤维和基质又合称"间质"，是结缔组织中最多的成分。结缔组织具有很强的再生能力，创伤的愈合多通过它的增生而完成。结缔组织分布广泛，形态多样，包括液状的血液、淋巴；松软纤维性的肌腱、韧带、筋膜；固体状的软骨和骨等。在机体内，结缔组织主要起支持、连接、营养、保护等多种功能。

第一节　风湿性疾病常见症状或体征的护理

一、关节疼痛和肿胀

关节疼痛常是受累关节的首发症状，也是风湿病患者就诊的主要原因。几乎所有风湿性疾病均可引起不同程度的关节疼痛。疼痛的关节可出现肿胀和压痛。

【护理评估】

（一）健康史

询问患者关节疼痛与肿胀的初发年龄、起病特点与发展过程；有无相关诱发因素：如寒冷、潮湿、日晒、感染、食物等；是否影响日常生活及工作；既往是否有特殊药物摄入史，如普鲁卡因胺、异烟肼、氯丙嗪、甲基多巴等，这些药物与系统性红斑狼疮的发生有密切关系。

（二）身体状况

1.关节肿痛特点　不同疾病关节疼痛的部位、性质有差别。如类风湿关节炎，最常出现的部位为腕、掌指关节、近端指间关节等小关节，呈多个、对称性分布、持续性疼痛；系统性红斑狼疮常侵犯四肢关节，以指、腕、肘、膝关节最为常见，呈对称性多关节炎，疼痛、肿胀、日晒后加重，出现晨僵；强直性脊柱炎以骶髂关节、髋、膝、踝关节受累最为常见，多为非对称性分布，持续性疼痛；风湿热易受累的关节为髋、膝、踝、肩、肘、腕关节，呈对称性分布，游走性疼痛。

2.评估要点　评估关节肿胀的程度、有无压痛、触痛、局部发热、活动及功能受限的情况，关节畸形状态等；疼痛程度，起始时间、起病特点、起病年龄，游走性还是固定部位疼痛，呈发作性还是持续性，有无诱发及缓解因素或方法，严重程度是否与活动与否有关；受累关节是大关节还是小关节，是多关节还是单关节，有无晨僵及持续时间；患者的生命体征、营养状况，以及疼痛所伴随的症状如乏力、食欲缺乏、低热、日光过敏、皮疹、蛋白尿、心血管或呼吸系统症状等。

（三）心理-社会状况

由于关节疼痛、肿胀反复发作，病程长且无特效的治疗手段，影响患者日常生活及工作，患者易出现焦虑、抑郁不良情绪，以及对疾病治疗的信心不足，因此需要了解患者本人对治疗和护理的需求以及患者家属、社会支持系统对患者的关心与支持程度。

（四）辅助检查

了解自身抗体测定，滑液检查，关节X线检查及滑液中白细胞检查是否异常。

【常见护理诊断/问题】

1. 疼痛（慢性关节疼痛）　与关节的炎性反应有关。
2. 焦虑　与关节疼痛反复发作、病情迁延不愈有关。

【护理目标】

1. 患者关节疼痛减轻或消失。
2. 患者焦虑程度减轻。

【护理措施】

（一）一般护理

1. 休息与体位　炎症急性期，关节肿胀伴体温升高时，嘱患者卧床休息，减少活动，协助患者采取舒适体位，保持患侧关节功能位，必要时给予石膏托、小夹板固定；用支架支起床上盖被以避免疼痛部位受压。
2. 生活护理　协助患者完成洗漱、进食、排便、翻身等日常生活活动。

（二）减轻疼痛

1. 创造适宜的环境　避免过于杂乱、吵闹或过于安静的环境而使患者易于感觉疼痛。
2. 合理应用非药物止痛　如松弛术；皮肤刺激疗法（冷敷、热敷、加压、震动）；分散注意力（看电视、听音乐等）；根据病情使用蜡疗、放疗、磁疗、超短波、红外线等；根据病情给予热敷、按摩、超短波、红外线等治疗；按摩肌肉、活动关节。
3. 药物止痛　遵医嘱应用消炎止痛药，如非甾体抗炎药（布洛芬、萘普生、阿司匹林、吲哚美辛等）、糖皮质激素，并告知患者注意观察药物的疗效及不良反应。

（三）心理护理

关心体贴患者，加强与患者的沟通，鼓励其说出内心感受，有针对性地解释，并给予良好的心理支持，减轻患者焦虑、抑郁情绪。

（四）健康指导

向患者解释疼痛是一种应激状态，止痛应采取积极的态度，若使用非药物止痛能减轻疼痛就不用药物止痛，止痛药具有耐受性、依赖性及成瘾性。

【护理评价】

1. 患者关节疼痛是否减轻或消失。
2. 患者焦虑程度是否减轻。

二、关节僵硬和活动受限

关节僵硬和活动受限是指患者关节静止一段时间后再活动时出现的一种关节局部不适，如胶粘着样感觉，活动后缓解或消失。通常晨起后表现明显，也称为晨僵。晨僵是判断滑膜关节炎活动性的客观指标，其持续时间与炎症的严重程度相一致。轻度的关节僵硬在活动后减轻或消失，重者需1小时至数小时才能缓解。

【护理评估】

（一）健康史

询问患者关节僵硬与活动受限的起病时间、特点及发病年龄；有无诱发因素，如寒冷、潮湿、饮食、生活及活动方式等；对患者生活的影响，之前减轻僵硬与活动受限的措施是否有效。

（二）身体状况

1. 关节僵硬和活动受限特点　类风湿关节炎患者晨僵常持续数小时；系统性红斑狼疮等其他疾病所致的关节僵硬持续时间较短。

2. 评估要点　评估患者关节僵硬和活动受限的发生时间、持续时间、部位、缓解方式；关节僵硬与活动的关系，活动受限是突发的还是渐进性加重；关节活动受限的程度，有无功能障碍或关节畸形等；僵硬关节的活动范围，有无肌肉萎缩，皮肤有无发红破溃，有无局部缺血症状。

（三）心理-社会状况

由于关节僵硬和活动受限，使得患者活动和自理能力受限，甚至丧失劳动能力，患者较易产生焦虑、悲观、抑郁等不良情绪。因此需评估患者及家属对该病的相关知识了解及掌握程度，评估家属及社会对患者的关心和支持程度。

（四）辅助检查

了解关节X线检查、关节镜检查、自身抗体测定及肌肉活检等是否异常。

【常见护理诊断/问题】

1. 躯体移动障碍　与关节疼痛、僵硬、功能障碍有关。
2. 有失用综合征的危险　与关节疼痛、关节骨质破坏有关。

【护理目标】

1. 患者关节僵硬与活动受限程度减轻或缓解。
2. 患者生活自理能力有所增强，防止或延缓关节肌肉的失用。

【护理措施】

（一）一般护理

1. 休息与活动　急性期，嘱患者卧床休息并限制受累关节的活动。稳定期，鼓励患者每天定时进行被动和主动的全关节活动，并逐步从主动性关节活动过渡到功能性的关节活动，以恢复关节功能，增强肌力和耐力。活动程度以患者能忍受为度，若活动后出现疼痛或不适持续2小时以上，应减少活动量。避免突然移动或负重。

2. 日常生活护理　根据患者活动受限程度，协助其做好生活护理如洗漱、进食、大小便及个人卫生等。尽可能提供各种方便，使患者能进行基本的生活自理。

（二）关节护理

指导患者预防或减轻晨僵的方法，如早晨起床后行温水沐浴或用热水浸泡僵硬的关节；夜间睡眠时戴弹力手套保暖。关节僵硬严重者，可用局部理疗、按摩等缓解症状。

（三）心理护理

注意观察患者的情绪变化，鼓励其说出自身感受，并进行针对性的疏导，采取积极措施帮助患者解决健康问题。允许患者以自己的速度完成各项活动，并在活动中给予正面鼓励，以增进患者的自信心，最大限度恢复其生活自理能力。

（四）健康指导

告知患者及家属活动受限关节的功能训练是促进功能康复的关键。急性期如关节肿痛时，应多休息，限制关节活动，保持关节功能位；病情稳定期，可指导患者每天遵医嘱进行关节功能锻炼，如关节体操、肌力练习和有氧运动等，防止关节肌肉萎缩与失用。康复训练要循序渐进，由单个关节活动到多个关节活动，再由关节活动过渡到肢体活动，训练时注意观察患者的耐受情况。对于关节畸形患者，可指导其使用辅助工具，如拐杖、助行器、轮椅等，并注意指导患者正确使用的方法及各种安全事项以避免发生损伤。

【护理评价】

1. 患者关节僵硬与活动受限是否减轻或缓解。
2. 患者生活自理能力是否有所增强。

三、皮肤受损

皮肤受损是风湿性疾病的常见症状，皮肤受损的表现主要有皮疹、红斑、水肿、溃疡等，多由血管炎性反应引起。系统性红斑狼疮患者最具特征性的皮肤损害为颊部蝶形红斑，伴口腔、鼻黏膜溃疡或糜烂。类风湿关节炎较特异的皮肤表现是皮下结节。

【护理评估】

（一）健康史

询问患者皮肤受损的起始时间、演变特点；有无诱发因素；有无日光过敏、口眼干燥、胸痛等伴随症状；询问患者的皮肤受损对其活动能力有无影响，对皮肤受压的感知情况等。

（二）身体状况

1.皮肤受损特点　　了解皮肤受损有无皮疹、红斑、水肿、溃疡等表现。系统性红斑狼疮：皮肤损害表现多种多样，包括颊部蝶形红斑、丘疹、盘状红斑、指掌部或甲周红斑、指端缺血、面部及躯干皮疹，最具特征性的为颊部蝶形红斑。类风湿关节炎：特异性皮肤表现是类风湿结节，多位于前臂、尺骨鹰嘴附近、枕、跟腱等关节隆突部及受压部位的皮下，结节呈对称性分布，质硬、无压痛、大小不一，直径数毫米至数厘米。类风湿性血管疾病：皮肤可见棕色皮疹，甲床有瘀点或瘀斑；若发生在眼部可引起巩膜炎、虹膜炎和视网膜炎。皮肌炎：皮肤损害表现为对称性眼睑、眼眶周围等紫红色斑疹及实质性水肿。

2.评估要点　　评估患者的生命体征，皮肤受损的部位、面积大小、形状等；有无口腔、鼻、指尖和腿部的溃疡；手、足的皮肤颜色和温度，皮肤受损处有无雷诺现象。

（三）心理-社会状况

患者因皮肤受损影响其生活和社交自信心，较易产生敏感、多疑、焦虑、抑郁、悲观等情绪。因此需评估患者和家属对疾病的治疗和护理知识的了解程度，以及家属对患者在治疗和情感上的支持程度。

（四）辅助检查

自身抗体测定和狼疮带试验有助于诊断。

【常见护理诊断/问题】

1.皮肤完整性受损　　与血管炎性反应和应用免疫抑制剂等因素有关。

2.有感染的危险　　与皮肤黏膜完整性受损、免疫功能低下及应用免疫抑制药有关。

【护理目标】

1.患者皮肤受损面积缩小或康复。

2.患者不发生感染。

【护理措施】

（一）一般护理

1.饮食护理　　给予患者足量的蛋白质、低盐、富含钙钾的食物，鼓励其摄入足够的营养和水分，维持正氮平衡，利于组织修复；饮食宜清淡、易消化，避免刺激性食物如咖啡、浓茶，以免引起病变小血管痉挛。

2.注意保暖　　天气寒冷时嘱患者尽量减少户外活动或工作，外出时需戴帽子、口罩，穿保暖衣服；平时勿用冷水洗手洗脚，注意肢体末梢保暖。

（二）皮肤护理

1.保持床单位清洁、平整，穿棉质衣裤，鞋袜要宽松，防止皮肤损伤。有躯体移动障碍的患者，要定时翻身，预防压疮。

2.保持皮肤清洁干燥，皮损处可用温水擦洗，忌用碱性肥皂。

3.有皮疹、红斑或光敏感者，指导患者避免阳光直射裸露皮肤，外出采取遮阳措施。

4.避免皮肤接触刺激性物品，如染发烫发剂、定型发胶等。

5.避免服用诱发本病的药物。

（三）病情观察

密切观察患者皮肤损害情况，有无皮疹、红斑、水肿及溃疡等发生；肢体末梢有无发冷、感觉异常；皮肤有无苍白、发绀等；观察雷诺现象发生的频率、持续时间及诱发因素。

（四）用药护理

1.**非甾体抗炎药**　常见不良反应有胃肠道不良反应如消化不良、恶心、呕吐、腹痛；神经系统不良反应如头晕头痛、精神错乱；还可出现肝/肾毒性、抗凝作用及皮疹等。因此嘱患者宜在餐后遵医嘱服用胃黏膜保护剂。

2.**糖皮质激素**　强调遵医嘱服药的重要性，切不可自行停药或减量过快，以免引起病情反跳。常见不良反应有满月脸、水牛背、血压升高、血糖升高、电解质紊乱、消化性溃疡、骨质疏松等。

3.**免疫抑制剂**　主要不良反应是白细胞减少，也可引起胃肠道反应、黏膜溃疡、皮疹、肝肾损害、出血性膀胱炎等，服药期间嘱患者多喝水，注意观察尿液的颜色，及时发现膀胱出血，做好口腔、黏膜的护理。

4.**血管扩张药和抑制血小板聚集药物**　当患者肢端血管痉挛引起皮肤苍白、疼痛时，可局部涂硝酸甘油膏以扩张血管、促进血液循环。

（五）心理护理

及时与患者沟通，鼓励其表达自己的感受，针对患者的心理状态，帮助其树立信心。教会患者及家属关于本病的护理知识、预防感染的措施及如何修饰自己，保持良好的心态，逐步融入正常的社会活动中。

（六）健康指导

指导患者在寒冷天气要注意保暖；有日光过敏者，外出做好遮阳措施；避免皮肤接触刺激性的化学物品；服用免疫抑制剂期间，嘱育龄女性做好避孕。

【护理评价】

1.患者皮肤受损面积是否缩小或康复。

2.患者是否有感染发生。

第二节　系统性红斑狼疮患者的护理

系统性红斑狼疮（SLE）是一种累及多系统、多脏器损害症状的慢性系统性自身免疫性结缔组织病。以患者血液中存在多种自身抗体和多器官受累为突出临床特征，若有内脏（肾、中枢神经）损害者，预后较差。本病病程以病情缓解和急性发作交替为特点。

我国SLE患病率约为（30～70）/10万，据此估算，我国现有SLE患者100万，总数位居全球第一，发病率位居第二。发病对象以育龄期女性为主，女性发病年龄多为15～40岁。

【病因及发病机制】

本病病因尚不明确，主要在各种致病因子，如遗传、性激素、感染、药物、紫外线及环境等作用下，激发机体免疫功能紊乱或导致免疫调节障碍，出现的一种自身免疫病。

1. 遗传因素　SLE第一代亲属中患SLE者比无SLE家庭高8倍。同卵孪生者患病率为异卵孪生者患病率的5～10倍。具有SLE易感基因或天然缺陷的人群患病率明显高于正常人。

2. 性激素　大部分SLE为育龄妇女，患者体内的雌酮羟基化物增高，另外妊娠可诱发SLE或加重病情，显示SLE的发病与雌激素有关。

3. 环境因素　日光：40%的SLE患者对日光过敏；病毒感染；药物：使用异烟肼、普鲁卡因、氯丙嗪等药物；食物：某些含补骨脂素的食物（如芹菜、香菜、无花果）能增强患者对紫外线的敏感性；含联胺基团的食物（如烟熏食物、蘑菇）可诱发SLE发病。

【护理评估】

（一）健康史

询问患者起病的时间、病程情况；了解与本病有关的诱发因素，如日光过敏、病毒感染、药物、食物、妊娠、精神刺激等；女患者是否有月经紊乱、流产史、胎儿发育异常等；询问其家族史、个人生活史、服药史、妊娠情况；了解发病时皮肤的完整性情况，有无脱发等。

（二）身体状况

SLE表现复杂、多样，差异较大。早期症状往往不典型。

1. 全身症状　约90%患者在病程中出现各种热型的发热，尤以低中度热为常见。此外尚可有疲倦、乏力、体重下降、淋巴结肿大等。

2. 皮肤黏膜　约80%患者有皮肤黏膜损害。最常见于暴露部位出现对称性的皮疹。包括颊部蝶形红斑、丘疹，盘状红斑，指掌部或甲周红斑，指端缺血，面部或躯干皮疹。其中以颊部蝶形红斑（图8-2-1）最具特征性。40%患者在日晒后出现光过敏。30%患者在急性期出现口腔溃疡伴轻微疼痛。40%患者有头发和身体其他部位的毛发脱落现象。部分患者有雷诺现象。

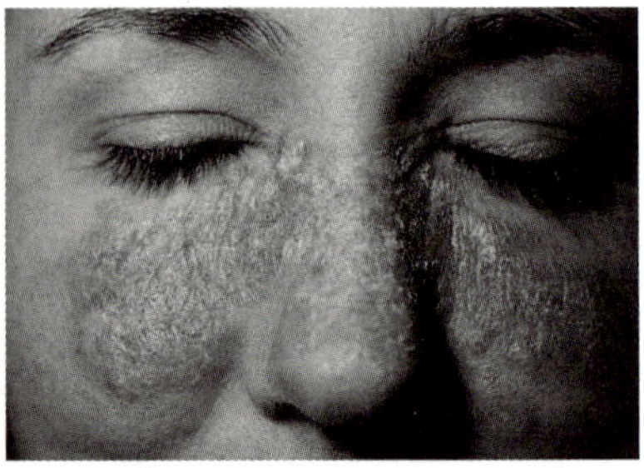

图8-2-1　两颊和鼻部蝶形红斑

3. **肌肉与关节**　关节痛是常见的症状之一，以近端指间关节、腕、膝和掌指关节受累明显，呈对称性分布。部分患者伴有关节炎，但一般不出现关节畸形。约40%患者有肌痛，5%出现肌炎。

4. **肾**　肾损害是SLE患者最常见的表现，几乎所有患者的肾组织有病理变化，约75%有临床表现，为狼疮肾炎，表现类似慢性肾炎或肾病综合征。早期有程度不同的水肿、蛋白尿、血尿、管型尿、肾性高血压等；晚期可发展为肾衰竭，是SLE常见的死亡原因。

5. **心血管系统**　约30%患者有心血管表现，其中以心包炎最常见。约10%患者有心肌损害，表现有呼吸困难、心前区不适、心律失常等，严重者可发生心力衰竭导致死亡。约10%可发生周围血管病变，如血栓性血管炎等。

6. **呼吸系统**　约35%患者有胸膜炎，为干性或胸腔积液，呈双侧性。约10%患者发生急性狼疮性肺炎，表现为发热、干咳、胸痛、呼吸困难等。

7. **消化系统**　约30%患者有食欲不振、腹痛、呕吐、腹泻、腹水等。约40%患者的血清转氨酶升高，约10%患者出现肝大，但无黄疸。少数可发生急腹症，如胰腺炎、肠穿孔、肠梗阻等。

8. **神经系统**　约25%患者有中枢神经系统损害，脑损害最多见，故将脑受累者称为神经精神狼疮。表现为头痛、呕吐、偏瘫、癫痫、意识障碍或幻觉、妄想、猜疑等各种精神障碍症状。出现神经精神狼疮症状提示SLE病情的活动变化，表示病情严重，预后不佳。此外，少数患者出现脊髓损伤，表现为截瘫、大小便失禁等，往往留有后遗症。

9. **血液系统**　约60%的活动性SLE患者有慢性贫血表现，约40%患者白细胞减少或淋巴细胞绝对数减少，约20%患者有血小板减少，并可并发各系统出血，如鼻出血、牙龈出血、皮肤紫癜、血尿、便血、颅内出血等。约20%患者有无痛性轻、中度淋巴结肿大，以颈部和腋下多见。约15%患者有脾肿大。

10. **眼**　约15%患者有眼底变化，如出血、乳头视网膜渗出物等。重者可在数日内致盲，早期治疗，多数可逆转。

（三）心理-社会状况

本病为自身免疫性疾病，多数患者为年轻女性，由于疾病可造成患者容貌改变（如皮肤受损、脱发等），会影响其社交活动；另外对处于育龄期的女性患者，妊娠、流产均可诱发本病恶化，因此患者易出现自卑、焦虑、抑郁、暴躁易怒或悲观厌世的情绪。需评估患者及家属对本病的认识及对保健知识的掌握程度，并评估家属、社会对患者的支持和关心程度。

（四）辅助检查

1. **一般检查**　血、尿常规异常代表血液系统和肾受损。血沉增快表示疾病控制尚不满意。

2. **自身抗体**　SLE患者血清中可查到多种自身抗体。①抗核抗体（ANA）：是筛选结缔组织病的主要试验，对SLE的敏感性95%，但特异性低。②抗dsDNA抗体：诊断SLE的标记抗体之一，多出现在SLE的活动期。③抗Sm抗体：诊断SLE的标记抗体之一。特异性高达99%，但敏感性仅为25%，不代表疾病活动性，可作为回顾性诊断用。

3.补体　常用的有CH50（总补体）、C3、C4的检测。补体下降是表示SLE活动的指标之一。

4.狼疮带试验　阳性代表SLE活动性。

5.肾活检病理　对狼疮肾炎的诊断、治疗和预后估计均有价值，尤其对指导狼疮肾炎的治疗有重要意义。

6.其他　CT、X线及超声心动图检查分别有助于早期发现脑部的梗死性或出血性病灶、肺间质性病变及心血管病变。

【治疗要点】

SLE目前虽不能根治，但合理治疗后可以缓解，尤其是早期患者。故早期诊断、早期治疗非常重要。治疗原则是活动且病情重者，给予强有力的药物控制，病情缓解后则接受维持治疗。常用药物有非甾体抗炎药、抗疟药、糖皮质激素、免疫抑制剂、中药等。

1.非甾体抗炎药　主要用于发热、关节肌肉疼痛、关节炎、浆膜炎，且于明显内脏或血液病变的轻症患者，肾炎者慎用。常用药物有阿司匹林、吲哚美辛、布洛芬、萘普生等。

2.抗疟药　是治疗盘状红斑狼疮的主要药物。常用药物有氯喹，口服后主要积聚于皮肤，能抑制DNA与抗DNA抗体相结合，具有控制SLE皮疹和抗光敏作用。

3.糖皮质激素　是目前治疗SLE的主要药物。适用于急性暴发性狼疮，有肾、心、肺、中枢神经系统等脏器受累，急性溶血性贫血及血小板减少性紫癜等。一般选用泼尼松或甲泼尼龙，鞘内注射时用地塞米松。

4.免疫抑制药　针对病情反复、重症者加用免疫抑制剂，常用药物有环磷酰胺、长春新碱、硫唑嘌呤等。

5.中药　中医辨证论治有一定的效果，如雷公藤对狼疮肾炎有一定疗效，但不良反应较大。

【常见护理诊断/问题】

1.皮肤完整性受损　与疾病引起的血管炎性反应等因素有关。

2.自我形象紊乱　与疾病所致身体外观改变有关。

3.潜在并发症　慢性肾功能衰竭。

4.知识缺乏　缺乏对本病发病及预防保健相关知识。

5.焦虑　与病情久治不愈、容貌改变等有关。

【护理目标】

1.患者皮肤受损减轻或修复。

2.患者能够适应自己身体外观的改变。

3.患者未发生慢性肾功能衰竭，或慢性肾功能衰竭及时发现并得到及时处理。

4.患者能说出诱发本病的因素、用药注意事项、进行自我皮肤保护的方法。

5.患者的焦虑感减轻或消失。

【护理措施】

（一）一般护理

1. **休息与活动** 疾病活动期应卧床休息，肌肉和关节疼痛明显者，应采取舒适体位，关节处于功能位；病情缓解后可适当活动。病情完全稳定后，慢性患者可适当工作，避免劳累等诱发因素。

2. **饮食** 给予患者高蛋白质、高热量、高维生素、低脂肪、易消化的软食，避免刺激性食物，戒烟和禁饮咖啡，忌食含有补骨脂素的食物如芹菜、香菜、无花果等。肾功能不全者给予低盐、优质低蛋白饮食，限制水钠摄入，并记录24小时出入量。

3. **环境** 病室应保持清洁，温湿度适宜，悬挂较厚的窗帘，避免阳光直射，病室进行紫外线消毒时，应安排患者回避。

（二）病情观察

1. 观察患者皮肤及口腔黏膜损害的范围及程度。了解诱发或加重皮肤黏膜损害的危险因素，并向患者及家属解释避免危险因素的重要性。

2. 观察患者受累关节、肌肉的部位及疼痛的性质和程度。教给患者缓解疼痛的方法，如放松、分散注意力或局部按摩、热敷等。

3. 注意监测患者生命体征、体重，观察水肿的程度，尿量、尿色、尿液检查结果的变化，监测血清电解质、血肌酐、尿素氮的改变。

（三）皮肤护理

参见本章第一节"风湿性疾病常见症状或体征的护理"。

（四）用药护理

遵医嘱给予药物治疗，并指导患者注意观察药效和不良反应。长期服用氯喹易引起视网膜退行性变，应定期检查眼底；雷公藤不良反应较大，可发生停经、精子减少，亦有肝损害、胃肠道反应、白细胞减少等，使用期间注意监测；非甾体抗炎药、糖皮质激素及免疫抑制剂的用药护理，参见本章第一节"风湿性疾病常见症状或体征的护理"。

（五）心理护理

主动关心患者，与患者沟通，耐心倾听患者的倾诉，并给予正确的疏导，帮助患者面对现实，使其能够理解心情舒畅对预后的影响；向患者介绍成功的治疗病例，使其树立信心，以积极的态度配合治疗与护理；向患者和家属介绍与本病相关的知识及自我护理方法，并鼓励亲属和朋友多陪伴患者，使患者获得情感支持。

（六）健康指导

1. **疾病知识指导** 向患者及家属讲解与SLE有关的知识及自我护理方法，使其了解本病如能及时用药，坚持治疗，病情可以得到长期缓解。嘱患者严格按医嘱用药，不可擅自减量或突然停药。向患者详细介绍药物的名称、剂量、用法、给药时间等，并教会其观察药物疗效和不良反应。定期复诊。

2.疾病预防指导　指导患者避免各种诱发因素，如日光照射、妊娠、分娩、药物和手术等。指导患者保持良好的情绪，病情稳定后，可以参加社会活动和适当工作，但应劳逸结合，避免过度劳累。外出时戴宽边帽子，穿长袖上衣及长裤。育龄期妇女处于病情活动期且伴有心、肺、肾功能不全者，禁忌妊娠。

3.皮肤护理指导　指导患者保持个人卫生，学会皮肤护理，预防皮损和感染。修剪指甲时，切勿过短以防损伤指甲周围皮肤；切忌挤压皮肤斑丘疹，以防发生感染；宜用温水洗脸，选用偏酸或中性肥皂；避免皮肤接触刺激性物品，如染发烫发剂、定型发胶、厨房清洁剂等；血小板偏低易出血者，刷牙时用软毛牙刷；切勿用力挖鼻腔，以免损伤鼻黏膜；脱发者，可佩戴头巾、帽子、假发等。

【护理评价】

1.患者皮肤受损是否减轻或修复。
2.患者是否能够适应自己身体外观的改变。
3.患者是否发生慢性肾功能衰竭，或慢性肾功能衰竭是否及时发现并得到及时处理。
4.患者是否能说出诱发本病的因素、用药注意事项、进行自我皮肤保护的方法。
5.患者的焦虑感是否减轻或消失。

第三节　类风湿关节炎患者的护理

类风湿关节炎（RA）是一种主要累及周围关节的炎症性自身免疫病，可侵犯多个系统。以对称性、多个周围关节的慢性炎症病变为特征，临床表现为受累关节疼痛、肿胀、僵硬、功能下降，晚期关节结构破坏，导致关节畸形而致残。病情呈反复发作且持续过程。60%～70%的患者在活动期血清中出现类风湿因子。

类风湿关节炎是一种终身疾病，致残率高。该病呈全球性分布，不同国家和地区患病率不同，发病具有一定种族差异，印第安人高于白种人，白种人又高于亚洲黄种人，北美及欧洲北部地区患病率高于南部，地理环境和种族遗传与发病有一定的相关性。整体人群患病率为0.3%～2%不等，欧美国家患病率约0.5%～1.0%。我国人群中的患病率为0.32%～0.36%，女性多于男性，约3∶1，任何年龄均可发病，以30～50岁为发病高峰。

我国类风湿关节炎最突出的疾病特点为"四高"，即病患多（患病人数多）、病程长（延误诊治多）、中重度患者多（病情重者多）、并存疾病多（出现并发症者多）。

【病因与发病机制】

本病病因尚不清楚，目前认为该病是一种自身免疫病，其发生可能与下列因素有关。

1.感染因子　尚无被证实有导致本病的直接感染因子，但一些病毒、支原体、细菌等感染与RA关系密切。

2.遗传因素　本病具有一定的遗传倾向，流行病学调查显示家族及同卵双胞胎中RA的发病率约15%。RA是一个多基因疾病，主要易感基因表现于HLA-DR4。

3.其他　与代谢障碍、营养不良、受教育水平低下、紧张性职业及不良心理社会因素有关。此外RA的诱发因素与寒冷潮湿环境、女性内分泌功能紊乱、吸烟、饮用咖啡有关。

【护理评估】

（一）健康史

询问患者有无细菌、病毒、支原体等感染史，有无关节疼痛及损伤史，有无关节以外的表现，如发热、心包炎及风湿结节等；了解疾病发生有无诱发因素，如寒冷潮湿的工作或居住环境，有无营养不良和过度劳累，有无不良情况等；询问患者家族中是否有人得此病。

（二）身体状况

多数患者起病比较缓慢，在关节症状出现前有数周的低热、乏力、全身不适、体重下降等症状。少数起病较急剧，在数日内出现多个关节的症状。

1.关节表现　大多数呈对称性的多关节表现，受累关节以腕、掌指关节、近端指间关节最常见，其次是足趾、膝、踝、肘、肩关节，也可累及颌关节和颈椎。

（1）关节痛与压痛：关节疼痛往往是最早的症状，多呈对称性、持续性，但时轻时重。疼痛的关节往往伴有压痛。

（2）关节肿胀：急性发作期，由于滑液增加和关节外软组织肿胀，使关节肿胀呈梭形，特别是近端指间关节（图8-3-1），称为梭状指。

（3）晨僵：95%以上的患者会出现晨僵。病变的关节夜间或日间静止不动后出现较长时间（至少1小时）的僵硬，如胶粘样的感觉。晨僵持续时间与关节炎症的程度成正比，常被作为判断病情活动的指标之一。

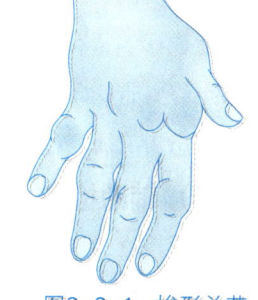

图8-3-1　梭形关节

（4）关节畸形：疾病后期，由于关节软骨、软骨下的骨质结构破坏以及关节周围的肌腱、韧带受损，使病变关节变成僵硬而畸形，出现手指关节的半脱位，如尺侧偏斜、天鹅颈样畸形等（图8-3-2，图8-3-3）。随着关节周围肌肉萎缩、痉挛，可加重关节畸形程度。严重者导致患者生活不能自理。

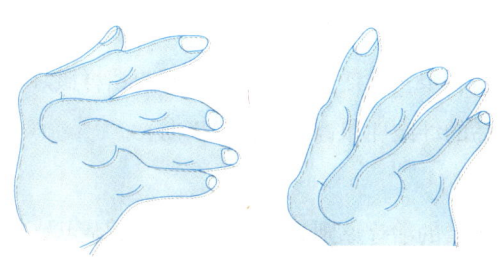

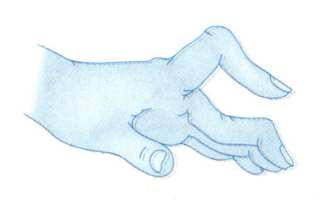

图8-3-2　尺侧偏斜　　　　　图8-3-3　天鹅颈样畸形

(5) 关节功能障碍：关节肿痛和结构的破坏可引起关节的活动障碍。美国风湿病学会根据该病对生活的影响程度，将关节功能障碍分为四级。Ⅰ级：关节能自由活动，能完成平常任务而无妨碍。Ⅱ级：关节活动中度限制，1个或凡个关节疼痛不适，但日常生活能够自理。Ⅲ级：关节活动显著限制，不能胜任日常工作，生活自理困难。Ⅳ级：大部分或完全失去活动，患者长期卧床或依赖轮椅，日常生活不能自理。据统计，目前类风湿关节炎患者中，关节功能障碍在Ⅰ级者占15%，Ⅱ级者占40%，Ⅲ级者占30%，Ⅳ级者占15%。

2.关节外表现

(1) 类风湿结节：是本病较特异的皮肤表现。出现在20%～30%的患者，多位于关节隆突部及受压部位的皮下，如前臂伸面、肘鹰嘴突附近、枕、跟腱等处。结节直径数毫米至数厘米，质硬、无压痛、对称性分布。它的存在提示病情活动。

(2) 类风湿血管炎：可出现在患者的任何系统，是引起关节外表现的病理基础，表现为甲床或指端小血管炎，少数发生局部缺血性坏死，眼部病变可出现巩膜炎，严重者巩膜软化而影响视力。

(3) 其他：30%～40%的患者可出现干燥综合征，表现为口干、眼干。部分患者可出现小细胞低色素性贫血，因本身病变或服用非甾体抗炎药而致长期胃肠道少量出血。

(三) 心理-社会状况

由于本病反复发作，关节活动受限，尤其是当出现关节功能障碍时，会对患者的日常生活和工作造成影响，有些患者甚至会丧失劳动能力，生活自理能力下降，再者，本病治疗效果不佳，甚至终身带病，患者易产生焦虑、悲观、抑郁的心理。因此需评估患者与家属对本病的了解程度，患者家属、社会支持系统对患者的关心与支持程度。

(四) 辅助检查

1.血液检查　血常规有轻至中度贫血。活动期血小板增多、血沉增快、C反应蛋白增高。

2.类风湿因子 (RF) 检查　70%患者血清中RF阳性，其数量与本病的活动性和严重性呈正相关，RF也可见于多种自身免疫性疾病及一些与免疫有关的慢性感染性疾病，因此RF阳性患者必须结合临床才能诊断本病。

3.关节滑液检查　关节腔内滑液常超过3.5mL，滑液中白细胞明显增多，中性粒细胞占优势。

4.关节X线检查　本项检查对RA的诊断、关节病变的分期、监测病变的演变均很重要，临床应用最多的是手指和腕关节X线片。片中可见到关节周围软组织的肿胀阴影，关节端的骨质疏松 (Ⅰ期)；关节间隙因软骨的破坏而变得狭窄 (Ⅱ期)；关节面出现虫凿样破坏性改变 (Ⅲ期)；晚期则出现关节半脱位和关节破坏后的纤维性和骨性强直 (Ⅳ期)。

【治疗要点】

目前临床上尚无根治本病的方法和措施。主要的治疗原则为控制炎症，缓解症状，恢复关节功能。常用治疗药物有非甾体抗炎药、抗风湿药和糖皮质激素。

1.非甾体抗炎药　是RA非特异性对症治疗的首选药物，能改善关节症状，但不能控制病情，必须与改变病情抗风湿药同服。常用药物有阿司匹林、布洛芬、萘普生、吲哚美辛等。

2.抗风湿药　起效时间长，既能改善症状，又能阻止关节结构的破坏，但不能彻底消除滑膜炎症反应，多与非甾体抗炎药联合应用。常用药物有甲氨蝶呤、雷公藤、金制剂、青霉胺、环磷酰胺、环孢素等。

3.糖皮质激素　抗炎作用强，能迅速缓解症状，但停药后易复发。适用于有关节外症状者或关节炎明显或急性发作者。常用泼尼松。

【常见护理诊断/问题】

1.疼痛（关节疼痛）　与关节炎性反应有关。

2.自理缺陷　与关节疼痛、强直畸形、功能障碍有关。

3.有失用综合征的危险　与关节炎反复发作、疼痛和骨质破坏有关。

4.预感性悲哀　与疾病久治不愈、关节功能丧失、自理缺陷及缺乏亲友支持有关。

【护理目标】

1.患者关节疼痛减轻或缓解。

2.患者自理能力有所提高或得到改善。

3.防止或延缓患者的关节肌肉失用，维持关节功能的最佳状态。

4.患者能够面对现实，逐步适应慢性病生活。

【护理措施】

（一）一般护理

1.休息与体位　急性活动期应注意休息，保护关节功能，保持关节功能位，但不宜绝对卧床。不要长时间维持抬高头部和膝部的姿势，以免屈曲姿势造成关节挛缩而致残。疼痛减轻后，应指导患者及早下床活动或在床上做各种主动或被动锻炼，但应避免突然移动和负重。缓解期有计划地进行关节功能的康复锻炼。

2.饮食护理　给予高蛋白质、高维生素、营养丰富、清淡易消化的饮食，避免辛辣等刺激性食物。

（二）病情观察

密切观察患者的关节症状变化，如肿痛、晨僵、畸形及功能障碍的程度。同时注意关节外症状，如头痛、发热、胸闷、心前区不适、腹痛、消化道出血、咳嗽、呼吸困难等，如出现上述症状，提示病情严重，应及时报告医生给予处理。

（三）晨僵护理

鼓励患者早晨起床后行温水浴或用热水浸泡僵硬的关节而后活动关节；或起床后先活动关节再下床活动。夜间睡眠戴弹力手套保暖，可减轻晨僵程度。

（四）用药护理

嘱患者遵医嘱用药，并注意观察药物的疗效和不良反应。改变病情的抗风湿药常见的不良反应是胃肠道反应、脱发、肝损害、肾损害、骨髓抑制、出血性膀胱炎等，用药期间严密观察，鼓励患者多饮水，饭后服用可减轻胃肠道反应，定期检测血、尿常规及肝、肾功能。非甾体抗炎药和糖皮质激素的用药护理，参见本章第一节"风湿性疾病常见症状或体征的护理"。

（五）心理护理

及时与患者沟通，鼓励其表达自己的感受，有针对性地进行心理疏导。主动关心患者的生活，鼓励家属、亲友等给予患者精神支持和经济支持；指导家属协助患者完成肢体功能锻炼，提高其自理能力，树立自信心。

（六）健康指导

1.疾病知识指导　向患者和家属介绍本病的基本知识及防治措施，指导其避免各种诱因，如寒冷、潮湿、过度疲劳、精神刺激、感染等。指导患者合理膳食，加强营养，多食富含蛋白质、维生素、钙、铁等食物，预防骨质疏松；指导患者遵医嘱坚持服药，教会患者和家属观察药效和不良反应，定期复查血象、肝、肾功能等。

2.自理能力锻炼　根据病情与患者共同制订康复锻炼计划，并按计划每日进行自理能力锻炼，如穿脱衣裤、系鞋带、进食、如厕及家务等日常生活活动训练，以及一些作业治疗，如缝纫、绘画、雕刻等，以提高患者的日常生活自理能力和工作能力。必要时指导患者正确使用各种辅助工具，如夹板、拐杖、助行器、轮椅等，教会其使用方法和注意事项。

【护理评价】

1.患者关节疼痛是否减轻或缓解。

2.患者自理能力是否有所提高或得到改善。

3.患者的关节功能情况。

4.患者能否面对现实，适应慢性病生活。

案例回顾

1.可能的医疗诊断是系统性红斑狼疮。

2.还需要收集家族史，进行血常规检查、尿常规检查、了解饮食习惯等。

3.最主要的护理问题是疼痛的护理和皮肤护理。应教育患者不要吃芹菜、无花果、香菜等；外出要做好防晒措施，打伞、穿长袖；疼痛可吃阿司匹林；不要使用化妆品、肥皂，不要染发；遵医嘱使用药物，如糖皮质激素、免疫抑制剂；多休息，适当运动。

第九章
神经系统疾病患者的护理

章前引言

神经系统包括中枢神经系统（脑、脊髓）和周围神经系统（颅神经、脊神经）。神经系统疾病是指脑、脊髓、周围神经及相应的骨骼肌由于感染、血管病变、肿瘤、外伤、中毒、免疫障碍、遗传和营养缺陷等引起的疾病。

神经系统疾病的特点是发病率高、死亡率高、致残率高，严重影响患者的生存质量，给患者造成严重的生活负担。临床常见有急性脑血管疾病，如短暂性脑缺血发作、脑梗死、脑出血、蛛网膜下腔出血、帕金森、癫痫等。患者可出现意识、运动、感觉、认知和反射等神经功能异常。

护士通过对患者的护理评估及病情观察判断护理问题，给予科学细致的专科护理，挽救患者生命，减轻患者痛苦，预防并发症，尽早进行合理的功能锻炼，帮助患者恢复机体功能和生活自理能力。

学习目标

1. 识记各类神经系统疾病的症状或体征、护理评估和护理措施。
2. 理解各类神经系统疾病的病因、临床表现和护理诊断/问题。
3. 理解各类神经系统疾病患者的护理目标和护理评价。
4. 学会应用护理程序对神经系统疾病患者实施整体护理。
5. 学会正确评估患者的身心状况，能够熟练地为神经系统疾病患者进行健康指导。

思政目标

1. 培养学生对待患者的爱心、细心、耐心与责任心。
2. 理解爱岗敬业、医者仁心的价值观。
3. 理解并践行"整体护理"的理念，彰显护理"人文精神"。

案例导入

患者男性，63岁。家人代诉因"突然倒地、呼之不应2小时"送入急诊。身体评估：体温、脉搏、呼吸正常，血压180/120mmHg；患者双眼闭合，对大声呼叫无反应，压眶有痛苦表情，双侧瞳孔等大等圆，直径3mm，对光反射存在。

思考题

1. 分诊护士采集病史时应特别注意询问什么内容？
2. 对于确诊最有价值的辅助检查是什么？
3. 请判断该患者的意识状态。
4. 护士应协助患者采取何种体位？

第一节　神经系统疾病常见症状或体征的护理

一、头痛

头痛是指各种伤害性刺激所产生的致痛因子作用于头颅内外的疼痛敏感结构所引起局部或全头颅的痛楚与体验。

头痛为临床常见的症状之一，通常指局限于头颅上半部，包括眉弓、耳轮上缘和枕外凸连线以上部位的疼痛。颅内的血管、神经和脑膜以及颅外的骨膜、血管、头皮、颈肌、韧带等均属头痛的敏感结构。这些敏感结构受挤压、牵拉、移位、炎症、血管的扩张与痉挛、肌肉的紧张性收缩等均可引起头痛。

【护理评估】

（一）健康史

询问患者的头部外伤史、中毒史及家族史；询问患者既往治疗情况，是否服用药物，哪些药物有效、哪些药物无效等。

（二）身体状况

1.了解头痛的部位、性质和时间　询问是全头痛、局部头痛还是部位变换不定的头痛；是搏动性头痛还是胀痛、钻痛、钝痛、触痛、撕裂痛或紧箍痛；是发生于清晨、日间还是夜间睡眠中。

2.了解头痛的规律　询问头痛起病的急缓，是持续性、波动性还是周期性。头痛起始与持续时间，发作频率，激发、加重或缓解的因素。头痛与季节、气候、体位、饮食、情绪、睡眠、疲劳以及与脑脊液压力暂时性升高（如咳嗽、喷嚏、屏气、用力、排便）等的关系。

3.了解头痛的程度　是轻微痛、剧烈痛还是无法忍受的疼痛；是否影响工作和睡眠。

4.有无先兆及伴发症状　如发作前有无刺激因素，是否伴有头晕、恶心、呕吐、视物不清、畏光、耳鸣、失语、瘫痪、倦怠思睡、发热、晕厥或昏迷等。

（三）心理-社会状况

了解头痛对日常生活、工作、社交的影响，患者是否因长期反复头痛而出现恐惧、抑郁或焦虑心理。

（四）辅助检查

感染性疾病可结合实验室检查指标；神经影像学或腰穿脑脊液检查能为颅内器质性病变提供客观依据。

【常见护理诊断/问题】

疼痛（头痛）：与颅内外血管舒缩功能障碍或脑部器质性病变等因素有关。

【护理目标】

1. 头痛发作次数减少或程度减轻。
2. 患者知晓诱发头痛的因素，并能运用有效的方法缓解疼痛。

【护理措施】

（一）一般护理

保证室内适宜的温湿度及安静的环境，定时做晨、晚间护理及清洁卫生工作，协助患者采取舒适的体位，保障患者住院期间安全、舒适。以营养丰富、易消化、富含维生素的饮食为宜，避免便秘。

（二）病情观察

定时测量体温、脉搏、呼吸、血压等各项生命体征，观察疼痛的部位、性质、程度及持续时间等，并准确记录。如头痛突然加重，并伴有呕吐等，应立即通知医生并协助处理。

（三）用药护理

指导患者遵医嘱正确服药。告知止痛药物的作用与不良反应，让患者了解药物依赖性或成瘾性的特点，如大量使用止痛药、滥用麦角胺咖啡因可致药物依赖。

（四）心理护理

长期反复发作的头痛，患者可能出现焦虑、紧张，要理解、同情患者的痛苦，耐心解释，适当诱导，解除其思想顾虑，训练身心放松，鼓励患者树立信心，积极配合治疗。

（五）健康指导

1. 避免诱因　告知患者可能诱发或加重头痛的因素，如情绪紧张、进食刺激性食物、饮酒、月经来潮、用力性动作、频繁使用止痛药物等；保持环境安静、舒适、光线柔和。
2. 指导减轻头痛的方法　如指导患者缓慢深呼吸，听轻音乐，练习气功，生物反馈治疗，引导式想象，冷、热敷以及理疗、按摩，采用指压止痛法等。

【护理评价】

1. 患者头痛发作次数减少或程度减轻。
2. 知晓诱发头痛的因素，并能运用有效的方法缓解疼痛。

二、意识障碍

意识障碍是指人对外界环境刺激缺乏反应的一种精神状态。任何病因引起的大脑皮质、皮质下结构、脑干上行网状激活系统等部位的损害或功能抑制，均可导致意识障碍。

【护理评估】

（一）健康史

意识障碍可由不同的病因引起，应详细了解患者的发病方式及过程；既往健康状况及相关疾病史，如有无高血压、心脏病、内分泌及代谢疾病病史等；有无诱发因素如受凉、感染、外伤、急性中毒、药物过量或癫痫病史等。

(二) 身体状况

1. 了解有无意识障碍　护士在不同的时间段通过声音、疼痛等刺激，观察患者言语、痛觉反应，是否有自发活动、眨眼、打哈欠，是否有对外界的注视或视觉追随，是否有自发改变姿势的行为。

2. 判断意识障碍的程度　临床上用嗜睡、昏睡、昏迷等名称来描述意识障碍的程度（表9-1-1）。

表9-1-1　意识障碍鉴别要点

分级	对疼痛反应	唤醒反应	无意识自发动作	腱反射	对光反射	生命体征
嗜睡	+，明显	+，呼唤	+	+	+	稳定
昏睡	+，迟钝	+	+	+	+	稳定
浅昏迷	+	-	可有	+	+	无变化
中昏迷	重刺激+	-	很少	-	迟钝	轻度变化
深昏迷	-	-	-	-	-	显著变化

注：+，有反应；-，无反应

(1) 嗜睡：是意识障碍的早期表现，患者表现为持续睡眠状态，可被唤醒，醒后可勉强配合检查及回答简单问题，刺激停止后患者又继续入睡。常见于颅内压增高患者。

(2) 昏睡：患者处于较深睡眠状态，是较嗜睡重的意识障碍。正常的外界刺激不能将其唤醒，需大声呼唤或较强烈的刺激才能使其觉醒，可做含糊、简单而不完全的答话，停止刺激后很快入睡。

(3) 昏迷：为最严重的意识障碍。患者意识完全丧失，对言语刺激无应答，各种强刺激不能使其觉醒，无有意识的自主活动，不能自发睁眼。可分为浅、中、深昏迷。

1) 浅昏迷：意识完全丧失，对周围事物及声、光刺激无反应，对强烈的疼痛刺激可有回避动作及痛苦表情，但不能觉醒。吞咽反射、咳嗽反射、角膜反射及瞳孔对光反射存在，生命体征无明显改变。

2) 中昏迷：对外界正常刺激无反应，对强刺激的防御反射、瞳孔对光反射均减弱，大小便潴留或失禁，生命体征发生变化。

3) 深昏迷：对外界任何刺激均无反应，全身肌肉松弛，无任何自主运动，各种反射消失，大小便失禁，生命体征明显变化。

护士通过对患者的呼唤、按压甲床、按压眶上神经，观察患者应答情况，有无面部表情、肢体活动或翻身动作来判定意识障碍程度。为准确地评价意识障碍程度，国际通用Glasgow昏迷评定量表（表9-1-2）。

表9-1-2　Glasgow昏迷评定量表

检查项目	临床表现	评分	检查项目	临床表现	评分
A.睁眼反应	自动睁眼	4	C.运动反应	能按指令动作	6
	呼之睁眼	3		对针痛能定位	5
	疼痛引起睁眼	2		对针痛能躲避	4
	不睁眼	1		刺痛肢体屈曲反应	3
B.言语反应	定向正常	5		刺痛肢体过伸反应	2
	应答错误	4		无动作	1
	言语错乱	3			
	言语错乱	2			
	不语	1			

3.全身情况评估　检查瞳孔大小、形状、是否等大等圆，对光反射是否灵敏。观察生命体征变化，尤其注意有无呼吸节律与频率的改变，如潮式呼吸常提示中脑水平损害，丛集式呼吸常提示脑桥下部病变；评估有无面瘫、肢体瘫痪和头颅外伤；耳、鼻、结膜有无出血或渗液；皮肤有无破损、发绀、多汗。

（三）心理-社会状况

评估患者的家庭背景，家属的精神状态、心理承受能力、有无抑郁症或自杀史、对患者的关心程度及对预后的期望等。

（四）辅助检查

头颅CT、磁共振检查有无器质性疾病。血液生化检查血糖、血脂、电解质及血常规是否正常。

【常见护理诊断/问题】

意识障碍：与脑组织受损、功能障碍有关。

【护理目标】

患者意识障碍无加重，意识障碍程度减轻或意识清楚。

【护理措施】

（一）一般护理

1.生活护理　注意口腔卫生，不能经口进食者应每天口腔护理2次；做好大小便护理，保持外阴部皮肤清洁干燥；保持床单清洁干燥，减少对皮肤的机械性刺激；保持肢体功能位，定时给予翻身、拍背，按摩骨突受压处；卧气垫床，加保护性床栏，防止压力性损伤、坠床等发生。

2.体位护理　患者取侧卧位或头侧仰卧位，以利于口腔分泌物引流。颅内高压患者，抬高床头15°至30°，以利颅内静脉回流，减轻脑水肿；伴有窒息、严重出血或脑疝者不宜搬动，以免造成呼吸心搏骤停；休克患者　取头低足高位，以保证脑的血液供应。

（二）病情观察

1.密切观察病情变化　严密监测并记录生命体征及意识、瞳孔变化；观察有无恶心、呕吐及呕吐物的性状与量；准确记录出入液体量，观察有无水、电解质平衡紊乱；观察有无消化道出血和脑疝的发生。

2.保持呼吸道通畅　意识障碍时呼吸中枢处于抑制状态，呼吸反射及呼吸道纤毛运动减弱，应开放气道，取下活动性义齿，及时清除口鼻分泌物和吸痰，防止舌根后坠、窒息、误吸和肺部感染。深度昏迷患者应尽早行气管切开，必要时机械通气。

（三）健康指导

1.营养供给　给予高维生素、高热量饮食，补充足够的水分；遵医嘱静脉补充营养的同时，给予鼻饲流质饮食，定时喂食并抬高床头。意识障碍患者不可经口喂食，以免发生窒息、吸入性肺炎等意外；进食时至进食后30分钟，避免翻身、吸痰等操作，防止食物反流。

2.预防并发症　预防压疮、尿路感染、口腔感染和肺部感染；伴有抽搐、躁动、精神错乱患者，加强保护措施，使用床栏，防止意外；长期卧床者注意被动活动和抬高肢体，预防下肢深静脉血栓形成。

【护理评价】

1.患者意识障碍无加重、意识障碍程度减轻或意识清楚。

2.未发生压疮、感染、坠床等并发症。

三、言语障碍

言语障碍包括失语和构音障碍。失语是脑损害导致的语言交流能力障碍，包括对各种语言符号如口语、文字、手语等的表达及认识能力的受损或丧失。构音障碍是纯口语语音障碍，是发音器官神经肌肉病变造成发音器官肌无力及运动不协调所致。

【护理评估】

（一）健康史

评估患者的职业、文化水平与语言背景，如出生地、生长地及方言等；以往和目前的语言能力；患者的意识水平、精神状态及行为表现，是否意识清楚、配合检查，有无定向力、注意力、记忆力和计算力等智能障碍。

（二）身体状况

检查患者有无听觉和视觉缺损；评估口、咽、喉等发音器官有无肌肉瘫痪及共济运动障碍，有无面部表情改变、流涎或口腔滞留食物。通过与患者交谈，让其阅读、书写，及采用标准化的量表来评估患者言语障碍的程度、类型和残存能力。

1.失语症　是指大脑皮质与语言功能有关的区域受损导致的理解和语言表达能力受损，是优势大脑半球损害的重要症状之一。

（1）Boa失语：口语表达障碍为其突出的临床特点，又称运动性失语或表达性失语。患者不能说话，或者只能讲一两个简单的字，且不流畅，常用错词，对别人的语言能理解；对书写的词语、句子也能理解，但读出来有困难，也不能流利地诵诗、唱歌。

（2）Wernicke失语：口语理解严重障碍为其突出特点，又称感觉性失语或听觉性失语。患者发音清晰，语言流畅，但内容不正常；无听力障碍，却不能理解别人和自己所说的话。

（3）传导性失语：复述功能不成比例的受损为其最大特点。患者口语清晰，能自发讲出语意完整、语法结构正常的句子，但不能复述出在自发谈话时较易说出的词、句子或以错语复述。命名及朗读中出现明显的语音错语，伴不同程度的书写障碍。

（4）命名性失语：患者不能说出物件的名称及人名，但可说该物件的用途及如何使用，又称遗忘性失语。

（5）完全性失语：所有语言功能均有明显障碍，又称混合性失语。口语表达多表现为刻板性语言。听理解、复述、命名、阅读和书写均严重障碍，预后差。常伴有偏瘫、偏身感觉障碍。

（6）失写：不能书写。患者无手部肌肉瘫痪，但不能书写或者写出的句子常有遗漏错误，仍保存抄写能力。

（7）失读：患者对视觉性符号丧失认识能力，不识文字、词句、图画。失读和失写常同时存在，因此患者不能阅读，不能自发书写，也不能抄写。

2.构音障碍　是与发音相关的中枢神经、周围神经或肌肉疾病导致的口语（说话）动作控制失常而产生的语言障碍。临床表现为发声困难，发音不清，声音、音调及语速异常。

（三）心理-社会状况

评估患者的心理状态、精神状态及行为表现。观察有无孤独、抑郁、烦躁及自卑情绪；了解患者家庭及社会支持情况。

（四）辅助检查

头部CT检查、磁共振检查及肌电图检查有无异常，新斯的明试验是否为阳性反应等。

【常见护理诊断/问题】

语言沟通障碍：与大脑语言中枢病变或发音器官的神经肌肉受损有关。

【护理目标】

患者能说出简单的词和句子，言语障碍有所减轻，能有效地进行交流，自信心增强。

【护理措施】

（一）一般护理

营造舒适、安静的环境，鼓励患者大声说话，激发患者进行语言交流的欲望。借助符号、描画、图片、表情、手势、交流板、交流手册等提供简单而有效的双向沟通方式，鼓励患者表达自己的需要。

（二）心理护理

护士应关心、体贴、尊重患者，耐心、缓慢、清楚地解释每一个问题，直至患者理解，避免挫伤其自尊心的言行；鼓励家属、朋友多与患者交谈，帮助患者克服羞怯心理，大声说话，当患者进行尝试和获得成功时给予肯定和表扬；营造和谐的亲情氛围和轻松的语言交流环境。

（三）康复训练

由患者、家属及参与语言康复训练的医护人员共同制订语言康复计划，选择适当的训练方法，轻症者以改善其功能为目标，重症者则重点放在活化其残存功能训练。具体方法如下。

1. 肌群训练　指导缩唇、叩齿、伸舌、卷舌、鼓腮、吹气、咳嗽等活动，锻炼唇、舌、齿、软腭、咽、喉与颌部肌群。

2. 发音训练　从唇音（a、u）、唇齿音（b、p、m）、舌音，到反复发单节音（pa、da、ka），能够完成单音节发音后，再过渡到复诵简单句。如早—早上—早上好。

3. 复述训练　复述单词和词汇，可参照与复诵内容相一致的图片，每次让患者反复轮回训练3～5遍，巩固效果。

4. 命名训练　让患者指出常用物品的名称及说出家人的姓名等。

训练过程中应根据病情轻重及患者情绪状态，循序渐进地进行训练，一般正确回答率约80%时即可进入下一组训练课题，切忌复杂化、多样化，避免产生疲劳感、注意力不集中、厌烦或失望情绪，使其既有成功感，又有求知欲，而不至于产生厌烦或失望情绪。

（四）健康指导

1. 指导沟通技巧，减少外来干扰，除去患者视野中不必要的物品（如关掉收音机或电视），避免患者精神分散；尽量提简单的问题，让患者回答"是""否"或用点头、摇头示意；听力障碍的患者可利用实物图片法进行简单的交流，文字书写法适用于有一定文化素质、无书写障碍的患者。

2. 告知患者及家属，语言康复需要持之以恒，训练时遵循由少到多、由易到难、由简单到复杂的原则，逐渐丰富其内容，增加刺激量，反复强化，达到语言逐渐恢复的目的。

【护理评价】

患者语言障碍减轻，表达能力增强；得到有效的语言沟通，情绪好转，自信心增强。

四、感觉障碍

感觉障碍指机体对各种形式的刺激（如痛、温度、触、压、位置、振动等）无感知、感知减退或异常的一组综合征。感觉障碍的临床表现分为抑制性症状和刺激性症状两大类。

1. 抑制性症状　感觉传导通路受到破坏或功能抑制时，出现感觉缺失或感觉减退。同一部位各种感觉都缺失，为完全性感觉缺失。若在同一部位仅有某种感觉障碍，而其他感觉保存者，称分离性感觉障碍。

2. 刺激性症状　感觉传导通路受刺激或兴奋性增高时出现刺激性症状。常见的刺激性症状有以下几种表现。

（1）感觉过敏：感觉过敏指轻微刺激引起强烈的感觉，如用针轻刺皮肤引起强烈的疼痛感受，是检查时给予的刺激与传导通路上兴奋性病灶产生的刺激叠加所引起。

(2) 感觉过度：多发生在感觉障碍的基础上，刺激阈增高，反应剧烈、时间延长。当刺激达到阈值，经潜伏期，可产生一种强烈的、定位不明确的不适感，患者不能正确指出刺激的部位、性质与强度，且可有刺激点向四周扩散的感觉，持续一段时间后才消失。

(3) 感觉异常：没有外界任何刺激而出现的感觉，常见的感觉异常有麻木感、痒感、沉重感、针刺感、蚁行感、电击感、紧束感、冷热感、肿胀感等。感觉异常出现的范围有定位的价值。

(4) 感觉倒错：指热刺激引起冷觉感，非疼痛刺激却出现疼痛感觉。

(5) 疼痛：疼痛为临床上最常见的症状，可分为以下几种：①局部疼痛：疼痛局限在病变部位。②放射性疼痛：疼痛不仅发生于刺激部位，可延展至受累感觉神经的支配区，为神经干、神经根或中枢神经受病变刺激所致，如周围神经损害、脊髓后根受肿瘤或椎间盘脱出压迫引起的痛性麻木。③扩散性疼痛：由一个神经分支疼痛扩散到另一个神经分支而产生的疼痛。例如，当三叉神经某一支受到刺激时，疼痛会扩散到其他分支。手指远端的挫伤，疼痛扩散到整个上肢，甚至扩散到枕颈部。④灼性神经痛：呈烧灼样剧烈疼痛，常迫使患者用冷水浸湿患肢，多见于正中神经和坐骨神经受损后。⑤牵涉性疼痛：一种扩散性疼痛，由于内脏和皮肤的传入纤维都是汇聚到脊髓后角神经元，当内脏有病变时，内脏的疼痛性冲动便扩散到相应节段的体表。临床上多见于心绞痛时引起左胸及左上肢内侧疼痛、肝胆病变引起右肩痛、肾脏疾病引起的腰痛、小肠病变引起脐周痛、五官疾病引起头痛等。

【护理评估】

(一) 健康史

评估患者的意识状态，注意有无认知、情感或意识行为方面的异常；有无智力障碍、疲劳或注意力不集中。了解感觉障碍出现的时间、发展的过程、传播的方式、加重或缓解的因素，是否有麻木感、冷热感、潮湿感、重压感、针刺感、震动感或自发疼痛，如感觉过敏常见于浅感觉障碍，感觉过度常见于烧灼性神经痛、带状疱疹疼痛、丘脑的血管性病变，感觉倒错常见于顶叶病变或癔症，感觉异常常见于周围神经或自主神经病变等。

(二) 身体评估

宜在环境安静、患者意识清醒及情绪稳定的情况下评估，注意感觉障碍的性质、部位、范围和双侧是否对称等。

1. 浅感觉检查方法　①痛觉：用针的尖端和钝端交替轻刺皮肤，询问是否疼痛。②触觉：让患者闭目，用棉签或软纸片轻触皮肤，询问有无感觉。③温度觉：用装冷水（0～10℃）和热水（40～50℃）的玻璃试管分别轻触皮肤，让患者辨别冷热感。

2. 深感觉检查方法　①运动觉：嘱患者闭目，检查者用手指轻轻夹住患者手指或脚趾两侧，上下移动5°左右，让患者辨别是"向上"还是"向下"移动。②位置觉：患者闭目，检查者将其肢体摆成某一姿势，让患者描述该姿势或用对侧肢体模仿。③振动觉：将C128Hz音叉柄置于手指、足趾及骨隆突处，如桡尺骨茎突、鹰嘴、锁骨、膝、内外踝等处，询问有无振动感和持续时间，并两侧对比。

3.复合感觉检查　检查时嘱患者闭目。①定位觉：用手指或棉签轻触患者皮肤后，让其指出受触的部位。②图形觉：用竹签在患者的皮肤上画各种简单图形，如圆形、方形、三角形等，请患者说出所画图形。③两点辨别觉：用分开一定距离的钝双脚规接触皮肤，当患者感觉为两点时再缩小间距，直至感觉为一点止。正常身体各处能够辨别的两点间最小距离不同，指尖为2~4mm、手背2~3mm、躯干6~7mm。④实体觉：将患者熟悉的常用物体，如硬币、钢笔、钥匙、手表等放在患者手中让其触摸或感受后说出物体的大小、形状和名称。

4.全身评估　评估有无肢体运动障碍及类型，肌力情况如何；观察患者的全身情况及伴随症状，注意相应区域的皮肤颜色、毛发分布，有无烫伤或外伤瘢痕、皮疹、出汗等。感觉系统检查主观性较强，切忌暗示性提问，查体时注意患者情绪、心态，确保客观真实。

（三）心理-社会状况

评估患者是否有因感觉异常而烦闷、忧虑或失眠的症状。

（四）辅助检查

磁共振、CT、诱发电位检查有无异常。

【常见护理诊断/问题】

感知觉紊乱：与脑、脊髓病变及周围神经受损有关。

【护理目标】

患者感觉障碍减轻或逐渐消失。

【护理措施】

（一）一般护理

保持床单位平整、干燥、无碎屑，防止感觉障碍的身体部位受压或机械性刺激。慎用热水袋或冰袋，避免高温或过冷刺激，防止烫伤、冻伤。肢体保暖需用热水袋时，不可直接贴于皮肤表面，应外包毛巾，水温不宜超过50℃，且每30分钟查看、更换1次部位，对感觉过敏的患者尽量避免不必要的刺激。

（二）病情观察

观察患者感觉障碍的程度变化，及时了解患者的主观感受。

（三）心理护理

关心、体贴患者，主动协助日常生活及活动。感觉障碍患者常因缺乏正确的判断而产生紧张、恐惧心理或烦躁情绪，多与患者沟通，取得患者信任，使其正确面对，积极配合治疗和训练。

（四）感知觉训练

每天用温水擦洗感觉障碍的身体部位，以促进血液循环；可进行肢体的拍打、按摩、理疗、针灸、被动运动和各种冷、热、电的刺激，促进感觉恢复；通过抓握各种材料如砂纸、棉布、毛织物、铁皮等刺激患者肢体末梢的感觉，提高中枢神经的感知能力。被动活动关节时反复适度地挤压关节、牵拉肌肉、韧带，让患者注视患肢并认真体会其位置、方向及运动感觉，让患者闭目寻找停滞在不同位置的患肢的不同部位，多次重复直至找准，这些方法可促进患者本体感觉的恢复。

（五）健康指导

告知患者感觉障碍的原因和症状，帮助其了解病情变化。安慰患者，指导家属护理过程中的注意事项，避免压疮、意外烫伤、损伤等并发症。

【护理评价】

患者感觉障碍减轻或逐渐消失；生活需要得到满足，未发生压疮、意外烫伤、损伤等并发症。

五、运动障碍

运动障碍是指运动系统的任何部位受损所导致的骨骼肌活动异常，可分为瘫痪、不自主运动及共济失调。

【分类】

1.瘫痪　是指肌力下降或丧失而导致的运动障碍。

（1）上运动神经元性瘫痪和下运动神经元性瘫痪：上运动神经元性瘫痪，又称痉挛性瘫痪、硬瘫或中枢性瘫痪；下运动神经元性瘫痪，又称弛缓性瘫痪、软瘫或周围性瘫痪。上、下运动神经元性瘫痪的区别见表9-1-3。

表9-1-3　上、下运动神经元性瘫痪的区别

体　征	上运动神经元性瘫痪	下运动神经元性瘫痪
瘫痪分布	以整个肢体为主	肌群为主
肌张力	增高	减低
腱反射	增强	减低
病理反射	阳性	阴性
肌萎缩	无或轻度	明显萎缩
肌束颤动	无	有
肌电图	神经传导正常，无失神经电位	神经传导异常，有失神经电位
皮肤营养障碍	无	有

（2）瘫痪的临床表现

1）单瘫：单个肢体的运动不能或运动无力。病变部位在大脑半球、脊前角细胞、周围神经或肌肉等。

2）偏瘫：一侧面部和肢体瘫痪，常伴有瘫痪侧肌张力增高、腱反射亢进和病理征阳性等体征。多见于一侧大脑半球病变，如内囊出血、大脑半球肿瘤、脑梗死等。

3）交叉性瘫痪：指病变侧神经麻木和对侧肢体瘫痪。中脑病变时表现病灶侧动眼神经麻痹，对侧肢体瘫痪；脑桥病变时表现病灶侧展神经、面神经麻痹和对侧肢体瘫痪；延脑病变时表现病灶侧舌下神经麻痹和对侧肢体瘫痪。常见于脑干肿瘤、炎症和血管性病变。

4）截瘫：双下肢瘫痪称截瘫，多见于脊髓胸腰段的炎症、外伤、肿瘤等引起的脊髓横贯性损害。

5）四肢瘫痪：四肢不能运动或肌力减退。见于高颈段脊髓病变（如外伤、肿瘤、炎症等）和周围神经病变（如吉兰-巴雷综合征）。

2.不自主运动　指患者在意识清醒的情况下，出现不受主观控制的无目的的异常运动。包括肌张力增高、动作减少和肌张力减低、动作增多两大类。主要表现形式为震颤、舞蹈、手足徐动、扭转痉挛、投掷动作等。所有不自主运动的症状随睡眠而消失。

3.共济失调　共济失调是指在肌力正常、无视觉障碍和失用症的情况下，出现肢体随意运动的幅度和协调障碍，从而不能维持躯体正常的姿势、平衡和协调动作，多由前庭小脑、本体感觉及其相连接结构受损所致。根据病变部位和特征的不同，临床上将共济失调分为感觉性共济失调、前庭性共济失调、小脑性共济失调和大脑性共济失调4类。其中，以小脑性共济失调最为常见。

【护理评估】

（一）健康史

了解患者起病的缓急，运动障碍的性质、分布、程度及伴发症状。了解患者步行的模式、速度、节律、步幅以及是否需要支持。注意有无发热、抽搐或疼痛，是否有继发损伤；饮食和食欲情况，是否饱餐或酗酒；过去有无类似发作病史。

（二）身体评估

1.肌容积　检查肌肉的外形、体积，有无萎缩、肥大及其部位、范围和分布。

2.肌张力　肌张力是指肌肉在静止松弛状态下的紧张度。检查主要触摸肌肉的硬度和被动活动时有无阻力。

3.肌力　肌力是受试者主动运动时肌肉收缩的力量，肌力由低到高分为0～5级。

4.协调与平衡功能　观察患者在站立、坐位和行走时是否能静态维持、动态维持和抵抗轻外力作用维持平衡；判断有无协调障碍、平衡障碍，发现影响因素，预测可能发生跌倒的危险性。

5.姿势和步态　观察患者卧、坐、立和行走的姿势。步态是指人行走、站立的运动形式与姿态。注意起步、抬足、落足、步幅、步基、方向、节律、停步和协调动作的情况。

6.日常生活活动能力　是指人们为了维持生存及适用生存环境每天必须反复进行的最基本、最具有共性的活动。

目前广泛使用Barthel指数评定，对进食、洗澡、修饰、穿衣、控制大便、控制小便、如厕、床椅转移、平地行走、上下楼梯10个项目进行评分，总分100分。100分为无须依赖；61～99分为轻度依赖，生活基本自理或少部分依赖他人照护；41～60分为中度依赖，生活需要很大帮助；40分及以下为重度依赖，日常生活完全需要他人照护。

（三）心理-社会状况

评估患者是否因肢体运动障碍而产生急躁、焦虑情绪或悲观、抑郁心理。

（四）辅助检查

CT、磁共振可了解中枢神经系统有无病灶；肌电图检查可了解脊髓前角细胞、神经传导速度及肌肉有无异常；血液生化检查可检测血清铜蓝蛋白、抗"O"抗体、血沉、血清钾有无异常；神经肌肉活检可鉴别各种肌病和周围神经病。

【常见护理诊断/问题】

1. 躯体活动障碍　与大脑、小脑、脊髓病变及神经肌肉受损、肢体瘫痪或协调能力异常有关。
2. 自理能力缺陷　与偏瘫、肢体活动障碍有关。
3. 有失用/废用综合征的危险　与肢体瘫痪、僵硬、长期卧床/体位不当或异常运动模式有关。
4. 有外伤的危险　与偏瘫、肢体活动障碍或共济失调有关。

【护理目标】

1. 患者能够适应进食、穿衣、沐浴或卫生自理缺陷的状态。
2. 能接受护理人员的照护，生活需要得到满足。
3. 能配合运动训练，日常生活活动能力逐渐增强。
4. 未发生受伤、压疮、深静脉血栓形成、肢体挛缩畸形等并发症。

【护理措施】

（一）一般护理

满足患者基本生活需要，帮助患者翻身和保持床单位整洁；指导和协助患者洗漱、进食、如厕、学会配合和使用便器，要注意动作轻柔，勿拖拉和用力过猛。

（二）安全护理

运动障碍的患者要防止跌倒，确保安全。地面要保持平整干燥，防湿、防滑，走廊、厕所设置扶手；卧床时拉起床栏，呼叫器置于床头患者随手可及处；患者活动时穿防滑软橡胶底鞋，不要在其身旁擦过或在其面前穿过，同时避免突然呼唤患者，以免分散其注意力；步态不稳者，选用三角手杖等合适的辅助具，并有人陪伴，防止受伤。

（三）病情观察

了解患者原发疾病，密切观察患者肢体肌力、肌张力变化，及时发现病情变化。观察皮肤完整性。有无关节脱臼和关节挛缩变形等。

（四）心理护理

营造舒适的休养环境和亲情氛围，关心、爱护患者；给患者提供有关疾病、治疗及预后的可靠信息；鼓励患者正确对待疾病，消除抑郁、恐惧心理或悲观情绪，摆脱对他人的依赖心理；尊重患者，多与患者交谈，避免任何刺激和伤害患者自尊的言行，尤其在喂饭、帮助患者洗漱和处理大小便时不要流露出厌烦情绪。

（五）康复锻炼

告知患者及家属早期康复的重要性、训练内容与开始的时间。早期康复有助于抑制和减轻肢体痉挛姿势的出现与发展，能预防并发症、促进康复、减轻致残程度和提高生活质量。缺血性卒中患者病情及生命体征平稳48小时后即可进行；脑出血患者康复可在病后10~14天开始；其他疾病所致运动障碍的康复应尽早进行。早期康复护理的内容如下。

1.**患侧肢体刺激** 加强患侧的体表感觉、视觉和听觉刺激。房间的布置应尽可能地使患侧在白天自然地接受更多的刺激，如床头柜、电视机应置于患侧；所有护理工作如帮助患者洗漱、进食等都在患侧进行；家属与患者交谈时也应握住患侧手，引导偏瘫患者头转向患侧；避免手的损伤，尽量不在患肢静脉输液；慎用热水袋热敷等。

2.**保持良肢位** 正确的卧位姿势可以减轻患肢的痉挛、水肿，增加舒适感。①患者卧床时床应放平，床头不宜过高，尽量避免半卧位和不舒适的体位。患肢手指张开，手中不应放任何东西，以避免让手处于抗重力的姿势；不在足部放置坚硬的物体以避免足跖屈畸形。②不同的体位均应备数个不同大小和形状的软枕以支持。③避免被褥过重或太紧等。

3.**正确变换体位** 翻身主要是躯干的旋转，它能刺激全身的反应与活动，是抑制痉挛和减少患侧受压最具治疗意义的活动。

（1）患侧卧位：是所有体位中最重要的体位。肩关节向前伸展并外旋，肘关节伸展，前臂旋前，手掌向上放在最高处，患腿伸展、膝关节轻度屈曲。

（2）健侧卧位：患肩前屈，手平放于枕头上，伸肘，下肢患侧膝、髋屈曲，髋稍内旋。偏瘫、截瘫患者每2小时翻身1次。

（3）仰卧位：为过渡性体位，因为受颈牵张性反射和迷路反射的影响，异常反射活动增强，应尽可能少用。

4.**床上运动训练** 正确的运动训练有助于缓解痉挛和改善已形成的异常运动模式。

（1）Bobath握手：两手十指交叉，握在一起，患侧拇指位于最上面，双手叉握充分向前伸，然后上举至头上。鼓励患者在双手与躯体成90°和180°位置稍作停留，以放松上肢和肩胛的痉挛，避免手的僵硬收缩，刺激躯干活动与感知觉。应鼓励患者循序渐进，逐渐增加上举幅度，保持肩关节无痛范围的活动。

（2）关节被动运动：进行每个关节的各方位的被动运动，可维持关节活动度，预防关节僵硬和肢体挛缩畸形。

（3）桥式运动（选择性伸髋）：指导患者抬高臀部使骨盆呈水平位，治疗师一手下压患侧膝关节，另一只手轻拍患侧臀部，刺激其活动，帮助伸展患侧髋部。该运动可以训练患腿负重，为患者行走做准备，防止患者在行走中膝关节锁住（膝过伸位），同时有助于卧床患者床上使用便器。

5.**恢复期运动训练** 主要包括转移动作训练、坐位训练、站立训练、步行和实用步行训练、平衡共济训练、日常生活活动训练等。上肢功能训练一般采用运动疗法和作业疗法相结合，下肢功能训练主要以改善步态为主。具体方法有踝关节选择性背屈和跖屈运动、患侧下肢负重及平衡能力训练等。运动训练应在康复师指导下由易到难，循序渐进，持之以恒。

6. 综合康复治疗　根据病情，指导患者合理选用针灸、理疗、按摩等辅助治疗，以促进运动功能的恢复。

【护理评价】

1. 患者能否适应运动障碍的状态，情绪是否稳定。
2. 能否接受护理人员的照顾，舒适感增强，生活需要是否得到满足。
3. 能否配合和坚持肢体功能康复训练，日常生活活动能力是否逐渐增强或恢复正常。
4. 是否发生压疮、感染、外伤、肢体失用萎缩和关节挛缩畸形等并发症。

第二节　急性炎症性脱髓鞘性多发性神经病患者的护理

急性炎性脱髓鞘性多发性神经病（AIDP），又称急性吉兰-巴雷综合征（GBS），是一组以周围神经和神经根的脱髓鞘、小血管周围淋巴细胞及巨噬细胞的炎性反应为病理特点的自身免疫性疾病。临床以双侧对称性、进行性、上行性、弛缓性瘫痪为主要特点，病情进展迅速，严重者短期内出现呼吸肌麻痹而危及生命。本病的年发病率为（0.6~1.9）/10万，在发展中国家发病率比较高，各组年龄均可发病，资料显示与年龄呈正相关，并出现双峰现象。

【病因及发病机制】

本病是单相自身免疫介导的周围神经病。60%患者病前1~3周常有感染史，如喉痛、鼻塞、发热等上呼吸道感染史，以及腹泻、呕吐等消化道症状或疫苗接种史。发病机制目前尚未完全阐明，一般认为发病前有非特异性感染史与疫苗接种史，由其引起Ⅳ型超敏反应的免疫性疾病。

【护理评估】

（一）健康史

多数患者患病前有非特异性感染或免疫接种史，因此，询问患者1~4周前有无咽痛、咳嗽等呼吸道感染症状，以及发热、呕吐、腹痛、腹泻等肠道感染症状，有无预防接种史；了解既往健康状况。

（二）身体状况

儿童和成人，男性和女性均可发病。多起病急，症状逐渐加重，在1~2周达到高峰。首发四肢远端对称性进行性肌无力多见。也有从四肢体近端向远端发展。弛缓性瘫痪、腱反射减退或消失。感觉症状比运动症状轻。肢体远端麻刺感，以后有手套、袜套样感觉减退。也可有腰背、骶尾部疼痛、腓肠肌按压痛。病程进展后出现双侧周围性面瘫、舌咽神经损害的声音嘶哑、吞咽困难。其他脑神经很少累及，偶见视盘水肿。自主神经累及时有出汗、皮肤潮红、营养障碍、心动过速，仅15%患者有尿潴留。

多数患者在3~15日病情达高峰，少数可累及呼吸肌，导致呼吸衰竭而需人工呼吸。90%以上患者在4周内病情停止进展。10%病情继续加重。1~2个月开始恢复。如果有四肢瘫痪，肌肉极度萎缩，则需1~2年才能恢复。

（三）心理-社会状况

患者意识清楚，因病情凶险、突发且进展迅速，肢体运动障碍，皮肤感觉异常，使患者情绪紧张、焦虑不安；当病情加重，出现呼吸困难、吞咽障碍时，行气管切开和使用呼吸机时，患者有害怕、恐惧心理。

（四）辅助检查

1. 实验室检查　病后3周脑脊液中蛋白质水平升高，而细胞计数、糖、氯化物均正常或接近正常，称为蛋白-细胞分离现象。脑脊液压力多正常。

2. 肌电图检查　早期有F波或H反射延迟或消失；神经传导速度减慢，远端潜伏期延长，动作电位波幅正常或下降。病程中肌电图表现变化很大，可选一侧正中、尺、胫和腓总神经测定示髓鞘损害。

（五）治疗原则

有效呼吸道管理，保持呼吸道通畅，维持呼吸功能，增加治愈率，降低死亡率。抑制免疫反应，常用方法有血浆置换法，静脉注射免疫球蛋白、糖皮质激素、免疫抑制剂等。消除致病因子对神经的损害，营养神经促进神经再生。促进神经功能和肌力恢复康复锻炼，对症治疗，预防并发症。

【常见护理诊断/问题】

1. 感知障碍　与感觉传导通路损害有关
2. 躯体移动障碍　与四肢肌肉弛缓性瘫痪有关。
3. 清理呼吸道无效　与呼吸肌无力引起咳嗽无力或疲乏有关。

【护理目标】

1. 无感觉障碍引起的身体受损。
2. 患者肢体的力量和耐力增加。
3. 患者肺部气体交换有改善，生命体征范围正常。

【护理措施】

（一）一般护理

1. 保持室内空气新鲜，室温保持在18~20℃，湿度为60%~70%，每天开窗通风2次，每次30分钟。床单位保持清洁、平整、干燥、无渣屑。

2. 嘱患者卧床休息，床头抬高≥30°，必要时半坐卧位，每30分钟至2小时变换一下体位，如身体发红的部位在翻身后1小时内不恢复，增加翻身的次数。

3. 给予高热量、高维生素、易消化饮食。维生素B_{12}对神经髓鞘形成有重要作用，可促进神经细胞修复。患者存在吞咽困难、胃肠功能减弱影响进食、机体处于高代谢状态,应选择胃肠内营养。

(二) 病情观察

密切观察呼吸情况,及早发现呼吸肌麻痹,观察患者的呼吸频率、节律、深度、胸廓运动的变化,口唇、指(趾)甲有无发绀,有无胸闷、烦躁不安、出汗、摇头,有无意识障碍等;听咳嗽声、语调是否减弱;呼吸时触摸胸锁乳突肌,该肌肉活动是否增强。听诊肺部呼吸音的强弱,有无干、湿啰音;定时做动脉血气分析,适时监测血氧饱和度,确定有无呼吸衰竭。确保血氧饱和度≥90%,一旦发现异常,立即报告医生。

(三) 用药护理

环磷酰胺(CTX)现配现用,避光保存。如白细胞少于3×10^9/L则不能用药。使用前签订化疗药物知情同意书,签字后方可执行。肾上腺皮质激素用药过程中应检测患者血红蛋白、血糖、血清钾、血压的变化,并注意是否有隐性出血。丙种球蛋白为血液制品,易被污染,在准备输入过程中应严格执行无菌操作原则。

(四) 心理指导

根据患者年龄、性别、文化程度和接受能力,采用个性化方式与患者沟通,用亲切、温暖的语言向患者讲解医院的环境及规章制度。定时给患者翻身、叩背、吸痰,做好患者的生活护理,建立良好的护患关系。向患者介绍本病发生、发展过程及治疗方法。讲解气管切开的必要性。解除患者恐惧心理,取得患者对治疗的配合。

(五) 健康指导

1. 疾病知识指导　指导患者建立健康的生活方式,注意营养均衡,加强运动锻炼,增强体质和机体抵抗力,避免受凉、感冒、疲劳和创伤等诱因。鼓励患者保持心情愉快和情绪稳定,树立战胜疾病的信心,积极配合治疗。

2. 日常生活指导　床单位保持清洁、平整、干燥、无渣屑,减少对皮肤的机械性刺激。注意给患者肢体保暖,远离锐器和热源,禁用热水袋,防止烫伤或锐器伤。可每天用温水擦洗感觉障碍的身体部位,以促进血液循环和感觉恢复。穿宽松肥大的棉制衣服,以防止束带感加重。

3. 康复指导　指导患者及家属识记与本病相关的知识及护理方法,学会观察肢体运动能力和感觉障碍的恢复情况,及早进行肢体功能锻炼,由被动运动开始逐步转向主动运动。如经常给患者做知觉训练,如用纸、毛线等刺激浅触觉、温水刺激温度觉、用针灸刺激痛觉等以争取早日康复。

【护理评价】

1. 是否有感觉障碍引起的身体受损。

2. 患者肢体的力量和耐力是否增加。

3. 患者肺部气体交换是否有改善。

第三节　急性脑血管疾病患者的护理

脑血管疾病是指各种原因导致的急性、慢性脑血管疾病。急性脑血管病是指由于急性脑血液循环障碍导致的局限性或全面性脑功能缺损综合征。急性脑血管病是神经系统疾病中发病率、死亡率和残障率均居首位的一组疾病，也是神经科最常见疾病。

根据症状持续时间，时间不足24小时者，称为短暂性脑缺血发作；症状持续时间超过24小时以上者，称为脑卒中。脑卒中又分缺血性卒中和出血性卒中，前者又称脑梗死，包括脑血栓形成和脑栓塞。后者包括脑出血和蛛网膜下腔出血。缺血性脑血管病最常见，占我国脑卒中的69.6%～70.8%。《中国急性期缺血性脑卒中诊治指南2021》中指出，脑卒中已成为我国第一大死因。

根据《全国第三次死因回顾抽样调查报告》，脑血管病目前已跃居为国民死亡原因之首，其中脑卒中是单病种致残率最高的疾病。根据国内外经验，脑卒中可防可控。对脑卒中的危险因素进行积极有效的干预，可以明显降低脑卒中发病率，减轻脑卒中疾病负担。

1. 一级预防　主要是针对发病前预防。脑卒中的危险因素分为可干预与不可干预2种。不可干预因素主要包括年龄、性别、种族、遗传因素等；可干预因素包括高血压、糖代谢异常、血脂异常、心脏病、无症状性颈动脉粥样硬化和生活方式等。通过各种措施干预高危致病因素，对高血压人群进行监控，防治心脏病、血脂异常和糖尿病；改变居民不良生活方式，戒烟限酒、低盐低脂饮食、合理运动、减轻体重等；督促高危人群定期体检。

2. 二级预防　脑血管病的规范化治疗，防止病情加重，多学科合作预防器官或系统因伤病所致的残疾和功能障碍。通过寻找脑卒中的原因，积极治疗危险因素，预防或降低再次发生卒中的危险，减轻残疾程度。

3. 三级预防　脑血管病的康复，在疾病发生且造成残疾后，积极进行功能康复训练，同时避免原发病复发。采取现代康复技术和我国传统康复手法（针灸、推拿）相结合的方法，尽量恢复脑卒中致残者的功能。

一、短暂性脑缺血发作

短暂性脑缺血发作（TIA）是脑、脊髓或视网膜局灶性缺血所致的、未发生急性脑梗死的短暂性神经功能障碍。TIA与缺血性脑卒中有着密不可分的联系，大量研究显示，TIA患者在近期有很高的脑卒中发生风险。相关分析指出，TIA患者发病后第2天、第7天、第30天和第90天内的脑卒中发生风险分别为3.5%、5.2%、8.0%和9.2%，上述数据证实TIA是急性缺血性脑血管病之一，是缺血性脑卒中的高危信号。2010年我国TIA流行病学调查显示，我国成人标化的TIA患病率为2.27%，知晓率仅为3.08%，在整体TIA人群中，有5.02%的患者接受了治疗，仅4.07%接受了指南推荐的规范化治疗。研究估算，全国有2 390万TIA患者，意味着TIA已成为中国脑卒中沉重负担的重要推手。根据国内外经验，对TIA患者进行早期干预和治疗，能够显著降低脑卒中复发风险，也是减轻脑卒中疾病负担的最佳方法。

【病因】

1. 血管病变　最常见的是动脉粥样硬化，其次是高血压病伴发的脑小动脉硬化。其他还有各种血管炎、血管发育异常、夹层动脉、手术、穿刺等导致的血管壁损伤等。

2. 血液成分的异常　血液中的成分如红细胞、血小板、胆固醇、纤维蛋白原等含量的增加，导致血液黏稠度增加，血流速度减慢，容易在血管狭窄处形成血栓。血液中出现的异常栓子如来自心脏的栓子、气体栓子、脂肪栓子等可造成一过性脑栓塞。

3. 血流动力学因素　脑血流量的调节受许多因素的影响。最重要的就是血压的变化，当平均动脉压低于70mmHg和高于180mmHg时，由于血管本身存在的病变如管腔狭窄，脑血管自动调节功能丧失，局部血流供应发生短暂障碍。

【发病机制】

TIA发病机制主要分为血流动力学型和微栓塞型。

1. 血流动力学型TIA　在动脉严重狭窄基础上因血压波动而导致远端一过性脑缺血，血压低于脑灌注代偿的阈值时发生TIA，血压升高、脑灌注恢复时症状缓解。短暂（2~10分钟）、重复、刻板的TIA发作提示为大动脉粥样硬化。

2. 微栓塞型TIA　又分为动脉源性和心源性。其发病基础是动脉或心脏来源的栓子进入脑动脉系统引起血管阻塞，如栓子自溶则形成微栓塞型TIA。如果栓子移动阻塞远端血管，由于侧支循环的代偿或者处于亚功能区，则表现无临床神经功能缺损现象的TIA。

3. 其他　各种贫血、高凝状态和血流的分流，如锁骨下动脉盗血综合征也可导致TIA。

【护理评估】

（一）健康史

询问患者有无动脉粥样硬化史；有无高血压病、心脏病、糖尿病、高脂血症、颈椎病、严重贫血等病史；发病前有无血压明显升高、急性血压过低、一过性单侧肢体无力、阵发性眩晕、急剧头部和颈部伸屈等情况。

（二）身体状况

起病突然，持续时间短，可反复刻板发作，能完全缓解，不留后遗症。TIA一般持续几分钟至1小时，多数持续2~15分钟，最长不超过24小时。

1. 颈内动脉系统表现　出现病灶同侧的视觉受损或半球病变，病灶对侧的感觉、运动障碍。多数是单一症状出现的，仅少数发作是视觉和半球病变同时或相继发生。视觉症状表现为短暂的单眼失明或一过性黑矇。黑矇表现为视野内的明暗度逐渐下降（或增加），逐渐演变为单眼完全的无痛性失明。

2.椎-基底动脉系统表现　表现变化多端，眩晕、复视、构音障碍、双侧面部麻木、共济失调、单侧或双侧的无力和麻木是后循环受累的特征。椎-基底动脉TIA的特点是每次发作形式不同或在同样背景下有所变化，此次有眩晕和共济失调，而再次发作中又出现复视。

（三）心理-社会状况

患者因突然发病或症状反复发作，担心出现后遗症而产生紧张、焦虑和恐惧心理。部分患者因对疾病缺乏认识而麻痹大意，易发展为更严重的疾病。

（四）辅助检查

1.一般检查　包括心电图、全血细胞计数、凝血功能、电解质、血同型半胱氨酸、肾功能、快速血糖和血脂测定。

2.血管检查　CT血管成像（CTA）、磁共振血管成像（MRA）、血管超声、全数字减影血管造影（DSA）可发现重要的颅内外血管病变。其中DSA是颈动脉内膜切除术（CEA）和颈动脉支架治疗（CAS）术前评估的金标准。

3.易损斑块的检查　易损斑块是动脉栓子的重要来源。颈部血管超声、血管内超声、高分辨MRI及TCD微栓子监测有助于对动脉粥样硬化的易损斑块进行评价。

4.心脏评估　疑为心源性栓塞，推荐进行经胸超声心动图（TTE）和（或）经食管超声心动图（TEE）检查。

（五）治疗原则

1.急性期溶栓治疗　在急诊时，对症状持续≥30分钟者，应按急性缺血性脑卒中流程开始绿色通道评估。到目前为止，TIA溶栓治疗仍缺乏循证医学证据，建议对于合并大动脉狭窄、NIHSS评分高的患者，参考缺血性脑卒中急性期血管再通治疗原则，进行静脉溶栓或机械取栓等治疗。

2.口服抗栓药物治疗　①对于非心源性TIA患者，建议给予口服抗血小板药物阿司匹林或氯吡格雷单药治疗，两者均可以作为首选抗血小板药物。阿司匹林抗血小板治疗的最佳剂量为75～150mg/d。阿司匹林加缓释型双嘧达莫或西洛他唑，均可作为阿司匹林和氯吡格雷的替代治疗药物。②心源性栓塞性TIA的抗栓治疗对伴有心房颤动（包括阵发性）的TIA患者，推荐使用适当剂量的华法林口服抗凝治疗，预防血栓栓塞。新型口服抗凝剂包括达比加群、利伐沙班、阿哌沙班以及依度沙班，可作为华法林的替代药物，选择何种药物应考虑个体化因素。

3.非药物治疗　症状性大动脉粥样硬化性短暂性脑缺血发作的非药物治疗，TIA合并同侧颈动脉颅外段中、重度狭窄（50%～99%）的患者，如果预计围术期死亡和脑卒中复发风险<6%，推荐进行颈动脉内膜剥脱术（CEA）或颈动脉血管内支架成型（CAS）治疗。

4.危险因素控制　血压、血糖、血脂、高同型半胱氨酸血症、吸烟。

二、脑梗死

脑梗死（CI）又称缺血性脑卒中（CIS），是指由于脑部血液供应障碍，缺血、缺氧引起的局限性脑组织的缺血性坏死或脑软化，占脑卒中的70%～80%。临床常见脑血栓形成和脑栓塞。

脑血栓形成（CT）是脑梗死最常见的类型，是脑动脉主干或皮质支动脉粥样硬化导致血管增厚、管腔狭窄闭塞，进而形成血栓，引起脑局部血流减少或供血中断，使脑组织缺血、缺氧而表现出局灶性神经系统症状和体征。

脑栓塞是指血液中的各种栓子（如心脏内的附壁血栓、动脉粥样硬化的斑块、脂肪、肿瘤细胞、纤维软骨或空气等）随血流进入脑动脉而阻塞血管，引起该动脉供血区脑组织缺血性坏死，出现局灶性神经功能缺损。心源性栓子是最常见的原因，如风湿性心脏病二尖瓣狭窄合并心房颤动的患者。

【病因及发病机制】

脑血栓形成最常见的病因是脑动脉粥样硬化，多伴有高血压、冠心病或糖尿病，高血脂、高血糖、肥胖可加速脑动脉硬化进程；年轻发病者以各种原因的脑动脉炎为多见。其病理改变主要是血栓形成后，血流受阻或完全中断，若侧支循环不能代偿供血，受累血管供应区的脑组织则缺血、水肿、软化、坏死。经数周后坏死组织被吸收，胶质纤维增生或瘢痕形成。

【护理评估】

（一）健康史

询问患者起病的时间、方式，有无明显的前驱症状，如头晕、头痛、一侧肢体无力或瘫痪；了解患者有无高脂血症及TIA病史、颈动脉狭窄、高血压、糖尿病；是否长期摄入高盐、高脂肪饮食，有无烟酒嗜好；有无家族脑卒中病史。

（二）身体状况

多发生于中老年人，多有高血压、动脉粥样硬化、高血脂、糖尿病史。突然起病，不少患者在睡眠中发病，在清晨醒来时发现偏瘫或单瘫，或失语等。常在数分钟至数小时，甚至1～2天达高峰，亦有白天工作时发病。部分患者病前有短暂性脑缺血发作的病史。起病时可有缺血侧头部轻度疼痛，多数患者意识清醒。脑血栓引起的症状体征取决于受累的血管。

1.脑血栓形成特点　①好发于中老年人，有动脉粥样硬化、高血脂、高血压、糖尿病等基础疾病者。②一般患者有前驱症状，如肢体麻木、头晕、头痛等，部分发病前有TIA病史。③多数患者在安静休息时或睡眠中发病，次日早晨醒来时发现语言障碍、一侧肢体瘫痪，多数患者意识清楚。病情多在几小时或几天内达到高峰，症状进行性加重或波动。④神经系统症状主要决定于脑血管闭塞的部位及梗死的范围，常见表现有失语、瘫痪、感觉障碍、吞咽困难。⑤病情轻者经治疗在短期内缓解，不留后遗症；病情重者，进展快，出现昏迷、颅内压增高等并发症。

2.脑栓塞特点　①发生于任何年龄阶段，多见于患风湿性心脏瓣膜病患者，患冠心病及动脉粥样硬化的老年人。②多在活动中突然发病，发病前多无明显诱因和前驱症状。③以偏瘫、失语等局灶定位症状为主，严重者突然昏迷、全身抽搐，因脑水肿或颅内压增高继发脑疝而死亡。

（三）心理-社会状况

脑梗死患者常出现肢体瘫痪或语言障碍，且恢复时间较长、疗效慢，或留有后遗症，患者和家属很难接受；长期康复治疗影响患者的生活和工作，加重了精神和经济负担。评估患者及照顾者对疾病认识程度、家庭条件与经济状况等，家属对患者的关心程度和对疾病治疗的支持情况等。

（四）辅助检查

1.脑脊液检查　多数正常，可有少量红细胞。

2.CT检查　示阻塞血管分布区低密度病变，通常在发病后24~48小时出现（图9-3-1）。

3.TCD　可发现脑各部血流改变。

4.MRI检查　对小的梗死灶，尤其是脑干的梗死灶，MRI磁共振图像上可清晰地见到。

5.数字减影血管造影（DSA）　是脑血管病变检查的金标准，可发现血管狭窄、闭塞及其他血管病变，为脑卒中的血管内治疗提供依据。

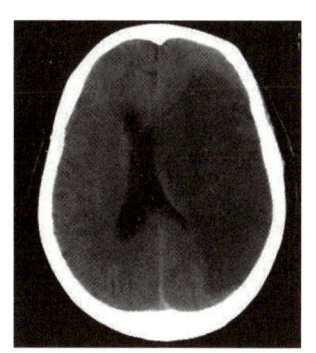

图9-3-1　CT示阻塞血管分布区低密度病变

（五）治疗原则

1.脑血栓　超早期、患者化、整体化的治疗原则。①超早期治疗：发病后立即就诊，力争在治疗时间窗内溶栓治疗，并降低脑代谢、控制脑水肿及保护脑细胞，挽救缺血半暗带。②患者化治疗：根据患者年龄、缺血性卒中类型、病情程度和基础疾病等采取最适当的治疗。③整体治疗：采取支持疗法、对症治疗和早期康复治疗。对卒中危险因素如高血压、糖尿病和心脏病等及时采取预防性干预，减少复发率和降低病残率。

（1）早期溶栓：是目前最重要的恢复血流的措施。发病后6小时内，采用溶栓治疗使血管再通，恢复梗死区域的血流灌注，减轻脑水肿和神经无损伤，缩小梗死灶。常用溶栓药物有尿激酶、链激酶、重组组织型纤溶酶原激活剂（rt-PA）。

（2）调整血压：血压维持在发病前稍高水平，以免血压过低导致脑血流量不足，加重脑梗死。

（3）防治脑水肿：梗死范围大或发病急骤时引起脑水肿，加剧脑组织缺血、缺氧，导致脑组织坏死。常用20%甘露醇或同时使用地塞米松、呋塞米。

（4）控制血糖：急性期血糖升高较常见，当血糖>11.1mmol/L时，应立即予胰岛素治疗，控制血糖在8.3mmol/L以下；当血糖<2.8mmol/L时，给予葡萄糖口服或静脉注射。

（5）抗血小板聚集：未溶栓治疗患者发病后48小时内口服阿司匹林，但不主张在溶栓后24小时内服用。

（6）抗凝治疗：常用肝素、低分子肝素和华法林促进侧支循环，防止缺血性脑卒中复发，防止堵塞远端小血管而继发血栓形成。一般不主张发病后急性期应用。

（7）脑保护治疗：胞磷胆碱、钙通道阻滞剂尼莫地平等，采用头部或全身亚低温治疗降低脑代谢、减轻脑缺血性损伤。

（8）高压氧舱治疗：若患者呼吸道分泌物较少、呼吸正常、无抽搐及血压正常者。宜尽早配合高压氧舱治疗。

（9）中医中药治疗：丹参、三七、银杏叶制剂可降低血小板聚集和血液黏稠度，改善脑循环。

2.脑栓塞　如果是心源性栓塞，要治疗原发病；如果是感染性栓塞，应用足量有效抗生素，禁溶栓或抗凝治疗，以防感染在颅内扩散；脂肪栓塞，可用扩容药、血管扩张药等静脉注射；空气栓塞，指导患者采取头低足高左侧卧位，进行高压氧舱治疗。

【常见护理诊断/问题】

1.躯体活动障碍　与躯体瘫痪、意识障碍有关。

2.吞咽能力受损　与神经肌肉运动障碍有关。

3.生活自理缺陷　与躯体瘫痪有关。

4.语言沟通障碍　与失语、意识障碍有关。

5.焦虑　与突发症状、机体功能障碍有关。

【护理目标】

1.肢体的力量和耐力增加。

2.吞咽功能逐渐恢复。

3.日常生活自理能力逐渐恢复。

4.能采取有效的沟通方式或恢复语言功能。

5.保持乐观情绪，配合治疗、护理和康复锻炼。

【护理措施】

（一）一般护理

1.病室环境　舒适、安静、整洁，保持室温在18～20℃，湿度为60%～70%。保持室内空气新鲜，每天开窗通风2次，每次30分钟。注意保暖，防止受凉。床单位保持清洁、平整、干燥、无渣屑。

2.休息与活动　急性期卧床休息，宜取平卧位，头部禁用冰袋，避免不必要的搬动。保持情绪稳定，环境安静，并严禁探视。病情不再发展者，尽早康复锻炼治疗。协助做好生活护理，如洗头、淋浴、穿衣、洗漱、大小便等，保持皮肤清洁、干燥。恢复期时鼓励患者独立完成自理活动。

3.**饮食护理** 易进食清淡、易消化、含丰富纤维素、维生素饮食，保证营养及水分供给，维持水、电解质平衡。饮水呛咳者可给予糊状饮食，不能进食者，及早予以胃肠营养，做好口腔护理。

4.**皮肤护理** 每日清洁皮肤，保持皮肤清洁干爽，如有潮湿刺激，及时清洁与更换。每天定时检查全身的皮肤状况，尤其是骨突受压处皮肤，避免水肿部位的皮肤受压。有条件的患者推荐使用平衡液清洁皮肤。当患者皮肤干燥时，给予不含香精的温和的皮肤润肤霜。持久排汗，如自主神经紊乱的患者，可使用吸收性强的材料改善湿度，避免使用爽身粉，易引起皮肤损伤。禁止局部按摩，尤其是骨突处受压的皮肤。指导失禁患者正确使用护理用品，避免皮肤受粪水刺激。

5.**安全护理** 床边要有护栏；走廊、厕所要装扶手；地面要保持平整干燥，防湿、防滑，去除门槛或其他障碍物；穿着防滑的软橡胶底鞋；行走时不要在其身旁擦过或在其面前穿过，同时避免突然呼唤患者，以免分散其注意力；步态不稳者，选用三角手杖等合适的辅助工具，并有患者家属陪伴，防止受伤。将患者经常使用的物品放在易拿取的地方，以方便患者随时取用。呼叫铃放在患者手边，听到铃声立即予以答复。护理人员协助患者完成生活护理，如穿衣、卫生、沐浴、如厕和进食。

（二）病情观察

在密切观察神志、瞳孔、生命体征、肌力、视力的改变的基础上。TIA患者观察眩晕、复视、失明、共济失调等临床表现，对频繁发作者做好观察和记录，包括持续时间、间隔时间和伴随症状。脑梗死患者观察头痛、呕吐、视盘水肿、肌张力、腱反射的改变，判断有无脑水肿、颅内压增高征象。下肢肿胀、疼痛甚至功能障碍等，是深静脉血栓形成的表现。观察患者呕吐物的颜色、量、性质及大便性状并行大便隐血试验，以确定消化道出血可能。

（三）用药护理

1.**溶栓抗凝治疗** 根据药物剂量，准确给药，同时根据各种药物的不同作用特点，观察其治疗效果和不良反应，并协助医师定期复查凝血酶原时间，注意观察出血先兆，如皮肤、黏膜下有无出血点，如有异常及时通知医师处理。

2.**血管扩张药** 有扩张血管、改善血流，促进脑细胞代谢的作用，但也会出现不良反应。患者可出现血压降低、头部胀痛、皮肤潮红等不良反应。

3.**降颅内压药** 在用药期间，护理人员需及时巡视，严密观察。应用甘露醇脱水降颅压，掌握给药速度，一般成人为8~12mL/min。同时，注意了解水、电解质及酸碱平衡变化。发现穿刺部位红、肿、痛，及时更换输液部位，并及时处理。甘露醇等降颅压药为高渗液体，应选用深静脉置管（CVC、PICC），防止液体外渗引起组织坏死。

（四）心理护理

密切注意患者的情绪变化，向患者介绍疾病发生、发展过程及治疗方法。取得患者的信任，解除患者恐惧心理，使患者以平和的心态接受治疗。

（五）健康指导

1.疾病知识及康复指导　向患者及其亲属介绍脑梗死的基本知识，说明积极治疗原发病、去除诱因、养成良好的生活习惯是防止脑梗死的重要环节。使患者及其家属了解早期治疗的重要性和必要性，发病后立即就诊；偏瘫、失语者，教会亲属及患者康复训练的基本知识及自我护理方法，积极进行被动和主动锻炼，以提高生活质量、工作能力，早日重返家庭和社会。

2.饮食指导　饮食宜低盐、低脂、高蛋白质、高维生素，多吃新鲜蔬菜、水果、鱼类及豆类，戒烟限酒。

3.其他　对长期卧床者，应指导其亲属掌握预防压疮、肺炎、尿路感染等并发症的方法。

【护理评价】

1.肢体的力量和耐力是否增加。

2.吞咽功能是否逐渐恢复。

3.日常生活自理能力是否逐渐恢复。

4.能否采取有效的沟通方式或恢复语言功能。

5.能否保持乐观情绪，配合治疗、护理和康复锻炼。

三、脑出血

脑出血（ICH）　是指原发性非外伤性脑实质内出血。脑出血发病率低于脑梗死，但致死率、致残率高于脑梗死。高血压是脑出血最常见的原因。好发年龄为50～70岁，男性略多，冬春季易发。

【病因及发病机制】

高血压性脑出血为最常见的病因。其他与淀粉样血管病、抗凝及溶栓治疗、脑肿瘤、动静脉畸形有关。脑出血后，出血形成的血肿周围脑组织水肿，引起颅内压升高，使脑组织受压移位，形成脑疝。脑疝是导致患者死亡的直接原因。发病机制如下。

1.血管壁病变在血流冲击下导致脑小动脉形成微动脉瘤，在血压剧烈波动时破裂出血。

2.脑动脉外膜及中层在结构上较其他器官的动脉薄弱，血压升高时血管容易破裂。

3.基底节区出血占脑出血的70%（以壳核出血最为常见），此区供血的豆纹动脉从大脑中动脉呈直角发出，在原有病变基础上，受到压力较高的血流冲击后容易导致血管破裂，壳核、丘脑出血常累及内囊，并以内囊损害为突出表现，又称内囊区出血。

【护理评估】

（一）健康史

了解患者起病方式、速度及有无明显诱因，如起病前有无头晕、头痛、肢体麻木和口齿不利，是否在情绪激动、兴奋、活动、疲劳、用力排便等情况下发病，有无剧烈头痛、喷射性呕吐、打哈欠、嗜睡或烦躁不安等颅内压增高的表现；询问患者既往有无高血压、动脉粥样硬化、血液病和家族脑卒中病史；了解是否使用抗凝、降压等药物；了解患者性格特点、生活习惯与饮食结构。

（二）身体状况

发病突然，少数有头晕、头痛、肢体麻木和口齿不清等前驱症状；多在情绪紧张、兴奋、活动中或用力排便时发病。发病后在数分钟到数小时内达到高峰。血压明显升高，出现头昏、呕吐、偏瘫、失语、意识障碍、大小便失禁等；呼吸深沉，带有鼾声，重者呈潮式呼吸或不规则呼吸；深昏迷时四肢呈弛缓状态。由于出血部位和出血量不同，临床表现各异。

1. 壳核出血　是高血压性脑出血最常见部位，占脑出血的50%~60%，属于基底核出血。因病变累及内囊，典型者可见三偏征：病灶对侧偏瘫、对侧偏身感觉障碍和双眼对侧同向性偏盲，累及优势半球时出现失语（图9-3-2）。出血量少时，症状轻、预后较好；出血量大时，症状重，出现意识障碍和点位效应，也可引起脑疝，甚至死亡。

2. 丘脑出血　占脑出血的10%~15%，属于基底核区出血。常有对侧偏瘫、偏身感觉障碍，通常感觉障碍重于运动障碍。深感觉障碍明显，有特征性眼球运动障碍。

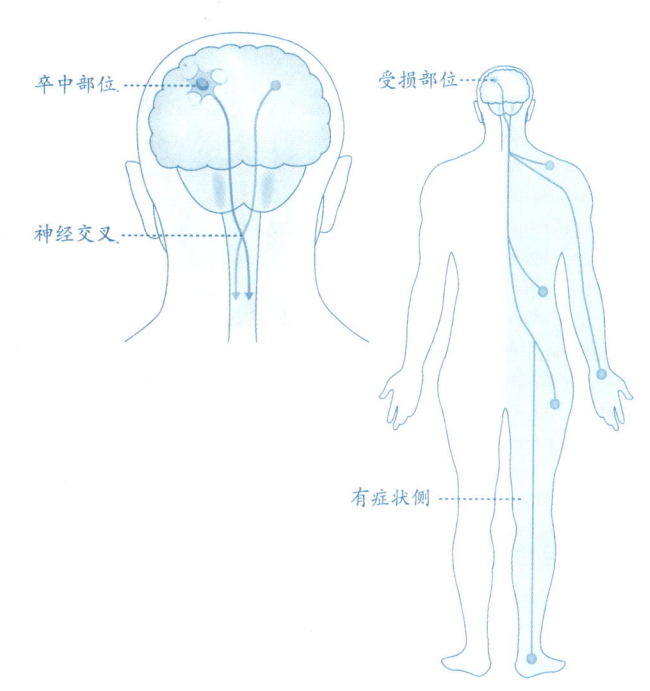

图9-3-2　壳核出血引起三偏症

3. 脑干出血　约占脑出血的10%，大多数为脑桥出血。小量出血无意识障碍，表现为交叉性瘫痪和共济失调性偏瘫，两眼向病灶侧凝视麻痹或眼肌麻痹。大量出血可破入脑室，迅速出现昏迷、双侧针尖样瞳孔、呕吐咖啡样胃内容物、中枢性高热、中枢性呼吸障碍、四肢瘫痪和去大脑强直发作等，病情恶化迅速，多数在24~48小时内死亡。

4. 小脑出血　约占脑出血的10%，起病突然，数分钟内出现头痛、呕吐、眩晕和共济失调，伴有枕部疼痛。出血少者，表现为患侧共济失调、眼球震颤和行动不稳等，多无瘫痪；出血量大者，出现昏迷和脑干受压征象，双侧瞳孔针尖样改变，呼吸不规则等。

5. 脑室出血　占脑出血的3%~5%。常见头痛、呕吐，严重者出现意识障碍（如深昏迷）、脑膜刺激征、针尖样瞳孔、四肢弛缓性瘫痪、去大脑强直、高热、呼吸不规则、脉搏和血压不稳定等。

（三）心理-社会状况

由于该病发病急，致残和死亡率高，患者易产生焦虑、绝望等心理反应。评估患者及家属对脑血管疾病的病因、病程、防治及预后的了解程度，能否接受偏瘫、失语等症状；评估家族环境、经济状况，以及家属对患者的关心和支持程度等。

（四）辅助检查

1.CT检查　是诊断脑出血的首选方法，可清晰显示出血部位、出血量大小、血肿形态、是否破入脑室及血肿周围有无低密度水肿带和占位效应等。病灶多呈圆形、卵圆或不规则的高密度区，边界清楚（图9-3-3）。动态CT检查可评价出血进展情况。

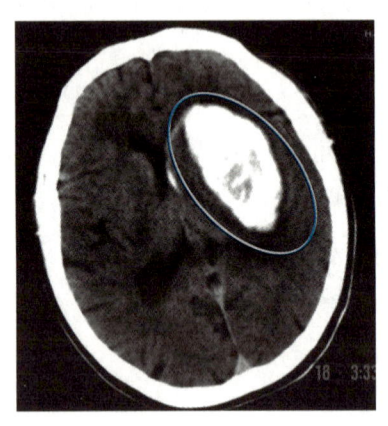

图9-3-3　CT示卵圆形的高密度病灶

2.MRI检查　急性期扫描呈低信号。

3.脑脊液检查　呈血性，脑脊液压力升高。一般不需要腰椎穿刺检查，以免诱发脑疝，如需排除颅内感染和蛛网膜下腔出血可谨慎进行。

（五）治疗原则

目标是控制增高的颅内压，防止脑疝形成；防止血肿扩大并保证脑灌注；治疗各种并发症和合并症；减少死亡率和伤残率。

1.卧床休息，头位抬高20°～30°，低血容量者不适合。

2.控制血压，血压过高可加重脑水肿，诱发再出血。血压降低的程度应根据每个患者的具体情况而定，原则上应逐渐降到脑出血前原有的水平或150/90mmHg左右。

3.控制颅内压是治疗的关键。颅内压升高是威胁生命的主要原因。

4.高血压性脑出血者止血药物无效。

5.保证每日热量、维生素需求量以及水和电解质平衡。

6.防治各系统并发症，积极防治呼吸道阻塞及感染、心血管病、消化道出血、尿路感染、压力性损伤。

四、蛛网膜下腔出血

多种原因导致颅内血管破裂后血液流入蛛网膜下腔称为蛛网膜下腔出血，临床上可分为外伤性与非外伤性两大类。非外伤性者又称为自发性蛛网膜下腔出血,是一种常见且致死率极高的疾病。

【病因及发病机制】

病因以先天性动脉瘤破裂（50%~85%）最为常见，其次是动静脉畸形和高血压性动脉硬化，其他病因有血液病、各种感染所致的脑动脉炎、肿瘤破坏血管、抗凝治疗并发症等。

脑动脉瘤好发于动脉开叉处，80%位于基底动脉环前部，该处动脉内弹力层和肌层的先天性缺陷，在血液涡流的冲击下渐向外突出而形成动脉瘤。脑血管畸形的血管壁，先天性发育不完全、变性、厚薄不一。脑动脉硬化时，脑动脉中纤维组织替代了肌层，内弹力层变性断裂和胆固醇沉积于内膜，加上血流冲击，逐渐扩张而形成动脉瘤。因上述病变基础，当重体力劳动、情绪变化、血压突然升高、饮酒（特别酗酒）时，脑底部及脑表面血管发生破裂，血液注流入蛛网膜下腔。

【护理评估】

（一）健康史

询问患者有无先天性动脉瘤、颅内血管畸形及高血压、动脉粥样硬化等病史；有无血液病、糖尿病、颅内血肿及抗凝治疗史；了解发病前有无突然用力、情绪激动及酗酒等诱因；了解的患者既往有无类似发作及诊治情况。

（二）身体状况

轻者可没有明显临床症状和体征，重者可突然昏迷甚至死亡。以中青年发病居多。起病突然（数秒或数分钟内发生）。多数患者发病前有明显诱因（剧烈运动、过度疲劳、用力排便、情绪激动等）。动脉瘤性的典型表现是突发异常剧烈全头痛，多伴发一过性意识障碍和恶心、呕吐。脑膜刺激征约在蛛网膜出血7~8小时后逐渐明显。约1/3的动脉瘤性蛛网膜下腔出血患者发病前数日或数周有头痛的表现，这是小量前驱（信号性）出血或动脉瘤受牵拉所致。20%的患者眼底可见玻璃体下片状出血，发病1小时内即可出现，是急性颅内压增高和眼静脉回流受阻所致，对诊断具有提示意义。

（三）心理-社会状况

患者多为壮青年，突然发病，头部剧烈疼痛、接受损伤性检查及手术治疗等，使患者产生紧张、焦虑、恐惧心理反应。

（四）辅助检查

1. CT检查　是诊断蛛网膜下腔出血的首选方法。出血早期敏感性高，可检出90%以下的蛛网膜下腔出血。

2. MRI检查　出血发病数天后CT检查敏感性降低，MRI发挥较大作用。

3. 数字减影血管造影（DSA）　明确有无动脉瘤的金标准。

4. 脑脊液检查　均匀一致的血性脑脊液是特征性表现。

（五）治疗原则

病因治疗是最重要的降低死亡率的有效方法。

1.一般处理及对症治疗　急诊收住，予以监护。绝对卧床（床头抬高15°～20°），保持安静。使血压稳定到正常水平。应注意心律失常、低钠血症，如果发现及早妥善处理。

2.治疗颅内压升高　首先20%甘露醇250mL，每6～8小时1次，或用呋塞米。次选白蛋白或甘油果糖注射液。

3.防止再出血　抗纤溶药物用氨基己酸或氨甲苯酸。介入手术、外科手术及放疗，迅速行DSA检查，以证实有无血管畸形或动脉瘤，以便迅速做外科手术等处理或迅速查明其他原因，做出相应处理。

4.防治脑血管痉挛　通用扩容、升压、血液稀释的3H疗法，预防和治疗脑血管痉挛。

【常见护理诊断/问题】

1.急性意识障碍　与大脑功能受损有关。

2.疼痛（头痛）　与血管痉挛、脑膜受刺激有关。

3.语言沟通障碍　与语言中枢受损有关。

4.躯体活动障碍　与躯体瘫痪、意识障碍有关。

5.潜在并发症　脑疝、再出血、上消化道出血。

【护理目标】

1.意识障碍程度逐渐减轻或意识清楚。

2.头痛逐渐减轻或消失。

3.能采取有效沟通方式表达自己意愿。

4.日常生活自理能力逐渐恢复。

5.并发症能及时发现或未发生并发症。

【护理措施】

（一）一般护理

1.病室环境　舒适、安静、整洁，保持室内空气新鲜，室温保持在18～20℃，湿度为60%～70%，每天开窗通风2次，每次30分钟。床单位保持清洁、平整、干燥、无渣屑。减少探视，避免声、光刺激和频繁接触、打扰患者，治疗护理活动应集中进行。

2.休息与活动　出血患者绝对卧床休息4～6周，抬高床头15°～30°，头偏向一侧，及时吸痰以清除口腔和鼻腔内分泌物，防止舌根后坠阻塞呼吸道。避免不必要的搬动。躁动者加保护性床栏，必要时使用约束带。避免各种引起颅内压增高的因素，如剧烈咳嗽、打喷嚏、屏气、用力排便、大量快速输液等。蛛网膜下腔出血患者禁止起坐、洗头、淋浴、如厕及其他下床活动，应加强护理，满足患者的日常所需。保持情绪稳定，环境安静。

3.饮食护理　急性脑出血发病24小时内禁食。生命体征平稳、无颅内压增高和严重消化道出血时，给予高蛋白质、高维生素、清淡、易消化、营养丰富的流质或半流质饮食，保证安全进食；昏迷或吞咽障碍者，给予鼻饲饮食。保持大便通畅，便秘时给予缓泻剂。

4.皮肤护理　每日清洁皮肤，保持皮肤清洁干爽，如有潮湿刺激，及时清洁与更换。每天定时检查全身的皮肤状况，尤其是骨突受压处皮肤，避免水肿部位的皮肤受压。有条件的患者推荐使用减压设备。当患者皮肤干燥时，给予不含香精的温和的皮肤润肤霜。持久排汗，如自主神经紊乱的患者，可使用吸收性强的材料改善湿度，避免使用爽身粉，易引起皮肤损伤。禁止局部按摩，尤其是骨突处受压的皮肤。指导失禁患者正确使用护理用品，避免皮肤受粪水刺激。

（二）病情观察

密切观察神志、瞳孔、生命体征的改变，防止脑疝、再出血、下肢静脉血栓、消化道出血等并发症的产生。剧烈头痛、烦躁不安、频繁呕吐、意识障碍进行性加重、两侧瞳孔大小不等是脑疝先兆表现。呼吸慢而深，脉搏慢而有力，血压升高，即"二慢一高"症状是脑疝可能。首次出血后病情稳定或好转情况下，突然再次出现剧烈头痛、呕吐、抽搐发作、昏迷甚至去大脑强直及脑膜刺激征明显加重等是再出血可能。观察患者呕吐物的颜色、量、性质及大便性状并行大便隐血试验，以确定消化道出血可能。

（三）用药护理

1.甘露醇　在用药期间，护理人员需及时巡视，严密观察。应用甘露醇脱水降颅压，掌握给药速度，一般成人为8~12mL/min。同时，注意了解水、电解质及酸碱平衡变化。发现穿刺部位红、肿、热、痛，及时更换输液部位，并及时处理。甘露醇等降颅压药为高渗液体，应选用深静脉置管（CVC）、PICC，防止液体外渗引起组织坏死。

2.钙通道拮抗剂类药物　有尼莫地平和氟桂利嗪，需监测血压，常见颜面潮红、头痛、眩晕、恶心、便秘等不良反应。

3.抗纤溶药　氨基己酸或氨甲苯酸不良反应少，但应用过量可致血栓并可能诱发心肌梗死。

（四）心理护理

密切注意患者的情绪变化，向患者介绍疾病发生、发展过程及治疗方法。取得患者的信任，解除患者恐惧心理，患者对治疗配合。使患者以平和的心态接受治疗。

（五）健康指导

同缺血性脑血管疾病。

【护理评价】

1.意识障碍程度是否逐渐减轻或意识清楚。

2.头痛逐渐是否减轻或消失。

3.能否采取有效沟通方式表达自己意愿。

4.日常生活自理能力能否逐渐恢复。

5.并发症能否及时发现并得到及时处理。

第四节　帕金森病患者的护理

帕金森病（PD）又称震颤麻痹，是一种以静止性震颤、肌肉强直、运动迟缓、姿势步态异常为特征的疾病。是中老年常见的神经系统变性疾病，男性多于女性，该病病理改变为黑质多巴胺能神经元变性坏死和路易小体形成。

【病因及发病机制】

PD的病因不明，但医学研究发现，PD是由于大脑中基底神经节产生多巴胺的神经细胞减少到一定程度，直接导致多巴胺的缺乏。当多巴胺水平下降到正常值的80%左右，调节机制即失去功能，人的动作行为因不能自主控制而出现帕金森病的体征。目前认为可能与以下因素有关：年龄老化因素、环境因素、遗传学因素、免疫因素。

帕金森病患者的脑组织中乙酰胆碱的含量是正常的，只是由于多巴胺的含量降低，减弱了对胆碱能神经细胞的抑制作用，胆碱能神经细胞的功能因而相对亢进，并引起了一些帕金森病的症状。由于中脑多巴胺神经元丧失，多巴胺合成不足，使得黑质纹状体束的神经末梢内多巴胺储存严重不足，出现乙酰胆碱相对功能增强，从而引起帕金森综合征（震颤、肌强直、运动减少）。

【护理评估】

（一）健康史

询问患者发病前有无心脑血管疾病、中毒、脑外伤、脑肿瘤、免疫异常等病史。评估生活环境有无工业毒物和某些杀虫剂接触史、家族史等。

（二）身体状况

起病缓慢，进行性发展。首发症状多为震颤，其次为步行障碍、肌强直和运动迟缓。随着疾病的进展常出现特殊的姿势和慌张步态、流涎、咀嚼无力、吞咽困难、言语障碍、便秘、排尿不畅，日常生活部分自理或不能自理。晚期可出现抑郁、痴呆、关节僵硬、感染、外伤等，甚至危及生命。

1. 震颤　是因驱动肌和拮抗肌节律性交替收缩所致的异常运动。典型表现为拇指与示指间呈"搓丸样"动作。发病时常表现为非对称性，多由一侧上肢远端手指开始，逐渐扩展到同侧下肢及对侧肢体，下颌、口唇、舌及头部通常最后受累。病情早期震颤于静止时出现，运动时减轻或消失，情绪激动和精神紧张时加重，夜间睡眠时消失；晚期强烈的震颤在运动时也不消失。少数患者尤其是70岁以上发病者可不出现震颤。部分患者可合并姿势性震颤。

2. 肌强直　即肌张力增高。表现为屈肌和伸肌张力均增高，当肢体做被动运动时，增高的肌张力始终保持一致，感到有均匀一致的阻力，犹如在伸屈一根铅管时的感觉，称之为"铅管样强直"。如果患者合并震颤时，伸屈肢体就会表现出在均匀的阻力上有断续的停顿，犹如齿轮在慢速转动一样，称之为"齿轮样强直"。肌强直在四肢、躯干、颈部及面部均可受累。患者出现特殊姿态，头部前倾，躯干俯屈，上肢肘关节屈曲，腕关节伸直，前臂内收，双手置于前方，下肢的髋关节及膝关节均略为弯曲。手足姿势特殊，指间关节伸直，手指内收，拇指对掌，形成特征性屈曲的"猿猴姿势"。

3. 运动迟缓　以随意运动减少为主，且发生随意运动困难（即启动困难），如起步和转身、卧床时翻身困难，在准确时间改变和终止动作时也困难；面部表情肌活动减少，常常双目凝视，瞬目减少，呈现"面具脸"；手指的精细动作完成困难，如解系鞋带、扣纽扣等，且容易疲乏；写字也逐渐变得困难，笔迹弯曲，越写越小，呈现"字体过小"，称为"写字过小征"。

4. 姿势步态异常　姿势反射的重要作用是维持机体的平衡。PD患者的姿势反射障碍，常表现出立位和行走时的姿势异常。如头部和躯体前倾，前臂内收，下肢髋、膝关节轻度屈曲的僵硬姿势。行走时，双上肢摆动减少或消失，小步前冲，脚步拖地而行，停步困难，需要小步行走绕圈才能转身，称慌张步态。此与姿势平衡障碍导致的重心不稳有关，在下坡时更为突出。

（三）心理-社会状况

由于身体形象改变，患者回避人际交往，拒绝社交活动，易沉默寡言。随着病情进行性加重，生活依赖他人照顾，产生焦虑、恐惧甚至绝望心理。本病病程长达数十年，家庭成员身心疲惫，经济负担加重，易产生无助感。

（四）辅助检查

影像学检查：CT、MRI检查无特征性改变，正电子发射计算机体层成像（PET）或单光子发射计算机体层成像（SPECT）检查有辅助诊断价值。

（五）治疗原则

1. 药物治疗　目前主张对于年龄小于65岁且认知功能正常者先使用多巴胺受体激动药左旋多巴，或也可用金刚烷胺和苯海索；年龄在65岁以上或认知功能减退者可直接使用左旋多巴制剂治疗。随着疾病的进展会用到两种以上抗帕金森病药。多数患者最终会服用左旋多巴，经过2~5年的左旋多巴治疗，近半数患者会逐步出现运动并发症。一旦开始治疗，要告知患者药物的局限性（不能根治）和可能的不良反应。少数帕金森病者对药物疗效较差。特别要注意的是，抗帕金森病药一定不能突然停药，因为有发生恶性神经阻滞药综合征的可能。抗帕金森病药在中老年人会导致幻觉、谵妄等精神症状，故刚开始治疗时应以小剂量起始逐渐加量，以减少发生不良反应的机会。

2. 手术治疗　黑质多巴胺能神经元变性产生的多巴胺减少，引起丘脑底核及其纤维投射靶点苍白球内侧过度兴奋，是PD的主要病理生理特征。因此，利用手术治疗阻断上述病理环路是治疗PD的有效方法之一。

【常见护理诊断/问题】

1. 躯体活动障碍　与功能障碍所致震颤、肌强直、功能位不稳、随意运动异常有关。
2. 自我形象紊乱　与震颤、流涎、面肌强直等身体形象改变和言语妨碍有关。

【护理目标】

1. 生活依赖性逐渐减少。

2. 能够调整心态，乐观面对生活。

【护理措施】

（一）一般护理

1. **日常生活护理** 因震颤和不自主运动，患者出汗多，易刺激皮肤，有不舒适感，皮肤抵抗力降低，容易导致皮肤破损和继发皮肤感染，应保持皮肤清洁。穿柔软宽松的棉布衣服。指导并协助患者自我护理，做力所能及的事情。中晚期患者因运动障碍，卧床时间增多，应勤翻身、勤擦洗，每天1~2次，防止局部皮肤受压，改善全身血液循环，预防压力性损伤。

2. **安全护理**

（1）防烧伤、烫伤：上肢震颤未能控制、日常生活动作笨拙者，不自己倒开水；端碗持筷困难者，准备大手柄的餐具，选用不易打碎的不锈钢饭碗、水杯和漏勺。

（2）防自伤、伤人、坠楼：有幻觉、错觉、欣快、抑郁、精神错乱、意识模糊或智能障碍者，应专人陪护，保管好药物，按时服药，每次送药到口，避免漏服、错服。禁止患者使用锐利器械和危险品。

（3）防走失：智能障碍者，安置在严密监控的病区，佩带定位电子设备，必要时专人陪护。

（4）防跌倒：下肢行动不便、起坐困难者，配备高位坐厕、高脚椅、手杖、床铺护栏、室内或走道扶手等辅助设施。

（5）防坠床：保证床的高度适中；将呼叫器置于床边，生活日用品，如茶杯、毛巾、纸巾、便器、手杖等固定放置于患者伸手可及处，以方便取用。

3. **饮食护理** 给予高热量、高维生素、高纤维素、低盐、低脂、适量优质蛋白质的易消化饮食，鼓励患者多食新鲜蔬菜、水果，补充水分，保持大便畅通。高蛋白质饮食能降低左旋多巴类药物的疗效，故不宜盲目给予过多蛋白质。应避免食用拟胆碱能食物（如槟榔），因能降低抗胆碱能药物的疗效。

（二）用药护理

遵医嘱用药，观察疗效及不良反应，不随意减量、漏药、增药。抗帕金森病药主要有几大类。

1. **拟多巴胺类药** 包括左旋多巴及其与多巴胺脱羧酶抑制药的复方制剂，主要有多巴丝肼、卡比多巴-左旋多巴。应从小剂量起始，逐渐加量，维持量应尽量小，服药间隔应根据患者需要。早期有食欲减退、恶心、呕吐、腹痛等消化道症状，直立性低血压、失眠、幻觉、妄想等不良反应。进食时服药或减小用药剂量，症状会逐渐消失。出现幻觉、妄想等严重精神症状时，报告医生及时处理。

2. **多巴胺受体激动药** 又分为麦角类和非麦角类。麦角类包括溴隐亭、α-二氢麦角隐亭；非麦角类包括吡贝地尔。服药期间不应驾车、操作机械等危险性工作。特别是非麦角类。麦角类用药过程中应监测患者有无呼吸困难、持续咳嗽、胸痛、心功能衰竭、腹痛或压痛。常见不良反应有恶心、呕吐、头晕、乏力、皮肤瘙痒、便秘、直立性低血压等。

3.金刚烷胺 是一种微弱的多巴胺受体激动药，可改善运动缓慢、震颤和强直。可出现意识模糊和幻觉。

4.抗胆碱药 有抗震颤麻痹作用。常用药有苯海索。有口渴、失眠、食欲减退、头晕、足部水肿、视力障碍、心悸、精神症状等不良反应。青光眼、尿潴留、前列腺增生患者禁用。

（三）康复护理

其目的是防止和推迟关节强直与肢体挛缩。

1.疾病早期 主要表现为震颤，鼓励患者维持和培养业余爱好，尽量参加有益的社交活动，坚持适当活动和锻炼，如养花、下棋、散步、太极拳、体操等，保持身体和各关节活动强度与最大活动范围。

2.疾病中期 已出现某些功能障碍或起坐困难，进行有计划、有目的的锻炼，如反复练习起坐动作，做力所能及的家务，如铺床、扫地，尽量做到生活自理，减缓其功能衰退，但避免做超出患者能力的事。

3.疾病晚期 出现显著运动障碍而卧床不起，协助患者采取舒适功能位，被动活动关节，按摩四肢和背部肌肉，动作轻柔，勿造成病理性骨折。

（四）心理护理

鼓励患者表达自己的感受，尤其是与其感觉、思考和看待自我的方式有关的感受。鼓励患者询问与健康、治疗、治疗进程、预后有关的问题。提供和有相同经历的人在一起的机会。如果必要教导患者向哪些社区机构寻求帮助（如心理健康中心以及自助团体）。

（五）健康指导

1.疾病基本知识指导 本病是缓慢进展的神经系统变性疾病，目前尚无根治方法。需有目的、有计划康复训练。指导有效的运动方法，协助被动运动，积极进行主动运动。

2.生活指导 生活规律，保持平和心态，避免情绪激动。合理饮食，保证足够营养，指导正确的进食方法。勤洗换，保持皮肤清洁，预防压力性损伤。能活动者，避免跌倒、坠床等意外发生。外出有人陪伴，携带"安全卡"，避走失及意外发生。

3.照顾者指导 倾听患者家属的感受和要求，尽力帮助他们解决困难，以便更好地照顾患者、关心患者，协助患者进食、服药和日常生活，督促患者正确服药，防止错服、漏服，识别患者病情变化，及时就诊。

4.定期门诊复查 了解病情进展及药物疗效。维持患者于最佳状态。

【护理评价】

1.生活依赖性是否逐渐减弱。

2.能否调整心态，乐观面对生活。

第五节 癫痫患者的护理

癫痫是大脑神经元突发性异常放电，导致短暂的大脑功能障碍的一种慢性脑部疾病，具有突然发作、反复发作的特点。表现为运动、感觉、意识、行为和自主神经等不同程度的障碍，可为一种或几种表现同时发作。临床上把每次发作或每种发作的过程称为痫性发作，是神经系统最常见的疾病之一。

【病因】

1. **症状性癫痫** 又称继发性癫痫。由各种明确的中枢神经系统结构损伤或功能异常引起，如颅脑产伤、脑炎和脑膜炎、脑血管病、脑外伤、脑肿瘤、脑寄生虫病、蛛网膜下腔出血等脑部损害，或尿毒症、肝性脑病、大出血、阿-斯综合征、一氧化碳中毒等全身性疾病。

2. **特发性癫痫** 又称原发性癫痫。病因不明，可能与遗传因素密切相关。多在儿童或青年期首次发病，具有特征性临床及脑电图表现。

3. **隐源性癫痫** 病因不明。临床表现提示为症状性癫痫，但目前的检查手段未能发现明确的病因。

【临床表现】

癫痫发作的共性特征有：①发作性：症状突然发生，持续后迅速恢复，间歇期正常。②短暂性：每次发作持续时间为数秒或数分钟，除癫痫持续状态外，很少超过30分钟。③重复性：癫痫发作后，经过不同间隔时间会有第二次或反复多次的小发作。④刻板性：每次发作的临床表现几乎相同。

（一）部分性发作

部分性发作又称局灶性发作，是痫性发作的最常见类型，源于大脑半球局部神经元的异电，包括单纯部分性、复杂部分性、部分性继发全面性发作3类。前者为局限性发作，无意识障碍；后两者放电从局部扩展到双侧脑部，出现意识障碍。

1. **单纯部分性发作** 发作时程短，一般不超过1分钟，发作起始与结束均较突然，无意识障碍。可分为以下4种类型。

（1）部分运动性发作：多见于一侧眼睑、口角、手指或足趾的不自主抽动，为阵挛性，也可波及一侧面部及肢体。常见以下几种发作形式：①杰克逊发作：发作从局部开始，沿大脑皮质运动区所支配部位移动，临床表现抽搐自手指、腕部、前臂、肘、肩、口角、面部逐渐扩展。②旋转性发作：表现为双眼、头、躯干向一侧偏转，部分患者过度旋转可引起跌倒，出现继发性全面性发作。③姿势性发作：也称不对称强直发作。表现为发作一侧上肢外展、一侧肘部屈曲、头向同侧扭转、眼睛注视着同侧。④发音性发作：表现为不自主重复发作前的单意或单词，偶可有语言抑制。

（2）感觉性发作：躯体感觉性发作多发生于口角、手指、足趾等部位的感觉异常，表现为某一部位的麻木感、针刺感及烧灼感等。特殊感觉性发作可表现为视觉性（如暗点、闪光和黑矇）、听觉性、嗅觉性和味觉性发作。眩晕性发作表现为坠落感、飘浮感等。

(3) 自主神经性发作：症状复杂多样，出现全身潮红、多汗、呕吐、腹痛、上腹部压迫感、面色苍白、瞳孔散大等，易扩散出现意识障碍。

(4) 精神性发作：表现为各种类型的记忆障碍（如似曾相识、强迫思维等）、情感障碍（无名恐惧、忧郁、愤怒等）、错觉（视物变形、声音变强或变弱）、复杂幻觉等。精神性发作虽可单独出现，但常为复杂部分性发作的先兆，也可继发全面性强直-阵挛发作。

2.复杂部分性发作　占成人癫痫发作的50%以上。伴有意识障碍，发作时对外界刺激无反应，以精神症状及自动症为特征，也称为精神运动性发作。病灶多在颞叶，故又称颞叶癫痫。分为以下3种类型。

(1) 仅表现为意识障碍：一般为意识模糊，表现类似失神，意识丧失少见。

(2) 表现为意识障碍和自动症：发作前可有先兆，且患者对此保留意识，如上腹部异常感觉等。自动症是指在癫痫发作过程中或发作后意识模糊状态下出现的具有一定协调性和适应性的无意识活动。自动症均在意识障碍的基础上发生，伴有遗忘。表现为反复咀嚼、舔唇、流涎或反复搓手、不断穿衣、解衣扣，也可表现为游走、奔跑、乘车上船，还可出现自言自语、唱歌或机械地重复原来的动作。

(3) 表现为意识障碍和运动症状：发作开始即出现意识障碍和各种运动症状，特别是在睡眠中发生。运动症状可为局灶性或不对称强直、阵挛、各种特殊姿势如击剑样动作等。

3.部分性发作继发全面性发作　单纯部分性发作可发展为复杂部分性发作，单纯或复杂部分性发作均可泛化为全面性强直阵挛发作。

（二）全面性发作

发作时伴有意识障碍，或以意识障碍为首发症状。

1.失神发作　①典型失神发作：多发于儿童和青少年。发作时患者意识短暂丧失，正在进行的活动突然停止，呼之不应，两眼凝视不动，可伴有轻微的不自主动作，或失张力如手中持物坠落等。发作过程持续5～10秒，清醒后无明显不适，继续原来的活动，对发作无记忆。②非典型失神发作：起始和终止均较典型失神缓慢，除意识丧失外，常伴肌张力降低，预后较差。

2.强直性发作　多见于弥漫性脑损害的儿童，睡眠中发作较多。发作持续数秒至数十秒，表现为全身骨骼肌强直性收缩，常伴有面色苍白或潮红、瞳孔散大等自主神经症状。发作时处于站立位者可突然倒地。

3.阵挛性发作　几乎都发生于婴幼儿。表现为全身或者两侧肢体肌肉阵挛性抽动伴意识丧失，持续1分钟至数分钟。

4.全面强直-阵挛发作　突发意识丧失，出现全身强直、阵挛为此类型的主要临床特征。发作前可有瞬间疲乏、麻木、恐惧或无意识动作等先兆表现，常伴有舌咬伤、尿失禁等，并容易因窒息而造成伤害。发作过程分为3期。

(1) 强直期：全身骨骼肌持续收缩，肢端出现细微震颤；眼肌收缩致眼睑上牵，眼球向上或凝视，咀嚼肌收缩出现张口，随后突然闭合，可咬伤舌尖；喉部痉挛发出尖叫声，呼吸停止；颈部和躯干肌肉收缩使颈和躯干先屈曲，后反张，上肢由上举后旋转为内收前旋，下肢先屈曲后猛烈伸直。常持续10~20秒转入阵挛期。

(2) 阵挛期：不同肌群收缩和松弛交替出现，震颤幅度增大由肢端延及全身。阵挛频率逐渐减慢，松弛期逐渐延长，在一次剧烈阵挛后发作停止，进入发作后期。此期持续30~60秒。

以上两期均可发生舌咬伤，并伴呼吸停止、心率增快、血压升高、唾液和支气管分泌物增多、瞳孔扩大及对光反射消失等。巴宾斯基征可为阳性。

(3) 发作后期：此期尚有短暂阵挛，以面肌和咬肌为主，造成牙关紧闭。全身肌肉逐渐松弛，呼吸首先恢复，心率、血压和瞳孔恢复至正常。清醒后患者常感头痛、头晕和疲乏无力，对抽搐过程不能回忆。从发作开始至意识恢复约历时5~10分钟。

5.肌阵挛发作　常见于预后较好的特发性癫痫患者。表现为快速、短暂、触电样肌肉收缩，可累及全身肌肉，也可局限于某个肌群、某个肢体，常成簇发生，声、光刺激可诱发。

6.失张力发作　部分或全身肌肉张力突然降低，不能维持原有姿势，导致张口、肢体下垂和跌倒。发作时间相对短，持续数秒至1分钟。

癫痫持续状态又称癫痫状态，是指癫痫连续发作之间意识尚未完全恢复又频繁再发，或癫痫发作持续30分钟以上未自行停止。常见原因为不规范的AEDs治疗（如自行停用抗痫药物），其他如脑卒中、外伤、感染、肿瘤、药物中毒、精神紧张、过度疲劳及饮酒等亦可导致，个别患者原因不明。癫痫持续状态是神经内科常见的急症，若不及时治疗可因高热、循环衰竭、电解质紊乱或神经元兴奋毒性损伤导致永久性脑损害，致残率和死亡率均很高。

【治疗要点】

以药物治疗为主。控制发作或最大限度地减少发作次数，使患者保持或恢复其原有的生理、心理和社会功能状态。

1.病因治疗　有明确病因者首先进行病因治疗，如手术切除颅内肿瘤、药物治疗寄生虫感染，纠正低血糖、低血钙等。

2.发作时治疗　立即让患者就地平卧；保持呼吸道通畅，吸氧；防止外伤及其他并发症；应用地西泮或苯妥英钠预防再次发作。

3.发作间歇期治疗　服用抗癫痫药物。

(1) 药物治疗原则：①确定是否用药：半年内发作2次以上者，一经诊断即应用药。②正确选择药物：根据癫痫发作类型、频率和药物不良反应情况选择药物。③尽量单药治疗：从小剂量开始，缓慢增量至能最大限度控制发作而无不良反应的最低有效剂量。④联合用药：若一种药物增加到最大剂量且达有效血药浓度，仍不能控制发作，观察2个月后方可改用另一种药物。如有2种类型的发作，可同时用2种药物。合并用药不宜超过3种。⑤长期规律用药：控制发作后必须坚持长期服药，不宜随意减量或停药。一般全面强直-阵挛性发作、强直性发作、阵挛性发作完全控制4～5年后，失神发作停止半年后可考虑停药。停药前应有缓慢的减量过程，1～1.5年以上无发作者方可停药。

（2）常用抗癫痫药物：常用抗癫痫药物有卡马西平、苯妥英钠、托吡酯、拉莫三嗪、加巴喷丁等。强直性发作、部分性发作和部分性发作继发全面性发作首选卡马西平；全面强直-阵挛发作、典型失神、肌阵挛发作、阵挛性发作首选丙戊酸钠。莫三嗪、非尔氨酯、托吡酯和加巴喷丁等，可单一剂量用于难治性癫痫，或与传统抗癫痫药物联合应用。

4.癫痫持续状态的治疗　治疗目标为保持稳定的生命体征和进行心肺功能支持；终止持续状态的癫痫发作；减少发作对脑部的损害；寻找并尽可能去除病因和诱因；迅速控制发作是治疗的关键，否则可危及生命。

（1）控制发作：迅速给予足量、有效的控制发作的药物，首选地西泮，成人剂量10～20mg，以不超过20mg/min的速度静脉注射，复发者可在30分钟内重复应用，或予以地西泮60～100mg溶于5%葡萄糖盐水中，于12小时内缓慢静滴。儿童首次静脉注射量为0.25～0.5mg/kg，一般不超过10mg。

（2）对症治疗：保持呼吸道通畅，吸氧，必要时行气管插管或气管切开，可建立静脉双通道。对患者进行心跳、血压、呼吸、脑电的监测，定时进行血液生化、动脉血气分析等项目的检查。查找诱发癫痫发作的原因并进行治疗。

（3）防治并发症：脑水肿者用20%甘露醇125mL快速静脉滴注；应用抗生素控制感染；高热患者予以物理降温；纠正代谢紊乱（如低血糖、低血钠、低血钙、高渗状态等）和酸中毒；加强营养支持治疗。

【护理评估】

（一）健康史

1.家族遗传史　评估患者的家族中是否有人患癫痫病。

2.出生史　出生时的病理因素如各种原因引起的难产、早产、产伤等，都可能增加癫痫的危险。

3.胎儿期母亲病理因素　母孕期妊娠中毒症、精神创伤、腹部外伤、接受射线、服用药物、接触有害化学物以及感染性疾病等都增加了胎儿出生后患癫痫的危险。

4.服药史　是否服用中枢兴奋药，如戊四氮、贝美格、抗抑郁药丙米嗪等。服用抗癫痫药物种类、方法、年限。是否服用中药。多种抗癫痫药同用可相互作用而影响其代谢，控制一种类型癫痫的同时又诱发另一类型的癫痫。

5.既往史

（1）高热惊厥史：是癫痫史的一个危险因素。询问患者多大时出现高热惊厥及每年发作次数。患癫痫者有过热性惊厥的多于正常人，但绝不能认为高热惊厥就会发展成癫痫。

（2）神经系统疾病：既往曾患有重度颅脑外伤、精神发育迟滞、脑瘫、脑肿瘤、颅内感染者继发癫痫的危险性最大，脑血管、老年痴呆、复杂性高热惊厥次之。

（二）身体状况

1.性别　男性多于女性。

2.年龄　遗传因素仅影响癫痫的预致性，其外显性受年龄的限制。如婴儿痉挛症多在1周岁内起病，儿童失神癫痫多在6～7岁时起病，肌阵挛癫痫多在青少年起病。

3.内分泌　有些患者仅在月经期或妊娠早期发作，称之为月经期癫痫、妊娠期癫痫。

4.觉醒与睡眠　全面性强直-阵挛性癫痫常在晨醒后发生，婴儿痉挛症多在醒后和睡前发作，良性中央回癫痫大多在睡眠中发作。

5.其他　发热、失眠、疲劳、饥饿、便秘、饮酒、停药、闪光、感情冲动和一过性代谢紊乱等都能激发癫痫发作。过度换气对失神发作、过度饮水对癫痫的全面性强直-阵挛性发作类型、闪光对肌阵挛发作均有诱发作用。

（三）心理-社会状况

询问患者出生地、文化程度、职业、生活地的医疗资源与信息，了解患者对疾病的认知程度，有无自卑、丧失信心、绝望等情绪。

（四）辅助检查

1.脑电图　诊断癫痫最重要的辅助检查方法。有助于明确癫痫的诊断及分型。脑电图可以发现棘波、尖波、棘慢复合波等癫痫样波。常规脑电图时间短，检出阳性率低，可采用过度换气、闪光等刺激诱导提高阳性率。

2.神经影像学检查　包括CT和磁共振，可确定脑结构异常或者病变，发现脑部器质性改变、占位性病变、脑萎缩等。功能影像学检查如电子断层扫描等能从不同角度反映脑局部代谢变化，辅助癫痫病灶的定位。

【常见护理诊断/问题】

1.有窒息的危险　与癫痫发作时意识丧失、喉痉挛、口腔和气道分泌物增多有关。

2.有受伤的危险　与癫痫发作时意识突然丧失、判断力失常有关。

3.知识缺乏　缺乏长期、正确服药的知识。

4.潜在并发症　癫痫持续状态。

【护理目标】

1.患者发作期保持呼吸道通畅，无窒息风险。

2.患者及陪护人员掌握发作期安全保护的方法，不出现意外伤害。

3.患者认识正确服药的意义，能掌握服药注意事项。

4.正确有效护理癫痫持续状态。

【护理措施】

（一）一般护理

保持环境安静，保证充足睡眠，避免劳累、强光刺激、睡眠不足或情感冲动等因素；清淡饮食，避免辛辣刺激性食物，避免过饱，戒烟酒。

（二）病情观察

1. 观察并记录发作的类型、发作频率与发作起始和持续时间；密切观察生命体征及意识、瞳孔变化，注意发作过程中有无心率增快、血压升高、呼吸减慢或暂停、瞳孔散大、牙关紧闭、大小便失禁等；观察发作停止后患者意识完全恢复的时间，有无头痛、疲乏及行为异常。

2. 保持呼吸道通畅　癫痫发作时置患者于平卧位，头偏向一侧；松开领带和衣扣，解开腰带；取下活动性义齿，及时清除口腔和鼻腔分泌物；必要时备好床旁吸引器和气管插管或气管切开包。

（三）安全护理

1. 发作期安全护理　患者有前驱症状时立即平卧，采取保护措施，避免出现意外伤；活动状态下的发作，陪伴者不可离开患者，边呼救边采取保护性措施；将患者缓慢置于平卧位，防止外伤；切忌用力按压患者抽搐肢体，以防骨折和脱臼；用棉垫或软垫对跌倒时易擦伤的关节加以保护；癫痫持续状态、极度躁动或发作停止后意识恢复过程中有短时躁动的患者，应由人守护，加保护性床档，必要时予以保护性约束。遵医嘱注射地西泮，快速静脉滴注甘露醇，注意用药效果及不良反应。

2. 发作后缓解期的安全护理　密切观察患者的意识状态、瞳孔恢复情况，有无头痛、疲乏或自动症；保持呼吸道通畅；给予吸氧，纠正缺氧状态；保证患者床单位清洁、干燥，协助患者取舒适体位，加用护栏，防止坠床；室内外保持安静，减少护理治疗操作对患者的打扰，保证患者充足的睡眠、休息。

3. 预防性安全护理

（1）正确评估：预见性观察与判断是防止患者发生意外的关键。入院时按评估内容仔细询问知情人（患儿父母、成人配偶等）患者癫痫发作史。通过和患者沟通交流，耐心倾听患者的表达，仔细观察其行为，判断其危险程度，并采取安全保护措施。

（2）使用防止意外发生的警示牌：对有癫痫发作史、外伤史的患者，在室内床头显著位置挂"谨防摔倒、小心舌咬伤、小心跌伤"等警示牌，随时提醒患者本人、家属、医务人员该患者有癫痫发作的可能，时刻做好防止发生意外的准备。

（3）正确使用防护用具：患者到病室外活动或到相关科室做检查时要佩戴安全帽、随身携带安全卡（注明患者姓名、年龄、所住病区、诊断）；患者床旁应配有振动感应碰铃，供患者独自就寝、癫痫突然发作时呼救之用；床旁桌抽屉中备有特制牙垫，为防止癫痫发作时舌咬伤之用。

（四）癫痫持续状态护理

严密观察病情变化，一旦发生连续不断地抽搐时，注意可能演变成癫痫持续状态，应立即采取相应的抢救措施：①立即按医嘱地西泮10～20mg缓慢静推，地西泮会抑制呼吸，用药过程中需加强观察患者呼吸变化，如出现呼吸变浅、昏迷加深、血压下降，宜暂停注射。②保持环境安静,避免外界各种刺激,设专人守护,床周围加设护栏,保护患者免受外伤。③严密观察病情变化,监测生命体征,及时发现并处理高热、周围循环衰竭、脑水肿等并发症。④控制入液量,按医嘱快速给予脱水剂,氧气吸入,防止脑水肿。⑤保持呼吸道通畅和口腔清洁,防止继发感染。

(五)用药护理

指导餐后服药,以减少胃肠道反应。向患者和家属强调遵医嘱长期甚至终身用药的重要性,告知患者和家属少服或漏服药物等不遵守药物治疗原则是导致癫痫发作、成为难治性癫痫或发生癫痫持续状态的最重要的危险因素。向患者和家属介绍用药的原则、所用药物的常见不良反应和应注意的问题,在医护人员指导下增减剂量和停药。

(六)心理护理

长期用药加之疾病的反复发作,为患者带来沉重的精神负担,易产生紧张、焦虑、抑郁、淡漠、易怒等不良心理问题。护士应仔细观察患者的心理反应,关心、理解、尊重患者,鼓励患者表达自己的心理感受,指导患者面对现实,树立信心,采取积极的应对方式,配合长期药物治疗。

(七)健康指导

1.疾病知识指导 向患者和家属介绍疾病及其治疗的相关知识和自我护理的方法。患者应充分休息,环境安静适宜,养成良好的生活习惯,注意劳逸结合。给予清淡饮食,少量多餐,避免辛辣刺激性食物,戒烟酒。告知患者避免劳累、睡眠不足、饥饿、饮酒、便秘、情绪激动、妊娠与分娩、强烈的声光刺激、惊吓、心算、阅读、书写、下棋、外耳道刺激、长时间看电视、洗浴等诱发因素。

2.用药指导与病情监测 告知患者遵医嘱坚持长期、规律用药,切忌突然停药、减药、漏服药及自行换药,尤其应防止在服药控制发作后不久自行停药。如药物减量后病情有反复或加重的迹象,应尽快就诊。告知患者坚持定期复查,首次服药后5~7天查抗癫痫药物的血药浓度、肝肾功能和血尿常规,用药后还需每月检测血尿常规,每季度检测肝肾功能持续半年,以动态观察抗癫痫药物的血药浓度和药物不良反应。抗癫痫药物多数为碱性,饭后服药可减轻胃肠道反应,较大剂量于睡前服用可减少白天镇静作用。

3.安全与婚育 告知患者外出时随身携带写有姓名、年龄、所患疾病、住址、和家人联系方式的信息卡。不应从事攀高、游泳、驾驶等在发作时有可能危及自身和他人生命的工作。特发性癫痫且有家族史的女性患者,婚后不宜生育。

【护理评价】

1.患者在发作期无呼吸道抑制及窒息风险。

2.患者及陪护人员能掌握发作期安全保护的方法。

3.患者能说出正确服药的意义,能掌握服药注意事项。

4.快速有效应对癫痫持续状态,无并发症发生。

案例回顾

1. 采集病史应包括以下内容：患者的发病方式及过程；既往健康状况，如有无高血压、心脏病、内分泌及代谢疾病病史，有无受凉、感染、外伤、急性中毒、药物过量或癫痫病史，有无抑郁症或自杀史等。

2. 对于确诊最有价值的辅助检查是头颅CT、磁共振检查。

3. 该患者为浅昏迷。

4. 应协助患者取侧卧位或头侧仰卧位，以利于口腔分泌物引流。

参考文献

[1]尤黎明,吴瑛.内科护理学[M].6版.北京：人民卫生出版社,2017.

[2]储彬林,王敏.内科护理学[M].4版.北京：高等教育出版社,2021.

[3]谭严,李大权,邓意志.内科护理[M].2版.北京：科学出版社,2018.

[4]陈灏珠,林果为,王吉耀,等.实用内科学[M].15版.北京：人民卫生出版社,2017.

[5]冯丽华,史铁英,李红梅,等.内科护理学[M].4版.北京：人民卫生出版社,2018.

[6]陈玲,尹海鹰.内科护理学[M].3版.江苏：江苏凤凰科学技术出版社,2018.

[7]光云志,王家丽.内科护理学[M].南京：中南大学出版社,2020.

[8]沈小平,王骏,万晓燕,等.内科护理学[M].2版.大连：大连理工大学出版社,2020.

[9]田桂莲,刘贵书,冯敏华,等.内科护理[M].2版.北京：高等教育出版社,2018.

[10]葛均波,徐永健,王辰.内科学[M].9版.北京：人民卫生出版社,2020.

[11]李丹,李秋萍.内科护理学[M].2版.上海：上海科学技术出版社,2016.

[12]程甦,魏秀红,张静,等.内科护理学[M].4版.武汉：华中科技大学出版社,2017.

[13]叶文琴,王筱慧,李建萍.临床内科护理学[M].2版.北京：科学出版社,2018.

[14]王泠,胡爱玲,吴玲.压力性损伤临床防治国际指南2019[M].4版.北京：人民卫生出版社,2021.

[15]景曜,王艳,左彭湘.护理诊断手册[M].11版.西安：世界图书出版公司,2012.

[16]景在平,辛世杰.静脉血栓栓塞症防治护理指南[M].北京：人民卫生出版社,2021.

[17]袁琼兰,夏蓉,余崇林.人体解剖学[M].4版.南京：南京大学出版社,2018.

[18]杨莘.神经疾病护理学[M].2版.北京：人民卫生出版社,2011.

[19]丁淑贞,丁全峰.神经内科临床护理[M].北京：中国协和医科大学出版社,2020.

[20]万学红,卢雪峰.诊断学[M].8版.北京：人民卫生出版社,2013.

[21]丁淑珍,郝春艳.血液科临床护理[M].北京：中国协和医科大学出版社,2016.

[22]孙子林.糖尿病自我管理技巧[M].南京：江苏科学技术出版社,2011.

[23]郭晓蕙.中国糖尿病患者胰岛素使用教育管理规范[M].天津：天津科学技术出版社,2011.

[24]中华医学会糖尿病学分会.中国2型糖尿病防治指南（2010年版）[M].北京：北京大学医学出版社,2010.

[25]陶炳根，马福宝.疫苗的应用与发展[M].北京：人民军医出版社，2009.

[26]全国护士执业资格考试用书编写专家委员会.2022全国护士执业资格考试指导[M].北京：人民卫生出版社，2022.

[27]中华医学会呼吸病学分会肺功能专业组.肺功能检查指南（第二部分）——肺量计检查[J].中华结核和呼吸杂志，2014，37（7）：481-486.

[28]中国医药教育协会慢性气道疾病专业委员会中国哮喘联盟.呼出气一氧化氮检测及其在气道疾病诊治中应用的中国专家共识（2021版）[J].中华医学杂志，2021，101（38）：3092-3114.

[29]WHO．Chronic obstructive pulmonary disease（COPD）[EB/OL].（2021-06-22）[2021-06-30].https：//www.who.int/zh/news-room/fact-sheets/detail/chronic-obstructive-pulmonary-disease-(copd).

[30]WHO.The top 10 causes of death，2016 and 2060[EB/OL].（2020-11-09）[2020-11-30].https：//www.who.int/news-room/fact-sheets/detail/the-top-10-causes-of-deat.

[31]WHO.Projections of mortality and causes of death，2016 and 2060[EB/OL].（2020-06-30）[2021-02-20].https：//www.who.int/healthinfo/global_burdendisease/projections/en/.